基层医院人才培养系列丛书
总主编◎李荣山

妇产科

主　编

索玉平

副主编

（排名不分先后）

冯勤梅　张彦玲　王素琴　范林霄

编　委

（按姓氏音序排列）

曹蕾娜　杜永霞　范静静　范月莲　高艳霞　高审详　郭路路
郭欢欢　郭国霞　韩爱珍　贺园园　赫　慧　何慧琴　李　芳
李健芳　李荣琴　李雅静　刘慧燕　马语红　孙晋瑞　宋菊香
石　蕊　王亚荣　王莉娜　王晓妮　王玉兰　温建梅　吴亚玲
徐　麟　薛婉君　许莹莹　许丽娜　杨　欢　张　丽　张　野
张志强　张　荣　张素玉　张树清　张文君　赵丽娟　任茂华

秘　书

石　蕊　赵丽娟　李　芳　许丽娜

山西出版传媒集团
山西科学技术出版社

总编委会名单

总　主　编　李荣山
副 总 主 编　孙化中　李耀平
执行总主编　张姣兰　陈胜利
执行副总主编　刘宝来　秦　洁
主　　　审　刘　芳
秘　　　书　朱　凌

分册主编

肾内科　李荣山　周晓霜
消化科　汪　嵘
内分泌科　神经内科　秦　洁　刘　毅
血液科　风湿免疫科　贺建霞　张改连
呼吸科　心内科　魏东光　杨五小　张　虹
普通外科　李耀平　孙化中
神经外科　陈胜利　刘宝来
妇产科　索玉平
口腔科　石　晶
骨　科　李利军

总序

在全国医疗系统中，基层医疗机构是不可或缺的一环。作为健康服务的前线，基层医疗机构承担着保障广大人民群众健康的重任。然而，面对人力和资源的限制，基层医疗工作者在为当地患者提供高质量医疗服务的过程中，常常遇到重重挑战。为此，专为基层医生设计的《基层医院人才培养系列丛书》应运而生。《基层医院人才培养系列丛书》的出版旨在为基层医生提供必要的知识支持和实操指导。

《基层医院人才培养系列丛书》涵盖了从常见病症的诊治到紧急情况的处理等多方面的知识。《基层医院人才培养系列丛书》所列举的病例都基于真实的临床案例，将理论与实践紧密结合，确保基层医生能够理解并应用其中的知识。通过学习书中介绍的最新的疾病诊疗标准，借鉴专家诊疗疾病的经验，基层医生会更加准确地把握疾病的本质，从而提高诊疗水平。

《基层医院人才培养系列丛书》的编写团队由经验丰富的临床医生（他们都是从事医学教育和医学研究的学者、专家）组成，他们共同努力，确保内容的临床相关性和教育有效性。每个分册中每一小节的开头都设有“核心提示”，“核心提示”概括了章节的重点，可使忙碌的基层医生能迅速把握关键信息；每一小节的结尾都设有“科普小常识”，“科普小常识”可加深基层医生对疾病预防和健康促进的理解。

此外，《基层医院人才培养系列丛书》对每个典型病例都提供了疾病诊断思路和鉴别诊断方法。这些内容不仅能够帮助基层医生理清错综复杂的疾病，而且能够培养他们综合分析和临床判断的能力。通过集思广益，作者们分享了他们的诊疗经验，包括如何在资源有限的条件下制定有效的治疗计划。

《基层医院人才培养系列丛书》共有10个分册，包含13个临床学科，每个临床学科包含若干种疾病介绍，每种疾病都设有“要点与讨论”栏目。“要点与讨论”中介绍了单个疾病最新的研究成果，特别强调了持续医学教育的重要性，鼓励基层医生通过阅读最新研究成果来不断更新医学知识。每种疾病的创新治疗方法和研究进展都是基于最新的科学研究，旨在提供给基层医生最前沿的医学信息，从而更好地服务病患。

作为一位长期关注基层医疗发展的临床工作者，我深知这些内容对基层医生的重要性。《基层医院人才培养系列丛书》不仅是一本医学书籍，更是一份责任和承诺，旨在提升基层医疗服务的整体水平，使每一位患者都能得到科学、合理和人性化的治疗。

我衷心推荐每一位基层医疗工作者阅读这套丛书，相信在这套丛书的帮助下，他们会更加自信和专业地面对各种医疗挑战。

李荣山

前言

我们通过多年的临床实践，深深地体会到疾病早发现、早干预、早治疗的重要性。基层医院妇产科临床医师在遇到各种专业疾病时第一时间准确诊断可以为患者赢得更多治愈机会。鉴于此，我们特组织了多位在临床一线工作，具有丰富临床经验的妇产科专家、教授、医学博士等共同编写了《基层医院人才培养系列丛书·妇产科》一书，希望能为基层妇产科医师的临床工作有所帮助，使之成为一本有用的工具书。

本书共9章，包括妇产科的常见疾病，每一疾病均从“病历资料、诊治经过、案例分析、处理方案及基本原则、要点与讨论、思考题、科普小常识”七大方面进行阐述。真实“病历资料”是该书的第一大特色，以利年轻医师查找相同或相似案例以便后续处理。妇产科疾病的治疗方式有时可能因疾病的种类、分期和病人自身情况等因素而不同。“要点与讨论”则为该书的第二大特点，主要阐述了治疗方面可能遇到的有关问题，出现问题应当怎么办，一定程度上解决了基层医院医疗水平相对滞后从而延误病情的问题。

疾病的临床表现千变万化，读者切不可生搬硬套，要密切结合病人的具体情况，因人而异，结合手术和其他治疗，以制定和采用最佳的治疗方案。因为该书是一本主要用于基层妇产科临床治疗的指导用书，所以在疾病诊断方面只做条目化的简要介绍，未展开详细叙述。

本书可供年轻的妇产科医师、基层医务工作者临床工作时参考。

由于编写时间紧迫，加之编者水平有限，不妥之处在所难免，恳切希望广大同道惠予指正。

索玉平

目录

第一章
妊娠并发症

第一节　妊娠剧吐（案例 1）

核心提示

- ❖ Wernicke 脑病如何诊断?
- ❖妊娠剧吐的并发症有哪些?
- ❖妊娠剧吐如何治疗?
- ❖ Wernicke 脑病如何治疗?

一、病历资料

1. 现病史

患者，女性，31 岁，已婚，主因"停经 3⁺月，恶心呕吐 2⁺月，加重 10⁺天，精神行为异常 4 天"收入院。患者停经 30 + 天出现早孕反应，停经 2⁺月出现全身乏力，未重视。近 10⁺天恶心呕吐加重，无法进食。近 4 天精神差，阵发性对答不切题，全身乏力加重，走路时步态不稳，出现行为异常，表现为拍打呕吐物，就诊于当地医院，考虑"妊娠剧吐"收入院。经当地医院检查肝肾功能：谷丙转氨酶：1076IU/L，谷草转氨酶：572U/L，肌酐：128 μmol/L，钾：2.13mmol/L，钠：127mmol/L；甲功：促甲状腺激素：0.01mIU/L，游离 T3：12.58pmol/L，游离 T4：79.68pmol/L。给予禁饮食，补液，补充电解质等对症治疗（具体不详）。昨日患者精神淡漠较前加重，不言语，体温 37.6℃，脉搏 120 次 / 分，咳嗽，无咳痰，考虑病情加重，遂于 2022 年 4 月 19 日下午 3：00 转入我院，给予肌注维生素 B_1 注射液 100mg，开通两路静脉通路，给予全量补液治疗，考虑"妊娠剧吐、Wernicke 脑病？电解质紊乱"收入我科。自发病以来，大小便次数减少，尿量正常，体重减轻 10kg。

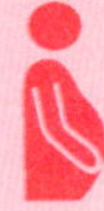

2. 既往史

否认消化系统疾病及肝炎病史，否认精神疾病病史。

3. 体格检查

体温 36.8℃，脉搏 117 次 / 分，呼吸 15 次 / 分，血压 110/70mmHg，神志清楚，精神萎靡，表情淡漠，呼之有反应，但无应答，自主体位，发育正常，营养中等，检查合作。

4. 实验室和辅助检查

实验室及辅助检查：血气分析：氧分压：80.2mmHg，二氧化碳分压：36.7mmHg，酸碱度：7.508，实际碳酸氢根：28.5mmol/L，标准碱剩余 5.3mmol/L，乳酸：1.31mmol/L。肝功能检查：谷丙转氨酶：745.44IU/L，谷草转氨酶：515.62IU/L，白蛋白：26.47mmol/L，钾：2.94mmol/L，钠：132.91mmol/L。

心电图、腹部彩超、心脏彩超、产科彩超均未见明显异常。

行头颅核磁检查过程中患者烦躁，无法配合检查，暂未行检查。

二、诊治经过

1. 初步诊断

（1）妊娠剧吐并发 Wernicke 脑病；②酸碱平衡紊乱；③电解质代谢紊乱；④肝功能异常；⑤甲状腺功能亢进。

2. 诊治经过

（1）入院后给予禁饮食，全量补液，保肝，补充维生素及电解质，止吐，预防血栓等对症支持治疗。

（2）4 月 20 日 9：58 患者突然出现精神错乱，烦躁，胡言乱语，出现自残行为，撕扯头发，脱衣服，拍打周围物品，自行拔除静脉留置针及电极片，无法配合治疗，立即给予肌注苯巴比妥注射液 0.2g，肌注维生素 B_1 注射液 200mg，请相关科室会诊后考虑患者病情危重，转重症医学科进一步治疗。

（3）重症医学科给予禁饮食，全量补液，保肝，补充维生素（肌注维生素 B_1 注射液 200mg 早，300mg 晚）及电解质，止吐，预防血栓及镇静治疗 2 天后，病人神清语利，病情好转再次转回我科。

（4）转入我科停用镇静药，继续巩固治疗，逐渐恢复正常饮食。

（5）考虑已并发 Wernicke 脑病，且用药较多，患者及家属商量后要求引产，于 4 月 28 日行羊膜腔内注射立凡诺引产。

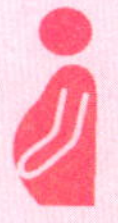

三、案例分析

1. 病史特点

（1）患者，女性，31岁，因“停经3⁺月，恶心呕吐2⁺月，加重10⁺天，精神行为异常4天”收入院。

（2）体温36.8℃，脉搏117次/分，呼吸20次/分，血压100/70mmHg，一般情况差，精神萎靡，表情淡漠，呼之有反应，但无应答。巩膜轻微黄染，肝脾肋下未触及，无压痛，四肢活动正常，生活反射正常，病理反射未引出。

（3）实验室及辅助检查：血气分析：氧分压：80.2mmHg，二氧化碳分压：36.7mmHg，酸碱度：7.508，实际碳酸氢根：28.5mmol/L，标准碱剩余5.3mmol/L，乳酸：1.31mmol/L。肝功能检查：谷丙转氨酶：745.44IU/L，谷草转氨酶：515.62IU/L，白蛋白：26.47mmol/L，钾：2.94mmol/L，钠：132.91mmol/L。

2. 诊断和诊断依据

（1）诊断：①妊娠剧吐并发Wernicke脑病；②代谢性低钾低钠性碱中毒；③肝功能异常；④甲状腺功能亢进。

（2）诊断依据：①妊娠剧吐并发Wernicke脑病：患者为育龄期女性，妊娠期出现恶心剧吐，逐渐加重，近4天出现中枢神经系统症状，表现为精神差、神情淡漠、共济失调等，逐渐加重；②代谢性低钾低钠性碱中毒：血气分析pH值升高，血清钾、钠、乳酸水平降低；③肝功能异常：肝功能检查ALT、AST水平升高，白蛋白水平降低；④甲状腺功能亢进：甲状腺功能检查促甲状腺激素水平下降，游离T3、T4水平升高。

（3）鉴别诊断：①胃肠道感染：伴腹泻；②病毒性肝炎：血清肝炎标志物阳性，肝酶显著升高；③胰腺炎：伴腹痛，血清淀粉酶水平升高，达正常值5～10倍；④泌尿系统感染：伴排尿困难或腰部疼痛，中段尿细菌培养阳性。

四、处理方案及基本原则

1. 对症治疗及一般处理

禁饮食、静脉补液、补充多种维生素，尤其是维生素B_1的使用，尽快完善相关化验检查、对精神情绪不稳定的患者给予心理治疗。

2. 纠正脱水及电解质紊乱

①每日静脉补液3000mL左右，补充维生素B_6、维生素B_1、维生素C，维持尿量≥1000mL/d；②因孕妇禁食，故按照葡萄糖50g、胰岛素10U、10%氯化钾1.0g配成极化液输注补充能量，注意要先补充维生素B_1再输注极化液，以免耗竭维生素B，导致

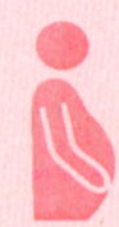

Wernicke 脑病；③补钠：主要针对病因治疗。轻度低钠可限制病人液体入量；中度可口服钠补充剂；当血钠低于 120mmol/L 时，则有生命危险，需要高渗盐水补钠。补液速度为 3 ～ 6 小时内补充总丢钠量的一半，其余钠的不足应在 24 ～ 48 小时补齐；④补钾：补钾浓度 < 40mmol/L（3g/L），补钾速度 < 20mmol/h，补钾量每日 40 ～ 80mmol/L（3 ～ 6g/d），连续 3 ～ 5 天，常用枸橼酸钾、氯化钾及门冬氨酸钾镁（对既缺钾又缺镁者尤为适用）。

3. 止吐治疗

①口服维生素 B_6 或维生素 B_6– 多西拉敏复合制剂；②甲氧氯普胺：多中心前瞻性研究表示，早孕期应用甲氧氯普胺并未增加胎儿畸形、自然流产的风险，新生儿出生体重与正常对照组无明显差异；③异丙嗪：异丙嗪的止吐疗效与甲氧氯普胺基本相似。

4. 积极防治并发症

如急性肾损伤、甲状腺功能亢进、Wernicke 脑病等。

5. 适时终止妊娠

终止妊娠的时机：①体温持续高于 38℃；②卧床休息时心率 > 120 次 / 分；③持续黄疸或蛋白尿；④出现多发性神经炎及神经性体征；⑤有颅内或眼底出血经治疗不好转者；⑥出现 Wernicke 脑病。

五、要点与讨论

1. Wernicke 脑病如何诊断？

Wernicke 脑病的诊断依据包括：

①病史及临床表现；

②头颅 CT 可见脑萎缩征象；

③ MRI 的特异性征象（辅助依据）：MRI 表现具有特征性，对急性期病人早期诊断比 CT 更敏感。表现为乳头体、第三脑室、丘脑中背侧柱、中脑导水管周围区域异常信号影。MRI 正常不能作为排除该疾病的依据。急性期及时给予维生素 B_1 治疗预后良好，病情延误时间长可导致不可逆改变。

2. Wernicke 脑病的治疗方法

Wernicke脑病的治疗方法包括：①积极治疗原发病：给予足量B族维生素，如硫胺素、核黄素、烟酸、吡哆醇以及泛酸等。急诊处理：立即维生素 $B_1$1500 ～ 1000mg 肌注，维持量为 100mg/d，直至正常饮食。②注意事项：切忌盲目静脉注射高渗葡萄糖或激素，以免使病情恶化（因葡萄糖使丙酮酸氧化脱羧反应减慢，使体内维生素 B 族的储备最

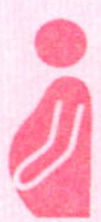

后耗竭，导致临床症状加重，而皮质醇也可阻碍丙酮酸氧化，使患者陷入昏迷）；③预防：常规治疗妊娠剧吐及长时间不能进食患者给予 B 族维生素，尤其是维生素 B_1。平素可多吃些维生素 B_1 含量丰富食物，如谷类、豆类、瘦肉、糙米等。口服维生素 B_1，每次 10 ~ 30mg，每日 3 次。

六、思考题

临床补钠补钾的注意事项？

七、科普小常识

如何预防妊娠剧吐？

（1）少量多次饮水或其他液体：避免脱水，同时减轻胃部负担。柠檬水、稀释果汁、淡茶和清汤等可以提供一些营养，同时也有助于缓解恶心。

（2）少量多次进食：让胃部逐渐适应，避免一次摄入过多食物导致胃部不适。

（3）避免空腹：在两餐之间加入一些茶点可以稳定血糖水平，减少恶心。

（4）晨起呕吐者在起床前可进食一些饼干：饼干可以提供简单的能量，并有助于缓解早晨的恶心。

（5）咸味食物可以稳定血压和血糖，有时对缓解恶心有帮助。

（6）避免油腻辛辣的食物，以防止刺激胃部，加重恶心和呕吐的症状。

（7）补充复合维生素，尤其是含有维生素 B_1、维生素 B_6 的维生素制剂。

（8）若不耐受热的食物，可在食物冷却后进食。

（9）突然的活动可能会加重恶心，建议出现恶心症状时休息或慢慢起身。

（10）可以尝试进食含有生姜的点心：生姜被认为对缓解恶心有帮助。

（11）每个人的体质和状况都不同，在医生或营养师的建议下调整个人生活习惯。如果恶心和呕吐症状持续或加重，应及时就医。

（编者　张彦玲）

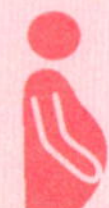

第二节　脐带扭转（案例2）

核心提示

- ❖有没有可预测脐带扭转的标志物?
- ❖怎样预防脐带扭转的发生?
- ❖脐带扭转发生的机制是什么?
- ❖哪些情况下更易发生脐带扭转?

一、病历资料

1. 现病史

孕妇，26岁，G2P0，孕33周+4天，首次来我院检查。无下腹痛、阴道见红、阴道流水，自觉胎动如常。询问孕期检查情况，自述无明显异常，中孕期大排畸已做，未提示异常。

当天超声检查所见：单活胎，头位，右枕横，双顶径86mm，头围311mm，腹围289mm，股骨长61mm，脐带全程螺旋密集，脐带螺旋指数0.5，脐带直径约11mm，脐带近胎盘段血流可见，膀胱水平可见右侧脐动脉血流通畅、左侧脐动脉未显示。脐动脉血流搏动指数（PI）0.6，血流阻力指数（RI）0.4，收缩期最大血流速度与舒张期最大血流速度的比值（S/D）1.76；大脑中动脉PI 0.83，RI 0.56，S/D 2.3。超声提示：单活胎，头位；脐带全程螺旋密集、偏细；胎儿大脑中动脉血流参数偏低；单脐动脉？左侧脐动脉闭塞？

2. 既往史

既往体健，配偶健康，否认家族遗传病史。

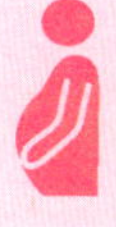

3. 体格检查

体温 36℃，脉搏 85 次 / 分，呼吸 15 次 / 分，血压 120/75mmHg，一般情况可，面色红润，睑结膜红润，双肺呼吸音清，未闻及干湿啰音，心律齐，未闻及病理性杂音，病理反射未引出。双下肢浮肿（–）。妊娠腹型，肝脾肋下未触及，腹部无压痛及反跳痛，四肢活动自如，生理反射存在。

专科检查：宫高：30cm，腹围：105cm，腹壁脂肪中等厚度，头位，胎心 146 次 / 分，宫缩无，阴道无流血，消毒内诊：宫口未开，宫颈管未消退，先露头，S–1，胎膜存。胎心监护：胎心基线 150 次 / 分，II 类胎心监护。

胎心监护：第一次胎心监护：II 类胎心监护图形，无宫缩，基线 150bpm，部分段变异缺失，胎动时胎心无加速，有可疑晚期减速。紧接着行第二次胎心监护（图 1–2–1）：II 类胎心监护图形，无宫缩，基线 148bpm，部分段显著变异，部分段变异缺失。

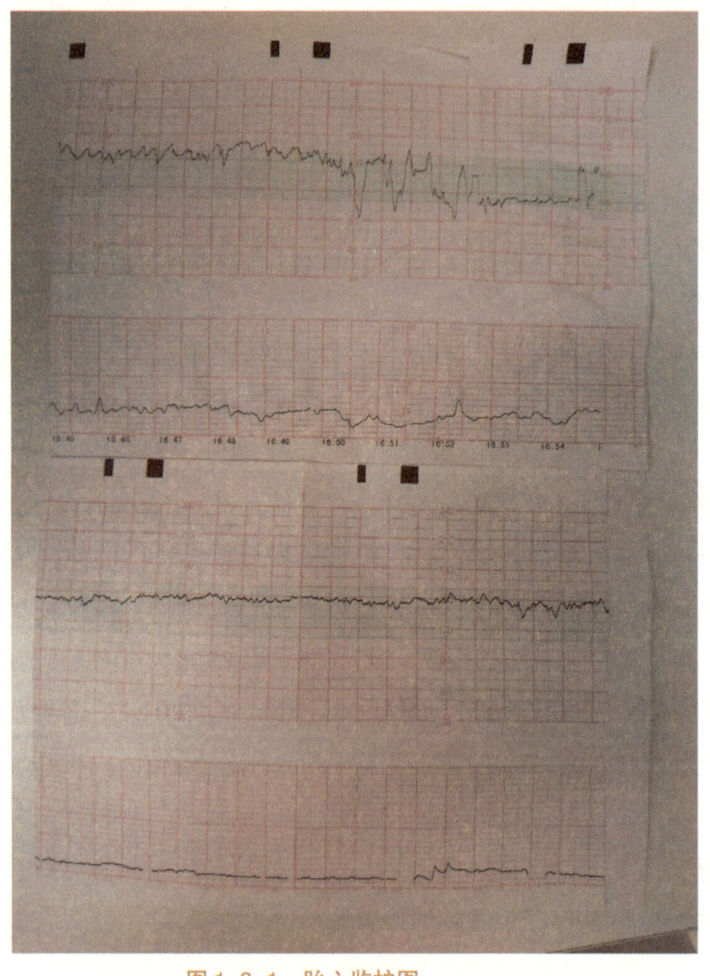

图 1–2–1　胎心监护图

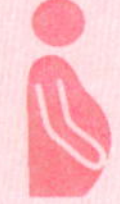

4. 实验室超声检查（图 1–2–2）

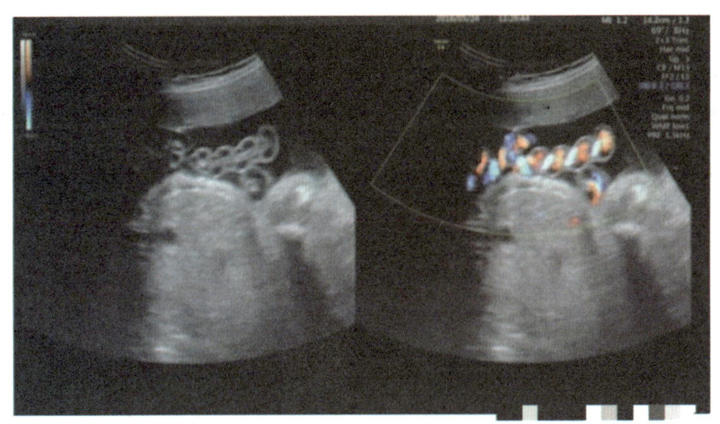

图 1–2–2　脐带螺旋超声图像

二、诊治经过

1. 初步诊断

G2P0 宫内妊娠 33 周$^{+4}$急性胎儿窘迫脐带扭转。

2. 诊疗经过

孕 33 周 + 4 天临床以“胎儿宫内缺氧、脐带螺旋”收入院，入院后紧急剖宫产早产一男婴，体重 2100g，生后 1 分钟 Apgar 评分 7 分，生后 5 分钟 Apgar 评分 8 分。术中可见脐带全程密集螺旋、偏细，脐带扭转，一侧脐动脉闭塞（图 1–2–3），羊水清，胎盘无异常。早产儿反应欠佳，呼吸稍促，口吐泡沫，前囟平坦，张力不高，颈软，两肺呼吸音低，闻及少量湿性啰音，心律齐，心音有力，未闻及杂音，四肢肌张力稍低，因“气促、口吐泡沫 10 分钟”转新生儿重症监护病房，后诊断为“新生儿肺炎、新生儿窒息、早产儿、低出生体重儿”，治疗 17 天后好转出院。

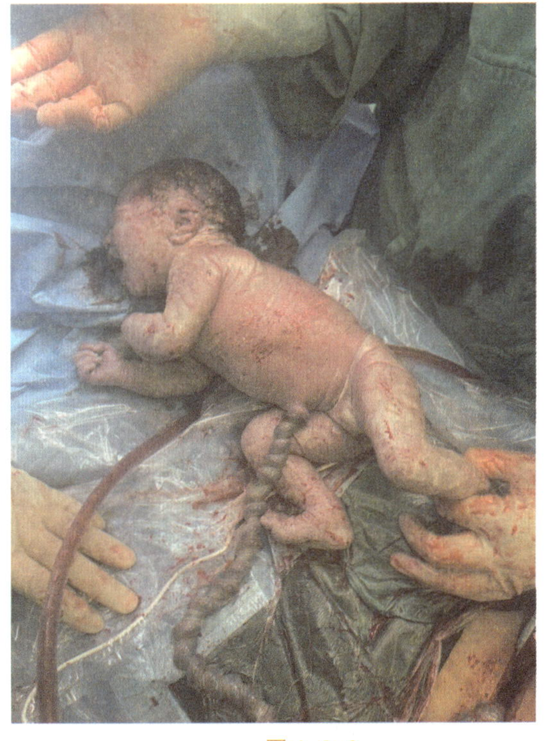

图 1–2–3

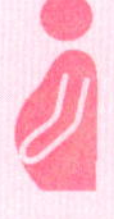

三、案例分析

1. 病史特点

（1）孕妇，26 岁，G2P0，孕 33 周$^{+4}$，自觉胎动如常，常规产检就诊。

（2）专科检查：宫高：30cm，腹围：105cm，腹壁脂肪中等厚度，头位，胎心 146 次 / 分，宫缩无，阴道无流血，消毒内诊：宫口未开，宫颈管未消退，先露头，S-1，胎膜存。胎心监护：胎心基线 150 次 / 分，II 类胎心监护。

胎心监护：第一次胎心监护：II 类胎心监护图形，无宫缩，基线 150bpm，部分段变异缺失，胎动时胎心无加速，有可疑晚期减速。紧接着行第二次胎心监护（图 1-2-1）：II 类胎心监护图形，无宫缩，基线 148bpm，部分段显著变异，部分段变异缺失。

（3）实验室及辅助检查：

超声检查所见：单活胎，脐带全程螺旋密集、偏细；胎儿大脑中动脉血流参数偏低；单脐动脉？左侧脐动脉闭塞？

2. 诊断和诊断依据

（1）诊断

1）脐带：脐带是将胎儿与胎盘连接的纽带，若脐带扭转，则可能导致机械性牵拉、受压，从而影响胎儿血流循环，发生胎儿宫内窘迫、生长受限，严重时甚至导致死胎。

2）脐带过度扭转的定义：脐带会出现生理性扭转，即生理性螺旋，维持在 6 ~ 11 周，若超过 11 周，则视为螺旋增多，也称过度扭转。当脐带过分扭转时，胎儿脐轮部会变细呈索状坏死，一旦出现血管闭塞或血栓形成，胎儿会因血运中断而死亡，是孕晚期胎死宫内的重要原因。

3）脐带扭转的诊断：①临床表现：患者自觉胎动减少；②超声表现：脐带扭转周数超过 12 周，扭转螺距（R）< 2.0（扭转螺距 = 扭转一周节段的长度 / 脐带直径），脐带螺旋指数（每 1cm 脐带螺旋的周数）> 0.3。脐带扭转的超声图像特征：a. 纵向扫描时脐带扭转会出现 2 条脐动脉和 1 条脐静脉管状暗区一宽两窄的现象；b. 围绕脐带长轴呈现出螺旋状排列，具有规律性，在其他不同的纵切面上均表现为麻花或者绳索状；c. 静脉之间的间距经过超声测量一般都会在 20mm 以内；d. 重度脐带扭转在进行斜切面和横切面的检查时通常会在血管断面呈现不同的形态，断面呈现品字形排列。动脉逐渐变细，静脉逐渐变宽，横切面呈现鼠眼样，而斜切面呈现元宝形。

4）脐带扭转的发生机制：临床对脐带扭转的发生机制尚未彻底明确，既往有研究提示可能与脐带发育欠佳、非免疫性水肿、孕产妇机体状态等相关，尚有待进一步证实。

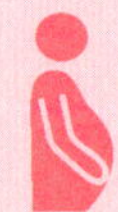

（2）诊断依据：患者既往产检于外院，自觉胎动未见明显异常，超声检查所见：

脐带全程螺旋密集，脐带近胎盘段血流可见，膀胱水平可见右侧脐动脉血流通畅、左侧脐动脉未显示。脐带全程螺旋密集、偏细；胎儿大脑中动脉血流参数偏低；单脐动脉？左侧脐动脉闭塞？

入院胎心监护提示 II 类监护图，基线变异缺失，伴有可疑晚期减速，考虑畸形胎儿窘迫、脐带扭转。

初步诊断：① G2P0 宫内妊娠 33 周$^{+4}$；②急性胎儿窘迫；③脐带扭转。

（3）鉴别诊断：结合患者病史，胎心监护及辅助检查，目前诊断明确。

四、处理方案及基本原则

该患者入院多次行胎心监护提示 II 类监护图，基线变异缺失，伴有可疑晚期减速。考虑急性胎儿窘迫、脐带扭转，继续等待随时胎死宫内，故急诊行剖宫产。

五、要点与讨论

脐带作为连接母亲与胎儿的唯一通道，其形态及血流状态被认为是可评价母体身体状态及胎儿血供情况的重要部分，是反映妊娠状态及结局的重要指标[①]。

一侧脐动脉闭塞与原发性单脐动脉形成的原因不同，对胎儿预后的影响也不同。原发单脐动脉多在早中孕期发现，可能合并其他系统结构畸形，如心脏、泌尿系统及骨骼等畸形，以及染色体异常等。脐动脉闭塞[②]主要因脐动脉血栓形成阻塞脐动脉所致，临床极少见，多发生于围产期，一般不合并其他胎儿结构畸形，但可能导致胎儿生长受限、宫内窘迫、胎死宫内等严重不良妊娠结局发生，临床危害性大。

脐动脉闭塞和原发性单脐动脉的超声表现相似，均表现为脐带内仅有一支脐动脉和一支脐静脉。由于脐带受胎儿和羊水的影响，围产期全程观察脐带较困难，故产前脐动脉闭塞诊断较为困难。有文献报道[③]脐动脉闭塞常被误诊为单脐动脉，造成脐动脉闭塞的漏诊及误诊。目前脐动脉闭塞的发生机制尚不清楚，研究报道其可能因素：①血液高凝状态，如母体或胎儿血栓性血友病；②血管内皮损伤，如母胎感染或胎粪感染诱导的血管坏死；③血管淤血，由于机械性或解剖学上的阻塞引起，如脐带打结、过

① 赵华巍，范宏艳，王晓玲，等 . 脐带螺旋指数与胎儿脐静脉脐孔处及腹内段测量参数相关性研究［J］. 中国超声医学杂志，2022，38（7）：811-814.

② 孙倩，金镇 . 脐血管栓塞的诊治现状［J］. 现代妇产科进展，2019，28（5）：393-395.

③ 孙娟，吴青青，马玉庆，等 . 产前超声对胎儿脐动脉闭塞的诊断价值［J］. 临床超声医学杂志，2021，23（7）：553-555.

度扭转。结合该患者病史及剖宫产后的临床诊断，考虑该案例可能是因脐带扭转造成的血管闭塞。本案例羊水清、胎盘外观无异常，术后未做病理诊断，所以无法判断是否有胎盘、脐带发育不良。

随着近年来对脐带螺旋结构的研究增多①，脐带扭转的研究与讨论也越来越多。脐带扭转是指脐带出现过度螺旋的一种病理现象。正常情况下脐带总长 30 ~ 100cm，形成 6 ~ 11 周的生理螺旋。正常的螺旋圈数可增加脐带的张力及阻力、保护脐静脉抵抗压迫和牵拉的刺激。脐带血管过度扭转呈绳索样，在接近胎儿脐轮部变细索状坏死，因此可能会引起血管闭塞，或者伴有血栓形成，最终胎儿因血运被中断而导致死胎死产的严重后果②。

有文献认为脐带扭转是由胎儿的自身运动所导致，是可逆的，生后可恢复，其外形为链条状或节段状，可伴有脐血流及静脉导管血流动力学等改变③。脐带扭转可为全程或节段性，严重者导致脐血流供应及回流受阻，进而导致胎儿宫内生长受限或胎死宫内。

有文献认为脐带扭转与华通氏胶发育不良有关④。自身免疫性疾病可累及华通氏胶并发生相应的病理改变。如果外力超出了华通氏胶的保护能力之限度，加上脐带发育不良、多胎、胎动频繁等，则可导致脐带过度扭转。

脐带扭转若发生在胎儿近脐轮部，脐带变细呈索状，引起血管闭塞或伴血栓形成，梗死，胎儿可因供血供氧中断，死亡。临床上一般采用低分子肝素治疗有效，其机制是利用低分子肝素加强 / 激活抗凝血酶Ⅲ的作用，增强抗凝活性 3000 ~ 5000 倍，灭活Ⅱa、Ⅸa、Xa、Ⅺa、Ⅻa（尤其因子Ⅱ、Xa），而发挥抗凝血作用。

严重的脐带扭转发展迅速，短时间内，胎儿可处于十分危急的状态。如怀疑脐带扭转，应密切监测脐动脉、大脑中动脉、静脉导管，行胎心监护等，以便临床及时处置。

六、思考题

1. 超声能提前发现脐带扭转吗？脐带扭转的典型超声表现是什么？最早什么时

① 李胜利，廖伊梅，Guoyang Luo. 基于循证医学的产前超声检查对脐带螺旋结构的评价及其误区［J］. 中华妇产科杂志，2019，54（2）：126-130.

②ShererD，Al-HaddadS，ChengR，et al.Current Perspectives of Prenatal Sonography of Umbilical Cord Morphology［J］.Int J Womens Health，2021，13（3）：939-971.

③Salsi G，Fiorentini M，Caprara G，et al.Unusual umbilical Doppler waveform and fetal distress likely due to hyper coiled cord［J］.Minerva Obstet Gynecol，2021，73（4）：506-508.

④ 严培琳，周伟娜 . 超声监测脐带螺旋疏松与妊娠结局的研究［J］. 中国超声医学杂志，2022，38（7）：836-839.

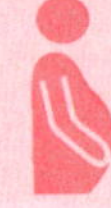

间可通过超声发现脐带扭转？

2. 哪些情况下更易发生脐带扭转？华通氏胶发育异常？免疫因素？

七、科普小常识

1. 有没有可以预测脐带扭转的标志物？

目前无文献报道预测脐带扭转的标志物，脐带扭转主要通过脐带螺旋周数（UCI），脐血流参数，脐动脉血流的 S/D 值综合评估。正常情况下，随着妊娠进展，S/D 值逐渐降低，妊娠末期其值应该小于 3.0。如果此时 S/D 值大于 3.0，则需要加强胎心监护等，适时终止妊娠；UCI 比脐动脉 S/D 比值更能预测胎儿窘迫，UCI 是在三个不同的脐带段（一是脐带插入点，二是近胎盘插入点，三是在两者之间的任何地方）通过经腹超声确定 UCI，计算其均值。在整个怀孕期间保持恒定，产前预测更有意义，当 UCI > 0.36 可预测胎儿窘迫，应在妊娠和分娩期间加强胎儿监测。

2. 对于没有妊娠史 / 脐带扭转史的孕妇，怎样预防脐带扭转的发生？

胎儿在宫腔里活动，可使脐带顺其纵轴扭转成螺旋状，生理性 UCI 可以达到 6 ~ 11 周。病理性 UCI ≧ 12 周；如果脐带过度扭转，在接近胎儿脐轮部，呈索状坏死，导致胎儿血管闭塞，或者伴有血栓形成，梗死，胎儿因血运被中断，导致死胎，死产；目前可行的预防措施：①严格自数胎动。②左侧卧位，维持正常子宫动脉血流量。③监测胎心：孕期严密胎心监护（自备胎心监护仪），一旦出现异常，及时就医；不良孕产史患者，伴发免疫凝血异常的患者，尤其易栓症（遗传性）患者，静脉血栓风险分层管理 > 4 分，规范就医，孕前及孕早期充分加强免疫凝血的平衡治疗。

（编者　王莉娜）

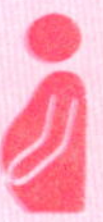

第三节　胎儿生长受限（案例3）

核心提示

❖胎儿生长受限的诊断？

❖胎儿生长受限的分类？

❖胎儿生长受限的原因？

❖胎儿生长受限终止妊娠的时机及方式？

一、病历资料

1. 现病史

患者，女，33岁，主因“末次月经 36^{+3} 周，发现胎儿生长发育偏小1月”入院。平素月经规律，3/32 ~ 34天，末次月经：2023-07-15，预产期：2024-04-22。孕期规律产检，行甲功、NT、无创DNA、胎儿系统超声及胎儿心脏彩超检查均未见明显异常，孕期产检测血压正常，无头痛、头晕及视物模糊等不适。孕早期测空腹血糖：9.1mmol/L，口服葡萄糖耐量试验提示：4.49-11.57-9.70mmo1/L，诊断“糖尿病合并妊娠”，给予门冬胰岛素（三餐前各3iu）控制血糖，现根据血糖调整胰岛素用量为三餐前各4iu，近期监测空腹血糖波动于4.8 ~ 8.2mmol/L，餐后2小时血糖波动于4.8 ~ 8mmol/L，2024年1月26日化验糖化血红蛋白：5.3%。

孕前行盆腔彩超提示子宫肌瘤（未见报告单），嘱定期复查。2023年9月于当地医院行盆腔彩超提示宫内早孕，子宫肌瘤（子宫肌层可见多个低回声结节，较大的位于宫底部，向外突出，大小约2.9cm×2.6cm），2023年底先后2次因“下腹痛，考虑子宫肌瘤变性”收入我科行解痉、保胎治疗。孕期复查彩超提示子宫肌瘤渐增大，于我院行产科彩超提示：孕妇子宫前壁下段可见两个低回声实性结节相互融合，大小约

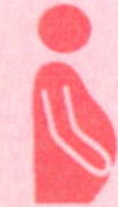

7.87cm × 3.69cm，前壁下段还可见大小约 5.23cm × 3.26cm 低回声实性结节，大部分外突。

孕 30^{+} 周出现不规律宫缩，不伴腹痛及阴道出血、流液等不适，就诊于我院行盆腔彩超提示：胎盘较小、较薄，胎儿发育小，羊水过多，轮状胎盘（详见辅助检查），考虑"先兆早产胎儿生长受限？"收入院给予静点阿托西班保胎、肌注地塞米松促胎肺成熟、皮下注射依诺肝素改善胎盘循环及控制血糖等对症治疗 4 天后腹憋好转出院。孕 32 周复查产科彩超提示胎儿较前未见明显增长，考虑胎儿生长受限可能，嘱加强营养，监测及控制血糖，继续改善胎盘循环治疗至今，现孕 36^{+3} 周，于我院复查产科彩超提示：宫内孕，单活胎，头位；超声孕周：双顶径、头围相当于孕 34 周，腹围相当于孕 32 周$^{+}$，股骨长度、肱骨长度相当于孕 32 周；胎儿三尖瓣口可见中量返流；胎儿心室壁肥厚；孕妇子宫实性结节；孕妇左侧子宫动脉阻力增高。考虑"胎儿生长受限"建议住院，遂收住我科。

2. 既往史

体健，否认冠心病、高血压、糖尿病史，否认家族遗传病史，否认食物药物过敏史。

3. 体格检查

体温 36℃，脉搏 85 次 / 分，呼吸 15 次 / 分，血压 123/76mmHg，孕前体重指数：30.26kg/m^2，神清语利，心肺未见明显异常，妊娠腹型，四肢活动自如，无明显水肿。

专科检查：宫高：29cm，腹围：108cm，腹壁脂肪层厚，头位，胎心 152 次 / 分，宫缩无，左下腹可触及肌瘤结节，触之形态不规则，质硬，压痛阴性。阴道无流血，骨盆测量未见明显异常。消毒内诊：宫颈管未消退，宫口未开，质中，居中，胎先露头，高浮，胎膜存。胎心监护：无应激试验（NST）反应型。

4. 实验室和辅助检查

盆腔彩超（2023-09-05 当地医院）：子宫肌层切面回声均匀，可见多个低回声结节，较大的位于宫底部，向外突出，大小约 2.9cm × 2.6cm，宫腔内可见大小约 2.4cm × 1.6cm 的孕囊回声，内可见胎芽及心管搏动。

产科彩超（2024-03-25 我院）：因孕妇腹壁厚，图像显示不清。胎位：耻上胎头双顶径：85.7mm，头围：313mm，腹围：291mm，股骨长：61.0mm，肱骨长：54.5mm。胎心胎动：存在，胎心 161 次 / 分，脐动脉血流频谱：S/D：2.4，P1：0.9，羊水深度：60.1mm，指数：183.6mm，胎盘位于子宫底前壁，较厚处厚度约 32.2mm，成熟度Ⅱ级，胎儿颈部未见脐带血流信号。胎儿三尖瓣口可见中量返流，胎儿心室壁肥厚，室间隔厚度 5.9mm，孕妇子宫前壁下段可见两个低回声实性结节相互融合，大小约 7.87cm × 3.69cm，前壁下段还可见大小约 5.23cm × 3.26cm 的低回声实性结节，大部分外

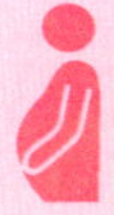

突。彩色多普勒血流成像（CDFI）：可见星点状血流信号。子宫动脉血流频谱：左侧PSV：171.4cm/s，S/D：3.60、PI：1.53、R1：0.72，右侧PSV：77.75cm/s，S/D：1.79，PI：0.65、R1：0.44，双髂窝：（-）。提示：宫内孕，单活胎，头位；超声孕周：双顶径、头围相当于孕34周，腹围相当于孕32周+，股骨长、肱骨长相当于孕32周；胎儿三尖瓣口中量返流；胎儿心室壁肥厚；孕妇子宫实性结节；孕妇左侧子宫动脉阻力增高；请结合临床。

二、诊治经过

1. 初步诊断

①胎儿生长受限；② G1P0 宫内妊娠 36^{+3} 周头位；③糖尿病合并妊娠；④妊娠合并子宫肌瘤；⑤肥胖。

2. 诊治经过

完善术前相关化验检查，监测胎心胎动情况；于2024-03-27在腰硬联合麻醉下行子宫下段剖宫产术+子宫肌瘤剔除术；术后给予促子宫复旧、补液、预防感染、预防血栓等治疗。

三、案例分析

1. 病史特点

（1）患者，女性，33岁，因“停经36+3周，发现胎儿生长发育偏小1月”入院。

（2）既往体健。

（3）体温36℃，脉搏85次/分，呼吸15次/分，血压123/76mmHg，孕前体重指数：30.26kg/m^2，神清语利，心肺未见明显异常，妊娠腹型，四肢活动自如，无明显水肿。专科检查：宫高：29cm，腹围：108cm，腹壁脂肪层厚，头位，胎心152次/分，宫缩无，左下腹可触及肌瘤结节，触之形态不规则，质硬，压痛阴性。阴道无流血，骨盆测量未见明显异常。消毒内诊：宫颈管未消退，宫口未开，质中，居中，胎先露头，高浮，胎膜存。胎心监护：无应激试验反应型。

（4）实验室及辅助检查：产科彩超：宫内孕，单活胎，头位；超声孕周：双顶径、头围相当于孕34周，腹围相当于孕32周+，股骨长、肱骨长相当于孕32周；胎儿三尖瓣口中量返流；胎儿心室壁肥厚；孕妇子宫实性结节；孕妇左侧子宫动脉阻力增高。

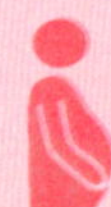

2. 诊断和诊断依据

（1）诊断：①胎儿生长受限；② G1P0 宫内妊娠 36^{+3} 周头位；③糖尿病合并妊娠；

④妊娠合并子宫肌瘤；⑤肥胖。

（2）诊断依据：①胎儿生长受限：指体重低于同胎龄应有体重第 10 百分位数以下或低于其平均体重 2 个标准差的新生儿。该患者现孕 36^{+3} 周，根据产科彩超估算胎儿体重为 2092g。低于相应孕周正常胎儿体重的第 10 百分位数（男 2258g，女 2125g），考虑该诊断。②患者平素月经规律，根据末次月经推算目前孕 36^{+3} 周。③糖尿病合并妊娠：妊娠前已确诊为糖尿病，或妊娠前未进行过血糖检查但存在糖尿病高危因素者，如肥胖（尤其重度肥胖）、一级亲属患 2 型糖尿病、妊娠期糖尿病史或大于胎龄分娩史、多囊卵巢综合征患者及妊娠早期空腹血糖反复阳性，首次产前检查时应明确是否存妊娠前糖尿病，达到以下任意一项标准应诊断为糖尿病合并妊娠：1）空腹血糖≥ 7.0mmol/L。2）75g 葡萄糖耐量试验：服糖后 2 小时≥ 11.1mmol/L。3）伴有典型的高血糖危象症状，同时随机血糖≥ 11.1mmol/L。4）糖化血红蛋白≥ 6.5%，但不推荐妊娠期常规用糖化血红蛋白进行糖尿病筛查。该患者孕 12 周左右测空腹血糖最高 9.1mmol/L，口服葡萄糖耐量试验：4.49-11.57 ~ 9.70mmol/L，考虑该诊断。④妊娠合并子宫肌瘤：孕期多次行产科彩超提示子宫肌瘤。⑤肥胖：孕前体重指数：30.26kg/m^2，诊断明确。

（3）鉴别诊断：①糖尿病合并妊娠：妊娠前已确诊为糖尿病，或妊娠前未进行过血糖检查但存在糖尿病高危因素者，如肥胖（尤其重度肥胖）、一级亲属患 2 型糖尿病、妊娠期糖尿病史或大于胎龄分娩史、多囊卵巢综合征患者及妊娠早期空腹血糖反复阳性，首次产前检查时应明确是否存妊娠前糖尿病、达到以下任意一项标准应诊断为糖尿病合并妊娠：1）空腹血糖≥ 7.0mmol/L。2）75g 葡萄糖耐量试验：服糖后 2 小时≥ 11.1mmol/L。3）伴有典型的高血糖危象症状，同时随机血糖≥ 11.1mmol/L。4）糖化血红蛋白≥ 6.5%，但不推荐妊娠期常规用糖化血红蛋白进行糖尿病筛查。该患者孕 12 周左右测空腹血糖最高 9.1mmol/L，口服葡萄糖耐量试验：4.49-11.57-9.70mmol/L，考虑该诊断。②妊娠期糖尿病：患者妊娠期检查发现血糖代谢异常，依据妊娠期糖尿病诊断标准，空腹血糖≥ 5.1mmol/L，1 小时血糖≥ 10.0mmol/L，2 小时血糖≥ 8.5mol/L 可诊断。该患者孕 12 周左右测空腹血糖最高 9.1mmol/L，口服葡萄糖耐量试验：4.49-11.57-9.7mmol/L，糖化血红蛋白：5.8%。目前考虑糖尿病合并妊娠。

四、处理方案及基本原则

完善术前相关化验检查，监测胎心胎动情况，行子宫下段剖宫产术。

《胎儿生长受限专家共识（2019 版）》指出，> 34 周的胎儿生长受限，胎儿如果出现停滞生长 > 2 周、羊水过少（最大羊水池深度 < 20mm）、胎儿生物物理评分 < 6 分、

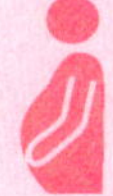

无应激试验频发异常图形或明确的多普勒血流异常，可考虑积极终止妊娠。胎儿生长受限本身并不是剖宫产的绝对指征。但存在脐动脉血流异常（舒张末期血流缺失或反向）时，建议剖宫产终止妊娠。

该患者超声提示胎儿生长受限，子宫动脉阻力高，现已孕 36^{+}周，建议剖宫产终止妊娠。

五、要点与讨论

1. 胎儿生长受限的诊断

小于胎龄（SGA）儿的定义：超声估测体重或腹围低于同胎龄应有体重或腹围第 10 百分位数以下的胎儿。并非所有 SGA 胎儿均为病理性的生长受限。SGA 胎儿还包含了部分健康小样儿。

胎儿生长受限（FGR）是指受母体、胎儿、胎盘等一种或多种潜在的病理因素影响，胎儿生长未达到其应有的遗传潜能，多表现为胎儿超声估测体重或腹围低于相应胎龄第 10 百分位数。

美国妇产科医师学会 2019 年发布的指南直接将超声胎儿体重（EFW）估测 < 相应胎龄第 10 百分位的胎儿定义为 FGR，而英国皇家妇产科医师学院和加拿大妇产科医师学会指南定义 FGR 为受病理因素影响（母体、胎儿、胎盘疾病等），胎儿生长未达到其遗传潜能，超声 EFW 或腹围低于相应胎龄应有体重或腹围第 10 百分位数以下。本共识采用后者。FGR 在产前多表现为小于胎龄儿但也可以表现为高于相应胎龄应有体重或腹围第 10 百分位，但其生长未达到其遗传潜能，这部分 FGR 胎儿在产前可能被“漏诊”，导致不良妊娠结局发生。

2.FGR 的诊断流程

（1）准确核实孕周，评估胎龄。

根据孕妇月经史、辅助生殖技术的相关信息，以及早、中孕期的超声检查结果，综合判断是否存在纠正预产期的指征。准确核实孕周对于诊断 SGA 或 FGR 至关重要。

（2）超声评估胎儿生长。

超声是产前诊断 SGA 或 FGR 的重要工具。早孕期采用超声测量胎儿头臀长是准确评估胎龄的重要手段。中孕期可以通过超声评估胎儿的各项生长指标（包括双顶径、头围、腹围及股骨长度等），基于不同孕周的生长状况，还可以估测胎儿体重，并通过动态的监测，了解胎儿的生长趋势。如产前超声发现胎儿体重或腹围小于相应胎龄的第 10 百分位数，要考虑 SGA。

（3）寻找引起 SGA 的病理因素。

一旦产前超声提示 SGA，需详细询问病史，检查母体合并症或并发症，筛查胎儿遗传因素或结构异常及感染与胎盘病理因素等。如发现存在相关的病理因素，则可以考虑临床诊断 FGR。

3. 胎儿生长受限分类

（1）早发性 FGR 是在妊娠 32 周前诊断的。应至少满足以下 3 项标准中的 1 项：

1）腹围或估计胎儿体重 < 第 3 个百分位数；

2）脐动脉多普勒评价的晚期变化（即舒张末期速度缺失或逆转）；

3）胎儿腹围或胎儿体重低于第 10 个百分位数，并伴有子宫动脉多普勒异常（平均脉搏指数 > 95 个百分位数）或脐动脉多普勒异常（脉搏指数 > 95 个百分位数）。

（2）晚发性 FGR 是在妊娠 32 周或之后，通过腹围或估计胎儿体重 < 第 3 个百分位数或满足以下 3 个标准中的至少 2 个来诊断的。

1）腹围或估计胎儿体重 < 第 10 个百分位数；

2）腹围或胎儿体重估计 > 2 个四分位数；

3）多普勒异常，定义为脐动脉多普勒脉搏指数 > 第 95 个百分位数或脑胎盘比 < 第 5 个百分位数。

4. 胎儿生长受限原因

导致 FGR 的因素通常涉及母体、胎儿及胎盘脐带等 3 个方面。FGR 的预后取决于病因，因此寻找引发 FGR 的病因至关重要。

（1）母体因素：包括营养因素、免疫因素、妊娠合并症与并发症及孕妇年龄、子宫发育畸形、宫腔感染等。

当临床怀疑 FGR 的病理因素来自子宫胎盘灌注不良时，应考虑筛查自身抗体，以排除母体自身免疫系统疾病。母体血管病变引起的子宫胎盘灌注不良占 FGR 病因的 25%~30%。任何增加母体血管病变或影响子宫胎盘灌注的妊娠合并症，如孕前紫绀型心脏病、慢性肾病、慢性高血压、糖尿病、甲状腺疾病、系统性红斑狼疮、抗磷脂抗体综合征（APS）等，或并发症，如子痫前期、妊娠期肝内胆汁淤积症等，均有可能导致 FGR 的发生。因此，对疑似 FGR 人群，应仔细评估母体病史。

该患者 33 岁，合并巨大子宫肌瘤，肌瘤占据孕妇腹腔大部分空间，使胎儿生长发育空间受限，导致胎儿生长受限。

（2）胎儿因素：包括胎儿基因或染色体异常及结构异常等。

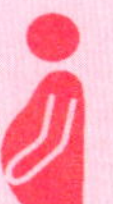

对于 FGR，建议行详细的胎儿结构超声筛查。FGR 胎儿合并结构异常或中孕期超声

软指标异常时，建议介入性产前诊断，进行染色体微阵列及核型分析。

对于 < 孕 24 周或 EFW < 500g 的 FGR 孕妇，无论是否合并胎儿结构异常，均建议提供遗传咨询和产前诊断。

该患者虽行无创 DNA，胎儿系统超声检查未见明显异常，但从孕 29^+ 周开始发现胎儿生长发育偏小，后期行彩超提示胎儿三尖瓣口中量返流，胎儿心室壁肥厚，目前不能除外胎儿自身因素导致胎儿生长受限。

（3）胎盘及脐带因素：这是引起 FGR 的常见病因，包括胎盘局部梗死、胎盘形态异常（轮廓胎盘、副胎盘/胎盘面积小等）、胎盘染色体异常、胎盘肿瘤（如绒毛膜血管瘤）、单脐动脉、脐带帆状或边缘附着、脐带水肿、脐带纤细和脐带过度螺旋等。

该患者合并糖尿病，胰岛素控制血糖，彩超提示胎盘小而薄，孕妇子宫动脉血流阻力高，影响胎盘血流灌注，胎盘功能下降，导致胎儿生长受限。

5. 胎儿生长受限终止妊娠时机

FGR 孕妇终止妊娠的时机必须综合考虑孕周、病因、类型、严重程度、监测指标和当地新生儿重症监护的技术水平等决定。

（1）对于 < 孕 24 周或 EFW < 500g 的胎儿，如果存在明确生长受限的表现，应建议到当地的产前诊断中心接受专业咨询和评估，排除胎儿遗传疾病。如伴发胎儿多普勒血流异常，建议和孕妇仔细沟通胎儿的预后，明确孕妇对胎儿的态度（是否继续妊娠），帮助决定进一步诊疗计划。

（2）对于孕 24~28 周或 EFW500~1000g 的胎儿，在出现明确的脐动脉多普勒血流异常（舒张末期血流缺失或反向）时，如果孕妇和家属要求积极救治，则建议在具备一定的极低出生体重儿救治能力的医疗中心进行产前监护和分娩。在病情稳定的情况下，基层医院可以和转诊中心协调沟通，争取宫内转运的机会。

（3）对于孕 28~32 周的 FGR，如脐动脉血流出现异常（舒张末期血流缺失或反向）同时合并静脉导管 α 波异常（缺失或反向），建议尽快完成糖皮质激素促胎肺成熟后，积极终止妊娠。如果是单纯脐动脉血流舒张末期反向，而没有其他胎儿窘迫的证据（如异常电子胎心监护图形、静脉导管 α 波异常等），可期待妊娠至不超过孕 32 周（推荐等级：专家共识）。

（4）对于孕 32~34 周的 FGR，如存在单纯的脐动脉舒张末期血流缺失，而没有其他胎儿窘迫的证据（如异常电子胎心监护图形、生物物理评分 < 4 分、静脉导管 α 波异常等），可期待妊娠至不超过孕 34 周（推荐等级：专家共识）。

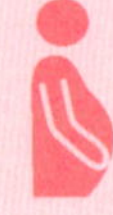

（5）对于预计在孕 34 周之前分娩的 FGR，建议产前使用糖皮质激素；对于孕

34~37 周，预计 7 天内有早产风险，且孕期未接受过糖皮质激素治疗的，也建议产前使用糖皮质激素。

（6）对于孕 32 周之前分娩的 FGR，应使用硫酸镁保护胎儿和新生儿的中枢神经系统。

（7）对于孕 34~37 周的 FGR，单次脐动脉多普勒血流升高不应作为立即分娩的指征。应考虑完善对胎儿健康情况的系统评估，密切随访病情的变化。如胎儿监护情况良好，可期待至孕 37 周以后分娩。> 34 周的 FGR 胎儿如果出现停滞生长 > 2 周、羊水过少（最大羊水池深度 < 2cm）、BPP < 6 分、无应激试验频发异常图形或明确的多普勒血流异常，可考虑积极终止妊娠。

（8）对于 > 孕 37 周的 FGR，可以考虑积极分娩终止妊娠。如果继续期待观察，需要和家属沟通期待观察与积极分娩的利弊。

6. 胎儿生长受限终止妊娠

FGR 本身并不是剖宫产的绝对指征，但存在脐动脉血流异常（舒张末期血流缺失或反向）时，建议剖宫产终止妊娠。

六、思考题

1. 如何区分 FGR 和 SGA？

2.FGR 的高危因素有哪些?

七、科普小常识

1. 如何预防 FGR 的发生?

（1）产前咨询：在第一次产前检查时，临床医生应耐心地与患者讨论以下话题：吸烟、饮酒、药物滥用和孕期适当的体重管理。这将有助于更好地实施产前预防措施。

（2）阿司匹林预防：对于子痫前期高危孕妇，孕 16 周前预防性口服阿司匹林，除可预防子痫前期外，也可以预防 FGR。

（3）谨慎联用肝素 / 阿司匹林：临床医生应谨慎联合使用低分子肝素和低剂量阿司匹林以预防 FGR。专家共识指出，对于 FGR 高危人群，低分子量肝素不能有效预防 FGR 的发生；补充孕激素及钙剂等措施并不能预防 FGR 的发生。

2. FGR 母儿产后的管理?

（1）出院后，生长受限的婴儿应接受神经发育评估。

（2）分娩生长受限胎儿的产妇有短期心理健康受损的风险，因此，产后应得到相关的心理帮助和支持。

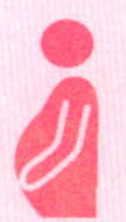

（3）应在产后早期采用有效的避孕方式，推迟随后的妊娠可以有时间确定生长受限婴儿的潜在病因，为未来的妊娠提供有效帮助。

（4）低剂量阿司匹林（150~162mg）可减少与子痫前期相关的胎儿生长受限的复发，在没有高血压的情况下，阿司匹林预防生长受限的疗效不确定。

（5）下次妊娠建议早期母胎医学咨询，特别是对于有复杂合并症、产妇年龄 > 40 岁及既往妊娠有严重不良结局的人群。

（编者　李荣琴）

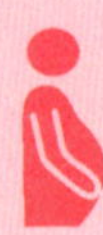

第四节　羊水过少（案例 4）

核心提示

❖羊水过少的原因及危害？

❖羊水过少终止妊娠的时机及方法？

一、病历资料

1. 现病史

孕妇，32 岁，G1P0，因“停经 40 周，B 超提示羊水减少 1 天”入院。平素月经规律，4/28–35 天，经量中等，痛经（–），末次月经：2023–06–12，预产期：2024–03–19。停经 30 天自测尿 HCG 阳性，孕早期出现轻微恶心、呕吐等早孕反应，持续至孕 3⁺月好转，孕早期无上呼吸道感染史、无服药史，无阴道出血流液及保胎史，孕期否认有害物接触史，否认放射性物质接触史。孕4⁺月自觉胎动，活跃至今。孕期规律产检，行颈项透明层（NT）、唐氏筛查、胎儿系统超声、胎儿心脏彩超及口服葡萄糖耐量检测均未见明显异常。孕期产检测血压正常，无头痛、头晕及视物模糊等不适。现宫内妊娠 40 周，今日我院彩超提示羊水深度 30.1mm，指数 47.7mm，考虑“羊水过少”收住院。自妊娠以来，精神尚可，食欲尚可，睡眠一般，大便正常，小便正常，体重增加 10 千克。

2. 既往史

既往体健。否认高血压病史，否认糖尿病病史；否认肾脏病史，否认冠心病史，无脑血管意外疾病史。否认外伤史；否认输血史，否认肝炎史，否认食物过敏史，无药物过敏史。

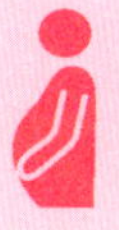

3. 体格检查

体温 36.6℃，脉搏 79 次 / 分，呼吸 20 次 / 分，血压 130/83mmHg，一般情况好，发育正常，营养良好，心肺未见明显异常，肝脾肋下未触及，无明显水肿。

4. 专科检查

宫高：36cm，腹围：110cm，腹壁脂肪中厚，头位，胎心 150 次 / 分，宫缩无，阴道无流血，骨盆测量未见明显异常，消毒内诊：宫颈管未消退，质中，居中，宫口未开，先露头，S–2，胎膜存。胎心监护：II 类监护图。

5. 辅助检查

产科彩超：胎位：耻上胎头，双顶径：95.6mm，头围：333mm，腹围：334mm，股骨长：72.4mm，肱骨长：62.0mm，胎心胎动：存在，胎心：152 次 / 分，脐动脉血流频谱：S/D：2.6、PI：0.9，羊水深度：30.1mm，指数 47.7mm，胎盘位于子宫底前壁，成熟度 II 级。胎儿颈部未见脐带血流信号。超声提示：宫内孕，单活胎，头位，羊水过少。

二、诊疗经过

入院诊断：G1P0 宫内妊娠 40 周，头位，待产，羊水过少。

入院后完善相关化验检查，排除胎膜早破可能，胎心监护显示胎心 170 次 / 分，II 类监护图，继续待产存在羊水污染、胎儿窘迫、胎死宫内，新生儿出生后窒息、酸中毒等风险，建议尽快终止妊娠，可缩宫素引产或剖宫产，患者及家属商量后要求直接剖宫产，遂急诊行剖宫产，术中见，羊水清，量少，约 30mL，新生儿体重 3350g，评分好，胎盘胎膜娩出完整，未见异常。术后产妇恢复好，新生儿未见异常，术后 4 天母儿出院。

三、案例分析

1. 病史特点

（1）初产妇，32 岁，G1P0，主因“停经 40 周，B 超提示羊水减少 1 天”入院。

（2）孕期规律产检，未见特殊。

（3）宫高：36cm，腹围：110cm，腹壁脂肪中厚，头位，胎心 150 次 / 分，宫缩无，阴道无流血，骨盆测量未见明显异常，宫颈评分 3 分。胎心监护：II 类监护图。

2. 诊断与诊断依据

（1）诊断：G1P0 宫内妊娠 40 周，头位待产，羊水过少。

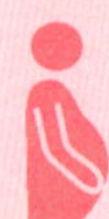

（2）诊断依据：初产妇，32 岁，G1P0，因“停经 40 周，B 超提示羊水减少 1 天”入院。孕期规律产检，行 NT、唐氏筛查、胎儿系统超声、胎儿心脏彩超及口服葡萄糖

耐量检测均未见明显异常。孕期顺利，无合并症及并发症。专科检查：宫高：36cm，腹围：110cm，腹壁脂肪中厚，头位，胎心 150 次 / 分，宫缩无，阴道无流血，骨盆测量未见明显异常，Bishop 评分 3 分。辅助检查 B 超提示：羊水深度：30.1mm，指数 47.7mm。

3. 鉴别诊断

（1）胎膜早破：孕妇一般会突感有较多液体自阴道流出，阴道检查见液体自宫颈流出或后穹窿较多，积液中见到胎脂样物质是胎膜早破的直接证据。阴道 pH 试纸测定变色。

（2）胎儿畸形：主要是先天性泌尿系统异常，如先天性肾发育不全、先天性无肾、多囊肾、尿道梗阻等，超声检查有助于鉴别诊断。

四、处理方案及基本依据

孕40 周B 超检查提示“宫内孕，单活胎，头位，羊水过少”，胎心监护见II 类监护图，宫颈未成熟，继续观察风险高，可行缩宫素引产或剖宫产，交代病情后急诊剖宫产终止妊娠。

五、要点与讨论

1. 超声对羊水量的测量

超声检查是最重要的辅助检查方法。羊水指数（AFI）是目前最好的羊水量评估方法。指以母体肚脐为中心将腹部分为四个象限，超声探头垂直于地平线，依次测量每个象限内羊水的最大垂直深度，四个象限测量值的总和称为羊水指数。AFI ≤ 5cm 诊断为羊水过少。羊水最大暗区垂直深度（AFV）也可用于诊断羊水过少。妊娠晚期 AFV ≤ 2cm 为羊水过少，≤ 1cm 为严重羊水过少。

2. 羊水过少的原因及危害

羊水过少的确切原因目前尚不十分明了。国内外文献报道羊水过少的发病因素与过期妊娠、胎儿生长受限、妊娠期高血压疾病、胎儿畸形及脐带胎盘异常有关。胎儿畸形主要是先天性泌尿系统异常，如先天性肾发育不全、先天性无肾、多囊肾、尿道梗阻等，由于妊娠晚期胎尿是羊水的主要来源，因此上述畸形使胎尿减少从而引起羊水过少。过期妊娠也是羊水过少的常见原因，由于胎盘功能下降，使羊膜和绒毛失去正常透析作用，故羊水的生成减少，同时由于胎盘灌注不足导致胎儿肾血流量下降、尿量减少。脐带异常也与羊水过少的发生有密切关系。脐带异常包括脐带过短、缠绕、真结、扭转、水肿等。因为脐带异常可不同程度影响胎儿的血流量，使胎尿形成减少，而胎尿是妊娠中、晚期

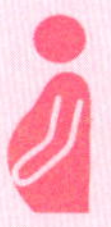

羊水的主要来源，所以脐带异常也是羊水过少的重要原因之一。但除了脐带绕颈在孕期检出率较高外，其他的脐带异常很难在产前发现。若存在脐带因素，自然分娩的风险增大。

3. 羊水过少的处理

中孕期羊水过少的临床处理首先需要明确羊水过少的原因：

（1）详细询问孕妇的病史，有无胎膜早破的征象。

（2）针对性超声检查：测量羊水量，检查胎儿的解剖结构是否正常，如肾脏、膀胱、心脏等，胎儿畸形者，酌情引产。

（3）评估胎儿是否有宫内生长受限。

（4）对于确诊羊水过少不伴有胎膜早破以及胎儿畸形者，应定期随诊胎儿生长发育情况，包括羊水量、脐动脉 S/D 值等。

孕晚期主要根据孕周和胎儿宫内安危来选择治疗方案：

（1）终止妊娠：①胎儿畸形：引产。②妊娠足月合并胎盘功能减退：缩宫素激惹试验（OCT）检查异常，剖宫产终止妊娠。③胎儿窘迫：短时间不能阴道分娩时剖宫产，宫口开全时积极阴道助产。④妊娠已足月，胎儿情况良好，胎盘功能无减退迹象，考虑引产。

（2）妊娠未足月，胎肺未成熟，胎儿无畸形，无宫内窘迫迹象，可观察复查羊水指数或考虑羊膜腔输液补充羊水治疗。

六、思考题

1. 羊水过少的诊断方法？
2. 羊水过少的鉴别诊断是什么？
3. 羊水过少的病因有哪些？

七、科普小常识

羊水过少指羊水量低于正常范围，这种情况可能会给胎儿及母体带来一些风险，因此需要及时进行健康教育和关注。

首先，孕妇需要了解羊水过少可能带来胎儿发育迟缓、羊水栓塞和早产等；

其次，孕妇需要关注自身的饮食和生活，避免可能导致羊水过少的因素，如高温、劳累、饮食不当等。

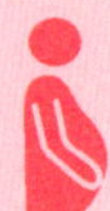

（编者　张树清）

第五节　胎盘早剥（案例5）

核心提示

❖胎盘早剥的病因有哪些？

❖胎盘早剥的并发症有哪些？

❖胎盘早剥的病人如何管理？

❖胎盘早剥的治疗方法有哪些，如何选择？

一、病历资料

1. 现病史

史某，女性，25岁，住院号110××，主因“停经28＋1周，阴道大量出血3＋小时，下腹痛1＋小时”就诊。妊娠12周于×医院产检发现血压升高，120～132/90～92mmHg，口服拉贝洛尔片（100mg，bid），尿常规：尿蛋白波动于2＋～3＋，妊娠18周行动态血压监测血压波动于：127～166/61～98mmHg，24h尿蛋白：2.09g/24h，化验IgA5.85g/L，IgM3.1g/L，妊娠20周行肾穿刺活检诊断：IgA肾病，口服羟氯喹片（0.2g，bid），拉贝洛尔片（100mg，bid）。1月前开始口服阿司匹林肠溶片（100mg，qd），3天前开始皮下注射低分子肝素钙（4000iu，qd）。3小时前在×医院产检时出现阴道大量出血，多于平素月经量，色鲜红，可见凝血块，估计出血量约500mL，当时测血压170/128mmHg，心率99次/分，给予口服盐酸拉贝洛尔片100mg，硝苯地平控释片10mg，肌注地塞米松6mg促胎肺成熟，25%硫酸镁注射液5g于1小时内静脉给药，氨甲环酸2g止血及头孢呋辛钠预防感染治疗，出血量未见减少，1小时前患者出现下腹部剧痛，阴道出血量达1600mL，急诊送入我院进一步诊治。

2. 既往史

既往体健，否认高血压、糖尿病史，无外伤手术史，否认食物及药物过敏史，配偶健康，否认家族遗传病史。

3. 体格检查

体温 36.5℃，脉搏 105 次 / 分，呼吸 20 次 / 分，血压 100/64mmHg，血氧饱和度 100%。一般情况差，烦躁，面色白，睑结膜苍白，皮肤黏膜苍白，双肺呼吸音清，未闻及干湿啰音，心律齐，未闻及病理性杂音，妊娠腹型，肝脾肋下未触及，无压痛，四肢活动自如，生理反射存在，病理反射未引出，双下肢水肿。

专科检查：宫高：29cm，腹围：100cm，可触及不规律宫缩，宫体无压痛。胎儿估计大小约 830g。平车、会阴垫、裤子、内裤全部湿透，估计可见出血量约 1600mL。胎心 70 次 / 分。

4. 实验室和辅助检查

产科彩超：宫内妊娠，中孕，单活胎，胎心 70 次 / 分，超声孕周：27 周胎儿心率慢脐动脉血流频谱舒张末期血流缺失胎盘实质回声不均、胎盘下缘与宫颈内口之间低回声包块（血肿？胎盘早剥？）。

二、诊治经过

1. 初步诊断

①产前出血原因待查：胎盘早剥？ DIC？②失血性休克；③ G1P0 宫内妊娠 28 + 1 周；④慢性高血压并发重度子痫前期；⑤ IgA 肾病；⑥急性胎儿窘迫；⑦胎儿生长受限。

2. 诊治经过

积极完善化验检查，配浓红、新鲜冰冻血浆、冷沉淀 10u，全麻下行子宫下段剖宫产术。

三、案例分析

1. 病史特点

（1）患者，女性，25 岁，因“停经 28 + 1 周，阴道大量出血 3 + 小时，下腹痛 1 + 小时”就诊。

（2）妊娠 12 周发现血压升高，动态血压监测：127 ~ 166/61 ~ 98mmHg，24h 尿蛋白：2.09g/24h，妊娠 20 周肾穿刺活检诊断为：IgA 肾病，3 小时前突发阴道大量出血，伴下腹部疼痛。

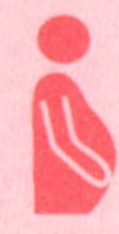

（3）查体：体温 36.5℃，脉搏 105 次 / 分，呼吸 20 次 / 分，血压 100/64mmHg，血

氧饱和度 100%。一般情况差，烦躁，面色白，睑结膜苍白，皮肤黏膜苍白，双肺呼吸音清，未闻及干湿啰音，心律齐，未闻及病理性杂音，妊娠腹型，肝脾肋下未触及，无压痛，四肢活动自如，生理反射存在，病理反射未引出，双下肢水肿。

专科检查：宫高：29cm，腹围：100cm，可触及不规律宫缩，宫体无压痛。胎儿估计大小约 830g。平车、会阴垫、裤子、内裤全部湿透，估计可见出血量约 1600mL。胎心 70 次 / 分。

（4）实验室及辅助检查：

血细胞分析：白细胞计数 12.37×10^9/L，中性粒细胞百分数 85.4%，中性粒细胞数 10.56×10^9/L，淋巴细胞百分数 11.7%，单核细胞百分数 2.5%，嗜酸性粒细胞百分数 0.2%，嗜酸性粒细胞数 0.03×10^9/L，红细胞计数 2.56×10^{12}/L，血红蛋白 87g/L，红细胞比容 0.237，血小板计数 256×10^9/L；

DIC 系列：纤维蛋白原 3.31g/L，D- 二聚体 301ng/mL，血浆纤维蛋白（原）降解产物 2.17ug/mL，血浆鱼精蛋白副凝试验阴性（–）；

生化系列：白蛋白 17.39g/L，尿酸 543.83μmo1/L，镁 1.40mmo1/L，总胆固醇 6.58mmo1/L，甘油三酯 6.01mmo1/L，乳酸脱氢酶 169.00IU/L；

B 型钠尿肽 839.00pg/mL。

产科彩超：宫内妊娠，中孕，单活胎，胎心 70 次 / 分，超声孕周：27 周，胎儿心率慢，脐动脉血流频谱舒张末期血流缺失，胎盘实质回声不均、胎盘下缘与宫颈内口之间低回声包块（血肿？胎盘早剥？）。

2. 诊断和诊断依据

（1）诊断：①产前出血原因待查：胎盘早剥？ DIC？②失血性休克；③ G1P0 宫内妊娠 28^{+1} 周；④慢性高血压并发重度子痫前期；⑤ IgA 肾病；⑥急性胎儿窘迫；⑦胎儿生长受限。

（2）诊断依据：①产前出血原因待查：胎盘早剥？ DIC？患者有腹痛、阴道出血症状，出现胎心下降，胎儿窘迫，B 超可帮助诊断胎盘早剥。②失血性休克：患者阴道大量出血病史，入院化验血红蛋白 87g/L，红细胞比容 0.237，脉搏 105 次 / 分，血压 100/64mmHg，休克指数 > 1，全身皮肤黏膜苍白，失血性休克诊断明确。③慢性高血压并发重度子痫前期：患者妊娠 20 周前发现血压升高，最高 170/128mmHg，24 小时尿蛋白：2.09g/24h，慢性高血压并发重度子痫前期诊断明确。④ IgA 肾病：肾穿刺活检诊断明确。⑤急性胎儿窘迫：阴道大量出血病史，入院测胎心 70 次 / 分，急性胎儿窘迫诊断明确。

（3）鉴别诊断：①前置胎盘：多表现为无诱因无痛性阴道出血，妊娠 28 周后，若胎盘附着于子宫下段，下缘达到或覆盖宫颈内口，位置低于胎儿先露部，称为前置胎盘。B超可协助诊断。②前置血管破裂：当没有脐带或者胎盘保护的胎儿血管经羊膜横过宫颈时就会发生前置血管。如果胎膜破裂，这些血管就可能发生破裂，进而导致胎儿出血、失血甚至死亡。患者目前仍有活动性出血，彩超提示仍有胎心，超声可协助诊断，术中可明确诊断。

四、处理方案及基本原则

积极处理休克、及时终止妊娠、控制 DIC、减少并发症发生。

1. 纠正休克

监测产妇生命体征，积极输血、迅速补充血容量及凝血因子维持循环系统稳定。依据化验结果决定输注血制品类型，包括红细胞、血浆、血小板、冷沉淀等。有 DIC 表现者尽早纠正其凝血功能障碍。

2. 监测胎儿宫内情况

连续监测胎心以判断胎儿宫内情况。

3. 及时终止妊娠

一旦确诊Ⅱ、Ⅲ级胎盘早剥应及时终止妊娠。根据孕妇病情轻重、胎儿宫内的状况、产程进展、胎产式等，决定终止妊娠的方式。

本病历出血量大，患者术前已经出现休克症状，完善化验检查，未等结果，配血输血情况下紧急送入手术室。

4. 分娩方式的选择

（1）阴道分娩：适用于 0 ~ Ⅰ级胎盘早剥患者，一般情况良好，病情较轻，估计短时间内可结束分娩。注意密切监测胎盘早剥情况，一旦出现明显阴道流血、子宫张力高、凝血功能障碍及胎儿窘迫时应立即终止妊娠。

（2）剖宫产术：病情急剧加重危及生命时，不论胎儿是否存活，均应立即剖宫产。此外，胎儿窘迫、破膜后产程无进展者，不能立即分娩者可选择剖宫产。

五、要点与讨论

1. 胎盘早剥的病因

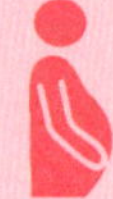

（1）血管病变：妊娠期高血压疾病尤其是重度子痫前期、慢性高血压、慢性肾脏疾病或全身血管病变的孕妇。

（2）机械性因素：外伤，尤其是腹部钝性创伤会导致子宫突然拉伸或收缩而诱发胎盘早剥。

（3）宫腔内压力骤减：未足月胎膜早破；双胎妊娠分娩时。

（4）其他因素：高龄多产、有胎盘早剥史。此外，其他一些因素还包括吸烟、吸毒、绒毛膜羊膜炎、接受辅助生殖技术助孕、有血栓形成倾向等。

该患者系慢性高血压并发重度子痫前期，且合并IgA肾病，有突发胎盘早剥的高危因素。

2. 术中如何处理子宫胎盘卒中

术中发现有子宫胎盘卒中时，可按摩子宫，同时用热盐水纱垫热敷子宫，多数子宫收缩转佳，出血量减少。若发生DIC以及难以控制的大量出血，应快速输血、凝血因子，并行子宫切除术。

3. 并发症的处理

（1）产后出血：胎儿娩出后应立即给予子宫收缩药物，促进胎盘剥离。注意预防DIC的发生。若有不能控制的子宫出血或血液不凝、凝血块较软，应按凝血功能障碍处理。另可采用子宫压迫止血、动脉结扎、动脉栓塞、子宫切除等手段控制出血。

（2）凝血功能障碍：迅速终止妊娠，阻断促凝物质继续进入孕妇血液循环，同时纠正凝血功能障碍，补充血容量和凝血因子，及时、足量输入同等比例的红细胞悬液、血浆和血小板。也可酌情输入冷沉淀，补充纤维蛋白原。

（3）肾衰竭：应及时补充血容量，注意肾脏缺血及再灌注损伤。

六、思考题

1. 胎盘早剥的病理及病理生理变化？

2. 胎盘早剥的并发症如何处理？

七、科普小常识

如何预防胎盘早剥？

（1）对妊娠期高血压疾病、慢性高血压、肾脏疾病孕妇，应加强妊娠期管理并积极治疗；

（2）指导产妇养成良好的生活习惯；

（3）预防宫内感染；

（4）避免腹部外伤；

（5）对高危患者不主张行外倒转术；行外倒转术纠正胎位时，动作应轻柔；

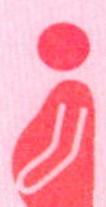

（6）羊膜腔穿刺应在超声引导下进行，以免误穿胎盘等；

（7）妊娠晚期或分娩期，应鼓励孕妇做适量的活动，避免长时间仰卧；

（8）应在宫缩间歇期进行人工破膜，减缓羊水流出的速度。

（编者　范林霄）

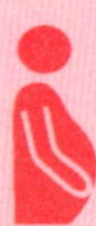

第六节　产后出血（案例6）

核心提示

❖产后出血病人休克如何管理？

❖产后出血病人凝血如何管理，输血指征如何？

❖产后出血的原因有哪些？

❖产后出血的处理方法有哪些？

一、病历资料

1. 现病史

张某，女性，30岁，主因“胎盘早剥剖宫取胎术后阴道大量出血4⁺小时”急诊入院。患者2020-05-06中午进食豆浆、木耳炒蒜苔后自觉胃部不适，恶心、呕吐，呕吐物为胃内容物，后自觉下腹憋胀，不伴阴道出血，未重视；2020年5月7日凌晨04：00睡眠过程中突发抽搐，表现为全身发抖、咬舌、意识丧失，约20分钟后，患者逐渐意识清醒；05：00发现阴道大量出血，浸透睡裤，立即就诊于当地医院；入院查体：血压120/82mmHg，心率128次/分，板状腹，未闻及胎心；当地医院考虑“宫内妊娠34周，胎盘早剥，死胎”，急诊行剖宫取胎术。当地医生描述：术中见子宫呈紫蓝色，于06：20取出一死女婴，宫腔大量积血块，查胎盘全部剥离，子宫胎盘卒中，前后壁呈紫蓝色，术中出血约2000mL，由手术室直接120转往我院，术中及转院途中共输浓红4u，血浆800mL。于10：20转入我院急诊。11：44急诊行双侧子宫动脉栓塞术；14：19术后转入产科病房。

2. 既往史

既往体健，否认高血压、糖尿病、肾病等病史。

3. 婚育史

29 岁结婚，丈夫体健，G1P0。

4. 家族史

父母及兄弟姐妹健康，否认家族遗传病史。

5. 体格检查

体温 36.2℃，脉搏 125 次 / 分，呼吸 24 次 / 分，血压 145/98mmHg，身高 160cm，体重估计 75kg。患者面色苍白、嗜睡，躺于血泊之中，宫底位于脐下一横指，按压宫底见大量鲜血自阴道涌出。消毒内诊：掏出凝血块，目测出血量约 1000mL。查体欠合作，嗜睡，结膜、口唇苍白，舌见咬痕，血迹，心肺检查无异常。腹部略膨隆，横行手术切口敷料少许渗出，肝脾肋下未触及，移动性浊音阴性，双下肢浮肿（+++）。

6. 实验室和辅助检查

当地医生告知术前化验转氨酶升高，血小板降低，但未见报告单。

急诊床旁超声：盆腔彩超：宫腔内可见 43.6mm × 16.6mm 低回声区，未见明显血流信号，盆腹腔积液，较深处 18mm，透声差。

腹部彩超：胆囊壁毛糙，腹腔少量积液，肝、胰、脾、双肾及门脉未见明显异常。

凝血功能：凝血时间延长，纤维蛋白原减少，提示 DIC。（图 1–6–1）

标本号：5072023　标本状况：　　　收标时间：2020-5-7 11:06:00

临床诊断：

临床反馈：

行	项目名称	检验结果		单位	参考范围	实验方法
1	凝血酶原时间(PT-S)	14.6	↑	秒	9.9--12.8	
2	正常对照(NP)	10.8		秒		
3	国际标准化比值(INR)	1.34	↑		0.8--1.1	
4	活动度(PT(%))	64	↓	%	80--160	
5	活化部分凝血活酶时间(APTT)	35.9		秒	25.1--36.5	
6	凝血酶时间(TT)	14.3		秒	10.3--16.6	
7	纤维蛋白原(FIB-C)	0.88	↓	g/L	2.38--4.98	
8	抗凝血酶III活性(AT-III)	32	↓	%	84.6--120.2	
9	D-二聚体(D-DIMER)	3446	↑	ng/mL	0--250	
10	血浆纤维蛋白(原)降解产物(FDP)	52.74	↑	ug/mL	0--5	
11	血浆鱼精蛋白副凝试验(3P)	弱阳性(±)			阴性(-)	

图 1–6–1　凝血功能

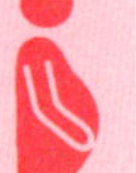

尿液检查：血红蛋白尿提示溶血。（图 1–6–2）

标本号：5072166　标本状况：　　　　　收标时间：2020/5/7 17:07:00
临床诊断：DIC、失血性休克、胎盘早剥、子宫胎盘卒中、剖宫产术后、肝肾功能异常、子痫？　死胎
临床反馈：

行	项目名称	检验结果		单　位	参考范围	实验方法
1	尿干化学分析12项：	.				
2	★ 葡萄糖(GLU)	+-			阴性(-)	
3	★ 蛋白质(PRO)	3+			阴性(-)	
4	★ 胆红素(BIL)	阴性(-)			阴性(-)	
5	尿胆原(URO)	阴性(-)			阴性(-)--弱阳性(±)	
6	★ 酸碱度(PH)	6.0			5.5--8.5	
7	★ 血(BLD)	3+			阴性(-)	
8	★ 酮体(KET)	阴性(-)			阴性(-)	
9	★ 亚硝酸盐(NIT)	阴性(-)			阴性(-)	
10	白细胞(LEU)	+-			阴性(-)	
11	浊度(CLA)	轻度浑浊			清晰	
12	比重(折射法)(SG)	1.028			1.003--1.030	
13	颜色(COL)	深琥珀色			淡黄色--黄色	
14	尿液有形成分分析	.				
15	红细胞(RBC)	243	↑	/ul	0--10.5	
16	白细胞(WBC)	12		/ul	0--15.1	
17	粘液丝(MUCS)	5		/ul	0--27.5	
18	颗粒管型	0-1		/LP		

图 1–6–2　尿液检查

血细胞分析：红细胞、淋巴细胞减少，白细胞增多，血小板显著减少。（图 1–6–3）

标本号：5070012　标本状况：　　　　　收标时间：2020-5-7 11:05:00
临床诊断：
临床反馈：[血小板计数(PLT) 结果：21 ×10^9/L ；]危急值报告，请医师结合临床予以重视

行	项目名称	检验结果		单　位	参考范围	实验方法
1	★白细胞计数(WBC)	11.98	↑	×10^9/L	4--10	
2	中性粒细胞%(NEUT)	91.7	↑	%	50--75	
3	中性粒细胞数(NEUT#)	10.98	↑	×10^9/L	2.0--7.0	
4	淋巴细胞%(LYMPH)	5.4	↓	%	20--40	
5	淋巴细胞数(LYMPH#)	0.65	↓	×10^9/L	1--4.4	
6	单核细胞%(MONO)	2.8	↓	%	3--8	
7	单核细胞数(MONO#)	0.34		×10^9/L	0.2--1	
8	嗜酸性粒细胞%(EO)	0.0	↓	%	0.5--5	
9	嗜酸性粒细胞数(EO#)	0.00	↓	×10^9/L	0.05--0.5	
10	嗜碱性粒细胞%(BASO)	0.1		%	0--1	
11	嗜碱性粒细胞数(BASO#)	0.01		×10^9/L	0--0.1	
12	★红细胞计数(RBC)	1.86	↓	×10^12/L	3.5--5.0	
13	★血红蛋白(HGB)	61	↓	g/L	110--150	
14	★红细胞比容(HCT)	0.163	↓		0.37--0.43	
15	★红细胞平均容积(MCV)	87.6		fL	80--100	
16	★红细胞平均Hb含量(MCH)	32.8		pg	26--34	
17	★红细胞平均Hb浓度(MCHC)	374.00	↑	g/L	310--370	
18	红细胞分布宽度SD(RDW-SD)	43.0		fL	37.0--54.0	
19	红细胞分布宽度CV(RDW-CV)	13.7		%	10.1--16.0	
20	★血小板计数(PLT)	21	▼	×10^9/L	100--300	
21	血小板分布宽度(PDW)	12.7		fl	9.0--13.0	
22	血小板压积(PCT)	0.02				
23	血小板平均体积(MPV)	11.0		fL	9.0--17.0	
24	大血小板比率(P-LCR)	32.9	↑	%	15.0--30.0	
25	C-反应蛋白(CRP)	11.87	↑	mg/L	0--8	

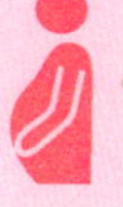

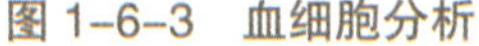

图 1–6–3　血细胞分析

生化：肝酶升高、低钙血症。（图 1-6-4）

临床诊断：

临床反馈：[钙(Ca) 结果：1.62 mmol/L ；]危急值报告，请医师结合临床予以重视

行	项目名称	检验结果		单位	参考范围	实验方法
1	脂蛋白相关磷脂酶A2(Lp-PLA2)	136		U/L	≦670	
2	★丙氨酸氨基转移酶(ALT)	195.01	↑	IU/L	0--40	
3	★天冬氨酸氨基转移酶(AST)	327.84	↑	IU/L	0--40	
4	★总蛋白(TP)	27.91	↓	g/L	58--80	
5	★白蛋白(ALB)	14.78	↓	g/L	38--60	
6	白蛋白/球蛋白(A/G)	1.13			1--2.5	
7	★血糖(GLUC)	6.45	↑	mmol/L	4--6	
8	★总胆红素(TBIL)	9.18		μmol/L	2--20	
9	直接胆红素(DBIL)	2.32		μmol/L	0--8	
10	间接胆红素(IBIL)	6.86		μmol/L	0--14	
11	★r-谷氨酰转肽酶(GGT)	9.16		IU/L	0--30	
12	★碱性磷酸酶(AKP)	72.86		IU/L	42--140	
13	未饱和铁结合力(UIBC)	10.45	↓	μmol/L	27.6--53.6	
14	★尿酸(UA)	822.46	↑	μmol/L	150--410	
15	★钙(Ca)	1.62	▼	mmol/L	1.8--2.6	
16	★无机磷酸盐(IP)	1.08		mmol/L	0.7--1.5	
17	★镁(Mg)	0.89		mmol/L	0.6--1.2	
18	淀粉酶(AMY)	154.53	↑	IU/L	0--85	
19	★尿素(Urea)	8.78	↑	mmol/L	2.3--7	
20	★血肌酐(SCr)	118.21	↑	μmol/L	44--88	
21	补体C1q测定(C1q)	53.4	↓	mg/L	139--213	
22	胱抑素C(Cys-C)	0.91		mg/L	0.65--1.09	
23	二氧化碳(CO2)	19.06		mmol/L	19--29	
24	★总胆固醇(CHO)	2.00	↓	mmol/L	3.5--5.2	
25	★甘油三酯(TG)	1.40		mmol/L	0.4--1.6	
26	高密度脂蛋白胆固醇(HDL-C)	0.70	↓	mmol/L	0.8--1.8	
27	低密度脂蛋白胆固醇(LDL-C)	1.11	↓	mmol/L	2.3--3.4	
28	载脂蛋白A1(apoA1)	0.77	↓	g/L	1--1.6	
29	载脂蛋白B100(apoB)	0.35	↓	g/L	0.6--1.2	
30	脂蛋白a(LPa)	42.40		mg/L	0--300	
31	同型半胱氨酸(HCY)	5.99		μmol/L	0--15.0	
32	★乳酸脱氢酶(LDH)	645.75	↑	IU/L	114--240	
33	肌酸激酶(CK)	342.66	↑	IU/L	25--200	
34	肌酸激酶同工酶(CK-MB)	83.00	↑	IU/L	2--24	
35	α-羟丁酸脱氢酶(HBDH)	274.19	↑	IU/L	72--182	
36	腺苷脱氨酶(ADA)	6.43		IU/L	0--25	
37	载脂蛋白A1/B100(A1/B)	2.20			0.9--2.7	
38	总胆汁酸(TBA)	4.44		μmol/L	0--13	
39	铁(Fe)	18.05		μmol/L	11--32	
40	前白蛋白(PA)	92.82	↓	mg/L	200--400	
41	胆碱酯酶(CHE)	2835.24	↓	IU/L	5400--13200	
42	锌(Zn)	0.82	↓	μmol/L	10.7--17.5	
43	★钾(K)	4.05		mmol/L	3.5--5.5	
44	★钠(Na)	137.07		mmol/L	130--150	
45	★氯(Cl)	113.35	↑	mmol/L	96--110	
46	★球蛋白(GLO)	13.13	↓	g/L	18--40	
47	铜(Cu)	12.95		μmol/L	11--24.4	
48	脂肪酶(LPS)	58.65		IU/L	0--60	
49	总铁结合力(TIBC)	28.50	↓	μmol/L	50--77	
50	β2微球蛋白(BMG)	2.45	↑	mg/L	0.8--2.4	
51	单胺氧化酶(MAO)	17.90	↑	IU/L	0--11	
52	α-L-岩藻糖苷酶(AFU)	17.08		IU/L	5--40	
53	5' 核苷酸酶(5' NT)	0.70		IU/L	0--10	

图 1-6-4 生化

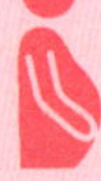

血气分析：提示酸中毒。（图 1–6–5）

年龄：30岁　　样本状态：　　收样时间：2020-5-7 11:25:00

临床诊断：

行	项目名称	检验结果		参考值	单位
1	酸碱度(mPH)	7.216	↓	7.35--7.45	
2	二氧化碳分压(mPCO2)	37.4		35--45	mmhg
3	氧分压(mPO2)	155.8	↑	80--100	mmhg
4	总二氧化碳分压(ctCO2)	16.0	↓	24--32	mmol/L
5	血液外液剩余碱(cBE(vt))	-11.9	↓	-2--3	mmol/L
6	血液剩余碱(cBE(vv))	-13.0	↓	-3.0--3	mmol/L
7	标准碳酸盐(cHCO3std)	14.8	↓	21.3--24.8	mmol/L
8	实际碳酸盐(cHCO3act)	14.8	↓	21.4--27.3	mmol/L
9	红细胞积压(cHct)	19	↓	34--51	%
10	氧饱和度(cSO2)	98.6		91.9--99	%
11	碳氧血红蛋白(mCOHb)	2.6	↑	<1.5	%
12	氧合血红蛋白(mO2Hb)	95.0		94--97	%
13	总血红蛋白(mtHb)	6.5	↓	7.4--9.9	g/dL
14	高铁血红蛋白比率(mMetHb)	0.3		<1.5	%
15	还原血红蛋白比率(mHHb)	2.1	↑	<1.5	%
16	血糖(mGlucose)	6.4	↑	3.9--6.1	mmol/L
17	乳酸(mLactate)	3.87	↑	0.5--1.7	mmol/L
18	钠离子(mNa+)	132.0	↓	134--145	mmol/L
19	氯离子(mCl-)	113	↑	98--106	mmol/L

图 1–6–5　血气分析

二、诊治经过

1. 初步诊断

① DIC；②严重产后出血；③失血性休克；④胎盘早剥；⑤子宫胎盘卒中；⑥剖宫产术后；⑦子痫；⑧ HELLP 综合征。

2. 诊治经过

（ ）呼救 – 立即通知二线三线医生共同抢救；

（2）维持血流动力学稳定：开放三路液路、锁骨下静脉置管、促进子宫收缩（按摩子宫、缩宫素）、止血（氨甲环酸）；

（3）联系输血科，快速大量配血，急查血常规、DIC、血生化、动脉血气等化验；

（4）大量输血抗休克；

（5）补充凝血因子纠正 DIC；

（6）监测动脉血气，碳酸氢钠纠正酸中毒；

（7）抗生素预防感染（头孢哌酮 / 舒巴坦）；

（8）向患者家属交代病情，病危通知；

抢救期间监测患者生命体征：

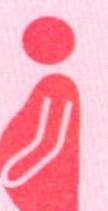

血压波动于 134 ~ 144/85 ~ 89mmHg，心率波动于 110 ~ 121 次 / 分，血氧饱和度

波动于 98% ~ 99%，观察阴道出血较前减少，但是仍然间断有阴道出血。

2020-05-0711：44 急诊行双侧子宫动脉栓塞术；2020-5-714：19 术后转入产科病房。

患者出血共约 3300mL（当地医院 2000mL+ 我院急诊 1280mL，途中及家中出血量不详）输血及补液量：急诊入院至入产科病房期间共予补液 1750mL，输浓红 8u（+ 转院途中 4u）、新鲜冰冻血浆 600mL（+ 转院途中 800mL），冷沉淀 10u，纤维蛋白原 5g。尿量 1900mL，尿色清。

下午 16：50 血压升高至 180 ~ 192/120 ~ 124mmHg，心率 115 ~ 120 次 / 分，尿少 350mL，不排除心衰、肾衰可能，给予硝酸甘油、硝普钠降压，利尿治疗，血压控制不满意，重症科会诊，更换为尼卡地平降压，血压逐渐下降，18：30 血压 140/86mmHg，心率仍波动在 120 次 / 分左右，尿量减少。

术后辅助检查：

凝血：DIC。（图 1-6-6）

标本号：5072044　标本状况：　收标时间：2020/5/7 15:29:00

临床诊断：

临床反馈：

行	项目名称	检验结果		单位	参考范围	实验方法
1	凝血酶原时间(PT-S)	12.7		秒	9.9--12.8	
2	正常对照(NP)	10.8		秒		
3	国际标准化比值(INR)	1.17	↑		0.8--1.1	
4	活动度(PT(%))	78	↓	%	80--160	
5	活化部分凝血活酶时间(APTT)	38.1	↑	秒	25.1--36.5	
6	凝血酶时间(TT)	18.0	↑	秒	10.3--16.6	
7	纤维蛋白原(FIB-C)	2.15	↓	g/L	2.38--4.98	
8	抗凝血酶III活性(AT-III)	47	↓	%	84.6--120.2	
9	D-二聚体(D-DIMER)	2962	↑	ng/mL	0--250	
10	血浆纤维蛋白(原)降解产物(FDP)	50.18	↑	ug/ml	0--5	
11	血浆鱼精蛋白副凝试验(3P)	阴性(-)			阴性(-)	

图 1-6-6　术后凝血功能

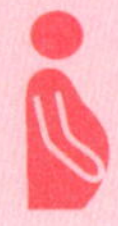

生化：肝酶升高、淀粉酶升高、心肌损伤标志物升高提示多器官功能衰竭。（图 1-6-7）

标本号：5075099　标本状况：　收标时间：2020/5/7 18:54:00

临床诊断：DIC、失血性休克、胎盘早剥、子宫胎盘卒中、剖宫产术后、肝肾功能异常、子痫？　死胎

临床反馈：[淀粉酶(AMY)　结果：863.90　IU/L　；]危急值报告，请医师结合临床予以重视

行	项目名称	检验结果		单　位	参考范围	实验方法
1	脂蛋白相关磷脂酶A2（Lp-PLA2）	228		U/L	≤670	
2	★丙氨酸氨基转移酶(ALT)	385.71	↑	IU/L	0--40	
3	★天冬氨酸氨基转移酶(AST)	697.95	↑	IU/L	0--40	
4	★总蛋白(TP)	50.94	↓	g/L	58--80	
5	★白蛋白(ALB)	30.36	↓	g/L	38--60	
6	白蛋白/球蛋白(A/G)	1.48			1--2.5	
7	★血糖(GLUC)	12.03	↑	mmol/L	4--6	
8	★总胆红素(TBIL)	52.34	↑	μmol/L	2--20	
9	直接胆红素(DBIL)	11.94	↑	μmol/L	0--8	
10	间接胆红素(IBIL)	40.40	↑	μmol/L	0--14	
11	★r-谷氨酰转肽酶(GGT)	15.99		IU/L	0--30	
12	★碱性磷酸酶(AKP)	108.25		IU/L	42--140	
13	未饱和铁结合力(UIBC)	3.28	↓	μmol/L	27.6--53.6	
14	★尿酸(UA)	710.40	↑	μmol/L	150—410	
15	★钙(Ca)	1.94		mmol/L	1.8—2.6	
16	★无机磷酸盐(IP)	1.23		mmol/L	0.7—1.5	
17	★镁(Mg)	3.27	↑	mmol/L	0.6—1.2	
18	淀粉酶(AMY)	863.90	▲	IU/L	0--85	
19	★尿素(Urea)	12.35	↑	mmol/L	2.3--7	
20	★血肌酐(SCr)	190.36	↑	μmol/L	44--88	
21	补体C1q测定(C1q)	115.4	↓	mg/L	139--213	
22	胱抑素C(Cys-C)	2.31	↑	mg/L	0.65--1.09	
23	二氧化碳(CO2)	17.99	↓	mmol/L	19--29	
24	★总胆固醇(CHO)	3.46	↓	mmol/L	3.5--5.2	
25	★甘油三酯(TG)	2.70	↑	mmol/L	0.4—1.6	
26	高密度脂蛋白胆固醇(HDL-C)	1.18		mmol/L	0.8--1.8	
27	低密度脂蛋白胆固醇(LDL-C)	1.98	↓	mmol/L	2.3--3.4	
28	载脂蛋白A1(apoA1)	1.26		g/L	1--1.6	
29	载脂蛋白B100(apoB)	0.57	↓	g/L	0.6—1.2	
30	脂蛋白a(LPa)	145.08		mg/L	0--300	
31	同型半胱氨酸(HCY)	4.85		μmol/L	0--15.0	
32	★乳酸脱氢酶(LDH)	2626.80	↑	IU/L	114--240	
33	肌酸激酶(CK)	805.15	↑	IU/L	25--200	
34	肌酸激酶同工酶(CK-MB)	93.16	↑	IU/L	2--24	
35	α-羟丁酸脱氢酶(HBDH)	1497.67	↑	IU/L	72--182	

图 1-6-7　术后生化

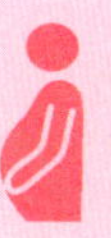

心衰指标：提示心衰。（图 1–6–8）

标本号：5088001　标本状况：　　　　收标时间：2020/5/8 0:10:00

临床诊断：DIC、失血性休克、胎盘早剥、子宫胎盘卒中、剖宫产术后、肝肾功能异常、子痫？　死胎

临床反馈：

行	项目名称	检验结果		单　位	参考范围	实验方法
1	肌红蛋白(Myoglubin)	766.0	↑	ng/ml	14.3--65.8	
2	肌钙蛋白-I(cTnI)	3.15	↑	ng/ml	0--0.04	
3	肌酸肌酶同工酶-II(CK-MB)	10.1	↑	ng/ml	0.6--6.3	
4	B型钠尿肽(BNP)	2500.00	↑	pg/mL	<100	

标本号：5088023　标本状况：　　　　收标时间：2020/5/8 6:52:00

临床诊断：DIC、失血性休克、胎盘早剥、子宫胎盘卒中、剖宫产术后、肝肾功能异常、子痫？　死胎

临床反馈：

行	项目名称	检验结果		单　位	参考范围	实验方法
1	肌钙蛋白-I(cTnI)	2.49	↑	ng/ml	0--0.04	
2	B型钠尿肽(BNP)	3195.00	↑	pg/mL	<100	

图 1–6–8　术后心衰标志物

血细胞分析：血小板减少、血红蛋白减少。（图 1–6–9）

标本号：5077030　标本状况：　　　　收标时间：2020/5/7 15:31:00

临床诊断：

临床反馈：[血小板计数(PLT)　结果：14　×10^9/L　：]危急值报告，请医师结合临床予以重视

行	项目名称	检验结果		单　位	参考范围	实验方法
1	★白细胞计数(WBC)	13.86	↑	×10^9/L	4--10	
2	中性粒细胞%(NEUT)	89.5	↑	%	50--75	
3	中性粒细胞数(NEUT#)	12.39	↑	×10^9/L	2.0--7.0	
4	淋巴细胞%(LYMPH)	6.1	↓	%	20--40	
5	淋巴细胞数(LYMPH#)	0.85	↓	×10^9/L	1--4.4	
6	单核细胞%(MONO)	4.3		%	3--8	
7	单核细胞数(MONO#)	0.60		×10^9/L	0.2--1	
8	嗜酸性粒细胞%(EO)	0.0	↓	%	0.5--5	
9	嗜酸性粒细胞数(EO#)	0.00	↓	×10^9/L	0.05--0.5	
10	嗜碱性粒细胞%(BASO)	0.1		%	0--1	
11	嗜碱性粒细胞数(BASO#)	0.02		×10^9/L	0--0.1	
12	★红细胞计数(RBC)	2.84	↓	×10^12/L	3.5--5.0	
13	★血红蛋白(HGB)	90	↓	g/L	110--150	
14	★红细胞比容(HCT)	0.250	↓		0.37--0.43	
15	★红细胞平均容积(MCV)	88.0		fL	80--100	
16	★红细胞平均Hb含量(MCH)	31.7		pg	26--34	
17	★红细胞平均Hb浓度(MCHC)	360.00		g/L	310--370	
18	红细胞分布宽度SD(RDW-SD)	45.1		fL	37.0--54.0	
19	红细胞分布宽度CV(RDW-CV)	14.2		%	10.1--16.0	
20	★血小板计数(PLT)	14	▼	×10^9/L	100--300	
21	血小板分布宽度(PDW)	11.0		fl	9.0--13.0	
22	血小板压积(PCT)	0.01				
23	血小板平均体积(MPV)	9.1		fL	9.0--17.0	
24	大血小板比率(P-LCR)	22.8		%	15.0--30.0	

图 1–6–9　术后血常规

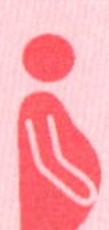

尿液检查：血红蛋白尿提示溶血。（图 1–6–10）

标本号：5092134　标本状况：　　收标时间：2020/5/9 21:35:00
临床诊断：DIC、失血性休克、胎盘早剥、子宫胎盘卒中、剖宫产术后、肝肾功能异常、子痫？　死胎
临床反馈：

行	项目名称	检验结果		单　位	参考范围	实验方法
1	尿干化学分析12项：	.				
2	★ 葡萄糖(GLU)	1+			阴性(–)	
3	★ 蛋白质(PRO)	4+			阴性(–)	
4	★ 胆红素(BIL)	阴性(–)			阴性(–)	
5	尿胆原(URO)	阴性(–)			阴性(–)––弱阳性(±)	
6	★ 酸碱度(PH)	8.5			5.5––8.5	
7	★ 血(BLD)	3+			阴性(–)	
8	★ 酮体(KET)	阴性(–)			阴性(–)	
9	★ 亚硝酸盐(NIT)	阴性(–)			阴性(–)	
10	白细胞(LEU)	1+			阴性(–)	
11	浊度(CLA)	浑浊			清晰	
12	比重(折射法)(SG)	1.026			1.003––1.030	
13	颜色(COL)	黄褐色			淡黄色––黄色	
14	尿液有形成分分析	.				
15	红细胞(RBC)	2082	↑	/ul	0––10.5	
16	白细胞(WBC)	251	↑	/ul	0––15.1	
17	白细胞团(WBCC)	5	↑	/ul	0––3.8	
18	鳞状上皮细胞(SQEP)	3		/ul	0––13.3	
19	粘液丝(MUCS)	2		/ul	0––27.5	
20	颗粒管型(GRAN)	3	↑	/LP	0––1	

图 1–6–10　术后尿液检查

23：00 转入重症医学科。

诊断：①多器官功能障碍（急性肾衰竭、急性心力衰竭、急性肝功能损伤、急性胰腺炎、DIC）；②严重产后出血；③失血性休克；④胎盘早剥；⑤子宫胎盘卒中；⑥剖宫产术后；⑦子痫；⑧ HELLP 综合征；⑨贫血；⑩低蛋白血症。

2020 年 5 月 18 转入肾内科进一步治疗肾衰竭（肾脏替代治疗），好转后出院。

三、案例分析

1. 病史特点

（1）患者，女性，30 岁，因“胎盘早剥剖宫取胎术后阴道大量出血 4^+ 小时”急诊入院。

（2）患者平素月经规律，5 天 /30 天，量中，痛经（–），末次月经：2019–09–11，预产期：2020–06–18。29 岁结婚，丈夫体健，G1P0。孕期定期产检，过程顺利，未发现异常。2020–05–06（孕 33^{+6} 周）当地医院行产科彩超，提示：羊水指数：7.8cm，考虑羊水减少，建议 1 周后复查产科彩超。父母及兄弟姐妹健康，否认家族遗传病史。

（3）体温 36.2℃，脉搏 125 次 / 分，呼吸 24 次 / 分，血压 145/98mmHg。患者面色苍白、嗜睡，躺于血泊之中，宫底位于脐下一横指，按压宫底见大量鲜血自阴道涌出。

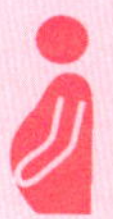

消毒内诊：掏出凝血块，目测出血量约1000mL。查体欠合作，嗜睡，结膜、口唇苍白，舌见咬痕、血迹，心肺检查无异常。腹部略膨隆，横行手术切口敷料少许渗出，肝脾肋下未触及，移动性浊音阴性，双下肢浮肿（++）。

（4）实验室及辅助检查：当地医生告知术前化验转氨酶升高，血小板降低，但未见报告单。

急诊床旁超声：盆腔彩超：宫腔内可见43.6mm×16.6mm低回声区，未见明显血流信号，盆腹腔积液，较深处18mm，透声差。

腹部彩超：胆囊壁毛糙，腹腔少量积液，肝、胰、脾、双肾及门脉未见明显异常。

凝血功能：凝血时间延长，纤维蛋白原减少，提示DIC。

尿液检查：血红蛋白尿提示溶血。

血细胞分析：红细胞、淋巴细胞减少，白细胞增多，血小板显著减少。

生化：肝酶升高、胰酶升高、心肌损伤标志物升高、低钙血症提示多器官功能衰竭。

血气：提示酸中毒。

2. 诊断和诊断依据

（1）诊断：①多器官功能障碍（急性肾衰竭、急性心力衰竭、急性肝功能损伤、急性胰腺炎、DIC）；②严重产后出血；③失血性休克；④胎盘早剥；⑤子宫胎盘卒中⑥剖宫产术后。

（2）诊断依据：①多器官功能衰竭：患者血常规、尿常规、凝血功能、血气、生化、心衰标志物均可提示。②严重产后出血：患者24小时内出血≥1000mL。③失血性休克：患者症状体征和血细胞分析可提示。④胎盘早剥。⑤子宫胎盘卒中：首诊医院医生提示术中见子宫呈紫蓝色，查胎盘全部剥离，子宫胎盘卒中，前后壁呈紫蓝色。⑥子痫：患者抽搐且舌头上见咬痕。⑦HELLP综合征。⑧贫血。⑨低蛋白血症：患者血常规、尿常规、凝血功能、血气分析、生化均可提示。

（3）鉴别诊断：①颅内病变：该孕妇既往体健，饮食后出现消化道症状及腹部症状，之后出现神经系统症状，一般不能除外颅内血管破裂出血、脑炎等，但是该孕妇来我院后，已经给予输血治疗，体格检查血压高，结合病史及辅助检查首先考虑子痫。②急性胃肠炎：该孕妇有进食后消化道症状，一般首先考虑不洁饮食，但是该孕妇产前检查不完善，虽然定期产检，血压是否监测，肝功、血脂等是否检查不详，子痫前期患者血压临界状态有时已经出现脏器损伤，该孕妇根据病史及我院检查，首先考虑子痫前期导致的肝细胞破坏肝酶释放，进食后出现上腹部症状掩盖了肝脏受损，紧接着病情加重胎盘早剥大出血导致多脏器缺血缺氧多脏器损伤。所以胃肠炎基本除外。

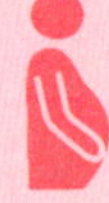

四、处理方案及基本原则

◆处理原则：针对出血原因，迅速止血；补充血容量，纠正失血性休克；防止感染。

①尽早呼救及团队抢救。

一旦发生产后出血，应该尽早呼救，包括向有经验的助产士、上级产科医师等求助，启动产后出血抢救流程；发生严重产后出血时，及时组建多学科抢救团队，包括经验丰富的产科医师、助产士及护士、麻醉科医师、妇科医师、血液科医师、重症医学科医师、放射介入科医师等。

②尽早综合评估及动态监测。

产后出血抢救过程中要尽早进行全面的动态监测和评估，除了准确估计出血量之外，强调生命体征的严密监测，注意保暖，重视 SI 的变化，一旦 SI > 0.9，要高度警惕。另外进行基础的实验室检查（血常规、凝血功能、肝肾功能、血气分析等）并动态监测，必要时留置导尿管、记录尿量等。

③尽早针对病因止血。

进行针对性的止血治疗，是控制产后出血的关键。快速寻找并确定产后出血的原因，宫缩乏力者：积极促宫缩治疗，必要时手术止血；产道损伤者：尽快确定损伤部位，及时修补止血；胎盘因素导致出血者：根据胎盘具体问题精准处理；凝血功能障碍者：针对性补充凝血因子。

④尽早容量复苏及成分输血。

产后出血导致循环血容量减少的同时，也丢失了红细胞及凝血因子等血液成分。及时合理的容量复苏及成分输血（必要时采用加温输注）是维持和恢复循环血容量、携氧能力及凝血功能的重要措施。控制输入过多晶体液，避免进一步发生稀释性凝血障碍、产科弥漫性血管内凝血（DIC）及多器官功能障碍。

◆处理方案

1. 一般处理

包括向有经验的助产士、产科医师、麻醉医师及重症医学医师等求助；交叉配血，通知检验科和血库做好准备；建立双静脉通道，积极补充血容量；保持气道通畅，必要时给氧，监测生命体征和出血量，留置尿管，记录尿量；进行基础的实验室检查（血常规、凝血功能及肝肾功能等）并动态监测。

2. 针对产后出血原因的处理

（1）子宫收缩乏力：加强宫缩能迅速止血。导尿排空膀胱后可采用以下方法：

1）按摩或按压子宫：①腹壁按摩宫底：胎盘娩出后，术者一手的拇指在前、其余

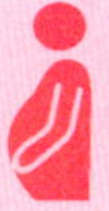

四指在后，在下腹部按摩并压迫宫底，挤出宫腔内积血，按摩子宫应均匀而有节律。若效果不佳，可选用腹部－阴道双手压迫子宫法；②腹部－阴道双手压迫子宫法：一手戴无菌手套伸入阴道，握拳置于阴道前穹窿，顶住子宫前壁，另一手在腹部按压子宫后壁，使宫体前屈，两手相对紧压并均匀有节律地按摩子宫或按压子宫。注意：按摩子宫一定要有效，评价有效的标准是子宫轮廓清楚、收缩有皱褶、阴道或子宫切口出血减少。按压时间以子宫恢复正常收缩并能保持收缩状态为止，按摩时配合使用宫缩剂。

2）应用宫缩剂：①缩宫素：缩宫素是预防和治疗产后出血的一线药物，治疗产后出血的方法：10 ~ 20U 加入晶体液 500mL 中静脉滴注；也可缩宫素 10U 肌内注射或子宫肌层注射或宫颈注射，但 24 小时内总量应控制在 60U 内。卡贝缩宫素为长效缩宫素九肽类似物，100μg 缓慢静推或肌内注射，2 分钟起效，半衰期 1 小时。②麦角新碱：尽早加用马来酸麦角新碱 0.2mg 直接肌内注射或静脉推注，每隔 2 ~ 4 小时可以重复给药。但禁用于妊娠期高血压疾病及其他心血管病患者。③前列腺素类药物：当缩宫素及麦角新碱无效或麦角禁用时加用，主要包括卡前列素氨丁三醇、米索前列醇和卡前列甲酯等，首选肌内注射。

3）宫腔填塞：包括宫腔纱条填塞和宫腔球囊填塞。阴道分娩后宜使用球囊填塞，剖宫产术中可选用球囊填塞或纱条填塞。宫腔填塞后应密切观察出血量、宫底高度及患者生命体征，动态监测血常规及凝血功能。填塞 24 ~ 48 小时取出，注意预防感染。同时配合强有力的宫缩剂，取出纱条或球囊时亦应使用麦角新碱、卡前列素氨丁三醇等强有力宫缩剂。

4）子宫压缩缝合术：适用于经宫缩剂和按压子宫无效者，尤适用于宫缩乏力导致的产后出血。常用 B-Lynch 缝合法，近年来出现了多种改良的子宫缝合技术，如 Hayman 缝合术、Cho 缝合术及 Pereira 缝合术等，可根据不同的情况选择不同术式。

5）结扎盆腔血管：以上治疗无效时，可行子宫动脉上、下行支结扎，必要时行髂内动脉结扎。

6）经导管动脉栓塞术：此方法在有介入条件的医院使用。适用于保守治疗无效的难治性产后出血且患者生命体征平稳者。经股动脉穿刺插入导管至髂内动脉或子宫动脉，注入明胶海绵颗粒栓塞动脉。栓塞剂可于 2 ~ 3 周后吸收，血管复通。

7）切除子宫：经积极抢救无效、危及产妇生命时，应尽早行次全子宫切除或全子宫切除术，以挽救产妇生命。

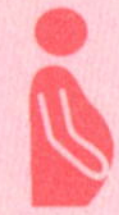

（2）胎盘因素：胎儿娩出后，疑有胎盘滞留时，立即做宫腔检查。若胎盘已剥离则应立即取出胎盘；若胎盘粘连，可试行徒手剥离胎盘后取出。若剥离困难疑有胎盘植入，停止剥离，根据患者出血情况及胎盘剥离面积行保守治疗或子宫切除术。

1）保守治疗：适应于孕产妇一般情况良好，无活动性出血；胎盘植入面积小、子宫收缩好、出血量少者。可采用局部切除、经导管动脉栓塞术、米非司酮、甲氨蝶呤等治疗。保守治疗过程中应用彩色多普勒超声监测胎盘周围血流变化、观察阴道流血量，若出血增多，应行清宫术，必要时行子宫切除术。

2）切除子宫：若有活动性出血、病情加重或恶化、穿透性胎盘植入时应切除子宫。完全性胎盘植入可无活动性出血或出血较少，此时切忌强行剥离胎盘而造成大量出血，可直接切除子宫。特别强调瘢痕子宫合并前置胎盘，尤其胎盘附着于子宫瘢痕时（凶险性前置胎盘），临床处理较为棘手，必要时及时转诊至有条件的医院。

（3）软产道损伤：应彻底止血，缝合裂伤。宫颈裂伤 <1cm 且无活动性出血不需缝合；若裂伤 > 1cm 且有活动性出血应缝合。缝合第一针应超过裂口顶端 0.5cm，常用间断缝合；若裂伤累及子宫下段，可经腹修补，缝合时应避免损伤膀胱和输尿管。修补阴道和会阴裂伤时，需按解剖层次缝合各层不留死腔，避免缝线穿透直肠黏膜。软产道血肿应切开血肿、清除积血，彻底止血、缝合，必要时可置橡皮片引流。

（4）凝血功能障碍：尽快补充凝血因子，并纠正休克。常用的血液制品包括新鲜冰冻血浆、冷沉淀、血小板等，以及纤维蛋白原或凝血酶原复合物、凝血因子等。若并发 DIC 应按 DIC 处理。

（5）失血性休克处理。

①密切观察生命体征，保暖、吸氧、呼救，做好记录。

②及时快速补充血容量，有条件的医院应作中心静脉压指导输血输液。

③血压低时临时应用升压药物及肾上腺皮质激素，改善心、肾功能。

④抢救过程中随时做血气检查，及时纠正酸中毒。

⑤防治肾衰，如尿量少于 25mL/h，应积极快速补充液体，监测尿量。

⑥保护心脏，出现心衰时应用强心药物，同时加用利尿剂，如呋塞米 20~40mg，静脉滴注，必要时 4 小时后可重复使用。

（6）预防感染：通常给予大剂量广谱抗生素。

3. 产后出血的输血治疗

应结合临床实际情况掌握好输血指征，做到输血及时合理。血红蛋白 <60g/L，几乎均需要输血，血红蛋白 <70g/L，可考虑输血，若评估继续出血风险仍较大，可适当放宽输血指征。通常给予成分输血：①红细胞悬液；②凝血因子：包括新鲜冰冻血浆、冷沉淀、血小板和纤维蛋白原等。大量输血方案：最常用的推荐方案为红细胞：血浆：血小

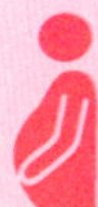

板以 1：1：1 的比例输入（如 10U 红细胞悬液 +1000m 新鲜冰冻血浆 +1U 机采血小板）。有条件的医院可使用自体血液过滤后回输。

五、要点与讨论

1. 产后出血的高危因素有哪些？

形成产后出血的病因包括：①个人因素：高龄、身材瘦小、稀有血型、不规则抗体阳性、多次孕产史、多次子宫检查手术史（宫腔镜检查手术等）。②子宫瘢痕：剖宫产、子宫肌瘤手术、子宫腺肌瘤手术、子宫整形等导致。③本次妊娠：反复阴道流血；使用肝素、阿司匹林等药物；多胎妊娠；羊水过多；巨大儿。④妊娠并发症：子痫前期、胎盘早剥、ICP、前置胎盘、胎盘植入等。⑤妊娠合并症：血液系统疾患、肝功异常、贫血等。

2. 产后出血的定义与评估

定义：产后出血是指胎儿娩出后 24 小时内，阴道分娩出血 ≥ 500mL，剖宫产出血 ≥ 1000mL，或者失血后伴有低血容量的症状或体征。

评估出血量的方法：

①称重法或容积法：理论上最准确的方法，应作为首选方法；有条件者可在阴道分娩时使用一次性收集袋。

②休克指数法：强调重点关注产妇的生命体征，尤其是在称重法或容积法不能准确估计出血量的情况下，SI 法显得尤为重要，能够作为判断出血严重程度的重要指标。

③血红蛋白水平测定：任何单一方法估计出血量都存在一定的缺陷，容易低估出血量，可以采用多种方法综合评估失血情况；出血速度也是反映病情轻重的重要指标。

④生命体征：出血早期，血红蛋白水平常不能准确反映实际出血量，仅供参考；出血及循环稳定后，血红蛋白水平每下降 10g/L，估计出血量约为 400mL。

六、思考题

1. 产后出血诊治四早原则？

2. 产后低血容量的临床表现有哪些？

七、科普小常识

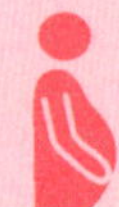

1. 如何预防产后出血？

（1）产前预防：

加强围产期保健，预防及治疗贫血，对有可能发生产后出血的高危人群进行一般转诊和紧急转诊。

（2）产时预防：

密切观察产程进展，防止产程延长，正确处理第二产程，积极处理第三产程，预防性使用抗生素。

（3）产后预防：

因产后出血多发生在产后2小时内，故胎盘娩出后，密切监测生命体征，包括血压、脉搏、阴道流血量、子宫高度、膀胱充盈情况，及早发现出血和休克。延迟钳夹脐带和控制性牵拉脐带：非必须。胎儿娩出后1~3分钟钳夹脐带对胎儿更有利。控制性牵拉脐带以协助胎盘娩出并非预防产后出血的必要手段，仅在助产者熟悉牵拉方法且认为确有必要时选择性使用。鼓励产妇排空膀胱，与新生儿早接触、早吸吮，以便能反射性引起子宫收缩，减少出血量。

2. 面对产后出血患者，应如何进行医患沟通？

（1）风险预见义务：是否已经预见到患者的并发症。

（2）风险告知义务：是否已将可能发生并发症的情形告知患者。

（3）风险回避义务：是否采取了相应的预防措施以尽可能避免并发症的发生。

（4）医疗救治义务：是否采取积极治疗措施以防止损害后果的扩大。

（编者　张彦玲）

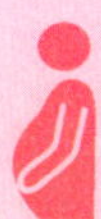

第七节　宫颈机能不全（案例7）

核心提示

❖什么是宫颈机能不全?

❖如何处理?

❖宫颈环扎的指征

❖宫颈环扎的高危人群

❖宫颈环扎术后的注意事项

❖宫颈环扎术后拆线时机

一、病历资料

1. 现病史

郭某，女，29 岁，G4P0。主因“停经 12^{+4} 周，要求宫颈环扎术”于 2023-08-14 入院。现病史：孕期规律产检，各项化验均无异常。因既往 3 次不良孕史，第 3 次妊娠时于山西省妇幼保健院诊断为宫颈机能不全，于孕 14 周预防性行宫颈环扎术，后 21 周因“宫缩不可抑制”自然流产，此次妊娠后就诊于我院要求宫颈环扎。

2. 既往史

2017 年孕 24 周自然流产一次，2018 年孕 20 周胎膜早破，难免流产一次；2019 年孕 21 周自然流产一次。

3. 专科检查

宫颈长约 3.5cm，宫口未开，未触及明显宫缩。

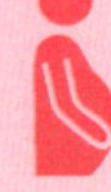

4. 实验室和辅助检查

产科超声 8-10：宫颈长度约 3.86cm。

二、诊治经过

1. 初步诊断

① G4P0 宫内妊娠 12+4 周；②宫颈机能不全；③复发性流产。

2. 诊治经过

完善术前相关化验检查，做好术前准备；于 8-17 行宫颈环扎术。

三、案例分析

1. 病史特点

（1）患者郭某，女，29 岁，G4P0。主因“停经 12^{+4} 周，要求宫颈环扎术”于 2023-08-14 入院。

（2）既往 2017 年孕 24 周自然流产一次，2018 年孕 20 周胎膜早破、难免流产一次；2019 年孕 21 周自然流产一次。

（3）专科检查：宫颈长约 3.5cm，宫口未开，未触及明显宫缩。

（4）实验室及辅助检查：产科超声 8-10：宫颈长度约 3.86cm。

2. 诊断和诊断依据

（1）诊断：① G4P0 宫内妊娠 12^{+4} 周；②宫颈机能不全；③复发性流产。

（2）诊断依据：宫颈机能不全诊断标准：①≥ 3 次的无痛性晚期流产或极早产史；②≤ 2 次的无痛性晚期流产或极早产史，伴下列条件之一：a. 妊娠 24 周前阴道超声测量子宫颈长度≤ 25mm，伴进行性子宫颈扩张；b. 非妊娠期阴道超声测量子宫颈长度≤ 25mm；c. 非妊娠期 8 号子宫颈扩张棒无阻力通过子宫颈内口。该患者既往 2017 年孕 24 周自然流产一次，2018 年孕 20 周胎膜早破、难免流产一次；2019 年孕 21 周自然流产一次。符合宫颈机能不全诊断标准。

四、处理方案及基本原则

1. 如何处理宫颈机能不全

目前宫颈环扎术仍是治疗宫颈机能不全最有效的方法，其治疗的目的是为弱化的宫颈提供一定程度的结构支持，阻止宫颈口的扩张，维持宫颈长度，保留宫颈黏液栓。

2. 宫颈机能不全诊断标准

≥ 3 次的无痛性晚期流产或极早产史；

≤ 2 次的无痛性晚期流产或极早产史，伴下列条件之一：①妊娠 24 周前阴道超声测量子宫颈长度≤ 2.5cm，伴进行性子宫颈扩张；②非妊娠期阴道超声测量子宫颈长度

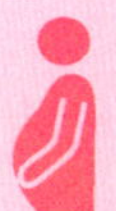

≤ 2.5cm；③非妊娠期 8 号子宫颈扩张棒无阻力通过子宫颈内口。

3. 宫颈环扎的指征

2022 年 RCOG 宫颈环扎术指南将宫颈环扎术的手术指征分为 3 种：①病史指征的宫颈环扎术；②超声指征的宫颈环扎术；③紧急环扎术（即体格检查指征的宫颈环扎术）。

4. 宫颈环扎指征的分类

①病史指征的宫颈环扎术：对单胎妊娠、有 3 次及 3 次以上晚期流产或早产史的患者进行预防性宫颈环扎，可显著降低早产率，改善妊娠结局。

②超声指征的宫颈环扎术：

a. 不建议为妊娠中晚期超声偶然发现的短宫颈而无其他早产高危因素的单胎妊娠女性提供宫颈环扎术。

b. 有 1 次或多次中期妊娠流产或早产史的单胎妊娠女性，如果在妊娠 24 周前超声提示宫颈长度≤ 2.5cm，则应行宫颈环扎术。

c. 如果宫颈呈漏斗状，但宫颈闭合长度 > 2.5cm，则不推荐行宫颈环扎术（超声检查可使宫颈内口扩张）。

③紧急环扎术：

a. 对于单胎妊娠、妊娠 24 周前宫颈口扩张 < 4cm 且无宫缩、无感染的患者，可考虑采用紧急环扎术。

b. 不推荐对双（多）胎妊娠患者进行基于病史指征及超声指征的宫颈环扎术。

c. 对于宫颈长度 < 1.5cm 或宫颈扩张 > 1cm 的双胎妊娠，宫颈环扎术可能延长妊娠，并减少早产的发生。

5. 宫颈环扎术的手术方式

①经阴道宫颈环扎术：包括改良的 McDonald 术式和 Shirodkar 术式。

Shirodkar 术式难度大，出血风险高，同时也可能增加剖宫产率。

② McDonald 术式：不切开阴道黏膜上推膀胱，只需尽可能高的接近宫颈内口水平进行缝扎，出血少，方法简单易行，尤其适用于紧急宫颈环扎术，且缝线易拆除。我国目前临床多选用改良的 McDonald 术式。

6. 经阴道宫颈环扎术的并发症

阴道出血、宫腔感染、败血症、未足月胎膜早破、流产或早产、宫颈瘢痕、分娩时宫颈撕裂、子宫破裂及出血等，行紧急环扎术的患者不仅环扎手术难度增加，其并发症的发生率明显增高，易出现感染及胎膜早破。安静卧床休息，保持大便通畅，必要时给予通便药物

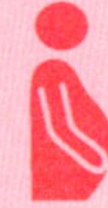

7. 经腹宫颈环扎术

包括开腹及腹腔镜手术。多用于经阴道宫颈环扎术失败后的补救手术，以及宫颈术后出现宫颈过短、经阴道手术困难者，如宫颈撕裂、宫颈锥切术后或宫颈切除术后。因此被认为是预防性手术。研究表明，经腹宫颈环扎术的妊娠结局优于经阴道宫颈环扎术，尤其是对有经阴道宫颈环扎术失败史的患者。

8. 宫颈环扎的高危人群

高危女性包括：①有过早产或妊娠中期流产史的孕妇（妊娠 16 ~ 34 周）；②既往妊娠 34 周前的胎膜早破；③既往宫颈环扎术；④子宫畸形；⑤宫腔粘连；⑥宫颈切除术。

中危女性包括：①既往中转剖宫产史；②宫颈广泛切除术，如切除深度 > 1cm 的转化区大环形切除（LLETZ），多次宫颈手术或宫颈锥切。

9. 宫颈环扎术后的注意事项

①宫颈环扎术联合孕酮治疗可显著改善宫颈机能不全患者的妊娠结局。②经验性术后应用宫缩抑制剂可预防早产，并为糖皮质激素促胎儿肺成熟提供更多的时间，通常在术后 48 小时内使用。③对于需进行紧急环扎术的患者，围手术期给予抗生素治疗可改善妊娠结局。

五、小结

宫颈机能不全病因复杂，经阴道宫颈环扎术仍为治疗宫颈机能不全患者的首选方法。对于诊断不明确及存在高危因素的患者，建议尽早进行经阴道超声监测宫颈长度，根据其临床特点做到个体化治疗，这对改善妊娠结局至关重要。

六、思考题

宫颈机能不全如何诊断?

七、科普小常识?

宫颈环扎术后拆线时机?

宫颈环扎线的拆除时机与是否存在产科并发症、手术方式及分娩方式有关。

（1）经阴道宫颈环扎术患者，若无并发症，推荐在妊娠 36 ~ 37 周拆除宫颈环扎线。

（2）经腹宫颈环扎术的患者，建议在妊娠 37 ~ 39 周剖宫产终止妊娠，在剖宫产同时可拆除环扎线；若患者有再次妊娠意愿，需在剖宫产时探查宫颈，若宫颈管未闭合，

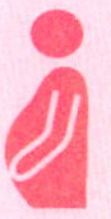

可考虑保留环扎线。

（3）推荐对妊娠 24 ~ 34 周未足月胎膜早破的患者，无感染及临产征象可考虑 48 小时后拆除环扎线。对于妊娠 < 24 周及 > 34 周的患者，延迟拆除环扎线对妊娠结局的改变无明显影响，同时还增加围产期并发症的发生风险。

（编者　郭欢欢）

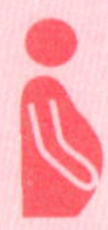

第八节　未足月胎膜早破（案例 8）

核心提示

❖未足月胎膜早破如何管理？

❖未足月胎膜早破期待治疗和终止妊娠时机的选择？

一、病历资料

1. 现病史

赵某，女，27 岁，主因“停经 34^{+5} 周，阴道流液 6 小时”入院。平素月经不规律，4/30 ~ 45 天，经量中等，痛经（-），末次月经：2022-03-15，结合其孕早期超声推算预产期：2023-01-21。孕期规律产检，行甲功、唐氏筛查（未见报告单）、胎儿系统超声检查、胎儿心脏彩超及口服葡萄糖耐量检测均未见明显异常。孕期产检测血压正常，无头痛、头晕及视物模糊等不适。2022-11-26 活动后出现间断下腹痛，急诊就诊于我院，考虑“先兆早产”，给予保胎治疗后，好转出院。2022 年 12 月 14 日 22：30 无明显诱因出现阴道流液，无阴道出血及腹憋、腹痛，入我院急诊。

2. 既往史

体健。

3. 体格检查

体温 36.5℃，脉搏 98 次 / 分，呼吸 20 次 / 分，血压 108/82mmHg。一般情况可，面色红润，睑结膜红润，双肺呼吸音清，未闻及干湿啰音，心律齐，未闻及病理性杂音，妊娠腹型，肝脾肋下未触及，无压痛，四肢活动自如，双下肢无浮肿。

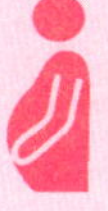

专科检查：宫高：30cm，腹围：83cm，腹壁脂肪薄，头位，胎心 142 次 / 分，宫缩未触及，消毒内诊：骨盆未触及明显异常，宫颈展平，质软，居中，宫口开大 1cm，先露头，S-2，胎膜破，可见清亮液体流出，阴道无出血。胎心监护：NST 反应型。

4. 实验室和辅助检查

血常规：白细胞计数 $14.37 \times 10^9/L$，中性粒细胞百分比 76.1%，中性粒细胞数 $10.94 \times 10^9/L$，血红蛋白 119g/L，血小板计数 $276 \times 10^9/L$，C- 反应蛋白 1.25mg/L；

凝血检查：D- 二聚体 301ng/mL，余未见明显异常；

肝肾功、血糖、尿常规未见明显异常；

阴道分泌物涂片：可见真菌孢子 / 油镜、真菌菌丝 / 油镜，余未见明显异常；

产科彩超：胎位：耻上胎头，双顶径：86.7mm，头围：307mm，腹围：304mm，股骨长：64.3mm，肱骨长：56.2mm，胎心胎动：存在，胎心：156 次 / 分，脐动脉血流频谱：S/D：2.2，PI：0.7 羊水深度：25.2mm，指数：69.8mm，胎盘位于子宫底后壁，成熟度Ⅱ级。胎儿颈部未见脐带血流信号。印象：宫内孕单活胎，头位，超声孕周：双顶径、头围、腹围相当于孕 34^+ 周，股骨长、肱骨长相当于孕 33 周，羊水少。

二、诊治经过

1. 初步诊断

未足月胎膜早破，G1P0 宫内妊娠 34^{+5} 周头位。

2. 诊治经过

（1）卧床休息、抬高臀部。

（2）头孢呋辛静滴预防感染。

（3）地塞米松促胎肺成熟。

（4）监测感染指标、羊水量变化。

（5）2022 年 12 月 15 日静滴缩宫素引产。

（6）2022 年 12 月 15 日 15：40 经阴道分娩一女婴，体重 2400g，Apgar 评分：1 分钟 9 分，5 分钟 10 分，早产儿转儿科。产妇恢复良好。

三、案例分析

1. 病史特点

（1）主因“停经 34^{+5} 周，阴道流液 6 小时”入院。

（2）查体：体温 36.5℃，脉搏 98 次 / 分，呼吸 20 次 / 分，血压 108/82mmHg。妊娠腹型，

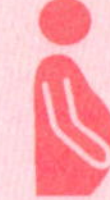

腹部无压痛，未触及宫缩。专科检查：宫高：30cm，腹围：83cm，腹壁脂肪薄，头位，胎心 142 次 / 分，宫缩未触及，消毒内诊：骨盆触未及明显异常，宫颈展平，质软，居中，宫口开大 1cm，先露头，S–2，胎膜破，可见清亮液体流出，阴道无出血。胎心监护：NST 反应型。

（3）实验室及辅助检查：血常规：白细胞计数 14.37×10^9/L，中性粒细胞百分数 76.1%，中性粒细胞 10.94×10^9/L，血红蛋白 119g/L，血小板计数 276×10^9/L，C– 反应蛋白 1.25mg/L。

产科彩超：胎位：耻上胎头，双顶径：86.7mm，头围：307mn，腹围：304mm，股骨长：64.3mm，肱骨长：56.2mm，胎心胎动：存在，胎心：156 次 / 分，脐动脉血流频谱：S/D：2.2，PI：0.7，羊水深度：25.2mm，指数：69.8mm，胎盘位于子宫底后壁，成熟度Ⅱ级。胎儿颈部未见脐带血流信号。印象：宫内孕单活胎，头位超声孕周：双顶径、头围、腹围相当于孕 34^+ 周，股骨长、肱骨长相当于孕 33 周，羊水少。

2. 诊断和诊断依据

（1）诊断：未足月胎膜早破，G1P0 宫内妊娠 34^{+5} 周头位待产。

（2）诊断依据：①未足月胎膜早破：患者为育龄期女性，初产妇，既往月经不规律，结合孕早期超声推算孕周 34^{+5} 周。因阴道流液 6 小时入院，入院检查未触及宫缩，宫口无进行性扩张，阴道可见清亮液体流出。②超声提示：羊水少，羊水深度：25.2mm，指数：69.8mm，超声孕周：超声孕周：双顶径、头围、腹围相当于孕 34 周 +，股骨长、肱骨长相当于孕 33 周。

（3）鉴别诊断：①阴道黏液：阴道黏液有时候量比较多、稀，误认为是羊水，如果是羊水，pH 试纸会变色。②尿失禁。

四、处理方案及基本原则

1. 期待治疗

（1）一般治疗：孕妇绝对卧床休息，保持头低臀高或左侧卧位，减少羊水流出。保持外阴清洁，尽可能减少阴道检查次数，动态监测体温、宫缩、母胎心率、阴道流液量性状，监测胎心胎动及羊水量。

（2）预防感染：静滴头孢呋辛可预防感染。

（3）促胎肺成熟：患者孕周 34^{+5} 周，超声孕周小于临床孕周，给予地塞米松注射液 6mg 肌内注射，每 12 小时 1 次，共 4 次促胎肺成熟。

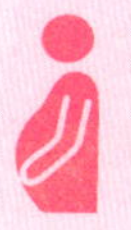

2. 终止妊娠

期待治疗期间最重要的是监测孕妇体温、胎心胎动、感染相关指标的变化及羊水量的变化。一旦诊断绒毛膜羊膜炎、胎儿窘迫、脐带脱垂需立即终止妊娠。此外，羊水过少情况下，也不适合期待过久。因该患者孕周近 35 周，复查超声提示：羊水指数：69.8mm，羊水少，骨盆触未及异常，宫颈条件成熟，胎心好，故给予缩宫素引产分娩，分娩过程顺利。

五、要点与讨论

1. 未足月胎膜早破（PPROM）诊断

主要是临床诊断，应结合病史及查体来诊断。诊断困难时需要结合病史、查体及常规辅助检查（pH 试纸、羊水结晶、超声评估羊水量）三方面进行。前述方法仍不能明确的 PPROM，应行 IGFBP-1/PAMG-1 检测。

典型的病史可表现为：突发大量阴道流液、持续或间断少量阴道流液、孕妇感外阴阴道潮湿。有此类主诉的患者应在消毒外阴后使用无菌阴道窥器进行窥视阴道检查。应避免进行阴道指检以减少感染，但已临产者除外。

查体：阴道有流液或阴道后穹窿窥见羊水，若未在阴道内窥见羊水，应考虑常规检测方法（硝拉嗪试验测定阴道分泌物 pH 值、阴道分泌物涂片找羊水结晶和超声评估羊水量）来协助诊断。如仍不能明确诊断，应行 IGFBP-1/PAMG-1 检测。

一旦诊断为未足月胎膜早破，如果 5 周内没有进行 B 族链球菌定植检测，应进行阴道 / 直肠拭子检测。

2. 分娩时机

如果 PPROM 发生在妊娠 34 周之前，在没有感染、胎盘早剥、脐带脱垂或胎儿健康监测异常的情况下，建议进行期待治疗并仔细监测至少到 35 周；

对于晚期早产（妊娠 34^{+0} 和 36^{+6} 周）PPROM 的最佳分娩时机有相互矛盾的证据；如果有 B 族链球菌定植的证据，应考虑引产。

对于有宫颈环扎的 PPROM 患者，没有足够的证据表明是否应该拆除环扎或保留。在没有感染迹象或保留环扎禁忌证的情况下，任何一种选择都是合理的。

3. 期待治疗

期待治疗：适用于小于孕 35 周，羊水深度不小于 20mm，无感染的胎膜早破孕妇。

（1）一般治疗：孕妇绝对卧床休息，保持头低臀高或左侧卧位，减少羊水流出。保持外阴清洁，尽可能减少阴道检查次数，动态监测体温、宫缩、母胎心率、阴道流液

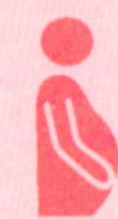

量性状，定期复查血常规及 C- 反应蛋白、羊水量、超声检查、胎心监护，确定有无绒毛膜羊膜炎、胎儿窘迫和胎盘早剥等并发症。

（2）预防感染：合理使用抗菌药物，可以减少孕产妇与围产儿感染，延长孕龄，减少新生儿并发症，改善新生儿结局。

（3）促胎肺成熟：适用于孕周 24 ~ 34 周早产风险的孕妇，主要是糖皮质激素。

（4）抑制宫缩：预防性宫缩抑制剂，可明显延长孕周，减少早产。种类包括硫酸镁、β 受体激动剂（利托君）、前列腺素合成酶抑制剂，催产素受体拮抗剂（阿托西班）。

（5）胎儿神经系统保护：妊娠 <32 周前有早产风险者，给予硫酸镁静脉滴注，预防早产儿脑瘫的发生。

（6）关于抗生素的使用：

推荐使用广谱抗生素来延长孕周，降低母儿并发症和死亡率。若 B 族链球菌状态未知或呈阳性，抗生素治疗方案应包含覆盖 BGS 的抗生素。

可使用以下 2 种抗生素方案：

①当 B 族链球菌状态未知或呈阳性时，单独使用大环内酯类 2 天（红霉素、阿奇霉素或克拉霉素）。

②氨苄西林 / 阿莫西林和大环内酯的联合使用，无关乎 B 族链球菌的状态。

（7）皮质类固醇的使用推荐：破膜发生在胎儿可存活孕周（24 周）之后，常规使用产前皮质类固醇治疗。

（8）硫酸镁的使用：

24 ~ 33^{+6} 周的未足月胎膜早破，有即将早产风险的患者应给予硫酸镁以进行胎儿神经保护。

（9）宫缩抑制剂的使用：

宫缩抑制剂在未足月胎膜早破患者中仅适用于以下情况：

①争取促胎肺成熟的时间；②无早产儿救治能力时宫内转运到有救治能力的早产儿护理中心。

六、思考题

1. 阴道有少量黏性分泌物时如何确诊是胎膜早破？
2. 未足月胎膜早破的处理？

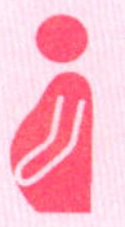

七、科普小常识

孕妇发生胎膜早破了怎么办?

孕妇感觉到阴道流出较多水样液体。首先不要惊慌，立即躺下，抬高臀部，防止脐带脱垂。垫上干净的卫生纸和卫生巾，同时拨打 120 急救电话或由家人开车送往医院。全程尽量保持卧位，抬高臀部，避免行走。

（编者　赵丽娟）

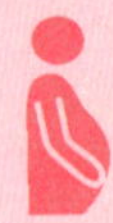

第九节　早产（案例 9）

核心提示

❖早产的高危因素有哪些?

❖对于有早产高危因素的孕妇如何管理?

❖未足月胎膜早破孕妇如何管理，保胎药物如何选择?

❖胎膜完整早产治疗方法有哪些，如何选择?

一、病历资料

1. 现病史

王某，女性，33 岁，主因“停经 33^{+4} 周，阴道间断流液 16^{+} 小时”就诊我院。孕妇平素月经规律，5/28 天，经量中等，痛经（-），末次月经：2023-06-11，推算预产期：2024-03-18。孕期规律产检，行甲功、NT 检查、唐氏筛查、胎儿系统超声检查及口服葡萄糖耐量检测均未见明显异常，未行胎儿心脏彩超。孕期否认用药史，否认有害物接触史，否认放射性物质接触史。孕 4 月自觉胎动，活跃至今。孕期产检测血压正常，无头痛、头晕及视物模糊等不适。现宫内妊娠 33^{+4} 周，19：00 无诱因出现阴道少量流液 1 次，不伴腹痛，自测 pH 试纸浅变色，今日就诊于我院产科门诊，消毒置窥器见：阴道内少量清亮液体，pH 试纸变色，考虑“未足月胎膜早破”，建议住院，遂收住我科。目前无腹痛，阴道无出血，胎心胎动好。自妊娠以来，精神尚可，食欲尚可，睡眠一般，大便次数正常，小便正常，孕期体重增加 3.5kg。

2. 既往史

既往健康，否认高血压病、糖尿病、肾脏病等慢性病史，否认外伤史；否认输血史，否认肝炎、结核病等传染病病史，否认食物、药物过敏史。

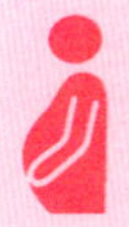

3. 生育史

2017年流产一次，2019年因“孕38^{+2}周、胎膜早破、羊水过少”在我院剖宫产一活女婴，体重2850g，现体健。

4. 体格检查

一般情况可，平车推入病房，体温36.5℃，脉搏74次/分，呼吸18次/分，血压115/67mmHg，身高158cm，体重73.5kg，心肺检查未见明显异常，妊娠腹形，腹软，无压痛及反跳痛，间断可及弱宫缩，肝脾肋下未及，双肾区无叩击痛，双下肢无水肿。

5. 产科检查

宫高：35cm，腹围：100cm，腹壁脂肪中等厚度，头位，胎头浮，偶可及弱宫缩，阴道无流血，骨盆外测量未触及明显异常。

阴道检查（外阴消毒后）：外阴已婚未产式，阴道黏膜光滑，后穹窿可见羊水液池，pH试纸变色，宫颈管消退30%，宫口居中、质中、未开，先露头，S-3，胎膜已破，可见极少量羊水流出，色清，无异味，测pH试纸变色。

6. 实验室和辅助检查

心电图示：窦性心律，大致正常心电图；

血常规示：白细胞计数8.12×10^9/L，中性粒细胞百分数76.0%，血红蛋白106g/L，血小板计数178×10^9/L，C-反应蛋白24.93mg/L，降钙素原（-）；

肝肾功能（-）；

阴道分泌物III度，支原体（-），衣原体（-），B族链球菌（-）；

产科彩超：胎位：耻上胎头双顶径：85.9mm，头围：307mm，腹围：286mm，股骨长：65.4mm，肱骨长：57.2mm，胎心胎动：存在，胎心：145次/分，脐动脉血流频谱：S/D 2.5，PI：0.8，脊柱：因体位受限显示不完全。羊水深度：44.9mm，胎盘位于子宫底后壁，成熟度II级。胎儿颈部未见脐带血流信号。其他：胎儿体位受限，部分部位显示不完全，四肢末端显示不完全。孕妇子宫前壁下段厚度约1.4mm，宫颈长度32.3mm，提示：宫内孕单活胎，头位超声孕周：33^+周，孕妇子宫前壁下段肌层薄，请结合临床。

胎心监护：胎心基线145次/分，反应型，未显示宫缩。

二、诊治经过

1. 初步诊断

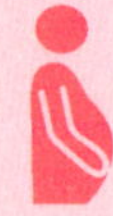

①未足月胎膜早破；② G3P1宫内妊娠33^{+4}周；③瘢痕子宫。

2. 诊治经过

完善相关化验及检查，评估母胎情况，监测体温及炎性指标，给予抗生素预防感染、地塞米松促胎肺成熟、硫酸镁抑制宫缩治疗，3 天后因彩超提示“羊水过少”，患者及家属拒绝阴道试产，行术前准备，剖宫产分娩一女婴，体重 2100g，新生儿评分好，早产儿转儿科进一步治疗。

三、案例分析

1. 病史特点

（1）患者，女性，33 岁，因“停经 33^{+4} 周，阴道间断流液 16^{+} 小时”就诊。

（2）既往体健，流产一次，2019 年剖宫产一次。

（3）体检：体温正常，心肺（－），腹软，无压痛及反跳痛，

消毒内诊：阴道后穹窿可及羊水池，pH 试纸变色，宫颈管消退 30%，宫口居中、未开，先露头，S–3，胎膜已破，可见极少量羊水流出，色清，无异味，测 pH 试纸变色，偶可触及微弱宫缩；

胎心监护：反应型，未显示有宫缩。

（4）实验室及辅助检查：血常规示：白细胞计数 $8.12 \times 10^9/L$，中性粒细胞百分数 76.0%，血红蛋白 106g/L，血小板计数 $178 \times 10^9/L$，C– 反应蛋白 24.93mg/L，降钙素原（–）；

阴道分泌物 III 度，支原体（－），衣原体（－），B 族链球菌（－）；

产科彩超提示：宫内孕单活胎，头位，超声孕周：33^{+} 周，羊水深度 44.9mm，宫颈长 3.23cm，孕妇子宫前壁下段肌层薄，厚度约 1.4mm，请结合临床。

2. 诊断和诊断依据

（1）诊断：①未足月胎膜早破；② G3P1 宫内妊娠 33^{+4} 周；③瘢痕子宫。

（2）诊断依据：①未足月胎膜早破，月经规律，反复核对孕周，现孕 33^{+4} 周，未足月。因“阴道流液”就诊，内诊：阴道后穹窿可见羊水液池，测 pH 试纸变色。②瘢痕子宫，既往剖宫产一次。

（3）鉴别诊断：胎膜完整早产：一般胎膜完整，阴道无流液，消毒内诊：后穹窿无羊水液池，pH 试纸不变色，B 超羊水无明显减少。常因宫腔过度扩张或母胎应激反应或宫内感染引起规律宫缩，宫颈管扩张、胎头下降导致早产。

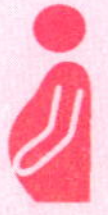

四、处理方案及基本原则

1. 治疗原则

根据指南：确诊 PPROM 后首先应评估母体和胎儿状况，明确是否存在临产、感染（绒毛膜羊膜炎）、胎盘早剥、脐带脱垂，或胎儿窘迫等所有需要立即分娩的情况，以决定后续处理方案。对无继续妊娠禁忌的 PPROM 患者在 37 周前应提供期待治疗，监测母儿情况，适时终止妊娠。

2. 治疗方案

（1）确诊 PPROM 后应进行全面的母儿评估，根据评估结果和发生破膜的孕周制定相应的处理方案。

母体评估主要包括四个方面：①一般情况及生命体征：体温、血压、脉搏、呼吸等；②产科体征主要包括：评估宫缩情况、阴道出血、阴道分泌物异味、腹部或子宫有无压痛；③实验室检查：血常规白细胞计数、C- 反应蛋白、降钙素原、尿液培养等；④超声：经腹超声主要评估胎盘与子宫壁间有无异常回声以排除胎盘早剥，TVS 测量宫颈长度（CRL）。

（2）一般治疗：住院并卧床休息，吸氧、监测胎心胎动情况。

（3）促胎肺成熟治疗：地塞米松 6mg，肌注，每 12 小时 1 次连续 2 天。

（4）宫缩抑制剂的使用：硫酸镁 5g 冲击治疗，随后 1.2g/h 缓慢滴注，24 小时。

（5）控制感染：给予广谱抗生素预防感染。

（6）加强母胎监护，权衡母胎利弊，适时终止妊娠。

五、要点与讨论

1. 早产的定义

妊娠满 28 周至不足 37 周（196~258 天）分娩称为早产。

2. 早产的分类及病因分析

（1）自发性早产：这是最常见的类型，分为胎膜完整早产和胎膜早破早产。

胎膜完整早产：高危因素包括：有早产和（或）晚期流产史，子宫颈手术史，年龄 < 17 岁或 > 35 岁，宫内感染，阴道炎症，不良生活习惯（吸烟、酗酒），孕期高强度劳动，子宫过度膨胀（多胎或多胎妊娠、羊水过多等），无产前保健。

未足月胎膜早破早产：高危因素包括 PPROM 史，营养不良，吸烟、宫颈功能不全，子宫畸形，宫内或阴道感染，子宫过度膨胀，辅助生殖技术受孕等。

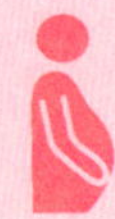

（2）治疗性早产：由于母体或胎儿的健康原因不允许继续妊娠，在未足 37 周时采

取引产或剖宫产术终止妊娠，称为治疗性早产。

3. 早产的临床表现

先兆早产：指有规则或不规则宫缩，伴有宫颈管的进行性缩短。

早产临产：妊娠晚期（<37 周）出现规律宫缩（每 20 分钟 4 次或 60 分钟 8 次），同时伴有宫颈的进行性改变（宫颈容受性≥ 80%，伴宫口扩张 2.0cm 以上）。

4. 早产的治疗要点及用药

（1）卧床休息：如不伴有宫颈改变，可适当减少活动，避免长时间站立，如出现宫颈改变者，需住院并卧床休息。

（2）促胎肺成熟治疗：糖皮质激素可以降低新生儿并发症和病死率。地塞米松 6mg，肌注，每 12 小时 1 次，连续 2 天，如果用药后超过 2 周，仍存在 < 34 周早产可能者，可重复一疗程。

（3）宫缩抑制剂的使用：先兆早产患者，通过抑制宫缩，能明显延长孕周，并能保证产前糖皮质激素的应用。常用的宫缩抑制剂：①钙通道阻滞剂：常用为硝苯地平，首次负荷剂量 20mg 口服，然后每次 10 ～ 20mg，每日 3 ～ 4 次，根据宫缩调整。②前列腺素合成酶抑制剂：主要用于妊娠 32 周前的早产，常用吲哚美辛，起始剂量为 50~100mg，阴道或直肠给药，也可口服，以后改为每 6 小时给 25mg，维持 48 小时。③ β －肾上腺素能受体激动剂（利托君）：起始剂量 50~100μg/min 静脉点滴，每 30 分钟可增加剂量 50μg/min，至宫缩停止，最大剂量不超过 350μg/min，共 48 小时，宫缩抑制 12~24 小时后改为口服。如心率≥ 140 次 / 分钟应停药。应用时需监测：血糖、血钾、心率、血压、肺部情况，总液体限制在 2400mL/24h。④缩宫素受体拮抗剂（阿托西班）：起始剂量为 6.75mg 静脉点滴 1 分钟，继之 18mg/h 维持 3 小时，接着 6mg/h 持续 45 小时。不良反应轻微，无明确的禁忌。④硫酸镁，推荐 32 周前早产者常规应用硫酸镁作为胎儿中枢神经系统保护剂。用法：硫酸镁 4 ～ 5g 静脉注射或快速滴注，随后 1 ～ 2g/h 缓慢滴注 12 小时，一般用药不超过 48 小时。

（4）控制感染：感染是早产的重要原因之一，应对先兆早产孕妇做阴道分泌物细菌学检查（包括 B 族链球菌），尤其对胎膜早破早产者，必须预防性使用广谱抗生素。

（5）加强母胎监护，权衡母胎利弊，必要时适时终止妊娠。对于早产儿尤其是 < 32 周的早产儿，建议宫内转运到具有早产儿救治能力的医院。

（6）适时停止早产的治疗下列情况，需终止早产治疗：①宫缩进行性增强，经过治疗无法控制者；②有宫内感染者；③衡量利弊，继续妊娠对母胎的危害大于胎肺成熟对胎儿的好处时；④妊娠≥ 34 周，如无母胎并发症，应停用宫缩抑制剂，顺其自然，

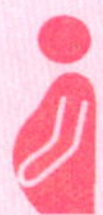

不必干预，继续监测母胎情况。

5. 产时处理与分娩方式

早产儿尤其是 < 32 孕周的极早早产儿需要良好的新生儿救治条件，故对有条件者可转到有早产儿救治能力的医院分娩；产程中加强胎心监护有利于识别胎儿窘迫，尽早处理；分娩镇痛以硬脊膜外阻滞麻醉镇痛相对安全；不提倡常规会阴侧切，也不支持没有指征的产钳应用；对臀位特别是足先露者应根据当地早产儿治疗护理条件权衡剖宫产利弊，因地制宜选择分娩方式。早产儿出生后适当延长 30 ~ 120 秒后断脐，可减少新生儿输血的需要，大约可减少 50% 的新生儿脑室内出血。

6. 早产的预测

对有自发性早产高危因素的孕妇，早产的预测有助于评估早产的风险，减少早产的发生。

（1）宫颈功能测定：阴道超声发现宫颈长度 < 2.5cm，或宫颈内口漏斗形成伴有宫颈缩短，提示早产风险大。

（2）阴道后穹窿分泌物中胎儿纤维连接蛋白（fFN）的测定，其重要意义在于它的阴性预测值和近期预测的参考价值。

7. 早产的预防

（1）加强孕妇的健康教育，减少早产的个人因素。

（2）规范产前保健，指导孕期卫生。

（3）加强对高危妊娠的管理，积极治疗妊娠合并症和并发症。

（4）对明确宫颈机能不全者，应于 13 ~ 18 周行宫颈环扎术。

（5）对于单胎、妊娠中期短宫颈的孕妇，不管是否有晚期流产或早产史，可以酌情使用孕酮制剂。

六、思考题

1. 早产的定义。

2. 早产的分类及病因。

3. 早产的治疗原则是什么，治疗方法有哪些，如何选择？

七、科普小常识

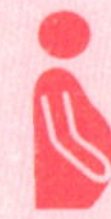

1. 早产的征兆有哪些？

劳累或活动后出现明显腹部下坠感或下腹坠痛、隐痛，可伴有轻微腹泻；

阴道有少许流血或血性分泌物；

宫缩由偶有、不规律变为规律，且强度增加，或伴有早期破水；

胎动次数较平常减少。

同时出现以上症状需要引起孕妈妈警惕！

2. 如何避免早产？

（1）保持健康的生活方式：孕妇要戒烟、限制饮酒，避免滥用药物。合理的饮食结构和均衡的营养摄入。

（2）保持轻松愉快的心情，避免争吵、压力过大；避免使用增加负压的动作，比如提重物、咳嗽、便秘等。

（3）定期产前检查，注意适当运动、避免劳累及长时间站立，如出现分泌物增多，阴道流血，可疑阴道流液，孕早中期腹胀不适等异常情况，及时到医院就诊。若既往有晚期流产或早产史或存在宫颈机能不全高危因素者，建议加强产检，定期监测宫颈长度及阴道内环境，必要时行宫颈环扎术预防早产的发生。

（4）控制孕期体重：孕妇的体重过轻或过重都会增加早产的风险。

（5）积极治疗妊娠合并症及并发症：若孕前或孕期患有高血压、糖尿病、肾病、免疫系统疾病等慢性疾病，孕期应积极治疗并定期产检，避免医源性早产的发生。

（编者　李雅静）

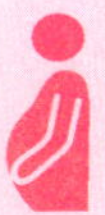

第二章

妊娠合并症

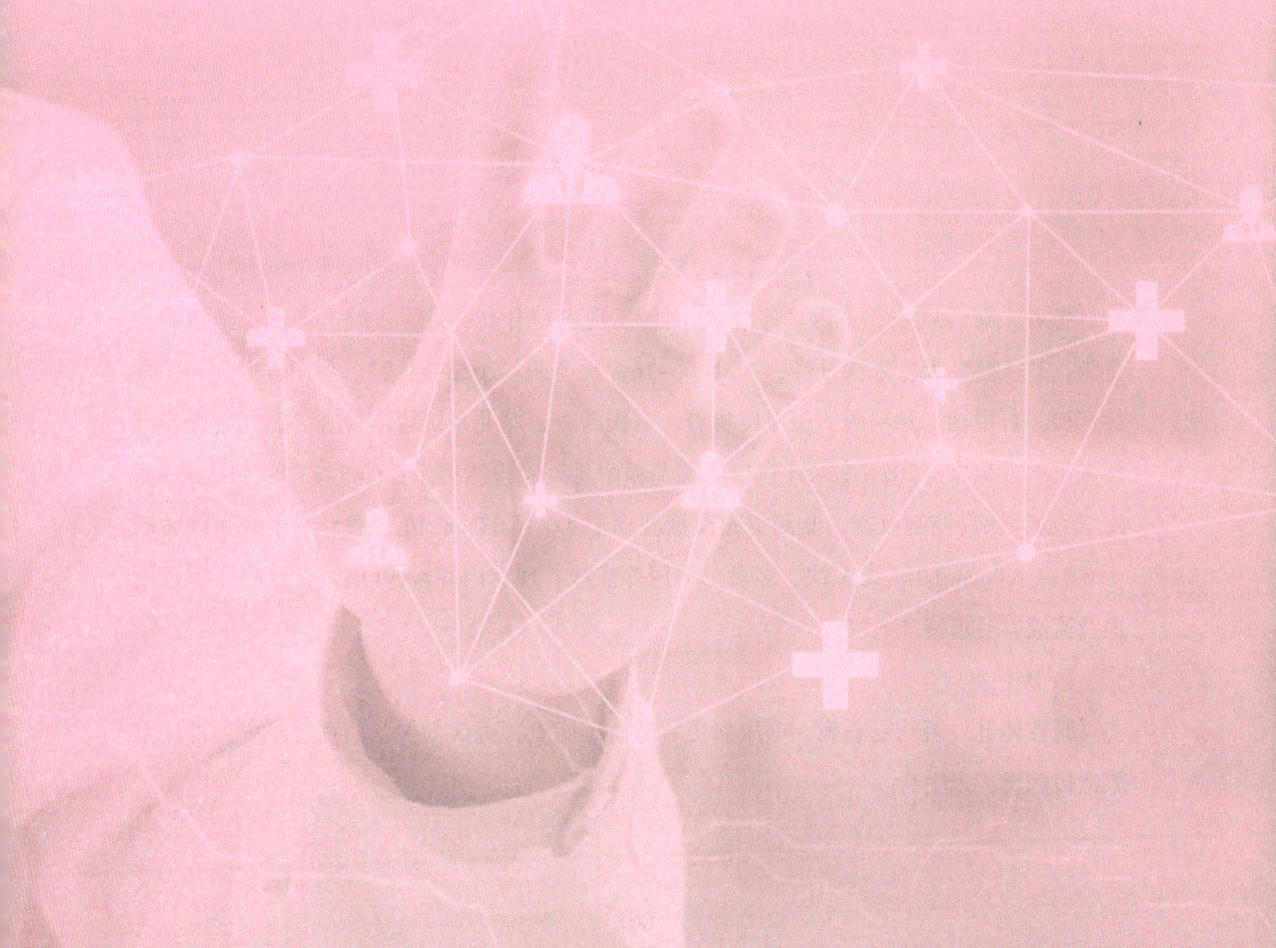

第一节　孕前糖尿病（案例 10）

核心提示

❖妊娠期高血糖的分类及诊断？

❖孕前糖尿病患者孕前咨询与保健？

❖孕前糖尿病患者孕期血糖控制目标？

❖孕前糖尿病患者孕期如何管理？

❖孕前糖尿病患者终止妊娠的时机及方式？

❖孕前糖尿病患者产后如何管理？

一、病历资料

1. 现病史

患者，女，33 岁，主因“停经 39 周，发现血糖升高 2 月”入院。平素月经规律，量中，3 ~ 4/28 天，末次月经：2021-06-16，预产期：2022-03-23。孕期过程顺利，规律产检，行甲功、颈项透明层厚度检查、唐氏筛查、胎儿系统超声检查、胎儿心脏彩超均未见明显异常。2021-12-24 行口服葡萄糖耐量试验检测提示：6.45-13.58-11.34mmol/L，运动、饮食控制血糖，监测空腹血糖波动于 4.0 ~ 6.0mmol/L，餐后 2 小时血糖波动于 6.0 ~ 8.0mmo1/L，无多饮、多食、多尿等症状。现宫内妊娠 39 周，无腹痛及阴道出血及流液，要求待产入院。

2. 既往史

既往体健。否认冠心病、糖尿病史、高血压病史，否认食物、药物过敏史，否认家族遗传病史。未生育。

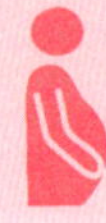

3. 体格检查

体温 37.3℃，脉搏 84 次 / 分，呼吸 22 次 / 分，血压 118/88mmHg，一般情况好，神志清晰，全身浅表淋巴结未触及，结膜、口唇红润，心肺检查无异常，腹软，无压痛，脾肋下未触及，移动性浊音阴性，肠鸣音存在，双下肢无水肿。

专科检查：宫高 32cm，腹围 96cm，腹壁脂肪层中厚，胎儿估重 3500g，胎位头，胎心 150 次 / 分，无宫缩，阴道无出血及流液。消毒内诊：宫颈消退 60%，宫口开大 1cm，质软，居中，先露头，S^{-2}，胎膜存。胎心监护：胎心基线 150 次 / 分，中等变异。

4. 实验室和辅助检查

口服葡萄糖耐量试验检测（2021-12-24 我院）：6.45-13.58-11.34mmol/L。

产科彩超（2022-03-16 我院）：胎位：耻上胎头，双顶径：92mm，头围：326mm，腹围：357mm，股骨长：72.5mm，肱骨长：62.4mm，胎心胎动：存在，胎心：154 次 / 分，脐动脉血流频谱：S/D：1.7，PI：0.6，羊水深度：48.3mm，胎盘位于子宫底后壁及前壁，成熟度Ⅱ级。胎儿颈部未见脐带血流信号。超声提示：宫内孕单活胎头位。

二、诊治经过

1. 初步诊断

①糖尿病合并妊娠；② G1P0 宫内妊娠 39 周头位待产。

2. 诊治经过

完善相关化验检查，给予静点缩宫素引产，于 2023-03-18 经阴道分娩。

三、案例分析

1. 病史特点

（1）患者，女，33 岁，主因“停经 39 周，发现血糖升高 2 月”入院。

（2）既往体健。未生育。

（3）体温 37.3℃，脉搏 84 次 / 分，呼吸 22 次 / 分，血压 118/88mmHg，一般情况好，专科检查：宫高 32cm，腹围 96cm，腹壁脂肪层中厚，胎儿估重 3500g，胎位头，胎心 150 次 / 分，无宫缩，阴道无出血及流液。消毒内诊：宫颈消退 60%，宫口开大 1cm，质软，居中，先露头，S^{-2}，胎膜存。胎心监护：胎心基线 150 次 / 分，中等变异。

（4）实验室及辅助检查：口服葡萄糖耐量试验检测：6.45-13.58-11.34mmol/L。

2. 诊断和诊断依据

（1）诊断：①糖尿病合并妊娠；② G1P0 宫内妊娠 39 周头位待产。

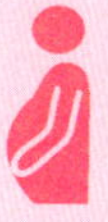

（2）诊断依据：①糖尿病合并妊娠：妊娠前已确诊为糖尿病，或妊娠前未进行过血糖检查但存在糖尿病高危因素者，如肥胖（尤其重度肥胖）、一级亲属患 2 型糖尿病、妊娠期糖尿病史或大于胎龄分娩史、多囊卵巢综合征患者及妊娠早期空腹血糖反复阳性，首次产前检查时应明确是否存在妊娠前糖尿病、达到以下任意一项标准应诊断为糖尿病合并妊娠：空腹血糖≥ 7mmol/L；75g 葡萄糖耐量试验：服糖后 2 小时≥ 11.1mmo1/L；伴有典型的高血糖域高血糖危象症状，同时任意血糖≥ 11.1mmo1/L；糖化血红蛋白≥ 6.5%，但不推荐妊娠期常规用糖化血红蛋白进行糖尿病筛查。该患者虽孕前否认糖尿病病史，但孕期行口服葡萄糖耐量试验检测提示：6.45–13.58–11.34mmol/L，糖尿病合并妊娠诊断明确。② G1P0 宫内妊娠 39 周头位待产：患者既往未生育，平素月经规律，根据末次月经推算，目前孕 39 周。

（3）鉴别诊断：①糖尿病合并妊娠：妊娠前已确诊为糖尿病，或妊娠前未进行过血糖检查但存在糖尿病高危因素者，如肥胖（尤其重度肥胖）、一级亲属患 2 型糖尿病、妊娠期糖尿病史或大于胎龄分娩史、多囊卵巢综合征患者及妊娠早期空腹血糖反复阳性，首次产前检查时应明确是否存妊娠前糖尿病、达到以下任意一项标准应诊断为糖尿病合并妊娠：空腹血糖≥ 7mmol/L；75g 葡萄糖耐量试验：服糖后 2 小时≥ 11.1mmo1/L；伴有典型的高血糖域高血糖危象症状，同时任意血糖≥ 11.1mmo1/L；糖化血红蛋白≥ 6.5%，但不推荐妊娠期常规用 HbA1c 进行糖尿病筛查。该患者虽孕前否认糖尿病病史，但孕期行口服葡萄糖耐量试验检测提示：6.45–13.58–11.34mmol/L，糖尿病合并妊娠诊断明确。②妊娠期糖尿病：患者妊娠期检查发现血糖代谢异常，空腹血糖≥ 5.1mmo1/L，1 小时血糖≥ 10.0mmo1/L，2 小时血糖≥ 8.5mmo1/L 可诊断。该患者虽孕前否认糖尿病病史，但孕期行口服葡萄糖耐量试验检测提示：6.45–13.58–11.34mmol/L，目前考虑糖尿病合并妊娠，不考虑该诊断。

四、处理方案及基本原则

完善相关化验检查，给予静点缩宫素引产。

根据美国糖尿病协会 2023 年《妊娠合并糖尿病诊治指南》，孕前糖尿病及需胰岛素治疗的妊娠期糖尿病孕妇，若血糖控制良好且无母儿并发症，严密监测下妊娠至 39 周后可终止妊娠。若宫颈条件成熟，可使用缩宫素引产。该患者为初产妇，糖尿病合并妊娠，已孕 39 周，建议终止妊娠。胎儿估重 3500g，骨盆测量未触及明显异常，无明显阴道试产禁忌证，可于严密监测母儿情况下经阴道试产。目前未临产，宫颈 Bishop 评分 6 分，建议使用缩宫素引产。

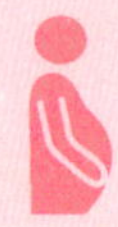

五、要点与讨论

1. 妊娠期高血糖的分类及诊断

根据我国《妊娠期高血糖诊治指南（2022）》，妊娠期高血糖包括孕前糖尿病合并妊娠（PGDM）、糖尿病前期和妊娠期糖尿病（GDM）。不同类型的妊娠期高血糖分类如下：

（1）PGDM：根据其糖尿病类型分别诊断为 1 型糖尿病（T1DM）合并妊娠或 2 型糖尿病（T2DM）合并妊娠。

（2）糖尿病前期：包括空腹血糖受损（IFG）和糖耐量受损（IGT）。

（3）GDM：包括 A1 型和 A2 型，其中经过营养管理和运动指导可将血糖控制理想者定义为 A1 型 GDM；需要加用降糖药物才能将血糖控制理想者定义为 A2 型 GDM。

2. 孕前糖尿病患者孕前咨询与保健

（1）对所有患有糖尿病且计划妊娠的育龄期女性常规进行糖尿病相关的孕前咨询。

（2）应做到有计划妊娠，在做好妊娠准备以及血糖未控制达标前注意有效避孕。

（3）强调应尽可能将孕前糖化血红蛋白（HbA1c）水平控制在 6.5% 以下再妊娠，以降低先天畸形、子痫前期、巨大儿、早产和其他并发症的发生风险。

（4）对于计划妊娠且既往患有糖尿病的育龄期女性，应从孕前开始由包括内分泌专家、母胎医学专家、注册营养师、糖尿病健康教育专家等在内的多学科专家进行诊疗。

（5）孕前除了注重达到血糖控制目标外，还应加强营养、糖尿病教育，以及筛查糖尿病并发症和合并症的孕前保健。

（6）对计划或已经妊娠的既往患有 1 型糖尿病（T1DM）或 2 型糖尿病（T2DM）的女性，应对糖尿病视网膜病变（DR）的风险提供咨询，应在孕前或孕早期进行一次全面的眼科检查，以评估视网膜病变的进展，并根据视网膜病变程度在整个孕期和产后 1 年内进行密切随访管理与治疗。

3. 孕前糖尿病患者孕期血糖控制目标

（1）GDM 孕妇和孕前糖尿病孕妇都应监测空腹和餐后血糖，以达到最佳血糖水平。孕期血糖控制目标建议为空腹血糖 <5.3mmol/L、餐后 1 小时血糖 <7.8mmol/L、餐后 2 小时血糖 <6.7mmol/L，患有孕前糖尿病的孕妇还应监测餐前血糖。

（2）正常妊娠状态下，HbA1c 水平略低于正常未孕状态。如果没有明显的低血糖风险，妊娠期的 HbA1c 水平建议控制在 6% 以内。但如果有低血糖倾向，HbA1c 控制水平可放宽至 7% 以内。

（3）持续动态血糖监测可用作餐前和餐后血糖监测的辅助，有助于达到糖尿病和

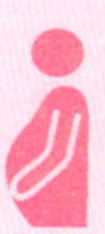

孕期的 HbA1c 控制目标。

（4）持续动态血糖监测有助于降低合并 T1DM 的孕妇分娩巨大儿和新生儿低血糖的风险。

（5）持续动态血糖监测可作为血糖监测的补充，但不能代替血糖监测。

（6）营养咨询时应建议孕妇平衡膳食，摄入营养丰富的水果、蔬菜、豆类、全谷物、富含 n–3 脂肪酸的食物，包括坚果和鱼类等。

4. 孕前糖尿病患者孕期管理

（1）对于孕前 T1DM 孕妇，孕期应使用胰岛素治疗；对于孕前 T2DM 的孕妇，同样推荐胰岛素作为治疗的首选药物。

（2）对于 T1DM 孕妇，每天多次注射胰岛素和使用胰岛素泵注射胰岛素这 2 种方式均可在孕期使用。

（3）子痫前期和阿司匹林：

合并 T1DM 或 T2DM 的孕妇应从孕 12 ~ 16 周开始，每日服用小剂量阿司匹林（100 ~ 150mg），以降低子痫前期的发生风险。鉴于美国的小剂量阿司匹林多为 81mg 片剂，每日服用 2 片（162mg）是可以接受的。

（4）孕期药物的使用：

对于患有糖尿病和慢性高血压的孕妇，与达到重度高血压才治疗相比，当血压水平高于 140/90mmHg 就开始治疗可改善妊娠结局，且不会增加小于胎龄儿的风险。有关降压治疗的最佳血压下限数据有限。但如果血压低于 90/60mmHg 应减少降压治疗。建议将血压控制目标定为（110 ~ 135）/85mmHg，以降低孕妇高血压快速进展的风险。

（5）推荐对所有首次产前检查的孕妇进行空腹血糖（fastingplasmaglucose，FPG）筛查。

建议所有孕妇在首次产前检查时进行 FPG 筛查以除外孕前漏诊的糖尿病，FPG ≥ 5.6mmol/L 可诊断为“妊娠合并空腹血糖受损”，明确诊断后应进行饮食指导，妊娠期可不进行口服葡萄糖耐量试验检查。

（6）有糖尿病高危因素的孕妇应加强健康宣教和生活方式的管理。

首次产前检查需要排查糖尿病的高危因素，包括肥胖（尤其是重度肥胖）、一级亲属患有 T2DM、冠心病史、慢性高血压、高密度脂蛋白 <1mmol/L 和（或）三酰甘油 > 2.8mmol/L、GDM 史或巨大儿分娩史、多囊卵巢综合征史、早孕期空腹尿糖反复阳性、年龄 > 45 岁。

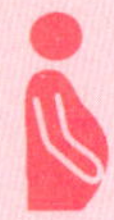

（7）不推荐妊娠期常规用糖化血红蛋白（HbA1c）进行糖尿病筛查。妊娠早期 HbA1c 处于 5.7% ~ 6.4% 时，进展为 GDM 的风险高。

（8）早孕期 FPG 在 5.1 ～ 5.6mmol/L 范围内，不作为 GDM 的诊断依据，建议此类孕妇在妊娠 24 ～ 28 周直接行口服葡萄糖耐量检查，也可以复查 FPG，FPG ≥ 5.1mmol/L 可诊断为 GDM；FPG<5.1mmol/L 时则行口服葡萄糖耐量检查。

早孕期及中孕早期的 FPG 伴随孕周增加逐渐下降，因而早孕期 FPG ≥ 5.1mmol/L 不作为 GDM 的诊断标准，但这些孕妇为 GDM 发生的高危人群，应予以关注，强化健康生活方式宣教。对于孕前体质指数（体重指数）≥ 24kg/m^2 的超重或肥胖孕妇，妊娠 19 周及以后若 FPG ≥ 5.1mmol/L 在妊娠 24 周后进行口服葡萄糖耐量检查诊断为 GDM 者高达 80%，因而，孕前超重或肥胖的孕妇伴 FPG ≥ 5.1mmol/L 者，建议尽早进行健康宣教并进行妊娠期体重管理。

5. 孕前糖尿病患者终止妊娠时机

根据中华医学会围产医学分会 2020 年发表的《妊娠并发症和合并症终止妊娠时机的专家共识》，在决定终止妊娠之前，必须再次核实预产期和孕周。为确保母儿安全，避免发生早期足月产的并发症，无医学指征的引产和择期剖宫产术应在孕 39 周后实施。在 39 周之前不应进行无医学指征的引产和择期剖宫产。

孕前糖尿病血糖控制满意，且无其他母儿合并症，推荐在 39 ～ 39^{+6} 周终止妊娠。孕前糖尿病伴血管病变、血糖控制不佳或有不良产史者，终止妊娠时机应个体化。

6. 妊娠期高血糖患者终止妊娠方式

（1）阴道分娩：

①对于血糖控制良好的 GDM 孕妇，建议妊娠至 40 周经阴道分娩。

②对于有剖宫产史的 GDM 孕妇可考虑阴道试产。故对于有剖宫产史、又有阴道分娩意愿的 GDM 孕妇，围产工作者在考虑血糖水平、宫颈条件及阴道分娩史情况下，在与孕妇充分讨论前次剖宫产后阴道试产的风险及益处后，遵循孕妇意愿选择分娩方式。

选择性引产：选择性引产后经阴道分娩是 GDM 孕妇改善母儿预后的有效干预方式之一。

（2）剖宫产：GDM 并非剖宫产指征，但 GDM 可显著增加剖宫产风险。GDM 孕妇剖宫产的独立危险因素包括剖宫产史、死胎史、孕前肥胖、高龄、高空腹血糖值、胰岛素依赖性 GDM 等，GDM 孕妇同时存在上述危险因素时，剖宫产率、围产期并发症发生率也将显著上升。我国《妊娠合并糖尿病诊治指南（2014）》指出：

①对胎儿预期体重大于 4250g 的 GDM 孕妇，应当适当放宽剖宫产指征。

②对于合并严重微血管病变或有其他剖宫产指征（重度子痫前期、胎儿宫内窘迫、重度肝内胆汁淤积症、重度胎盘早剥等）的GDM 孕妇，阴道分娩围产期并发症（产程

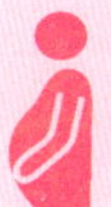

延长、产伤、死产、肩难产等）风险显著增加，选择性剖宫产可以降低围产儿的病死率，改善母儿预后。

7. 孕前糖尿病患者产后管理

（1）胰岛素抵抗水平在产后会急剧下降，因此需要重新评估和调整胰岛素用量，通常产后最初几天的需要量是产前的一半。

（2）所有合并糖尿病的育龄期女性应有效避孕和计划妊娠。

（3）对有 GDM 史的产妇，在产后 4 ~ 12 周行 75g 口服葡萄糖耐量试验（口服葡萄糖耐量）筛查糖尿病前期和糖尿病，诊断标准参照非孕期人群。

（4）如果发现超重 / 肥胖以及有 GDM 史的女性处于糖尿病前期，应进行生活方式干预和（或）使用二甲双胍，以预防糖尿病。

（5）推荐母乳喂养，以降低产妇患 T2DM 的风险。

（6）对有 GDM 史的女性，应每 1 ~ 3 年筛查 T2DM 或糖尿病前期。

（7）有 GDM 史的女性应在孕前筛查糖尿病和糖尿病前期，并进行孕前保健，以识别和治疗高血糖并预防胎儿先天畸形。

（8）产后保健应包括心理评估和健康保健。

六、思考题

1. 孕前糖尿病合并妊娠的诊断？

2. 孕前糖尿病合并妊娠终止妊娠时机及方式？

七、科普小常识

如何预防妊娠期高血糖的发生？

（1）合理控制体重：

孕前体重正常的孕妈妈，单胎整个孕期体重增加的适宜值为 12.5kg 左右，双胎整个孕期体重增加的适宜值为 16.8 ~ 24.5kg，单胎孕中晚期每周增加 0.35 ~ 0.5kg。

（2）合理饮食：

①充足主食≠精米白面，吃大量精白主食容易造成血糖过高。建议把主食的一半替换为全谷杂豆，如燕麦片、面粉、红小豆、馒头等。也可以用紫薯、山药等代替少部分主食，既能增加维生素供应，又能增加饱腹感。

②为了避免空腹时加速饥饿状态，尽可能使血糖水平保持相对稳定，改变进食顺序：先吃菜再吃饭，能让餐后血糖峰值大幅度降低。

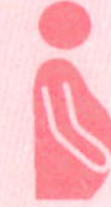

③分三大餐、三小餐，晚上临睡前必须进食一次，这样就可以把每餐碳水化合物的负荷降低到最低限度，避免一次性进食大量食物使血糖快速上升。

（3）多吃蔬菜、适量食用水果：

中国孕期妇女平衡膳食宝塔中建议孕妇每天摄入蔬菜 300 ~ 500g，对于“糖妈妈”来说，建议每天至少摄入一斤（生重）蔬菜，并且要注意多吃深色蔬菜来补充维生素和微量元素。孕妈妈可以少量食用升血糖较慢的水果，比如苹果、樱桃、蓝莓、草莓等，但要控制总摄入量不超标，每天吃 200 ~ 350g 水果为宜。

（4）补充蛋白质、碳水化合物、微量元素、维生素等：

妊娠期间建议每日至少增加 100 ~ 300kcal 热量。孕期每天进食富含维生素 C 的食物可以促进胰岛素分泌，在降低血糖的同时降低胆固醇和甘油三酯。硒能促进体内葡萄糖运转，防止胰岛 B 细胞被氧化破坏。虾、鱼、鸡蛋是硒的优质来源。

（5）适量运动：

运动前确认无先兆早产、前置胎盘、妊娠期高血压疾病、心血管疾病等并发症，建议有氧运动的方法，例如步行是最常用、最安全的，每天步行持续时间不少于 20 分钟，建议餐后运动，时间可自 10 分钟开始，逐步延长至 30 分钟。

（编者 李荣琴）

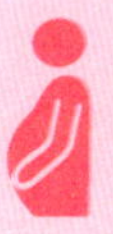

第二节　妊娠合并血小板减少症（案例11）

核心提示

- ❖妊娠合并血小板减少症患者如何管理?
- ❖妊娠合并血小板减少症患者药物如何选择?
- ❖形成妊娠合并血小板减少症的病因有哪些?
- ❖妊娠合并血小板减少症的治疗方法有哪些，如何选择?

一、病历资料

1. 现病史

现病史：平素月经规律，停经 40 天自觉恶心、厌食，2 个月后自然缓解，停经 4 个半月自觉胎动，渐活跃至今，孕期无鼻出血及牙龈出血，无皮肤淤斑及紫癜，无下腹疼痛及阴道流血，无头晕眼花等自觉症状，7 天前因感冒在当地医院静点头孢霉素 1 天（具体药名及用量不详）症状缓解，12 小时前无明显诱因阴道溢液，到当地医院就诊，化验血常规时发现血小板减少转来我院，门诊以 G5P1 产孕足月，血小板减少收入院。

2. 既往史

素体健，无食物及药物过敏史，否认贫血及出血性疾病。月经生育史：16 岁 4 ~ 5/30，2005 年 6 月，孕 5 产 1，流产 3 次，自然分娩 1 次，平时无月经过多。

3. 体格检查

体温 36.5℃，脉搏 90 次 / 分，呼吸 18 次 / 分，血压 120/80mmHg，颜面无明显苍白，牙龈轻微肿胀无渗血，躯干及四肢皮肤未见出血点及紫癜，全身浅表淋巴结无肿大，睑结膜略苍白，巩膜无黄染，心率 90 次 / 分，心肺听诊未闻及明显异常，足月腹型，腹壁无压痛及反跳痛，无肌紧张，腹部叩诊移动性浊音阴性，肝脾触及不满意，叩诊浊音界

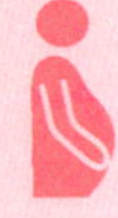

无扩大。

4. 实验室和辅助检查

产科情况：胎儿约 3300g，头先露，左枕前位，胎心 144 次 / 分，无宫缩，内诊骨产道无异常，宫颈容受 25%，扩张 0 cm，胎膜已破，有羊水溢出，pH 试纸显示碱性。

血常规：白细胞总数 5.2×10^9/L，中性粒细胞百分比 70.9%，红细胞计数 2.91×10^{12}/L，血红蛋白 108.3g/L，血小板计数 47×10^9/L。

尿常规：潜血阴性。

血凝四项：凝血酶原时间 11.1 秒，凝血因子 31.9 秒、纤维蛋白原 3.88g/L，凝血酶时间 13.2 秒。

骨髓穿刺：未做。

心电图：窦性心律，正常心电图。

B 超：双顶径 9cm，股骨长 7cm，头围 30.7cm，腹围 32.4cm，羊水指数 92mm，左侧壁胎盘Ⅱ级，S/D2.55，单胎臀位。

二、诊治经过

1. 初步诊断

G5P1 宫内妊娠 39 周，胎膜早破，妊娠合并血小板减少。

2. 诊治经过

病人于当日 18：20 分出现不规律宫缩，羊水略浑浊，孕妇及家属要求行剖宫产术，行术前准备，备好机采血小板 2 单位，20：50 在局麻加静脉复合麻醉下行剖宫产术，切开皮肤时，出血较多，略稀薄，故同时输入机采血小板 2 单位，于 21：00 娩出一女婴，重 3375g，评 8 分，发育正常，新生儿脐血血小板：未采。

术中见后羊水Ⅲ度粪染，手术经过顺利，子宫收缩良好，子宫断面出血不多，未采。

21：25 分手术结束，术中出血量 300mL（术前当日与术后 3 日对比，血红蛋白下降 1.09g），术野见凝血块。

术后入 ICU 观察，阴道无活动性流血，腹部切口敷料无渗血，5 小时后安返病房。

术后常规补液、预防性应用抗生素及对症治疗，术后补充诊断：胎儿宫内窘迫。

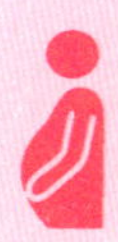

三、案例分析

1. 病史特点

（1）患者，女性，25岁，因“化验血常规时发现血小板减少”就诊。

（2）既往体健，无食物及药物过敏史，否认贫血及出血性疾病。月经生育史：16岁4～5/30天，孕5产1，流产3次，自然分娩1次，平时无月经过多。

（3）体温36.5℃，脉搏90次/分，呼吸18次/分，血压120/80mmHg，颜面无明显苍白，牙龈轻微肿胀无渗血，躯干及四肢皮肤未见出血点及紫癜，全身浅表淋巴结无肿大，睑结膜略苍白，巩膜无黄染，心率90次/分，心肺听诊未闻及明显异常，足月腹型，腹壁无压痛及反跳痛，无肌紧张，腹部叩诊移动性浊音阴性，肝脾触及不满意，叩诊浊音界无扩大。

（4）实验室及辅助检查：血常规：白细胞总数5.21×10^9/L，中性粒细胞百分比70.9%，红细胞计数2.91×10^{12}/L，血红蛋白108.3g/L，血小板计数47×10^9/L。尿常规：潜血阴性。血凝四项：凝血酶原时间11.1秒、凝血因子31.9秒、纤维蛋白原3.88g/L，凝血酶时间13.2秒。骨髓穿刺：未做。心电图：窦性心律，正常心电图。B超：双顶径9cm，股骨长7cm，头围30.7cm，腹围32.4 cm，羊水指数92mm，左侧壁胎盘Ⅱ级，S/D2.55，单胎臀位。

2. 诊断和诊断依据

（1）诊断：G5P1宫内妊娠39周枕左前位未临产，胎膜早破，妊娠合并血小板减少。

（2）诊断依据：

①病史有血小板减少或月经过多、齿龈出血等病史。

②临床表现。出血以黏膜、皮肤出血性淤点、紫癜为主，或有齿龈出血、鼻出血、血尿、便血等消化道出血；脾脏不大或仅轻度增大。

3. 实验室检查

多次化验血小板低于100×10^9/L，当低于50×10^9/L时易发生出血倾向。

骨髓检查巨核细胞正常或增多，至少不减少。而成熟产血小板型巨核细胞减少。

约60%～80%的患者血小板相关抗体（PAIg）增高。

4. 除外继发性血小板减少症。

四、处理方案及基本原则

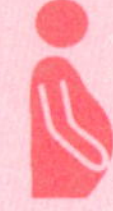

（1）妊娠前已患免疫性血小板减少症（ITP），病情尚未稳定，血小板计数$<50 \times 10^9$/L，暂不宜妊娠。

（2）妊娠期：

①应与血液科共同监测免疫性血小板减少症（ITP）病情的发展。

②补钙、补铁，补充维生素 C2g，每日顿服；氨肽素 lg，每日 3 次。

③皮质激素：孕中期以后，血小板计数 <50×10^9 / L，伴有出血症状，应用泼尼松 1mg / kg，待病情缓解后逐渐减量。可使 2/3 的患者血小板升高，但又常复发。

④丙种球蛋白的应用：大剂量丙种球蛋白 400mg /（kg · d）或 20g，静脉注入 5 天以上，可使 2/3 的患者血小板满意上升。

⑤输入血小板：血小板计数 <10×10^9/L 时有出血倾向，为防止重要脏器出血（脑出血）时应用。

⑥脾切除：以上治疗无效，血小板计数 <10×10^9/L，有严重出血倾向危及生命，可于孕 6 个月前实施手术，70% ~ 90%有一定效果。

（3）产科处理做好计划分娩：

①剖宫产指征：血小板计数 <30×10^9/L。或伴有出血倾向；胎儿血小板计数 < 50×10^9/L；有脾切除史者。血小板计数 <60×10^9/L 时不用硬膜外麻醉。

②阴道分娩第二产程或刮宫产术中输入血小板或新鲜血。

③阴道分娩避免产程延长，尽量避免剖宫产。产后认真检查、缝合伤口，防止产道血肿。

④做好预防产后出血和感染的工作。

⑤产后继续应用糖皮质激素，待血小板数量上升后逐渐减量，并指导避孕。

⑥新生儿处理：

a. 新生儿出生后动态监测血小板计数。

b. 孕前母亲应用皮质激素治疗。新生儿出生后应用泼尼松 2.5mg，每日 2 次，视血小板情况逐渐减量。

c.ITP 不是母乳喂养的绝对禁忌证，应根据母亲的病情及新生儿血小板情况，选择喂养办法。

五、要点与讨论

血小板减少原因一时难以确认时如何书写疾病诊断？

（1）妊娠期间发生的血小板减少发生率 6.6% ~ 11.6% 比较笼统生理、病理、原发、继发：

①妊娠合并血小板减少。②妊娠合并血小板减少症。③妊娠血小板减少症。

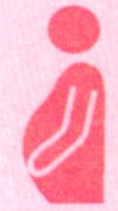

（2）PAT 发生率 5.4% ~ 8.3%：

①妊娠期血小板减少症。②妊娠伴发血小板减少症。③妊娠生理性血小板减少。④非病理性血小板减少症。

（3）ITP 妊娠合并：

①原发性血小板减少性紫癜。②特发性血小板减少性紫癜。③免疫性血小板减少性紫癜发生率 3.7%。

六、思考题

1. 评估孕妇血小板减少的适宜检查方法是什么？

2. 什么是妊娠期血小板减少症的合适产科管理？

七、科普小常识

有必要治疗与子痫前期相关的血小板减少吗？

与重度子痫前期、HELLP 综合征相关的孕妇血小板减少症（血小板计数小于 $100 \times 10^9/L$）的主要治疗方法是适时分娩。虽然已有报道产前通过药物治疗来改善血小板减少症，但是这种治疗并不常见。更重要的是，产后子痫前期潜在的病理生理学变化将得到解决。因此，分娩方式应该根据胎龄、胎先露、宫颈状态、产妇和胎儿等情况来确定。

子痫前期的孕妇，大出血并不常见，但少量出血，如剖宫产手术部位渗血是常见的。对于血小板计数小于 $50 \times 10^9/L$ 或 DIC 的孕妇，为了改善止血状况，有时需要输注血小板。然而，对于子痫前期的孕妇，由于加速的血小板的破坏，输血治疗效果不明显。因此，血小板输注是最适用于血小板减少伴活动性出血的患者。共识指南建议在大手术之前，进行血小板输注以增加产妇血小板计数，使其超过 $50 \times 10^9/L$。

在产后 24 ~ 48 小时，血小板计数往往减少，随后将快速恢复。大部分患者在产后 2 ~ 6 天，血小板计数将超过 $100 \times 10^9/L$。虽然罕见，血小板减少症可能会持续一段时间，并且是常与其他病理情况相关。虽然与严重子痫前期、HELLP 综合征相关的血小板减少症在糖皮质激素或清宫术治疗后，也许会得到改善，但是对于这两种治疗方式，产妇死亡率或发病率是无差异的。

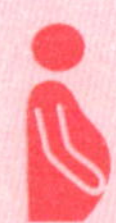

（编者　张丽）

第三节　妊娠合并甲状腺功能减退症（案例 12）

核心提示

❖妊娠合并甲状腺疾病主要包括甲状腺功能亢进和减退；

❖诊断除临床表现外主要依靠血清促甲状腺激素和甲状腺激素水平；

❖治疗目的主要是将血清促甲状腺激素和甲状腺激素水平恢复到正常，降低围产期不良结局的发生。

一、病历资料

1. 现病史

患者，女，29 岁，因“停经 56 天，孕检发现促甲状腺激素（促甲状腺激素）升高伴乏力 3 天”入院。平素月经规律，末次月经 2024-01-12。停经 40 天产检化验甲状腺功能时发现促甲状腺激素升高为 10.22mIU/L，游离 T4（游离 T4）下降为 10.28pmol/L，追问病史诉易感乏力，余无明显异常。早孕反应不明显。收入院进行病情评估。孕妇喜静懒动，食欲尚可，大小便正常，睡眠可，但多梦。

2. 既往史

既往体健，月经周期 3 ～ 5/35 ～ 37 天。生育史 0-0-2-0，自然流产 2 次，末次妊娠 2022 年 6 月。孕前体重 59kg。否认高血压、糖尿病史；否认甲状腺疾病及治疗史；常规体检未行甲状腺功能检查。其母亲患桥本甲状腺炎，服药治疗至今，诉复查均于正常范围。

3. 体格检查

体温 36.0℃，血压 110/65mmHg，脉搏 68 次 / 分，体重 58kg，身高 158cm。神清，少言懒动，一般情况可，皮肤黏膜较干燥。颈部无抵抗，甲状腺质地软，未触及肿大。心肺未闻异常，肝脾未及，无压痛，肾区无叩击痛，无明显水肿。妇科检查：外阴阴道

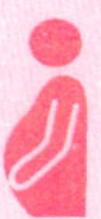

正常，宫颈光，宫体前位，增大如孕周，质软，双附件区未触及肿块及增厚。

4. 实验室和辅助检查

甲状腺功能：游离 T3：4.79pmol/L，游离 T4：10.28pmol/L，促甲状腺激素 10.22mIU/L，甲状腺过氧化酶抗体（甲状腺过氧化酶抗体）阳性。

血人绒毛膜促性腺激素：12356mmol/L。

血尿常规及常规生化检查未见异常。

B 超检查：子宫 76mm × 70mm × 65mm，宫内孕囊 23mm × 25mm，胚芽长 12.9mm，见胎心搏动。双侧卵巢未见异常。

甲状腺超声检查：未见明显异常。

心电图检查正常。

二、诊治经过

1. 初步诊断

G2P0，孕 8 周；妊娠合并甲状腺功能减退症（简称妊娠合并甲减）。

2. 诊治经过

入院后复查甲状腺功能，进行血尿常规、肝肾功能等生化指标检查，心电图、甲状腺 B 超检查，请内分泌科会诊，明确诊断为临床甲减。给予口服左甲状腺素钠片（优甲乐）50μg（1/2 片）。每日一次，口服，建议 3 周后复查甲状腺功能，根据结果调整药物剂量。

孕妇一股情况好，于入院第 3 天出院。嘱定期产科门诊检查，内分泌科门诊复查。

三、案例分析

1. 病史特点

（1）29 岁，平素月经规律，末次月经 2024 年 1 月 12 日。停经 56 天。

（2）自然流产 2 次；否认甲状腺疾病及治疗史；常规体检未进行甲状腺功能检查，有甲状腺疾病家族史。

（3）查体：甲状腺未触及肿大。妇科检查：宫体增大（符合停经天数），质软。

（4）血人绒毛膜促性腺激素明显升高。

（5）B 超检查提示宫内早孕。

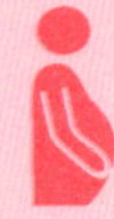

（6）甲状腺功能检查：游离 T33：4.79pmol/L，游离 T4：10.28pmol/L，促甲状腺激素 10.22mIU/L，甲状腺过氧化酶抗体阳性，甲状腺超声：未见明显异常。

2. 诊断和诊断依据

（1）诊断：G2P0，孕 8 周；妊娠合并甲减。

（2）诊断依据：①育龄妇女，停经 56 天；血人绒毛膜促性腺激素明显升高；B 超检查提示宫内早孕（胚胎大小与孕周相符）。②存在高危因素：自然流产史，有甲状腺疾病家族史。③孕期检查时首次发现甲状腺功能异常：游离 T4 降低，促甲状腺激素升高，甲状腺过氧化酶抗体阳性。④平素少言懒动，易感乏力，皮肤干燥。⑤甲状腺无肿大，甲状腺 B 超检查未见异常。

（3）鉴别诊断：妊娠合并甲减的诊断需明确是妊娠前甲减，还是妊娠期甲减，并鉴别临床甲减、亚临床甲减和低甲状腺素血症。了解有无甲状腺肿大病史，甲状腺手术史、放射治疗史及家族性甲状腺疾病史。甲减相关临床症状：精神抑郁、畏寒、少汗、乏力、少言懒动、腹胀、便秘、下肢非凹陷性黏液性水肿。少部分患者可能因妊娠缘故临床表现不明显。

实验室诊断标准：

（1）临床甲减：促甲状腺激素 > 妊娠期特异参考值上限（97.5th）（如果尚未建立特异参考值范围，则促甲状腺激素 > 2.5mIU/L），游离 T4< 妊娠期特异参考值下限（2.5th）；促甲状腺激素 > 10mIU/L，无论游离 T4 是否降低，均可诊断为临床甲减。

（2）亚临床甲减：促甲状腺激素 > 妊娠期特异参考值上限（97.5th），游离 T4 在妊娠期参考值范围内（97.5~2.5th）。我院促甲状腺激素特异参考值上限：妊娠早期 2.5mIU/L，晚期 3.0mIU/L。游离 T4 参考值：12~22pmol/L。

（3）低甲状腺素血症：促甲状腺激素正常，在妊娠期参考值范围内（97.5 ~ 2.5th），游离 T4 水平低于妊娠期特异参考值的第 10 或第 5 百分位。

多数专家推荐将促甲状腺激素作为诊断妊娠合并甲减的检测指标。但确定促甲状腺激素正常值范围标准存在争议。无论是美国甲状腺学会（ATA）还是中国《围孕产期甲状腺疾病相关诊疗指南》的解读均建议本单位或者本地区应建立妊娠早期（T1 期）、中期（T2 期）和晚期（T3 期）特异促甲状腺激素和游离 T4 参考值，正常值范围。目前，各指标参考值制定方法采用美国临床生化研究院（NACB）推荐的方法，范围是 97.5~2.5th。

2011 版《妊娠和产后甲状腺疾病诊治指南》给出妊娠特异促甲状腺激素具体参考范围：T1 期 0.1~2.5mIU/L；T2 期 0.2~3.0mIU/L；T3 期 0.3~3.0mIU/L。

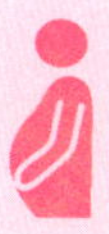

四、处理方案及基本原则

（1）复查甲状腺功能，甲状腺超声检查，评估病情。

（2）内分泌科会诊，早孕合并临床甲减诊断明确。立即开始左旋甲状腺素（优甲乐）治疗，50pg，每日 1 次。研究已证明，妊娠期临床甲减可损害后代的神经智力发育，增加流产、低体重儿、死胎、早产、妊娠期高血压等疾病的风险，必须给予治疗，宜选择左旋甲状腺素（L–T）治疗，强烈建议不给予其他甲状腺制剂如三碘甲状腺原氨酸或者甲状腺素片治疗。

（3）高危产科门诊定期产检，因孕前未发现甲减及进行治疗，孕期应重点监护胎儿生长发育情况及妊娠并发症的发生。

（4）同时内分泌科门诊定期复查游离 T4、促甲状腺激素，每 3~4 周 1 次，进行病情评估，根据游离 T4、促甲状腺激素个体间恢复情况调整 L–T（优甲乐）剂量，尽早达到治疗目标，治疗目标：血清促甲状腺激素值保持在妊娠特异性的参考值范围：妊娠早期 0.1~2.5mIU/L，妊娠中期 0.2~3.0mIU/L，妊娠晚期 0.3~3.0mIU/L。

五、要点与讨论

甲状腺功能减退症（甲减）是由于各种原因导致的低甲状腺激素血症或甲状腺激素抵抗而引起的全身性低代谢综合征。原发性妊娠期甲状腺功能减退是指在妊娠期出现的促甲状腺激素水平升高。妊娠合并甲减可分为临床甲减、亚临床甲减和低甲状腺素血症。

妊娠合并甲减的常见病因：①自身免疫性甲状腺炎；②甲亢治疗后（手术切除或治疗）；③甲状腺癌术后。其中，以自身免疫性甲状腺炎为主要病因。

妊娠期临床甲减的危害明确。目前根据《ATA 指南》，并无明显证据肯定或否定在全妊娠人群筛查甲状腺功能的必要性，但《ATA 指南》推荐对高危妊娠人群进行筛查，其危险因素包括：①有甲状腺功能异常或甲状腺手术史；②有甲状腺功能异常家族史；③患甲状腺肿；④甲状腺过氧化酶抗体阳性；⑤症状和体征提示甲亢或甲减；⑥ 1 型糖尿病；⑦有流产或早产史；⑧有其他自身免疫性疾病；⑨不孕症；⑩有头颈部放射治疗史；⑪ 肥胖，体重指数（BMD ≥ 40；⑫ 年龄 > 30 岁；⑬ 曾接受胺碘酮或含锂药物治疗；⑭ 近 6 周曾接触碘放射性造影剂；⑮ 居住在中度或重度碘缺乏地区。

筛查指标包括促甲状腺激素、游离 T4 和甲状腺过氧化酶抗体。筛查时机选在孕前和妊娠 8 周前。对有甲状腺疾病史的孕妇可行甲状腺超声检查。

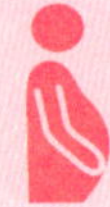

妊娠期甲减治疗，L–T（左甲状腺素钠片，如优甲乐）为首选替代药物。治疗目标和剂量调整：（1）妊娠临床甲减 L–T，完全替代治疗的剂量可达 2~2.4 μ g/（kg.d）。

起始剂量为 25~50μg/d，每 3~4 周复查甲状腺功能，以 25%~30% 为单位调整剂量，需根据个体间差异，尽快达标，正常后维持，并每 3~4 周复查一次。血清促甲状腺激素孕早期 <2.5mLU/L，孕中晚期 <3.0mLU/L。

（2）已患临床甲减的妇女计划妊娠，需控制促甲状腺激素 <2.5mIU/L。

（3）正在治疗中的甲减妇女，妊娠后应立即增加 L–T，剂量 25%~30%，以尽快有效防止孕早期发生低甲状腺素血症。L–T 的增加量个体差异很大，孕妇甲减病因及孕前促甲状腺激素水平均可影响 L–T 增加量。

（4）妊娠期亚临床甲减，若甲状腺过氧化酶阳性，推荐给予 L–T 治疗；而甲状腺过氧化酶阴性孕妇，既不予反对也不予推荐。

（5）而单纯性低甲状腺激素血症增加不良妊娠结局的证据不足，所以不常规推荐 L–T 治疗。

（6）产后 L–T，应恢复至孕前的剂量，并于产后 6 周复查血清促甲状腺激素，调整 L–T 剂量。

（7）L–T 应避免与含离子多种维生素、钙剂等同时摄入，应间隔 4 小时以上。

六、思考题

1. 妊娠合并甲减的高危人群有哪些？这些高危人群进行甲减筛查的时机和筛查项目如何选择？

2. 妊娠合并甲状腺功能减退症对子代可能的影响是什么？

3. 妊娠合并甲减分几类，简述其治疗原则。

七、科普小常识

孕妇为什么要化验甲状腺功能？

（1）甲状腺激素可以促进组织细胞内的蛋白质 RNA、DNA 的合成，促进钙磷代谢及骨骼的生长。并且甲状腺激素具有促进组织分化、成长、成熟的作用，是维持正常发育不可缺少的激素，对脑和骨骼的作用尤为重要。它几乎作用于机体的所有组织，从多方面调节新陈代谢和生长发育，是维持机体功能活动的基础性激素。

（2）胚胎期和幼儿期如果缺乏甲状腺激素，可导致不可逆的神经系统发育障碍，以及骨骼的生长发育与成熟延迟或停滞，出现明显的智力发育迟缓、身材矮小、牙齿发育不全等症状。甲状腺激素是无法被人体其他激素所取代的。人类胎儿生长发育 12 周之前的甲状腺不具备聚碘和合成甲状腺激素的能力，这一阶段胎儿生长发育所需要的甲

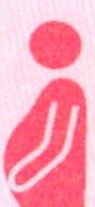

状腺激素必须由母体提供。此时胎儿大脑结构的发育主要依赖于母体甲状腺激素。母体甲状腺激素水平的高低将直接影响胎儿神经的生长发育。因此，甲状腺激素是胎儿和新生儿脑发育的关键激素。

（3）促甲状腺激素是腺垂体分泌的，并且促进甲状腺滤泡细胞的生长和甲状腺激素的合成分泌。甲状腺滤泡上皮细胞是合成和分泌甲状腺激素的功能单位，甲状腺激素也能负反馈影响促甲状腺激素的合成和分泌。两者互相影响。

在妊娠早期血清促甲状腺激素水平降低，是因为 HCG 与腺垂体分泌的促甲状腺激素具有结构上的同源性，促甲状腺激素减低正是因为 HCG 对下丘脑的刺激作用引起。下丘脑分泌促甲状腺激素释放激素，当促甲状腺激素分泌过多时，会负反馈下丘脑，下丘脑会认为促甲状腺激素过多，所以释放的促甲状腺激素释放激素会相应地减少，腺垂体也会减少分泌促甲状腺激素。所以，怀孕早期促甲状腺激素可能会减少。由于妊娠早期血清 HCG 水平逐渐升高，大约 3 个月时达到高峰，HCG 具有一定的促甲状腺作用，所以血清促甲状腺激素水平随着 HCG 的升高而降低。促甲状腺激素降低了，甲状腺分泌的甲状腺激素游离 T4、游离 T3 也会减少。因此，怀孕初期的宝妈们促甲状腺激素和甲状腺激素都有可能会降低。促甲状腺激素也变成了判断甲状腺功能最敏感的指标。

甲状腺疾病是妊娠期最常见的内分泌疾病之一，妊娠并发甲状腺功能异常可引起流产、早产、死胎、胎儿宫内生长迟缓、先天性畸形及婴儿甲状腺功能异常等，尤其是妊娠并发甲状腺功能减退可导致胎儿脑发育畸形。

（编者　郭国霞）

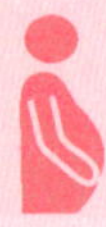

第四节　妊娠期急性脂肪肝（案例13）

核心提示

❖妊娠期急性脂肪肝病人血压如何管理？

❖妊娠期急性脂肪肝病人凝血如何管理，药物如何选择？

❖形成妊娠期急性脂肪肝的病因有哪些？

❖妊娠期急性脂肪肝外治方法有哪些，如何选择？

一、病历资料

1. 现病史

患者黄某，女性，21岁，因“停经36^{+3}周，恶心呕吐1^{+}月，加重10天”于05月31日20：32入院。患者确认妊娠后在外院规律产检。孕期血压波动在104～127/68～89mmHg，孕30周开始反复出现恶心、呕吐胃内容物，未予重视。10天前出现厌油、恶心、呕吐症状明显加重，伴少许血丝，见全身黄染及双下肢水肿。无发热畏寒，无头晕胸闷，无谵妄、震颤，无呕血、便血、黑便，无皮肤瘙痒等不适。两天前查肝功能示：总胆红素123.22μmol/L，直接胆红素102.54μmol/L，间接胆红素20.7μmol/L，谷丙转氨酶145.3IU/L，谷草转氨酶50IU/L，总蛋白57.7g/L，白蛋白30.8g/L，总胆汁酸100.3μmol/L。乙肝正常，血常规：白细胞计数16.6×10^9/L，血红蛋白133g/L，血小板计数179×10^9/L，未予特殊处理，外院就诊考虑病情危重，建议转院治疗。患者为进一步诊治自行驱车来我院。

2. 既往史

既往2019年先后因阑尾炎、左侧卵巢畸胎瘤行腹腔镜诊治术。

3. 体格检查

体温36.5℃，脉搏95次/分，呼吸20次/分，血压125/73mmHg。身高163cm，体

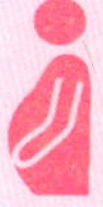

重 62kg。神志清楚，对答切题，全身皮肤及巩膜黄染，心肺查体无异常。腹隆起，下腹部陈旧性瘢痕，上腹部轻压痛，墨菲氏征可疑阳性。肝脾未及，双下肢凹陷性水肿。产科检查：胎位 LOA，胎心率 136 次 / 分。阴检：宫口未开，长 1cm，质软，后位，胎膜未破，先露 -3，宫颈评 3 分。

4. 实验室和辅助检查

血常规五分类：白细胞计数 16.66 × 10^9/L，血红蛋白 129g/L，血小板计数 152 × 10^9/L，随机血糖 3.54mmol/L；谷丙转氨酶 93IU/L，白蛋白 27.7g/L，血清肌酐 172.6 μmol/L，尿酸 445.8 μmol/L，谷草转氨酶 46IU/L，乳酸脱氢酶 961IU/L，肌酸激酶 176IU/L。凝血四项：凝血因子 57.9 秒，抗凝 1.75，纤维蛋白原 0.3g/L，凝血酶时间 38.4 秒；血浆 D- 二聚体 18.24mg/L。

二、诊治经过

1. 初步诊断

妊娠期急性脂肪肝（AFLP）？胎儿宫内窘迫？ G2P0，宫内妊娠 36^{+3} 周，单活胎 LOA 高危妊娠。

2. 诊治经过

给予纠酸、输血（血浆、冷沉淀）治疗；

护肝利胆（还原型谷胱甘肽、多烯磷脂酰胆碱、腺苷蛋氨酸）治疗；

积极完善术前准备，行剖宫产术，产一活男婴；

术后转入 ICU。

三、案例分析

1. 病史特点

（1）患者，女性，21 岁，因“停经 36^{+3} 周，恶心呕吐 1^{+} 月，加重 10 天”就诊。

（2）既往 2019 年先后因阑尾炎、左侧卵巢畸胎瘤行腹腔镜诊治术。

（3）体温 36.5 ℃，脉搏 95 次 / 分，呼吸 20 次 / 分，血压 125/73mmHg。身高 163cm，体重 62kg。神志清楚，对答切题，全身皮肤及巩膜黄染，心肺查体无异常。腹隆起，下腹部陈旧性瘢痕，上腹部轻压痛，墨菲氏征可疑阳性。肝脾未及，双下肢凹陷性水肿。产科检查：胎位 LOA，胎心率 136 次 / 分。阴检：宫口未开，长 1cm，质软，后位，胎膜未破，先露 -3，宫颈评 3 分。

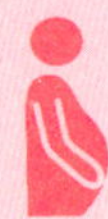

（4）实验室及辅助检查：

血常规五分类：白细胞计数 16.66 × 10^9/L，血红蛋白 129g/L，血小板计数 152 × 10^9/L，随机血糖：3.54mmol/L；谷丙转氨酶 93IU/L，白蛋白 27.7g/L，血清肌酐 172.6umol/L，尿酸 445.8umol/L，谷草转氨酶 46IU/L，乳酸脱氢酶 961IU/L，肌酸激酶 176IU/L。凝血四项：凝血因子 57.9 秒，抗凝 1.75，纤维蛋白原 0.3g/L，凝血酶时间 38.4 秒；血浆 D-二聚体 18.24mg/L。

2. 诊断和诊断依据

（1）诊断：1）妊娠期急性脂肪肝？ 2）胎儿宫内窘迫？ 3）孕 1 产 0 宫内妊娠 36^{+3} 周单活胎 LOA 高危妊娠。

（2）诊断依据：（表 2-4-1）

表 2-4-1　妊娠期急性脂肪肝诊断依据

排除其他病因后，满足下列表现 ≥ 6 项者诊断为 AFLP	
呕吐	
腹痛	
多饮 / 多尿	
脑病	
血红素升高	> 14 μmol/L
低血糖	< 4mmol/L
尿素氮升高	> 340 μmol/L
白细胞增多	> 11 × 10^6cells/L
腹水或超声检查显示光亮腹	
转氨酶升高（AST 或 ALT）	> 42IU/L
血氨升高	> 47 μmol/L
肾功能不全，肌酐升高	> 150 μ mol/L
凝血功能障碍，凝血酶原时间延长	> 14s 或 APPT > 34s
肝脏活检显示小泡性脂肪变性	

（3）鉴别诊断：① Hellp 综合征（溶血、肝酶升高和血小板减少三联征）：除妊娠期高血压疾病和溶血指标异常外，虽血小板减少，极少发生 FGH 和意识障碍，肝病理检查提示非特异性炎症改变。②重型病毒性肝炎：患者肝功能明显异常，白细胞多正常，肾衰出现较晚，低血糖较少见，但肝昏迷较明显，体检和影像学检查多有肝脏缩小表现，

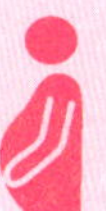

肝炎病毒血清学检测呈阳性，肝组织病理学提示肝细胞广泛坏死，缺乏急性脂肪变依据。③妊娠期肝内胆汁淤积症：瘙痒为首发症状，瘙痒和黄疸为突出表现，且贯穿于整个病程，分娩后很快消失，肝酶仅轻度升高，无精神障碍，凝血机制异常和多脏器损害等。

四、处理方案及基本原则

（1）病情凶险，处理难度大，需多学科配合。

（2）分娩后 AFLP 并不能自行消退，但如果延迟终止妊娠时机，患者可随时出现多器官功能衰竭。

（3）早期诊断、及时终止妊娠与最大限度支持治疗仍是治疗 AFLP 的三个基本原则。

（4）产科处理，确诊后 24 ~ 48 小时内剖宫产终止妊娠，预防产后大出血（血制品、放宽子宫全切指征以及预防孕妇低血糖昏迷）。

（5）无特殊治疗：终止妊娠并不意味着病情好转，分娩后仍需积极预防凝血功能障碍、产后大出血、消化道大出血、肝肾功能衰竭和代谢紊乱、警惕胰腺炎、DIC、感染等并发症。

（6）人工肝支持系统：血浆置换、胆红素吸附或持续血液滤过等方法清除循环中的有害物质，纠正酸碱平衡及电解质紊乱，补充凝血因子等多种生物活性物质，代替正常肝脏的部分功能，稳定机体内环境，为肝细胞再生及肝功能恢复争取时间。

五、要点与讨论

妊娠期急性脂肪肝（AFLP）是妊娠特有疾病，是一种少见、病死率高的产科危重症，发病率通常在 1/10000 ~ 3/10000。发病机制尚未明确，估计可能与脂肪酸氧化功能障碍有关。初产妇、多胎妊娠、男性胎儿、合并其他妊娠期肝脏疾病（如子痫前期、HELLP 综合征、妊娠期肝内胆汁淤积症）、既往妊娠期脂肪肝病史等是该病发生的高危因素。

妊娠期急性脂肪肝最常见的症状是恶心、呕吐，88.5% 患者存在、黄疸在 71.4% 的患者中可见，腹痛存在于51.4%患者。常见并发症有低血糖（94.2%）、肾功能衰竭（94.2%）、凝血病（77.1%）、腹水（48.5%）和脑病（40%），但症状非特异性，并且与子痫前期、病毒性肝炎等疾病的表现相类似，早期、准确诊断较为困难。

AFLP 需要与之做鉴别的疾病包括有 HELLP 综合征、妊娠合并肝内胆汁淤积症、血栓性血小板减少性紫癜、溶血尿毒综合征等。

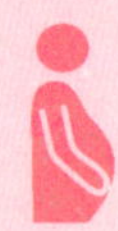

六、思考题

1. 妊娠期急性脂肪肝患者如何选择血液净化方式？

2. 妊娠期合并甲肝的处理？

七、科普小常识

1. 如何确定 AFLP 孕妇门诊筛查的时机及指标？

（1）建议将妊娠 35~37 周作为高危孕妇门诊筛查的时机（GRADE 分级：1C）。

（2）推荐将血常规、肝功能和凝血功能检查作为门诊筛查的一线指标（GRADE 分级：1C）。

（3）对门诊首次筛查可疑的孕妇宜尽快再次进行上述指标的复查，尽早识别 AFLP（GRADE 分级：GPS）。

2. 如何选择 AFLP 孕妇的手术麻醉方式？

（1）推荐将肝功能、凝血功能、分娩紧急性及全身情况作为麻醉选择的主要考虑因素（GRADE 分级：GPS）。

（2）推荐术前建立快速反应多学科团队（MDT），包括产科、感染科、麻醉科、ICU、新生儿科、输血科，共同评估和制订 AFLP 孕妇的手术麻醉方案（GRADE 分级：GPS）。

（3）建议凝血功能的评估作为麻醉方式选择的主要依据：INR ≤ 1.2 的孕妇可行椎管内麻醉，1.2<INR<1.5 的孕妇可行单次蛛网膜下腔阻滞麻醉及局部神经阻滞，INR ≥ 1.5 或循环功能不稳定的孕妇行全身麻醉（GRADE 分级：1D）。

（编者　张丽）

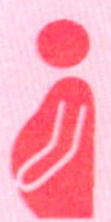

第五节 妊娠合并急性胰腺炎（案例14）

核心提示

❖妊娠合并急性胰腺炎的发病机制。

❖妊娠合并急性胰腺炎的诊断。

❖妊娠合并急性胰腺炎的治疗。

一、病历资料

1. 现病史

李某，女，34岁，主因“停经35周，上腹痛1日”入院。患者孕35周，外院产检，产检资料未携带，自诉无特殊异常。入院前一天中午进食肉类及冷饮后，于当晚出现腹痛难忍，中上腹明显，呈持续性胀痛，疼痛剧烈，辗转反侧，持续数小时不缓解，弯腰抱膝体位时腹痛略有减轻，伴腰背部困痛，伴恶心、呕吐，呕吐物为胃内容物，伴出汗，无明显胸痛、气短，无发热、寒战、头晕、心慌等不适，遂于当晚就诊于某医院，相关化验检查提示胰腺炎可能，诊断为“妊娠合并急性胰腺炎”，给予输注奥美拉唑抑酸，山莨菪碱解痉，头孢哌酮、奥硝唑抗炎等对症治疗，腹痛无明显缓解，为进一步诊治转入我科。

2. 既往史

既往体健，4年前剖宫产一次。否认肝炎、结核等传染病史，否认外伤手术史，否认输血史，否认食物、药物过敏史。

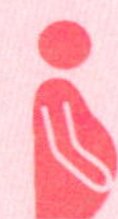

3. 体格检查

体温36℃，脉搏106次/分，呼吸20次/分，血压130/84mmHg；神志清楚，紧张面容，双肺呼吸音清，未闻及干湿啰音，心律齐，各瓣膜区未闻及病理杂音，腹肌紧张，中上腹压痛（+）、反跳痛（+），肝脾肋下未及，未扪及腹部包块，肝区，双肾区无叩痛，移动性浊音（–），肠鸣音弱，双下肢浮肿（–）。

4. 实验室和辅助检查

血细胞分析（外院）：白细胞计数 11.6×10^9/L，中性粒细胞数 9.02×10^9/L，中性粒细胞 81.5% ↑；我院：白细胞计数 13.73×10^9/L，中性粒细胞 90.3% ↑。

血淀粉酶（外院）：956IU/L ↑；我院：淀粉酶 881.65IU/L，脂肪酶：634.92IU/L ↑；白蛋白：28.2g/L。

C– 反应蛋白（外院）：3.8mg/L；我院：10.10mg/L ↑，降钙素原 < 0.05mg/mL。

尿液检查（外院）：酮体（++）；我院：酮体（–）。

腹部彩超（外院）：胰腺饱满。

二、诊治经过

1. 初步诊断

G2P1 宫内妊娠 35 周，妊娠合并急性胰腺炎。

2. 诊治经过

（1）监测胰酶、肝功、肾功、电解质、血细胞分析、C– 反应蛋白、降钙素原等；

（2）禁饮食、持续胃肠减压、抑酸、抑制胰酶、补液、预防感染等对症及支持治疗；

（3）密切监测母儿情况，住院 6 天后病情平稳出院。

三、案例分析

1. 病史特点

（1）患者，女性，34 岁，因“停经 35 周，上腹痛 1 日”就诊。

（2）有进食油腻的诱因。

（3）生命体征尚平稳，有典型上腹痛、腰背部放射痛、恶心、呕吐等消化道症状。

（4）实验室及辅助检查：血清淀粉酶、脂肪酶有意义升高，彩超提示胰腺饱满。

2. 诊断和诊断依据

（1）诊断：妊娠合并急性胰腺炎，G2P1 宫内妊娠 35 周。

（2）诊断依据：①有进食油腻诱因；②有典型上腹痛、腰背部放射痛、恶心、呕吐等消化道症状；③血清淀粉酶、脂肪酶有意义升高，彩超提示胰腺饱满。

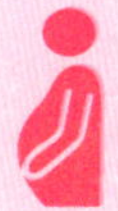

（3）鉴别诊断：

①急性胆囊炎：诱因可为进食油腻食物，既往可有胆结石病史，多数腹痛表现为阵发性上腹部绞痛，可伴有恶心、呕吐、发热、皮肤巩膜黄染。该患者既往及妊娠后腹部彩超均未提示胆囊结石，暂不考虑此病。

②急性胃肠炎：一般多见于有不洁饮食史，伴有上腹部不适、疼痛、腹泻、水样便、脓血便等病情，便常规可帮助诊断。该患者有腹痛、恶心、呕吐等症状，大便正常，需进一步排除诊断。

③急性阑尾炎：主要症状为转移性右下腹痛，可伴有恶心、呕吐、发热等症状，血象升高，彩超提示阑尾区改变。该患者诊断较明确，暂不考虑此病。

四、处理方案及基本原则

1. 治疗原则

与非妊娠期急性胰腺炎治疗原则基本相同，主要治疗措施包括保守治疗、针对病因治疗、手术治疗及产科处理。

2. 根据病情分类治疗

轻症：保守治疗。

重症：多学科联合治疗，监测胎儿状态，适时终止妊娠，必要时手术治疗。

五、要点与讨论

1. 妊娠对急性胰腺炎的影响

（1）妊娠对胆道系统的影响：

妊娠期雌孕激素的变化使胆囊肌收缩减弱，胆囊排空时间延长，胆囊排空率下降，胆汁排出受阻。胆囊黏膜钠泵的活性减弱，水分吸收减少，胆汁稀释，胆固醇浓缩，胆固醇结晶析出，结石形成风险增高，故易造成胆源性胰腺炎。

（2）妊娠对高脂血症的影响：

孕妇多进食高脂、高蛋白饮食，孕激素及皮质醇促进脂肪的生成和储备，抑制脂肪的降解利用。随着胎盘生乳素升高，游离脂肪酸逐渐上升，对胰腺毛细血管造成损伤，导致胰腺微循环障碍，造成脂源性胰腺炎。

（3）妊娠对胰腺的直接影响：

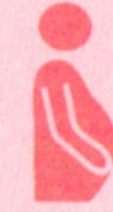

①机械压迫：增大的子宫压迫胆管、胰管，使胆汁及胰液排出受阻，与肠液逆流至胰腺，导致胰腺炎；

②妊娠内分泌影响：胰管内压升高，胰腺腺泡分泌增多，使周围组织充血、水肿、渗出，从而导致胰腺炎；

③高代谢状态：高蛋白、高脂肪饮食使肝、胆、胰负荷明显增加，致胰管内压升高。

④肠道吸收能力增强：胰腺脂肪增多，造成胰腺发生坏死继发感染和形成脓肿。

（4）其他因素：

①血清甲状旁腺升高，致高钙血症，促进胰液分泌。

②甲状旁腺素对胰腺有直接毒性作用。

③子痫前期，胰腺血管长期痉挛合并感染亦可导致胰腺炎的发生。

④妊娠期高血压疾病可引起微血管内凝血和血管炎，诱发胰腺坏死而致急性胰腺炎。

⑤妊娠期内分泌影响、妊娠期高血压以及服用噻嗪类利尿剂均可诱发急性胰腺炎。

2. 妊娠合并胰腺炎的诊断

典型病史、症状与体征，结合实验室检查及影像检查，诊断多无困难。

（1）临床表现：

腹痛、腹胀、恶心、呕吐、黄疸、发热；腹肌紧张、腹部压痛、肠鸣音减弱等，严重者休克、多脏器衰竭、胎儿窘迫、死胎等。

（2）影像学检查：

B 超、CT、MRI、X 线。

B 超：可见胰腺肿大、胰周积液；胰腺钙化和坏死灶；观察有无胆囊及胆管结石、胆管扩张和有无积水。

CT：确定诊断最敏感的方法，强化扫描可提高诊断的准确性，判断炎症的范围、有无坏死及其程度、有无继发感染（在 CT 引导下细针穿刺腹腔抽液）以及胰周围脏器的病变，但妊娠期需根据病情需要而定。

MRI：适用于妊娠期，其检查胰腺水肿的灵敏度优于 CT，能很好诊断出急性胰腺炎及其局部并发症。

（3）实验室检查：

血常规、血清淀粉酶、脂肪酶、血钙、血糖。

①胰酶检查：

血清淀粉酶在发病后 4 ～ 12 小时即开始增高，48 小时达高峰，然后下降。如 1 周以后仍持续升高，则可能有假性囊肿或腹腔脓肿形成。

脂肪酶多发病后 24 小时开始增高，7 ～ 10 天恢复正常。二者大于正常上限值的 3 倍，可协助诊断，但二者的水平高低与病情严重程度无相关性。

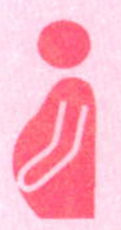

②C- 反应蛋白：

不仅是胰腺损伤、坏死的标志物，还反映 SIRS 或感染的程度。当 C- 反应蛋白 > 150mg/L 提示病情较重。

③血钙：

轻型血钙正常值或略低。重型可降至 1.75mmol/L 以下，提示病情严重，预后不良。

④非特异性化验：

血糖升高，多为暂时性，其发生与胰岛细胞破坏，胰岛素释放减少。

3. 妊娠合并胰腺炎的分类

（1）轻症 APIP：孕产妇具备急性胰腺炎的临床表现和生化改变，不伴有器官功能衰竭及局部或全身并发症，通常在 1~2 周可恢复，不需反复的胰腺影像学检查，病死率极低。

（2）中度重症 APIP：孕产妇具备急性胰腺炎的临床表现和生化改变，伴有一过性的器官功能障碍（48 小时内可以恢复），或伴有局部或全身并发症。对于有重症倾向的孕产妇急性胰腺炎患者，需严密监测各项生命体征并持续评估母婴情况。

（3）重症 APIP：孕产妇具备急性胰腺炎的临床表现和生化改变，伴有持续（> 48 小时）的器官功能衰竭，病死率高。伴有感染的危重急性胰腺炎（妊娠急性胰腺炎，CAPIP），伴有持续的器官功能衰竭和胰腺 / 全身感染，病死率极高。因此，值得临床极为关注。

4. 妊娠合并胰腺炎的治疗

（1）保守治疗：APIP 孕产妇的保守治疗与普通 AP 患者相似，主要包括一般治疗、抑制胃酸、抑制胰液及胰酶、早期液体治疗、营养支持、抗菌药物使用和镇痛等。

①一般治疗：对有明显腹痛、呕吐的孕妇禁饮食，胃肠减压，减少胰液的分泌。若无恶心呕吐，腹痛缓解，伴明显饥饿感时可尝试经口少量低脂流质进食。同时叮嘱孕妇注意休息，自数胎动，密切关注电子胎心监测情况和孕妇生命体征。

②抑制胃酸、抑制胰液及胰酶分泌：关于孕妇用药的研究较少，因部分药物能经过胎盘屏障，病情危重时必须权衡利弊使用。

质子泵抑制剂可以通过抑制胃酸分泌间接抑制胰液分泌，奥美拉唑妊娠分级 C 类，目前是否能用于 APIP 患者的治疗尚有争议。

西咪替丁是一种 H2 受体阻滞药，通过竞争性抑制组胺作用进而抑制基础胃酸分泌。该药对中晚期孕妇无危险证据。

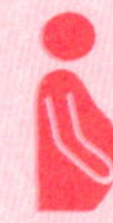

生长抑素是抑制胰酶分泌治疗 AP 常用药物，为垂体激素释放抑制类药物，可直接

抑制胰腺外分泌而发挥作用，对中晚期妊娠妇女无危险证据。

乌司他丁作为一种蛋白酶抑制剂，能广泛抑制与胰腺炎进展相关酶的活性和释放，同时能稳定溶酶体膜，改善胰腺循环，减少并发症的发生。动物实验显示其在胎盘及乳汁中有分布，孕期给药安全性尚未确定，使用前需权衡考虑。

③早期液体复苏：液体复苏、维持水电解质平衡和加强监护是早期治疗的重点。由于SIRS引起毛细血管渗漏综合征，导致血液成分大量渗出，造成血容量丢失与血液浓缩。早期大量的补液既能预防孕妇发生低血容量性休克，又能预防血容量减少导致的胎盘灌注不足。在复苏液体的选择方面，晶体液推荐生理盐水（0.9%NaCL）和平衡液（乳酸林格氏液）。扩容时需注意晶体和胶体的比例，一般推荐的比例为2：1，注意控制输液速度，在保证液体充足的同时，也应避免过度补液，预防肺水肿。在早期快速扩容阶段速度为5 ~ 10mL/（kg·h）。目前，液体治疗成功的指标主要包括尿量 > 0.5mL/（kg·h）平均动脉压 > 65mmHg，中心静脉压8 ~ 12mmHg，中心静脉血氧饱和度≥ 70%，心率 <120次/分、中心静脉血氧饱和度≥ 70%，心率 <120次/分，动脉血乳酸、血清尿素氮及红细胞比容的下降亦提示复苏有效。

④营养支持：轻症APIP孕妇在可耐受的情况下根据病情酌情开放饮食，推荐流质、低脂饮食。中度重症APIP及重症APIP孕妇多数无法经口进食，推荐以鼻空肠管为主的低脂肠内营养。肠内营养时间应根据病情程度及胃肠道恢复情况，若孕产妇能耐受，建议在住院后的24~72小时实施。

⑤抗菌药物使用：关于抗菌药物的预防性使用，目前尚存在争议。考虑孕妇作为特殊人群，感染风险较高，可先经验性使用抗菌药物，当出现胰腺外感染，如胆管炎、肺炎、尿路感染、菌血症、导管相关性感染等，应根据血培养或其他病原学证据制定个体化抗感染方案。

⑥镇痛缓解：孕产妇的疼痛是治疗APIP的重要辅助措施，但选择药物必须谨慎。一般推荐盐酸哌替啶50~100mg，肌内注射。由于吗啡会收缩Oddi括约肌，胆碱能受体拮抗剂（阿托品、山莨菪碱等）可能加重肠麻痹，这两类止痛药物一般不作为推荐。对于重症胰腺炎，按照围手术期急性疼痛方式给予局部或者全身联合给药。

（2）手术治疗：外科治疗主要针对胰腺局部并发症继发感染或产生压迫症状，如消化道梗阻、肠道梗阻等，以及胰瘘、消化道瘘、假性动脉瘤破裂出血等其他并发症。手术的指征主要包括以下几点：①经内科积极保守治疗48小时以上，病情无好转；②重症APIP伴壶腹部嵌顿结石，合并胆道梗阻感染者需尽快手术解除梗阻；③出现胰腺严重坏死，腹腔大量液体渗出，影响多个脏器功能时需尽快清除坏死组织后引流。胰

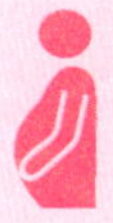

腺感染坏死的手术方式可分为 B 超或 CT 引导下经皮穿刺引流，经皮微创手术主要包括小切口手术、视频辅助手术（腹腔镜、肾镜等）。开放手术包括经腹或经腹膜后途经的胰腺坏死组织清除并置管引流。对于有胆道结石的患者，可考虑加做胆囊切除或胆总管切开取石，建议术中放置空肠营养管。胰腺感染性坏死病情复杂多样，各种手术方式必须遵循个体化原则单独或联合应用。

（3）胆源性 APIP 患者：对于胆源性 APIP 患者，孕早期根据病情，原则上尽量保守治疗。在孕中期，建议尽早手术解除胆道梗阻。对于胆囊结石、胆囊炎的 APIP 孕妇，可行腹腔镜下胆囊切除术。对于胆管结石的孕妇可选择行胆总管探查术或内镜逆行胰胆管造影术。内窥镜逆行 ERCP 主要适用于有急性胆管炎或胆道梗阻的 APIP 孕妇，应在入院 24 小时内进行，必要时行十二指肠括约肌切开术（EST）。无梗阻性黄或急性胆管炎的胆源性胰腺炎孕妇不需早期 ERCP。对于高度怀疑伴有胆总管结石而无胆管炎或黄疸的患者，通过 MRCP 或 EUS 明确诊断后再行决定。在孕晚期，可在行剖宫产术的同时解除胆道疾病，或者产后择期行相关手术。

（4）高脂血症性 APIP 患者：对于高脂血症性 AP，应需要短时间降低甘油三酯水平，争取控制在 5.65mmol/L 以下。主要的治疗包括早期禁食水≥ 24 小时后的饮食调节，降脂治疗，小剂量低分子肝素、胰岛素及血脂吸附和（或）血浆置换。在降脂药物方面，贝特类药物可以降低甘油三酯水平 40% ~ 60%，被认为是治疗高甘油三酯血症的首选药物，临床中是否运用于孕妇需酌情考虑。胰岛素和肝素能增强脂蛋白脂酶活性，导致乳糜粒降解，进而降低血脂。

（5）产科处理

终止妊娠：APIP 不是终止妊娠的指征，但腹压降低对胰腺炎控制是有利的。终止妊娠的时机及方式需取决于病情、对治疗的反应及孕周的大小。若出现以下情况时，建议及时终止妊娠：①重症 APIP 孕妇或病情经治疗无明显好转；②胎儿窘迫；③胎儿已足月；④伴难免流产、早产临产症状等。关于终止妊娠的方式，对非重症孕妇如已临产、宫颈已成熟或短期内能经阴道分娩者可阴道试产，除此以外建议剖宫产尽快终止妊娠。剖宫产同时亦可根据情况请外科医生会诊或探查。

预防早产：严密监测胎心、注意宫缩情况，在治疗急性胰腺炎的同时，预防早产发生。若出现早产征象，可用吲哚美辛、利托君、阿托西班等抑制宫缩，尽量延长孕龄。对妊娠 28 ~ 34^{+6} 周的先兆早产，应当给予 1 个疗程糖皮质激素（地塞米松 6mg，肌内注射，间隔 12 小时，共 4 次）促进胎肺成熟。对 32 周的早产儿可用硫酸镁保护胎儿中枢神经系统。

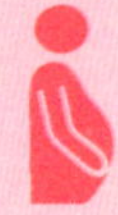

六、思考题

1. 妊娠合并重症胰腺炎的处理？

2. 妊娠合并急性胰腺炎宫内感染的防治？

七、科普小常识

如何避免妊娠合并急性胰腺炎？

（1）合理饮食，营养均衡；

（2）科学产检；

（3）及时就诊。

（编者　任茂华）

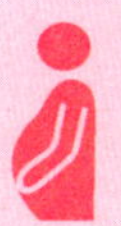

第六节　妊娠合并坏疽性阑尾炎（案例15）

核心提示

❖妊娠合并阑尾炎的特点有哪些？

❖孕妇行非产科手术时应该关注哪些方面？

❖对于妊娠患者，区域阻滞是否优于全麻，分别该如何实施？

❖外科医生如准备行腔镜手术，存在什么问题？

❖如何预防胎儿宫内窘迫？

一、病历资料

1. 现病史

患者张某，37岁，孕6产1，因“停经32^{+6}周，右侧腹痛2天，发热1天”于2024年3月16日转诊入山西省人民医院。患者末次月经2023年7月30日，预产期2024年5月7日，孕期定期产检，未见异常。

3月14日晚患者出现右下腹部疼痛，呈持续性，中度，伴呕吐胃内容物2次，非喷射状，无畏寒、发热、腹泻等不适，无阴道流血、流液，自觉胎动如常，右上腹部疼痛逐渐转为全腹痛，遂由外院于2024年3月16日急诊入院，查白细胞17.09×10^9/L，中性粒细胞百分数92.9%，血红蛋白136g/L，行产科超声、泌尿系及阑尾超声检查未见异常，考虑妊娠合并急性阑尾炎？

3月16日入院静点哌拉西林他唑巴坦4.5g，12小时1次，抗感染治疗，其间患者自觉腹痛好转，3-18复查阑尾超声未提示异常，再次体温升高至38.3℃，复查血细胞分析白细胞28.82×10^9/L，中性粒细胞百分数94%，C-反应蛋白72.12mg/L，改用头孢哌酮舒巴坦钠3g（1次/12小时）抗感染治疗，18日晚间患者开始头痛，呕吐胃内容物1次，

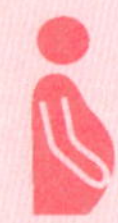

测体温 35.7℃，血压 78/48mmHg，脉搏 85 次 / 分，呼吸 22 次 / 分。查体再次出现右下腹压痛，考虑感染性休克，因病情危重，予补液、去甲肾上腺素升压等对症处理。

2. 既往史

患者既往体健，否认高血压、糖尿病等慢性病史；2012 年孕足月顺产一胎，人工流产 4 次。

3. 体格检查

体温 36.4℃，血压 92/59mmHg（去甲肾上腺素维持），脉搏 89 次 / 分，呼吸 29 次 / 分。神志清楚，全身皮肤黏膜稍苍白，双侧瞳孔等大同圆，对光反射灵敏，双肺呼吸音清，心律齐，未闻及杂音，腹隆起，右下腹有压痛反跳痛，余腹部张力稍高，未扪及宫缩，子宫无压痛。四肢肌力、肌张力正常，生理反射存在，病理征未引出。

专科检查：

宫高 29cm，腹围 110cm，胎方位枕左前，胎心音 148 次 / 分，估计胎儿体重 1500g，阴道见少许白色分泌物，分泌物无臭味，宫颈质硬，靠后，宫颈消退 20%，先露位置于坐骨棘 –3。胎心监护反应型。

4. 实验室和辅助检查

3 月 16 日查白细胞 17.09×10^9/L，中性粒细胞百分数 92.9%，血红蛋白 136g/L，降钙素原 23.59ng/mL，3 月 18 日血细胞分析：白细胞 28.82×10^9/L，中性粒细胞百分数 94%，C– 反应蛋白 72.12mg/L。肝肾功能、凝血常规、尿液分析未见异常，阴道分泌物清洁度 3 度，白细胞 0 ~ 5/HPF，阴道分泌物 B 族链球菌培养及细菌培养阴性。行全腹部 CT 检查示右下腹脂肪间隙模糊，阑尾明显增粗，正常结构消失，腔内见混杂软组织及气体密度影，内见粪石征，周围见多量渗出及多发小淋巴结影，邻近肠管管壁增厚。头颅 CT、胸部 X 片、肝胆胰脾、泌尿系及产科超声均未见异常，胎儿脐血流亦未见异常。

二、诊治经过

1. 初步诊断

（1）感染性休克；

（2）腹痛查因：急性阑尾炎？

（3）孕 6 产 1，孕 33^{+2} 周，头位，单活胎。

2. 诊治经过

予头孢哌酮舒巴坦钠 3g（1 次 /12 小时）抗感染治疗、去甲肾上腺素泵持续泵入，经多学科讨论后决定急诊行剖腹探查术。因患者目前孕 33^{+2} 周，无明显宫缩，子宫无

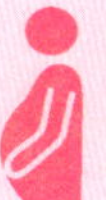

压痛，阴道分泌物检查未见异常，胎心监护反应型，暂不考虑宫内感染，暂不同时行剖宫产术，术中术后动态监测母胎病情变化，如感染不可控或出现胎儿窘迫等情况，随时终止妊娠。

手术取右腹旁正中切口长约 15cm，术中探查见有少量淡黄色浑浊腹水，右下腹可见一 8cm × 10cm 的脓肿，内有白色脓液，送细菌培养。在脓腔内发现游离坏死的阑尾和粪石，予取出，腹腔内寻找阑尾根部，见回肠与盲肠被阑尾系膜包裹，阑尾根部与水肿增厚的盲肠无法区分辨认，于阑尾脓肿腔及升结肠旁各放置一条引流管分别经右上、下腹腹壁引出。（图 2–6–1）

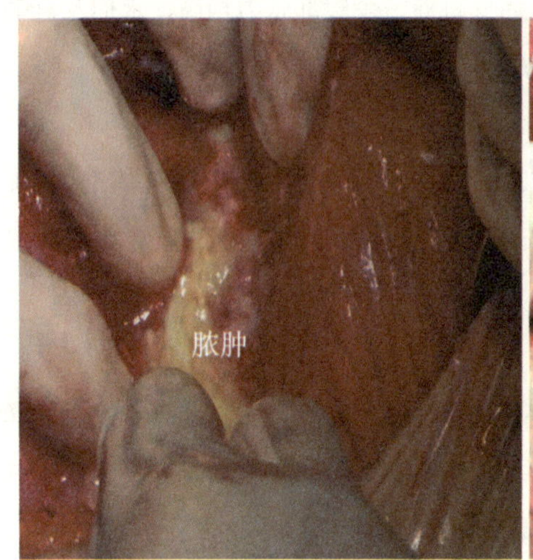

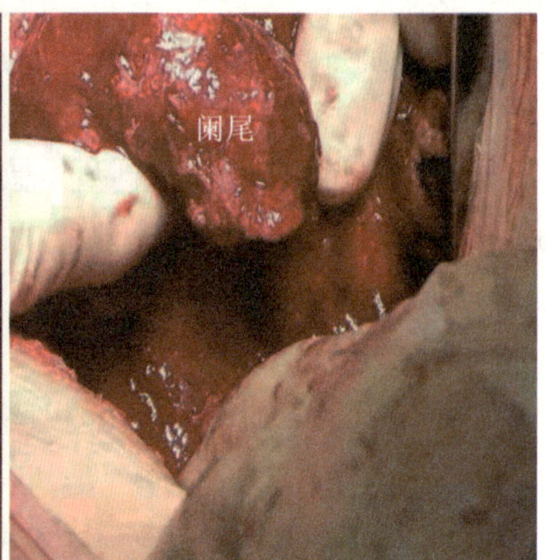

图 2–6–1　术中见化脓的阑尾，予以切除

手术顺利，术后转重病监护病房，予对症支持治疗；细菌培养回报梭状梭菌；术后病理回报急性坏疽性阑尾炎，另可见较多细菌菌落；术后监测患者生命体征平稳，感染指标逐渐下降，动态监测胎心胎动正常，胎儿超声及脐血流正常。2024 年 3 月 25 日复查腹部 CT 提示，右下腹脂肪间隙模糊，回盲部正常结构消失，对比术前渗出减少，腹膜后、肠系膜未见明显增大淋巴结，腹盆腔未见明显积液。术后 12 天两条引流管均无引流液流出，予拔除。患者于术后 28 天病情好转出院。

出院诊断：（1）感染性休克；（2）急性坏疽性阑尾炎；（3）孕 3 产 1，孕 33^{+2} 周，头位，单活胎。

出院后在我院定期产检，因孕 37 周“先兆临产”入院，入院后查白细胞 9.25×10^9/L，中性粒细胞百分数 70.5%，血红蛋白 107g/L，降钙素原 < 0.020ng/mL，顺利分娩一女婴，Apgar 评分 10–10–10 分，体重 2800g，总产程 4 小时 40 分，产后无发热，产后

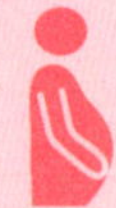

第 1 天查白细胞 $10.49\times10^9/L$，中性粒细胞百分数 72.20%，血红蛋白 100g/L，降钙素原 < 0.020ng/mL，产后第 2 天妇科超声检查未见异常，产后胎膜及脐血培养未见异常，胎盘病理结果：成熟单胎胎盘组织。未见明显母体炎症反应及胎儿炎症反应。产后第 3 天顺利出院。出院后随访，患者无产褥感染、晚期产后出血等并发症，会阴切口愈合良好。母乳喂养，婴儿生长发育正常。

三、案例分析

1. 病史特点

（1）患者 32 岁，孕 6 产 1，停经 32^{+6} 周，右侧腹痛 2 天，发热 1^+ 天。

（2）患者既往体健，否认高血压、糖尿病等慢性病史；2012 年孕足月顺产 1 胎，人流 4 次。

（3）体温 36.4℃，血压 92/59mmHg（去甲肾上腺素维持），脉搏 89 次 / 分，呼吸 29 次 / 分。神志清楚，全身皮肤黏膜稍苍白，双侧瞳孔等大同圆，对光反射灵敏，双肺呼吸音清，心律齐，未闻及杂音，腹隆起，右下腹有压痛反跳痛，余腹部张力稍高，未扪及宫缩，子宫无压痛。四肢肌力、肌张力正常，生理反射存在，病理征未引出。

专科检查：

宫高 29cm，腹围 110cm，胎方位枕左前，胎心音 148 次 / 分，估计胎儿体重 1500g，阴道见少许白色分泌物，分泌物无臭味，宫颈质硬，靠后，宫颈消退 20%，先露位置于坐骨棘 –3。胎心监护反应型。

（4）实验室及辅助检查：3 月 16 日查白细胞 $17.09\times10^9/L$，中性粒细胞百分数 92.9%，血红蛋白 136g/L，降钙素原 23.59ng/mL，3 月 18 日血细胞分析白细胞 $28.82\times10^9/L$，中性粒细胞百分数 94%，C– 反应蛋白 72.12mg/L。肝肾功能、凝血常规、尿液分析未见异常，阴道分泌物清洁度 3 度，白细胞 0 ～ 5 个 /HPF，阴道分泌物 B 族链球菌培养及细菌培养阴性。行全腹部 CT 检查示右下腹脂肪间隙模糊，阑尾明显增粗，正常结构消失，腔内见混杂软组织及气体密度影，内见粪石征，周围见多量渗出及多发小淋巴结影，邻近肠管管壁增厚（图 2–6–2）。头颅 CT、胸部 X 片、肝胆胰脾、泌尿系及产科超声均未见异常，胎儿脐血流亦未见异常。

2. 诊断和诊断依据

（1）诊断：

①感染性休克；

②腹痛查因：急性阑尾炎？

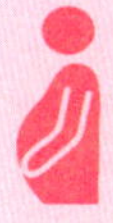

③孕 6 产 1，孕 32^{+6} 周，头位，单活胎。

（2）诊断依据：

妊娠合并急性阑尾炎是妊娠期最常见的外科急腹症，可发生于孕期各个阶段，但常见于早孕和中孕期，晚孕期及产褥期少见。孕期急性阑尾炎发生穿孔，继发弥漫性腹膜炎的概率较非孕期增加 1.5 ~ 3.5 倍[①]。妊娠合并阑尾炎病情进展迅速，对母胎危害极大，因此，早期诊断并及时处理对改善母胎预后至关重要。

急性阑尾炎的诊断依据病史、体征、实验室检查和影像学检查[②]。首先急性阑尾炎主要表现为转移性右下腹痛，查体可见发热、右下腹压痛、反跳痛和腹肌紧张。孕期阑尾位置会逐渐向上、向后移位，且子宫将壁腹膜与阑尾隔开，因此，孕期急性阑尾炎常无明显的转移痛，腹痛位置较高，压痛、反跳痛和腹肌紧张常不明显。其次急性阑尾炎实验室检查白细胞、C－反应蛋白、降钙素原等感染指标常升高。但孕期白细胞水平常生理性升高，一般认为白细胞计数大于 15×10^9/L，同时伴有中性粒细胞增高时才有诊断意义。超声是诊断孕期阑尾炎的首选影像学检查。对于非孕期患者，CT 是诊断急性阑尾炎的金标准。CT 对胎儿的影响与孕周和暴露辐射剂量相关，导致胎儿不良结局的最低辐射剂量通常为 50 ~ 200mGy，而单次腹部 CT 胎儿辐射暴露剂量约为 8mGy[③]，对于本例孕 32^{+6} 周的孕妇是安全的。本例患者症状、体征及检验结果高度怀疑妊娠期急性阑尾炎，但超声检查始终未发现异常，转诊后予进一步行 CT 检查，结果提示为化脓性阑尾炎。

患者有发热伴腹痛病史，查体右下腹有压痛、反跳痛，血象、降钙素原升高，腹部 CT 提示阑尾增粗，阑尾炎诊断明确。

3. 鉴别诊断

（1）异位妊娠：

通常发生在输卵管，但有时在子宫颈管，剖宫产瘢痕或其他子宫外部位。

临床表现：通常与破裂或出血引起的腹腔积血有关，随部位而异；腹痛是所有类型的宫外孕的常见症状；阴道出血、恶心和呕吐也可能发生；可能出现心动过速、低血压、

①Tinoco-Gonzalez J，Rubio-Manzanares-Dorado M，Senent-Boza A，et al.Acute appendicitis during pregnancy：differences in clinical presentation，management，and outcome［J］.Emergencias，2018，30（4）：261-264.

② 中华医学会外科学分会，中国研究型医院学会感染性疾病循证与转化专业委员会，中华外科杂志编辑部. 外科常见腹腔感染多学科诊治专家共识［J］. 中华外科杂志，2021，59（3）：161-178.

③American College of Obstetricians and Gynecologists.Committee opinion No.723：guidelines for diagnostic imaging during pregnancyand laction［J］.Obstet Gynecol，2017，130（4）：e210-e216.

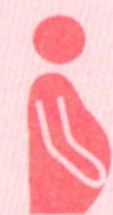

低烧和白细胞计数轻度升高。

诊断：基于早孕期超声检查和 HCG 激素测试相结合的结果；通过超声检查、后穹窿穿刺（很少进行）来识别腹膜腔内的血液。

处理：早诊断，积极纠正休克与防止并发症，及时终止妊娠。

（2）流产：

妊娠 20 周之前妊娠终止。

临床表现：轻至重度宫缩疼痛及轻至重度阴道流血。

诊断：阴道检查是诊断评估的第一步。如果在子宫颈或阴道中未发现明显的妊娠组织，则超声检查和连续定量血清 HCG 激素水平监测是对怀疑流产最有用的随访检查。

（3）胎盘早剥：

急性胎盘早剥即底蜕膜出血导致分娩前胎盘过早分离，重者通常会发生母体弥散性血管内凝血和 / 或胎儿死亡。

临床表现：通常表现为阴道流血、腹部或者背部疼痛、子宫压痛、板状腹和子宫收缩、胎心率异常。

诊断：基于临床表现，胎盘后或绒毛膜下血肿是胎盘早剥的经典超声发现，但并不总是存在。

处理：通常终止妊娠。估计短时间内可结束分娩时可阴道分娩。

4. 妊娠特有疾病引起的肝病

妊娠特有疾病引起的肝病可能会引起上腹或右上腹痛，这些疾病包括重度子痫前期、HELLP 综合征和妊娠急性脂肪肝。并且这些疾病具有重叠的特征，临床上可能无法将其区分开，因为它们可能是同一疾病的不同表现。

子痫前期：右上腹或上腹痛是肝脏受累的征兆，并表示该病的严重范围。

HELLP 综合征：疼痛可能是由于门静脉或囊下出血引起的格里森氏囊的拉伸或肝破裂引起。

妊娠期急性脂肪肝：最常见的初始症状是恶心或呕吐（约占 75%）、腹痛（约占 50%）、厌食和黄疸。

5. 子宫破裂

子宫破裂是产科极其严重的并发症，可危及孕妇和胎儿的生命。

临床表现：子宫压痛、腹痛、阴道流血、腹膜刺激、休克、胎儿窘迫、胎死宫内、胎儿游离等。

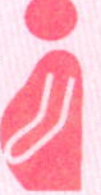

诊断：患者具有剖宫产或经过子宫壁手术（如子宫肌瘤切除术）的历史；曾经发生

难产（如异常胎位、巨大儿）或产科手术（如外倒转术等），或者使用了宫缩剂；瘢痕子宫的孕妇在未分娩前，可能会因腹部遭受创伤（如钝性外伤或尖锐性器械穿刺）而导致子宫破裂；自发性子宫破裂也可能与宫角妊娠或异位妊娠有关。

处理：一旦确诊应尽快剖宫产终止妊娠。术中根据情况行子宫修补或者切除。

6. 卵巢囊肿

卵巢囊肿破裂出血通常会伴随疼痛，疼痛的起始通常与剧烈的体育活动（如运动或性交）有关。在少数情况下，出血可能会导致血液动力学不稳定。

卵巢扭转通常表现为下腹部偏侧疼痛，疼痛的程度可不同。患者经常伴有恶心、呕吐、低烧和/或白细胞增多等症状。卵巢扭转可以在孕期的任何时候发生，但最常见于孕早期，尤其是前三个月。

诊断：明确的诊断需要在手术时直接观察，也可通过超声观察卵巢血流情况。

处理：一旦确诊应立即剖腹探查。是否保留卵巢取决于卵巢和周围组织的外观，如果发现坏死、胶状或死组织，不宜保留患侧附件。

7. 肠梗阻

随着妊娠的进行，子宫会逐渐扩大，直至扩展到上腹部，这会增加怀孕期间出现肠梗阻的风险。粘连和扭转是肠梗阻最常见的原因。

临床表现：腹部绞痛、呕吐、便秘、腹胀、发热和白细胞增多。

诊断：超声检查可显示肠扩张，气液水平升高。直立 X 线腹部平片对于进行性阻塞和肠扩张的典型发现更有用。

处理：单纯性肠梗阻，可在严密观察下非手术治疗，包括禁食、胃肠减压、输液纠正水电解质紊乱、应用抗生素等。

手术指征：非手术治疗 48 ~ 72 小时无缓解、症状加剧、绞窄性肠梗阻、晚期妊娠估计胎儿已成熟，可先行剖宫产待子宫缩小后再探查腹腔行松解术。

8. 胆囊疾病

胆囊结石——妊娠期间，患者易于形成胆结石。胆结石疾病在妊娠期间的表现与未妊娠状态相似，常表现为剧烈的疼痛，位于右上腹或上腹部。在疼痛发作前 1 小时或更长时间，患者经常有摄入脂肪食物的病史。当胆囊放松时，结石通常会从胆囊管中掉出来。

胆囊炎——胆囊炎是指伴随着胆囊炎症严重的右上腹疼痛综合征，患者还可能出现发热、心动过速和白细胞增多等症状，通常与胆结石等疾病有关。墨菲氏征阳性也可以作为胆囊炎的诊断参考。

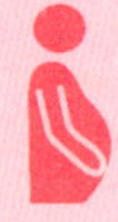

诊断：超声检查是诊断胆囊结石并鉴别急性胆囊炎和慢性胆囊炎的最佳方法。

处理：以非手术治疗为主，成功率达 70% 以上，治疗方法包括：低脂流质饮食、静脉补液、维持水电解质平衡、抗感染、解痉止痛。

手术治疗：少数患者症状不能控制，或同时合并胆总管结石时，才考虑手术治疗。

9. 急性胰腺炎

急性胰腺炎是妊娠的少见并发症；大多数案例与胆结石疾病、高脂血症有关。

临床表现：急性和持续性上腹部疼痛，放射到背部，并可能伴有发热、餐后恶心和呕吐。血清淀粉酶和脂肪酶水平明显升高，白细胞计数升高。

诊断：超声及 MRI 有助于诊断。

处理：轻型胰腺炎，以非手术治疗为主，包括禁食、胃肠减压、解痉止痛、输液、抗感染、胃肠外营养支持。重症急性胰腺炎，应首先考虑挽救孕妇生命，若伴有胰腺坏死、脓肿时，应果断终止妊娠，积极抢救孕妇。

10. 急性阑尾炎

阑尾炎是妊娠期急性外科手术的主要原因之一。其最常见的症状为右下腹疼痛，常发生在距离麦氏点数厘米范围内。

临床表现：腹痛可转移至右下腹、右下腹压痛、恶心 / 呕吐、发热和白细胞增多。与未妊娠的女性相比，妊娠期间的压痛可能并不典型。

诊断处理：一旦确诊，立即手术。

早孕期：操作轻柔，避免刺激子宫；中孕期：手术切除阑尾的最佳时期；晚孕期：一般切阑尾，不同时行剖宫产，可期待足月自然分娩。只有当阑尾已经坏疽、穿孔时，可考虑同时行剖宫产切除阑尾，腹腔引流。

11. 穿孔性溃疡

消化道溃疡疾病在孕妇中不常见。症状包括恶心、呕吐和上腹部疼痛，症状通常在夜间和餐后加重。

诊断：溃疡穿孔是一种临床诊断，患者的病史和体格检查可以提供必要的线索。对于有消化道溃疡病史的患者，应怀疑溃疡穿孔。快速诊断非常重要，因为前 6 个小时内进行治疗预后极佳，超过 12 个小时后病情可能会恶化。通常可以先行腹部平片检查以检测游离气体的存在。

处理：以内科保守治疗为主——调整饮食、解痉挛、抑酸，抗感染等。手术治疗——溃疡导致大出血则需要进行外科手术干预。

12. 肾结石

通常出现在妊娠中期或中晚期（妊娠中期约占 20%），并伴有急性下腹痛（90%），

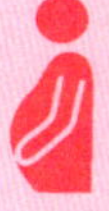

通常放射到腹股沟或小腹。血尿的比例为 75% ~ 95%。其中，1/3 患有肉眼血尿，而 40% 患有脓尿。如果伴有上尿路感染，则体温升高。

诊断：进行诊断性超声检查时，必须将妊娠期生理性肾积水与病理性肾积水相鉴别。

处理：以保守治疗为主，在抗感染、解痉等对症处理后往往能够缓解，如果症状持续还可以考虑行内镜检查、输尿管支架置入术等。

四、处理方案及基本原则

急性阑尾炎的治疗方式有保守治疗和手术治疗。非孕期，对于单纯性阑尾炎，传统治疗是行阑尾切除术。一项纳入 1552 例无并发症阑尾炎患者的随机对照试验研究，其中 414 人有阑尾结石，随机分成抗生素治疗组和阑尾切除术组，结果发现两组患者 30 天健康状况及住院时间相似，但抗生素治疗组有 29% 的患者最终在 90 天内行阑尾切除术，其中有阑尾结石的患者占 41%[①]。急性、局限性、单纯性阑尾炎患者是非手术治疗的适应人群，而阑尾坏疽、阑尾穿孔、阑尾周围脓肿等复杂性阑尾炎则应选择手术治疗[②]。当患者腹肌紧张明显、体温 > 39℃、白细胞计数 > 15×10^9/L、影像学检查发现阑尾粪石嵌顿或阑尾周围积液，复杂性阑尾炎可能性大。

研究发现抗生素治疗妊娠期急性单纯性阑尾炎可行，但治疗失败率高达 15%，继续妊娠过程中复发率高达 10%[③]。与保守治疗相比，手术治疗提高了治愈率，减少了并发症的发生，并且可以缩短住院时间及减少住院费用。因此孕期急性阑尾炎，一旦临床高度怀疑或确诊，应在积极抗感染的同时，立即剖腹探查[④]。在 24 小时内手术，可减少阑尾坏疽、穿孔等并发症，促进术后恢复，改善母胎结局[⑤]。切除的阑尾应送病理检查。本例患者起病急，阑尾存在结石，经抗生素治疗 10 天，效果不佳，化脓性阑尾炎进一步进展，如果及时手术治疗，可以避免病情进展到感染性休克。

妊娠期阑尾炎病原菌 75% ~ 90% 为厌氧菌，抗生素治疗可经验性选择对胎儿影响

①CODA Collaborative，Flum DR，Davidson GH，et al.Arandomized trial comparing antibiotics with appendectomy for appendicitis［J］.N Engl J Med，2020，383（20）：1907–1919.

②Talan DA，Di Saverio S. Treatment of acute uncomplicated appendicitis［J］.N Engl J Med，2021，385（12）：1116–1123.

③Joo JI，Park HC，Kim MJ，et al. Outcomes of antibiotic therapy for uncomplicated appendicitis in pregnancy［J］. Am J Med，2017，130（12）：1467–1469.

④Baird DLH，Simillis C，Kontovounisios，et al.Acute appendicitis［J］.BMJ，2017，357：1–6.

⑤van Dijk ST，van Dijk AH，Dijkgraaf MG，et al.Meta–analysis of in–hospital delay before surgery as risk factor for complications in patients with acute appendicitis［J］.Br J Surg，2018，105（8）：933–945.

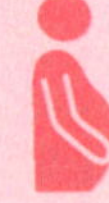

较小的广谱抗生素，如联合使用甲硝唑 + 青霉素或头孢类抗生素。用药时间应根据患者的临床表现和实验室检查结果而定，通常用药 3 ~ 5 天。术后有流产或早产征象的可使用孕酮类药物，但术后不建议预防性使用宫缩抑制剂，研究发现其不改善妊娠结局①。本例患者细菌培养检测出梭状梭菌，为厌氧菌，术后口服头孢哌酮钠他唑巴坦钠 3g，2 次 / 天，治疗 13 天。

感染性休克是急性阑尾炎少见的严重并发症，病情重、进展快，应积极抗休克、抗感染治疗，纠正休克后，尽快手术清除感染病灶，术后继续抗感染治疗及对症支持治疗，若感染无法控制，可进一步发展为多脏器功能衰竭甚至死亡。感染性休克本身不是终止妊娠指征，终止妊娠应遵循产科指征，取决于：①是否存在宫内感染；②感染来源、感染病原体及抗感染治疗效果；③孕周和胎儿宫内情况。继续妊娠过程中有胎儿宫内感染、早产、胎死宫内等风险，若病情进展，为挽救母亲生命需随时终止妊娠。宫内感染是终止妊娠的指征，通过分娩可控制感染源②。本例患者孕周小，无宫缩，宫体无压痛，胎儿监护反应型，阴道分泌物检查未见异常，暂不考虑宫内感染，予积极抗感染，剖腹探查术中暂不行剖宫产术，急诊术后监测母胎情况良好，继续妊娠至 37 周自然分娩。

五、要点与讨论

1. 妊娠合并阑尾炎的特点有哪些？

阑尾炎是孕期常见的外科急症，妊娠合并阑尾炎的主要临床表现为腹痛、发热、恶心、呕吐、腹部压痛、反跳痛、腹肌紧张等。

妊娠早、中期，孕妇行非产科手术麻醉的原则为不刺激子宫活动和避免早产的前提下进行母体麻醉，应主要关注孕妇和胎儿的安全。了解孕妇的生理及药理变化，维持子宫的正常血流，避免使用致畸性麻醉药物，防止胎儿宫内窒息对保证母体及胎儿的安全非常关键。白细胞生理性增加，妊娠晚期可升至 $12 \times 10^9/L$ 以上。但需要注意的是，单纯白细胞计数对诊断帮助不大。

阑尾炎的超声图像诊断是以阑尾炎的病理变化为基础，以早、中期效果较好。

妊娠合并阑尾炎时，术前对急性阑尾炎的正确诊断率会降低，特别是妊娠后期。因为妊娠期随着子宫不断增大，盲肠和阑尾向外上方移动，孕 5 个月时阑尾的基底部与髂

①Pearl J P，Price RR，Tonkin AE，et al. SAGES guidelines for the use of laparoscopy during pregnancy［J］.Surg Endosc，2017，31（10）：3767-3782.

②Society for Maternal-Fetal Medicine. SMFM consult series#47：sepsis during pregnancy and the puerperium［J］. Am J Obstet Gynecol，2019，220（4）：B2-B10.

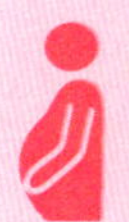

嵴水平，孕 8 月达髂嵴上 2 横指。

阑尾局部有病变时不易与宫缩相鉴别，妊娠期反应常与阑尾症状相混淆，局部体征包括触痛、压痛、反跳痛及腹肌紧张等常不典型。并且妊娠合并其他疾病，如输卵管炎、卵巢囊肿、子宫肌瘤变性、胆囊炎、胰腺炎等也易与阑尾炎相混淆。

Alder 征可用于鉴别子宫源性疼痛与阑尾炎性疼痛。患者仰卧位时疼痛局限，令患者左侧卧位，如果疼痛孕妇行非产科手术麻醉的原则为，不刺激子宫活动和避免早产的前提下进行母体麻醉，应主要关注孕妇和胎儿的安全。了解孕妇的生理及药理变化，维持子宫的正常血流，避免使用致畸性麻醉药物，防止胎儿宫内窒息对保证母体及胎儿的安全非常关键。区域移向左侧，则疼痛可能来源于子宫。

2. 孕妇行非产科手术时应该关注哪些方面?

孕妇行非产科手术麻醉的原则为不刺激子宫活动和避免早产的前提下进行母体麻醉，应主要关注孕妇和胎儿的安全。了解孕妇的生理及药理变化，维持子宫的正常血流，避免使用致畸性麻醉药物，防止胎儿宫内窒息对保证母体及胎儿的安全非常关键。

◆妊娠期间母体生理变化简要如下：

①呼吸系统：呼吸道解剖结构变化，胸廓增大，颈部粗短，上呼吸道毛细血管和黏膜充血、水肿，放置喉镜时视野较小，可能存在面罩通气及气管插管困难；功能残气量降低，肺内氧储备减少，分钟通气量增加，氧耗增加，通气不足或呼吸暂停时易发生缺氧及高碳酸血症。

②心血管系统：血容量增加导致稀释性贫血；心排出量增加（每搏量和心率），外周血管阻力降低；仰卧位下腔静脉和主动脉受压，易发生仰卧位低血压综合征。

③消化系统：胃肠道运动减低，胃酸增加，胃排空时间延长；食管下段括约肌张力下降，返流和误吸风险增加。

④中枢神经系统：静脉麻醉药用量减少；吸入麻醉药最低肺泡浓度（MAC）下降 30%；局麻药的有效剂量和中毒剂量均下降 30% 左右；硬膜外腔静脉充血，硬膜外腔及蛛网膜下腔体积减小，椎管内阻滞的局麻药用量明显下降。

⑤代谢：氧耗增加 20%；甲状旁腺激素分泌增加，可出现低钙血症；胰腺对葡萄糖清除能力明显下降，糖尿病孕妇症状加重。

◆妊娠期药理变化：

①血容量增多导致药物分布容积增大；

②妊娠期生理性低蛋白血症，药物与血浆蛋白的结合发生变化，游离的药物增多，药效及毒性随之增强；

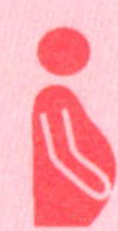

③非去极化肌松药作用延长，去极化肌松药作用无明显变化。

◆正常的子宫血流对于维持胎儿的健康生长非常重要。子宫血流与子宫动静脉压差成正比，与子宫血管阻力成反比，影响子宫血流的主要因素：

①全身性低血压；

②仰卧位综合征；

③子宫血管收缩（儿茶酚胺分泌、缩血管药物）；

④子宫收缩。

◆胎儿致畸的因素：

包括遗传因素、所用麻醉药物的特点及剂量、药物能否通过胎盘屏障以及胎儿发育所处阶段。

①胚胎细胞增殖早期（受精后至发育 18 天内），由于胚胎的细胞尚未进行分化，细胞的功能活力处于可能同一致畸水平，对药物无选择性中毒表现，药物对胚胎的影响是“全”或“无”，即自然流产或无影响。

②器官发生期（18 天至 3 个月），是人类致畸最敏感的时期。胎儿的心脏、神经系统、呼吸系统、四肢、性腺等相继发育，最易受外来药物的影响，引起胎儿畸形。在妊娠前 3 个月，应尽量避免择期手术，并且推荐使用对孕妇使用经过长时间考验的麻醉药物。

③胎儿形成期（妊娠 3 个月至足月），对药物的易感性逐渐降低。

这个病历致畸可能性不大。一般认为，在临床常规应用的剂量范围内，静脉麻醉药、挥发性吸入麻醉药、吗啡类镇痛药和肌松药均无致畸作用。

3. 对于妊娠患者，区域阻滞是否优于全麻，分别该如何实施？

在保证母体氧合及子宫灌注的情况下，目前尚没有确切的研究表明，一种麻醉技术优于另一种。

根据孕妇的生理特点，一般术前可给以 H2 受体阻滞剂（雷尼替丁等）和甲氧氯普胺抑制胃酸分泌及促进胃排空。避免使用非甾体类抗炎药，因为有导致动脉导管提前关闭的危险。术前可予以适量补液或将患者稍左倾，减少术中仰卧低血压综合征的发生。

如选择椎管内阻滞，采用硬膜外麻醉、腰硬联合或腰麻均可。以硬膜外麻醉为例，可选用 2% 利多卡因、0.5% 布比卡因或 0.75% 罗哌卡因，分次给药，剂量为非孕妇的 1/2~2/3，使麻醉平面达到 T4 水平，可预防阑尾牵拉时的内脏痛并提供一定的肌松作用。

此外，外科医师在阑尾系膜周围行局麻药物阻滞也可减少牵拉反应。若发生低血压，应再次检查麻醉平面，将患者稍左倾，如不能纠正，可给以麻黄碱或小剂量去氧肾上腺素，

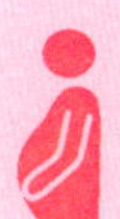

面罩吸氧，加强术中管理。

如需辅助用药，可最好使用阿片类药物，如吗啡、哌替啶等，也可予以小剂量氯胺酮（0.15~0.25mg/kg）或艾司氯胺酮（0.15~0.25mg/kg）。术后应镇痛良好而不镇静，利于孕妇早期活动以防止血栓，连续硬膜外麻醉可提供术后镇痛，如采用静脉患者自控镇痛，宜使用阿片类药物，禁止使用非甾体类抗炎药。术后还应加强胎心监护，及时发现并处理早产。

如果存在区域阻滞禁忌证，选择全身麻醉时，先预吸氧去氮。采用快速序贯诱导，注意防止返流误吸风险。使用临床长期应用且安全的药物维持麻醉，如吗啡、芬太尼、琥珀胆碱、非去极化肌松药、地氟烷、七氟烷等。术中注意避免过度通气和通气不足，在患者清醒、咳嗽反射恢复时再拔除气管导管。

4. 外科医生如准备行腔镜手术，存在什么问题?

目前不再认为妊娠是腹腔镜手术的禁忌证，研究发现与开放手术相比，腹腔镜手术对胎儿的预后没有明显差异。而且，腹腔镜手术优点更加突出，包括切口小、疼痛少、需要镇痛药少、活动恢复快等。研究发现二氧化碳压力在 10~15mmHg 可以安全应用在孕妇腹腔镜手术中，考虑到二氧化碳气腹可能引起胎儿呼吸性酸中毒，应尽量缩短手术时间并进行动脉血气分析，及时调整处理。该患者孕周 33^{+2} 周，宫底位置较高，腹腔镜手术不适宜。

5. 如何预防胎儿宫内窘迫?

预防胎儿宫内窘迫最根本的是保证孕妇内环境稳定。胎儿氧合直接依靠孕妇的氧张力、氧合、血红蛋白含量、氧结合力以及胎盘子宫灌注。孕妇低血压、应激、疼痛、焦虑、低氧、高二氧化碳、过度通气、正压通气以及升压药物均可能减少子宫血流。子宫血流对血管活性药物十分敏感，血管活性药物如多巴胺、多巴酚丁胺、肾上腺素等均不宜用于母体低血压的治疗，尽管这些药物可以升高母体血压，但是会减少子宫血流。

一般认为麻黄碱是最安全的升压药。它兼有 α 和 β 肾上腺能活性，在增加心排量和血管阻力后升高动脉血压。麻黄碱的 β 肾上腺能激动作用可以增加心排量，从而维持子宫动脉的灌注，并能代偿轻度的肾上腺能血管收缩作用。

此外，临床研究发现小剂量的去氧肾上腺素能改善母体血流动力学，对胎儿的预后无不良影响，甚至还可能降低胎儿酸中毒的发生率。

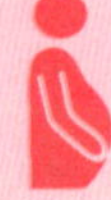

药物和手术不可避免地影响子宫活动及胎盘的灌注，从而影响胎儿发育。加强胎儿监测并做出正确的处理对胎儿窘迫的防治有重要意义。

胎儿心率和胎心变异是反映胎儿状况好坏的重要指标，麻醉药物可降低胎儿心率及胎心变异。胎儿心率监测可以早期发现胎心异常，为母体血流动力学、氧合、血管活性药物、血液制品使用过度通气等进行优化，也可在腹腔镜手术期间，指导气腹的暂时性关闭。不足的地方是，胎心监护是在腹部手术或肥胖孕妇中因技术原因可能使用受限。

六、思考题

妊娠期阑尾炎的手术方式在早孕、中孕及晚孕期的不同?

早孕期：操作轻柔，避免刺激子宫；中孕期：手术切除阑尾的最佳时期；晚孕期：一般切阑尾，不同时行剖宫产，可期待足月自然分娩。只有当阑尾已经坏疽、穿孔时，可考虑同时行剖宫产切除阑尾，腹腔引流。

七、科普小常识

1. 妊娠期腹痛

除了生理性腹痛外，如果孕妈妈遇到以下腹痛情况，需警惕，建议及时就医：

（1）孕妈妈如果肚脐以下疼痛可能是流产或宫外孕，流产主要表现为小腹疼痛明显下坠感并伴有流血。怀孕初期若出现小腹疼痛并伴有出血，需要及时就医；宫外孕是着床子宫以外的地方，如输卵管、卵巢等，通过 B 超可明确。

（2）孕妈妈腹痛在肚脐以上疼痛，可能是消化道引起的急性胆囊炎、胆石症、胃炎、肠扭转、肠炎等。上述情况会引起精神紧张，导致子宫收缩，易造成流产。

（3）孕妈妈因卵巢肿瘤和子宫肌瘤导致并发症引起腹痛的情况也是常见的，这些并发症包括肿瘤扭转及肿瘤破裂、变性坏死等。孕期绝大多数的肿瘤都是良性，如果怀孕时发现有卵巢肿瘤和子宫肌瘤，请及时到医院妇科检查并长期观察。一旦发生绞痛、腹部不适、腹部异常膨大、腹水等情况，就必须尽快就医。

（3）怀孕期间，应避免性生活或者是尽量动作轻柔，如果性生活刺激过度也不排除会引起腹痛，导致流产或早产。

2. 孕期发热

孕产妇发烧到什么程度需要服用退烧药?

一般来说，体温高于 38.5℃或发热伴有明显不适症状，建议服用退烧药物。退热药物连续使用不得超过 3 天，超过 3 天持续不退烧要到医院就诊。

妊娠期首选单方的对乙酰氨基酚（0.3~0.6g），按需服用，必要时（体温再次上升，间隔大于 4 ～ 6 小时）可重复给药，一日最大量不超过 2g。

哺乳期首选对乙酰氨基酚或布洛芬。服药期间可以继续母乳喂养。

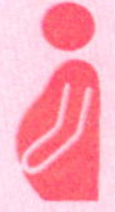

孕期没有最优退烧药，可以选用代替品吗？

孕期建议选择单一成分的对乙酰氨基酚对症治疗，在没有最优药物的情况下，替代药物的选择与孕周相关，孕早期致畸风险大，尤其要注意。

只含对乙酰氨基酚、咖啡因、马来酸氯苯那敏的药物，整个孕期可以使用，仍应注意对乙酰氨基酚每日总量不超过 2g。

孕中期可考虑布洛芬、吲哚美辛、双氯芬酸和洛索洛芬等其他非甾体类解热镇痛药物，也只建议短期使用，一般不超过 48 小时。

复方感冒制剂具体要看药品的成分，含金刚烷胺、伪麻黄碱的复方制剂一般不建议选择。

中药及中成药的孕期安全性不明确，须遵循中医辨证论治原则，在医生指导下个体化使用。

（编者　王莉娜）

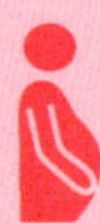

第七节　妊娠合并急性肾盂肾炎（案例 16）

核心提示

- ❖妊娠合并急性肾盂的发病机制？
- ❖妊娠合并急性肾盂对母儿的影响？
- ❖妊娠合并急性肾盂如何管理？
- ❖妊娠合并急性肾盂肾炎治疗药物如何选择？

一、病历资料

1. 现病史

患者王某，女性，26 岁，主因"停经 30^{+4} 周，间断发热 20^{+} 天"入院。平素月经不规律，7/40 ~ 60 天，经量中等，痛经（-），末次月经：2022 年 1 月 9 日，因患者月经不规律，根据产科彩超 CRL 推算预产期：2022 年 11 月 15 日。孕期规律产检，行甲功、NT 检查、唐氏筛查、胎儿系统超声检查、胎儿心脏彩超及口服葡萄糖耐量试验检测均未见明显异常。

2022 年 8 月 2 日（宫内孕 25^{+} 周）出现不规律腹憋，自觉胎动频繁，查体可触及宫缩，无阴道出血及流液，给予肌注黄体酮注射液保胎治疗（20mg，qd）共 5 天，后无腹憋，自行停药。20^{+} 天前受凉后出现发热，体温最高达 38.5℃，伴头痛，不伴咳嗽、咳痰，不伴咽痛、流涕，无腹痛，出汗后体温下降（具体不详），未诊治。2022 年 8 月 17 日出现右下腹部疼痛，休息后不缓解，无恶心、呕吐，无腹泻，无阴道出血及流液，急诊就诊于我院，测体温正常，查体右下腹无明显压痛、反跳痛，行腹部彩超示：右肾积水，阑尾未见明显异常，嘱泌尿外科进一步治疗，未遵嘱，自行回家。其间体温间断性升高，波动于 37.5℃ ~ 39.5℃，无特殊不适，未予诊治。2022 年 8 月 25 日于我院复查血常规：白细胞计数 15.18×10^{9}/L，中性粒细胞百分数 85.7%，C- 反应蛋白 48.26mg/L，

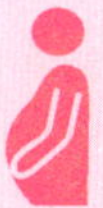

尿常规示：白细胞（+），白细胞 1048/μL，嘱急诊发热门诊进一步诊治，患者未就诊，自行口服头孢类抗生素治疗（具体不详）。3 天后体温正常，无腹痛，自行停药。今日下午于我院产检，测体温 38.6℃，诉腰骶部困痛，伴尿频，复查血常规示：白细胞计数 13.39×10^9/L，中性粒细胞百分数 82.7%，C- 反应蛋白 53.37mg/L；尿常规：白细胞（+++），轻度浑浊，尿白细胞 245/μL，细菌 30/μL，收入院。

2. 既往史

体健。

3. 体格检查

体温 37.8℃，脉搏 112 次 / 分，呼吸 20 次 / 分，血压 133/75mmHg。一般情况可，面色微白，双肺吸音清，未闻及干湿啰音，心律齐，未闻及病理性杂音，妊娠腹型，肝脾肋下未触及，无压痛，右肾区有叩击痛，双下肢浮肿 –。

专科检查：宫高：27cm，腹围：94cm，腹壁脂肪中等厚度，宫体无压痛，未触及宫缩，头位，胎心：145 次 / 分，未内诊。

4. 实验室和辅助检查

腹部彩超（2022 年 8 月 18 日我院）：右肾积水，肝、胆、胰、脾、左肾及门脉未见明显异常，阑尾区未见明显异常；

产科彩超（2022 年 8 月 25 日我院）胎位：耻上胎头双顶径：70.2mm，头围：257mm，腹围：238mm，股骨长：52mm，肱骨长：47mm，胎心胎动：存在，胎心：154 次 / 分，脐动脉血流频谱：S/D：2.5，PI：0.8，脊柱：因体位受限显示不完全，羊水深度：57.2mm，胎盘位于子宫前壁，成熟度 I 级，脐带插入胎盘处距胎盘一侧边缘约 29.8mm，胎儿颈部未见脐带血流信号。其他：胎儿体位受限，部分部位显示不完全，四肢末端显示不完全，本次检查只做生物学测量，不做畸形筛查。宫颈长度约 32.8mm，提示：宫内孕单活胎，头位。超声孕周：28 周，请结合临床。

泌尿系 + 残余尿彩超（2022-09-06 我院）：双肾显示清晰，位置形态大小正常，皮质回声均匀，分界清晰，右肾集合系统分离，宽约 1.7cm，左肾集合系统未见明显分离，肾内血流分布正常。双输尿管：未见明显扩张。膀胱充盈好，壁光滑，不厚，透声极差，内可见多个密集点状强回声漂浮。残余尿量：小于 10mL。印象：右肾积水，膀胱尿液透声差，左肾、双侧输尿管未见明显异常。

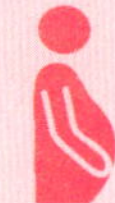

血常规（2022 年 7 月 28 日我院）：白细胞计数 12.63×10^9/L，中性粒细胞：78.2%，血红蛋白：108g/L；

血常规（2022 年 8 月 25 日我院）白细胞计数 15.18×10^9/L，中性粒细胞百分数

85.7%；

血红蛋白 101g/L，C- 反应蛋白 48.26mg/μL；

尿常规（2022 年 8 月 25 日我院）：白细胞（+），浑浊，尿白细胞 1048/μL；

血常规（2022 年 9 月 6 日我院）：白细胞计数 13.39×10^9/L，中性粒细胞百分数 82.7%，血红蛋白 97g/L，C- 反应蛋白 53.37mg/L；

尿常规（2022 年 9 月 6 日我院）：30/μL；白细胞（+++），轻度浑浊，尿白细胞 245/μL，细菌 30/μL。降钙素原 0.074ng/mL；红细胞沉降率 78mm/h；

尿培养 + 药敏：未见异常。

二、诊治经过

1. 初步诊断

妊娠合并急性肾盂肾炎；右肾积水；G1P0 宫内妊娠 30^{+4} 周；妊娠期贫血（中度）。

2. 诊治经过

完善相关化验检查，请泌尿外科会诊，给予头孢西丁抗感染治疗。静卧休息，适量饮水，观察症状，监测体温及血尿常规、C- 反应蛋白、尿培养 + 药敏等指标，复查泌尿系彩超 + 残余尿测定。同时监测宫缩及胎心胎动。

三、案例分析

1. 病史特点

26 岁孕妇，因“停经 30^{+4} 周，间断发热 20^{+} 天”入院。有右下腹、腰骶部疼痛及尿频症状。查体右肾区叩痛，检查右肾积水、膀胱尿液透声差，血、尿白细胞升高，头孢西丁抗炎治疗有效。

2. 诊断与诊断依据

诊断为妊娠合并急性肾盂肾炎。诊断依据：①妊娠晚期，间断发热 20^{+} 天，间断有右下腹痛，随后腰骶部困痛、尿频等症状。②肺部查体无异常，宫体无压痛，无阴道异常分泌物，胎心正常，右肾区叩痛；③实验室检查提示血、尿白细胞计数均明显升高，血常规中性粒细胞百分数升高，C- 反应蛋白明显升高，超声提示右肾积水、膀胱尿液透声差。

3. 鉴别诊断

（1）妊娠合并泌尿系结石：尤其以输尿管结石较易混淆，典型的输尿管结石发作时可有腰背部疼痛、伴有肉眼或者镜下血尿，当梗阻较严重时，可出现梗阻部位以上的

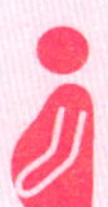

输尿管扩张、肾盂扩张，感染明显时亦出现膀胱刺激症状；而轻症患者可能仅出现腰部酸胀不适，且妊娠期容易出现生理性血尿、无症状性菌尿，故易出现漏诊或误诊。妊娠期患者，超声是首选的检查手段，但是对于诊断输尿管中下段的微小结石存在一定的难度，若高度怀疑远端输尿管结石，可选择经阴道超声。

（2）妊娠合并下尿路感染：下尿路感染主要为膀胱和尿道部位的感染，通常以局部症状为主，如尿频、尿急、尿痛等，而肾区疼痛和发热通常在上尿路感染中较为多见。若下尿路感染控制不理想、致病菌的上行仍将成为上尿路感染的重要原因。

（3）妊娠合并急性阑尾炎：临床上鉴别主要根据转移性右下腹痛（伴或不伴腰痛），右下腹压痛和反跳痛（随着孕周增大、子宫增大，压痛区域可升高），严重时可伴发冷、发热，甚至全腹均出现压痛及反跳痛、腹肌紧张，血常规白细胞计数及中性粒细胞百分数升高。

（4）绒毛膜羊膜炎：指细菌直接侵入绒毛膜羊膜或脐带胎盘导致子宫内出现炎性症状的疾病，主要临床特征是急性粒细胞浸润母体绒毛膜、蜕膜或胎儿组织绒毛膜、脐带等，从而导致母儿感染、胎死宫内、胎儿早产等。主要临床表现：①母体体温≥ 38℃；②阴道分泌物异常；③胎心率增快（胎心率基线≥ 160 次 / 分）或母体心率增快（心率＞ 100 次 / 分）；④母体外周血白细胞计数＞ 15×10^9/L；⑤子宫呈激惹状态、宫体有压痛，母体体温升高的同时伴有上述②～⑤任何一项表现可诊断为绒毛膜羊膜炎。

四、处理方案及基本原则

（1）抗感染治疗。

（2）监测生命体征，补液、物理降温、对症退热治疗。

（3）静卧休息，适量饮水，纠正贫血。

（4）监测胎心及胎动，地塞米松促胎肺成熟治疗，根据病情必要时保胎治疗。

（5）监测血尿常规、尿培养，复查泌尿系超声。

五、要点与讨论

（1）急性肾盂肾炎是指肾盂黏膜与肾实质的急性感染性疾病，是妊娠期常见的并发症之一。①机械性因素：增大的子宫易对盆腹腔内器官产生压迫，在妊娠早期即可出现肾盏、肾盂和输尿管在骨盆入口以上部位的扩张。随着子宫不断增大，甚至可压迫膀胱并引起排尿障碍及膀胱输尿管返流。这种上尿路的扩张及下端的梗阻，致尿液潴于尿

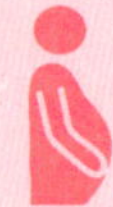

路，再加上返流，易导致急性肾盂肾炎的发生。右旋增大的妊娠子宫压迫右侧输尿管，使得孕妇患急性肾盂肾炎，以右侧多见。②雌、孕激素的影响：妊娠妇女由于雌激素和孕激素分泌增加，使尿路平滑肌松弛，黏膜增厚，也使得输尿管扩张、积水更易发生。③孕妇尿液中葡萄糖、氨基酸及水溶性维生素等营养物质增加，有利于细菌生长，亦增加了孕妇尿路感染的易感性。

（2）急性肾盂肾炎临床表现与感染程度有关，通常起病较急。全身症状：发热、寒战、头痛、全身酸痛、恶心、呕吐，体温等多在 38℃以上，多为弛张热，也可呈稽留热或间歇热。部分病人出现革兰阴性杆菌菌血症。泌尿系统症状：尿频、尿急、尿痛、排尿困难等。部分病人泌尿系统症状不典型或缺如。腰痛：腰痛程度不一，多为钝痛或酸痛。体检时可发现肋脊角或输尿管点压痛和（或）肾区叩痛。

（3）实验室检查①尿液常规检查：尿沉渣镜检白细胞 > 5 个 /HP 称为白细胞尿，几乎所有尿路感染都有白细胞尿，对尿路感染诊断意义较大。尿中发现白细胞管型提示肾盂肾炎。部分尿感病人有镜下血尿，少数急性膀胱炎病人可出现肉眼血尿、蛋白尿多为阴性至微量。②涂片细菌检查：检出率达 80% ~ 90%，可初步确定是杆菌或球菌、是革兰阴性还是革兰阳性细菌。③细菌培养：尿细菌培养对诊断尿路感染有重要价值。可采用清洁中段尿、导尿及膀胱穿刺尿做细菌培养。细菌培养菌落数 10^5CFU/mL，为有意义菌尿。如临床上无尿感症状，则要求做两次中段尿培养，细菌菌落数均大于 10^5CFU/mL，且为同一菌种，可诊断为尿路感染；在有典型膀胱炎症状的妇女，中段尿培养大肠埃希菌、腐生葡萄球菌 10^5CFU/mL，也支持尿路感染。

（4）妊娠期急性肾盂肾炎会导致流产、早产、败血症、休克。细菌毒素、高热等因素可导致流产、胎儿畸形、胎儿发育不良等。

（5）急性肾盂肾炎的致病菌中，以大肠埃希菌检出率最高，其他如肺炎克雷伯菌、葡萄球菌、肠球菌亦多见。清洁中段尿培养是鉴定急性肾盂肾炎病原菌的唯一方法。本病历在留取中段尿培养时为阴性结果，可能与已使用抗生素一段时间有关。

（6）急性肾盂肾炎以抗生素治疗为主。左氧氟沙星和 β 一内酰胺类抗生素为目前推荐对于上、下尿路感染均有良好效果的用药方案。但是，妊娠期抗生素的选择既要考虑治疗效果，又要避免对胎儿产生不良影响。很多抗生素可对胎儿造成明显影响，如喹诺酮类、氨基糖苷类、磺胺类等，均为孕妇禁用药物。宜选用毒性小的抗菌药物，如阿莫西林、呋喃妥因或头孢菌素类等。孕妇的急性膀胱炎治疗时间一般为 3 ~ 7 天。孕妇急性肾盂肾炎应静脉滴注抗生素治疗，可用半合成广谱青霉素或第三代头孢菌素，疗程为两周。反复发生尿感者，可用呋喃妥因行长期低剂量抑菌治疗。（表 2–7–1）

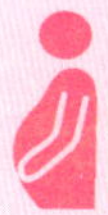

表 2-7-1　妊娠期肾盂肾炎抗生素治疗方案

抗生素	方案
头孢曲松钠	1 ~ 2g，静脉注射或肌肉注射，1 次 /24 次
哌拉西林 / 他唑巴坦	3.375 ~ 4.5g，静脉注射，1 次 /6 次
头孢吡肟	1g，静脉注射，1 次 /12 次
亚胺培南 – 西司他丁	500mg，静脉注射，1 次 /6 次
氨苄青霉素	2g，静脉注射，1 次 /6 次

（7）外科手段干预：对于病情较重，单纯抗生素治疗效果不理想者，通畅引流是治疗的另一关键措施。可采取逆行输尿管插管法，留置双 J 管，对输尿管起到支架作用和内引流作用，并可有效地缓解由于输尿管梗阻、管壁平滑肌痉挛导致的肾盂压力急性增高，操作也相对较简单，局部麻醉下即可进行，创伤较小。同时，可通过双 J 管的扩张作用，促进输尿管内小结石和结晶排出。逆行输尿管插管还可获得无污染的肾盂尿标本进行细菌学培养，相比较于中段尿培养，结果更准确。但进行相应操作前，应取得孕妇及家属的知情同意，告知创伤性操作可能带来的风险。

（8）其他治疗措施：嘱孕妇以左侧卧位休息，以减轻子宫右旋倾向，使肾盂输尿管受压减轻，有利于肾血流量和功能恢复正常状态，但若存在双侧肾脏输尿管积水时，不宜保持单一侧卧位，应交替左右侧卧位，以利于恢复。应多饮水或补充足量液体，使尿液保持在每日 2000mL 以上，必要时可给予碳酸氢钠碱化尿液。

六、思考题

1. 妊娠期对孕妇进行补液治疗时应注意哪些风险？如何控制？
2. 妊娠期哪些类别的抗生素是孕期安全用药？（参考美国 FDA 孕期用药分级）

七、科普小常识

如何预防妊娠期急性肾盂肾炎？

（1）注意加强妊娠期外阴卫生，每日换洗内裤，清洁外阴。

（2）多饮水，每 2 ~ 3 小时排尿 1 次，起到冲刷膀胱和尿道的作用。

（3）尽量左侧卧位休息，避免仰卧位，利于尿液引流。

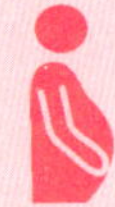

（4）加强营养，增强抵抗力。

（5）避免或节制性生活，性生活后及时排尿。

（编者　赵丽娟）

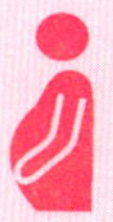

第八节　妊娠合并先天性心脏病（案例 17）

核心提示

❖妊娠合并心脏病如何管理？

❖妊娠合并心脏病如何处理？

❖妊娠合并心脏病终止妊娠方式及时机？

一、病历资料

1. 现病史

患者，女，27 岁，山西运城人，已婚，无业人员，初产妇。主因"发现先心病 20^{+} 年，停经 28^{+4} 周，胸憋、气紧 1^{+} 月"于 2021-05-22 入我院。此次妊娠因发现晚，孕期未产检，入我院前 1 月开始一般体力活动明显受限，轻微体力活动即感不适，夜间睡眠自觉胸憋、气紧、不能平卧，侧卧位后胸憋、气紧症状可缓解，未诊治。半月前无诱因出现双下肢浮肿，休息后稍缓解，同时自觉腹围明显增加，遂于 2021-05-08 就诊于运城市妇幼保健院，行产科彩超提示：宫内妊娠超声孕龄 26^{+} 周。心脏彩超提示：左心功能正常范围（EF：66%），二、三尖瓣少量返流，心电图示：窦性心律，心电轴右偏，建议观察，1 周后复查。

2021-05-11 于运城市妇幼保健院复查产科彩超提示：胎儿脐动脉血流阻力间歇性增高，大脑中动脉阻力指数 / 脐动脉阻力指数减小，嘱定期复查；2021-05-20 为求进一步诊治就诊于运城市中心医院，复查心脏彩超提示：先天性心脏病，室间隔缺损（膜周部），心室水平右向左为主双向分流，肺动脉高压（106mmHg），复查产科彩超提示：宫内单活胎（臀位，估计超声孕周 28 周 3 天），胎盘功能 I^{+} 级，考虑病情危重，建议转院，遂就诊我院。以"先天性心脏病：室间隔缺损艾森曼格综合征肺动脉高压（重度）心功

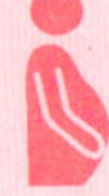

能Ⅲ～Ⅳ级 G1P0 宫内妊娠 28^{+3} 周”收住我科。

2. 既往史

患者 7 岁时体育课跑步后出现胸憋、气紧、呼吸困难等不适，就诊于当地医院，考虑先天性心脏病（具体不详），无法行手术治疗，建议定期随访，减少活动，之后几乎无体力活动，未诊治；2 年前为进一步诊治就诊于西京医院，行心脏彩超提示：先天性心脏病，室间隔缺损，肺动脉高压，再次告知病情较重无法手术，嘱避免剧烈活动，禁止妊娠。

3. 体格检查

入院查体：体温 36.6℃，脉搏 96 次 / 分，呼吸 21 次 / 分，血压 123/85mmHg，血氧饱和度 93%，口唇紫绀，双手末端紫绀明显，呈杵状指，双肺呼吸音清，未闻及干湿啰音，心率 96 次 / 分，律齐，未闻及明显收缩期杂音，P2 增强，未闻及心包摩擦音，妊娠腹型，肝脾肋下未触及，无压痛，四肢活动自如，生理反射存在，病理反射未引出，双下肢浮肿 –。

专科检查：宫高 25cm，腹围 78cm，腹壁脂肪薄，臀位，胎心 145 次 / 分，无宫缩，阴道无出血流液，暂未内诊。胎心监护：NST 反应型。

4. 实验室和辅助检查

血气：氧分压 53.0mmHg ↓，二氧化碳分压 29.4mmHg ↓，酸碱度 7.431，实际碳酸氢根 AB19.1mmol/L ↓，标准碳酸氢根 SB21.1mmol/L，标准碱剩余 –3.8mmol/L ↓，二氧化碳总量 20.0mmol/L，乳酸 2.22mmol/L ↑。

心梗四项：肌红蛋白 8.6ng/mL，余未见明显异常。

尿液检查、肝肾功能、血细胞分析未见明显异常。

心脏彩超：室间隔膜周部可见宽约 13.2mm 的回声中断，断端明确，估测肺动脉压约120mmHg，彩色多普勒血流成像：收缩期室水平可见右向左为主的双期双向分流，提示：先天性心脏病：艾森曼格综合征室间隔缺损（膜周部）室水平右向左分流的双向分流右心比例增大三尖瓣返流（少量）肺动脉高压（重度）。

双下肢血管彩超：双下肢动脉、深静脉及浅静脉未见明显异常。

腹部彩超：肝、胆、胰、脾、双肾及门脉未见明显异常。

二、诊治经过

1. 初步诊断

①脑出血、脑内血肿形成（右基底节区）；②高血压 3 级（很高危）；③脑积水。

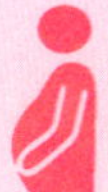

2. 诊治经过

入院后给予面罩吸氧，完善相关化验检查，下病重通知，请相关科室会诊，请示上级医师。

心外科会诊意见：①患者心功能差，合并重度肺动脉高压，妊娠进一步加重缺氧，终止妊娠，告知相关风险，心衰风险；②围手术期注意液体管理；负平衡；注意电解质情况；③术后可予降肺压（口服安利生坦 5mg，qd）；④可适当利尿，减轻心脏负荷。

心内科会诊意见：①面罩吸氧（8L/ 分钟）下测血氧饱和度 91% ~ 95%；②必要时呼吸机辅助呼吸；③尽早结束妊娠；④监测血气、电解质、淀粉酶；⑤注意出入量；⑥再联系。

2021-05-22 张彦玲主任医师多次与患者父母（其父亲及婆婆）交代病情，其不愿意承担生命风险。因为病情特殊，多方联系院方，山西省妇幼处、当地卫健委，反复与家属沟通长达 2^+ 天后行手术，术前再次请麻醉科会诊制定麻醉方案，上报院方、医务处、医调委及患者家属，进行三方签字，同时组织急危重症科室讨论。

于 2021 年 05 月 24 日硬膜外麻醉下行子宫下段剖宫产术 + 双侧输卵管结扎术手术；术中出血共约 300mL，血色为黑红色，术后转重症医学科进一步治疗，05-29 出院。

三、案例分析

1. 病史特点

（1）患者，女，27 岁，初产妇。主因“发现先心病 20^+ 年，停经 28^{+4} 周，胸憋、气紧 1^+ 月”于 2021 年 5 月 22 日就诊。

（2）患者 7 岁时体育课跑步后出现胸憋、气紧、呼吸困难等不适，就诊于当地医院，考虑先天性心脏病（具体不详），无法行手术治疗，建议定期随访，减少活动，之后几乎无体力活动，未诊治；2 年前为进一步诊治就诊于西京医院，行心脏彩超提示：先天性心脏病，室间隔缺损，肺动脉高压，再次告知病情较重无法手术，嘱避免剧烈活动，禁止妊娠。

（3）查体：体温 36.6℃，脉搏 96 次 / 分，呼吸 21 次 / 分，血压 123/85mmHg，血氧饱和度 93%，口唇紫绀，双手末端紫绀明显，呈杵状指，双肺呼吸音清，未闻及干湿啰音，心率 96 次 / 分，律齐，未闻及明显收缩期杂音，P2 增强，未闻及心包摩擦音，妊娠腹型，肝脾肋下未触及，无压痛，四肢活动自如，生理反射存在，病理反射未引出，双下肢浮肿（-）。

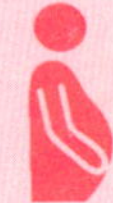

（4）实验室及辅助检查：心脏彩超示室间隔膜周部可见宽约 13.2mm 的回声中断，断端明确，估测肺动脉压约 120mmHg，彩色多普勒血流成像：收缩期室水平可见右向左为主的双期双向分流，提示先天性心脏病，艾森曼格综合征室间隔缺损（膜周部）室水平右向左分流的双向分流右心比例增大三尖瓣返流（少量）肺动脉高压（重度）。

2. 诊断和诊断依据

（1）诊断：先天性心脏病，室间隔缺损（膜周部），肺动脉高压（重度），艾森曼格综合征，心力衰竭，心功能Ⅳ级，G1P0，宫内妊娠 28^{+4} 周，臀位，Ⅰ型呼吸衰竭代谢性酸中毒合并呼吸性碱中毒高脂血症。处理：继续面罩吸氧，完善产科彩超，严密监测胎心及病情变化，通知患者家属到位，尽早终止妊娠。

（2）诊断依据：该患者现妊娠 28^{+4} 周，心脏彩超提示室间隔缺损面积约 13.2mm，未行手术修补，已并发肺动脉高压重度、艾森曼格综合征、心力衰竭。

（3）鉴别诊断：①风湿性心脏病、二尖瓣狭窄型心脏病：孕妇会出现胸闷、呼吸困难等症状，应予以青霉素等药物抗感染治疗，以防止感染性心内膜炎的发生，必要时可在医生指导下终止妊娠；②围产期心脏病：通常表现为心悸、气短等症状，应积极遵医嘱进行吸氧治疗，以减轻心脏负荷，同时应选择阴道分娩的方式尽早结束分娩，以免增加孕妇和胎儿的风险；③冠心病：当孕妇为冠心病合并心肌炎时，可能会出现胸闷、呼吸困难等症状，此时应遵医嘱使用激素类药物进行治疗，如地塞米松等，尽可能延长孕周，保证胎儿安全；④贫血性心脏病：如果孕妇是缺铁性贫血导致的心脏病，就可能出现乏力、胸闷、气短等症状，应及时补充铁剂，必要时终止妊娠；⑤营养不良性心脏病：主要表现为胸闷、呼吸困难等症状，应积极给予营养液进行补充，以纠正孕妇营养不良的情况。⑥心力衰竭：会出现在各种心脏疾病中后期，表现出精神不振、乏力、呼吸困难、心率增快。⑦心肌炎：出现在各种感染中，尤其是病毒感染之后，造成的胸闷气短，并且伴有心率的改变。⑧心内膜炎：出现心脏瓣膜感染之后，伴有反复的胸闷气短。⑨风湿性心脏病：表现为呼吸困难、咳嗽、胸痛、心脏杂音等，超声心动图示心脏扩大和积液。⑩艾森曼格综合征：根据病史及临床症状，结合 X 线及超声心动图检查，诊断一般无困难。鉴别诊断主要与先天性紫绀型心脏畸形鉴别，一般亦无困难。

四、处理方案及基本原则

1. 妊娠合并心脏病的处理原则

①减轻心脏负担；②预防心衰；③治疗并发症。

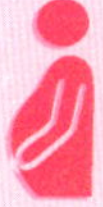

2. 处理方案

◆可以妊娠的心脏病患者的处理

（1）孕前准备和指导：

1）告知妊娠风险：尽管有些患者妊娠风险分级属Ⅰ～Ⅲ级，但仍然存在妊娠风险，可能在妊娠期和分娩期加重心脏病或者出现严重的心脏并发症，甚至危及生命。因此，建议要充分告知妊娠风险并于妊娠期动态进行妊娠风险评估。

2）建议孕前心脏治疗：对于有可能行矫治手术的心脏病患者，应建议在孕前行心脏手术治疗，尽可能纠正心脏的结构及功能异常，如先天性心脏病矫治术、瓣膜球囊扩张术、瓣膜置换术、起搏器置入术、射频消融术等，术后再次由心外科、产科医师共同行妊娠风险评估，患者在充分了解病情及妊娠风险的情况下再妊娠。

3）补充叶酸：0.4～0.8mg/d，或者含叶酸的复合维生素；纠正贫血。

4）遗传咨询：先天性心脏病或心肌病的妇女，有条件时应提供遗传咨询。

（2）孕期母亲保健：

1）产前检查的频率：妊娠风险分级Ⅰ～Ⅱ级且心功能Ⅰ级的患者，产前检查频率同正常妊娠，进行常规产前检查。妊娠风险分级增加者，缩短产前检查的间隔时间，增加产前检查次数。

2）产前检查内容：①产前检查内容：除常规的产科项目外，还应注重心功能的评估，询问自觉症状，是否有胸闷、气促、乏力、咳嗽等，有无水肿，加强心率（律）和心肺的听诊。酌情定期复查血红蛋白、心肌酶学、CTn、BNP（或 pro-BNP）、心电图（或动态心电图）、心脏超声、血气分析、电解质等，复查频率根据疾病性质而定。②联合管理：产科医师和心脏内科或心脏外科医师共同评估心脏病的严重程度及心功能。疾病严重者要在充分告知母儿风险的前提下严密监测心功能，促胎肺成熟，为可能发生的医源性早产做准备。③及时转诊：各级医院按表 1 的“就诊医院级别”要求分层进行心脏病患者的诊治，并及时和规范转诊。

3）终止妊娠的时机：心脏病妊娠风险分级Ⅰ～Ⅱ级且心功能Ⅰ级者可以妊娠至足月，如果出现严重心脏并发症或心功能下降则提前终止妊娠。心脏病妊娠风险分级Ⅲ级且心功能Ⅰ级者可以妊娠至 34～35 周终止妊娠，如果有良好的监护条件，可妊娠至 37 周再终止妊娠；如果出现严重心脏并发症或心功能下降则提前终止妊娠。心脏病妊娠风险分级Ⅳ级但仍然选择继续妊娠者，即使心功能Ⅰ级，也建议在妊娠 32～34 周终止妊娠。

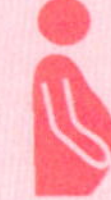

部分患者经过临床多学科评估可能需要在孕 32 周前终止妊娠，如果有很好的综合监测实力，可以适当延长孕周；出现严重心脏并发症或心功能下降则及时终止妊娠。心

脏病妊娠风险分级Ⅴ级者属妊娠禁忌证，一旦诊断需要尽快终止妊娠，如果患者及家属在充分了解风险后拒绝终止妊娠，需要转诊至综合诊治和抢救实力非常强的医院进行保健，综合母儿情况适时终止妊娠。

（3）胎儿监测：

1）胎儿心脏病的筛查：先天性心脏病患者的后代发生先天性心脏病的风险为 5% ~ 8%，发现胎儿严重复杂心脏畸形可以尽早终止妊娠。①有条件者孕 12 ~ 13 周 + 6 超声测量胎儿颈部透明层厚度（NT），NT 在正常范围的胎儿先天性心脏病的发生率 <1/1000。②先天性心脏病患者，有条件者孕中期进行胎儿心脏超声检查，孕 20 ~ 24 周是胎儿心脏超声的最佳时机。③常规筛查胎儿畸形时可疑胎儿心脏异常者应增加胎儿心脏超声检查。④胎儿明确有先天性心脏病，并且继续妊娠者，建议行胎儿染色体检查。

2）胎儿并发症的监测：胎儿生长发育以及并发症的发生与母体心脏病的种类、缺氧严重程度、心功能状况、妊娠期抗凝治疗、是否出现严重心脏并发症等密切相关。常见的胎儿并发症有流产、早产、胎儿生长受限、低出生体质量、胎儿颅内出血、新生儿窒息和新生儿死亡等。①胎儿生长发育的监测：鼓励孕妇多休息、合理营养，必要时给予营养治疗和改善微循环的治疗。及时发现胎儿生长受限，并积极治疗。②胎心监护：孕 28 周后增加胎儿脐血流、羊水量和无应激试验（NST）等检查。③药物影响：妊娠期口服抗凝药的心脏病孕妇其胎儿颅内出血和胎盘早剥的风险增加，应加强超声监测；应用抗心律失常药物者应关注胎儿心率和心律。

◆不宜继续妊娠的心脏病患者的处理

孕早期的管理：心脏病妊娠风险分级Ⅳ ~ Ⅴ级者属妊娠高风险，孕早期建议行人工流产终止妊娠，实施麻醉镇痛，高危流产更好，可减轻疼痛、紧张对血流动力学的影响。结构异常性心脏病患者需抗生素预防感染。

孕中期的管理：心脏病妊娠风险分级Ⅳ级者，应充分告知病情，根据医疗条件、患者及家属意愿等综合考虑是否终止妊娠；心脏病妊娠风险分级Ⅴ级者，或者心脏病加重，出现严重心脏并发症和心功能下降者应及时终止妊娠。终止妊娠的方法根据心脏病严重程度和心功能而定，重度肺动脉高压、严重瓣膜狭窄、严重心脏泵功能减退、心功能≥Ⅲ级者剖宫取胎术较为安全。

孕晚期终止妊娠方法的选择：①经阴道分娩：心脏病妊娠风险分级Ⅰ ~ Ⅱ级且心功能Ⅰ级者通常可耐受经阴道分娩。分娩过程中需要心电监护，严密监测患者的自觉症状、心肺情况。避免产程过长；有条件者可以使用分娩镇痛，以减轻疼痛对于血流动力学的影响；尽量缩短心脏负荷较重的第二产程，必要时可使用产钳或胎头吸引助娩。推荐产

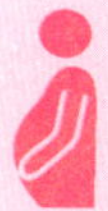

程过程中行持续胎心监护。结构异常性心脏病者建议围分娩期预防性使用抗生素。②剖宫产术终止妊娠：心脏病妊娠风险分级≥Ⅲ级且心功能≥Ⅱ级者，或者有产科剖宫产手术指征者，行剖宫产术终止妊娠。

◆ 围手术期的注意事项

（1）手术时机：剖宫产术以择期手术为宜，应尽量避免急诊手术。

（2）术前准备：孕 34 周前终止妊娠者促胎肺成熟；结构异常性心脏病者剖宫产术终止妊娠前预防性应用抗生素 1 ~ 2 天；麻醉科会诊，沟通病情，选择合适的麻醉方法；严重和复杂心脏病者酌情完善血常规、凝血功能、血气分析、电解质、BNP（或 pro-BNP）、心电图和心脏超声等检查。术前禁食 6 ~ 12 小时。

（3）术中监护和处理：严重和复杂心脏病者心电监护、中心静脉压（CVP）和氧饱和度（SpO_2 或 SaO_2）监测、动脉血气监测、尿量监测。胎儿娩出后可以腹部沙袋加压，防止腹压骤降而导致的回心血量减少。可以使用缩宫素预防产后出血或使用其他宫缩剂治疗产后出血，但要防止血压过度波动。

（4）术后监护和处理：严重和复杂心脏病者酌情进行心电监护、CVP 和氧饱和度（SpO_2 或 SaO_2）监测、动脉血气监测、尿量监测。限制每天的液体入量和静脉输液速度，心功能下降者尤其要关注补液问题；对无明显低血容量因素（大出血、严重脱水、大汗淋漓等）的患者，每天入量一般宜在 1000 ~ 2000mL，甚至更少，保持每天出入量负平衡约 500mL/d，以减少水钠潴留，缓解症状。产后 3 天后，病情稳定逐渐过渡到出入量平衡。在负平衡下应注意防止发生低血容量、低血钾和低血钠等，维持电解质及酸碱平衡。结构异常性心脏病者术后继续使用抗生素预防感染 5 ~ 10 天。预防产后出血。

五、要点与讨论

1. 心脏病孕妇发生心衰最危险的三个时期

①妊娠 32 ~ 34 周及以后；②分娩期：心脏负担最重的时期；③产褥期：产后 3 天内。

2. 妊娠期心脏病常见并发症

①心力衰竭；②亚急性感染性心内膜炎；③缺氧和发绀；④静脉栓塞和肺栓塞。

3. 早期心衰诊断

①轻微活动后即出现胸闷、心悸、气促；②休息时心率 > 110 次 / 分，呼吸 > 20 次 / 分；③夜间阵发性呼吸困难；④肺底部出现少量持续湿啰音，咳嗽后不消失。

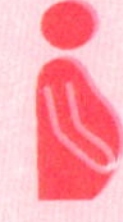

4. 妊娠合并心脏病分娩方式的选择

阴道分娩指征：①心功能Ⅰ级；②宫颈条件好；③胎儿不大；④胎位正常。

剖宫产指征：①心功能Ⅲ级及Ⅲ级以上（心衰控制后剖宫产，顽固性心衰边控制心衰边剖宫产）；②心脏病妊娠风险分级高但心功能Ⅱ级，也考虑择期剖宫产；③产科指征。

六、思考题

1. 肺动脉高压分级？

2. 心脏病妊娠风险分级？

七、科普小常识

1. 妊娠合并心脏病患者孕前心脏治疗

（1）对于有可能行矫治手术的心脏病患者，应建议在孕前行心脏手术治疗，尽可能纠正心脏的结构及功能异常，如先天性心脏病矫治术、瓣膜球囊扩张术、瓣膜置换术、起搏器置入术、射频消融术等，术后再次由心脏科、产科医师共同行妊娠风险评估，患者在充分了解病情及妊娠风险的情况下再妊娠。

（2）补充叶酸：0.4 ~ 0.8mg/d，或者含叶酸的复合维生素；纠正贫血。

（3）遗传咨询：先天性心脏病或心肌病的妇女，有条件时应提供遗传咨询。

2. 孕期母亲保健

产前检查的频率：妊娠风险分级Ⅰ ~ Ⅱ级且心功能Ⅰ级的患者，产前检查频率同正常妊娠，进行常规产前检查。妊娠风险分级增加者，缩短产前检查的间隔时间，增加产前检查次数。

（编者　郭欢欢）

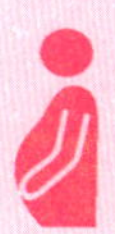

第九节　妊娠期糖尿病（案例 18）

核心提示

❖妊娠期糖尿病诊断及鉴别诊断?

❖应用胰岛素治疗时机?

❖孕期及产后血糖管理?

❖妊娠期糖尿病患者终止妊娠时机及分娩方式选择?

一、病历资料

1. 现病史

患者，36 岁，因“孕 39^{+1} 周 G4P0，妊娠期糖尿病”入院。月经规律，孕 24^{+5} 周时 75g 葡萄糖耐量试验（口服葡萄糖耐量）结果：5.98 ~ 11.5 ~ 10.6mmol/L，糖化血红蛋白（HbAlc）5.8%，无多饮、多尿、多食等高血糖症状，诊断为妊娠期糖尿病（GDM）。饮食及生活方式干预 2 周，监测空腹血糖（FPG）波动于 5.89 ~ 7.2mmol/L，餐后 2 小时血糖（2hPG）6.7 ~ 9.85mmol/L，血糖控制不理想，故于孕 27^{+3} 周给予皮下注射门冬胰岛素联合地特胰岛素治疗，根据血糖水平调整用量，目前用量：门冬胰岛素 8IU（早）–10IU（中）– 8IU（晚）三餐前皮下注射，地特胰岛素 10IU（睡前）皮下注射，血糖控制基本满意，自诉近期血糖波动在空腹 4.0 ~ 5.6mmol/L，餐后 2 小时血糖波动在 5.5 ~ 7mmol/L。孕期定期产检，体重增长 15kg。今因孕 39^{+1} 周，合并妊娠期糖尿病要求待产收入院。

2. 既往史

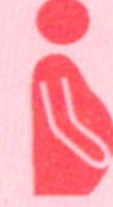

体健，孕前体重 70kg。否认高血压、糖尿病史。月经周期 6/30 ~ 35 天，自然流产 3 次。其父 2 型糖尿病，口服降糖药治疗。

3. 体格检查

体温 36.5℃，血压 120/70mmHg，脉搏 90 次 / 分，体重 85kg，身高 158cm。一般情况好，心肺未闻及异常，肝、肾区无叩击痛，无明显水肿。产科检查：腹围 120cm，宫高 41cm，胎心 146 次 / 分，胎头浮，跨耻征阳性。骨盆测量：骶耻外径 20cm，坐骨棘间径 10cm，坐骨结节间径 8.5cm。内诊：宫颈质中、居中，颈管未消，宫口容 1 指，先露头 S^{-3}。

4. 辅助检查

产科彩超：耻上胎头，双顶径 100mm，腹围 378mm，股骨长 73mm，胎盘位于子宫底后壁，成熟度Ⅱ级，羊水指数 198mm，胎心 145 次 / 分。

二、诊治经过

初步诊断：妊娠期糖尿病，G4P0 宫内妊娠 39^{+1} 周，头位待产，肥胖不良孕史。

入院后常规化验基本正常；血脂偏高；糖化血红蛋白（HbAlc）5.7%，血糖监测 FPG5.0~5.3mmol/L，2hPG6.3~7.0mmol/L。头盆评估，骨盆中等大小，估计胎儿体重 4200g。相对头盆不称可能；剖宫产术指征：巨大胎儿可能，相对头盆不称。

入院第 3 天行剖宫产术，新生儿体重 4100g，Apgar 评分 10 分，羊水 1000mL，出血 500mL，手术过程顺利。术后给予抗生素预防感染，胰岛素减量为术前的 1/3 量。

新生儿按高危儿监护，测末梢血糖为 3.6mmol/L，早开奶；出生后 2 小时血糖 2.8mmol/L，哺乳同时喂服葡萄糖水，监测血糖 1 次 /2 小时，至出生后 8 小时，血糖正常。新生儿无抽搐，黄疸不明显。

术后无发热，子宫复旧好，切口愈合良好，恶露不多；血常规、血糖监测正常。新生儿一般情况好。产后第 5 天出院。

三、案例分析

1. 病史特点

（1）高龄初产，36 岁，不良孕史，自然流产 3 次；孕前体重指数（BMI）28，入院体重指数 34，孕期体重增加 15kg；其父糖尿病（DM）。

（2）24 周口服葡萄糖耐量试验（口服葡萄糖耐量）：5.98 ~ 11.5 ~ 10.6mmol/L，诊断为妊娠期糖尿病（GDM）。

（3）查体：体重指数 34，腹围 120cm，宫高 41cm，胎心 146 次 / 分，胎头浮。跨耻征阳性。骨盆测量：骶耻外径 20cm，坐骨棘间径 10cm，坐骨结节间径 8.5cm。内诊：

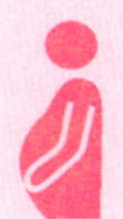

宫颈质中、居中，颈管未消，宫口容 1 指，先露头 S–3。Bishop 评分 2 分。

（4）胰岛素治疗。

（5）B 超检查胎儿双顶径 100mm，腹围 378mm，股骨长 73mm，羊水指数 198mm。

（6）血糖监测：控制基本满意。

2. 诊断依据

（1）诊断：妊娠期糖尿病，G4P0 宫内妊娠 39^{+1} 周，头位待产，肥胖不良孕史。

（2）诊断依据：①平素月经规律，核对预产期无误。②存在 GDM 高危因素：多次自然流产史、肥胖、DM 家族史、OGTT3 各时点血糖均异常，诊断为 GDM。③生活方式干预 2 周，血糖控制不理想。胰岛素治疗，据血糖水平调节胰岛素用量，至血糖控制达标。④据宫高、腹围、胎儿 B 超检查，估计胎儿体重约为 4200g，巨大胎儿可能。

3. 鉴别诊断

（1）糖尿病合并妊娠：若孕前从未做过血糖检查，但孕前或孕早期有多饮、多食、多尿，体重不增或下降，甚至出现酮症者；有的孕妇虽无明显“三多一少”高血糖症状，但在孕早期 FPG ≥ 7.0mmol/L，或 HbAlc ≥ 6.5%，或随机血糖≥ 11.1mmol/L，则诊断为孕前糖尿病。

（2）药物性高血糖：应用安宝、皮质类激素等药物时，可引起血糖升高，停药后血糖可恢复正常。

（3）继发性糖尿病：胰腺炎等胰腺 β 细胞受损可引起血糖升高，需结合病情分析考虑。

（4）非糖尿病性葡萄糖尿：①饥饿性糖尿：当饥饿时间较长后，短时间内进食多量糖类食物，胰岛素分泌不能迅速适应，可产生糖尿，鉴别时注意饮食史，FPG 正常。②肾性糖尿：由于肾小球再吸收糖的能力降低，肾糖阈低下，但血糖或糖耐量正常。肾炎、肾病等可因肾小管再吸收功能损害而发生肾性糖尿，可伴有肾功能异常如尿素、肌酐，尿酸升高或蛋白尿等可鉴别。

四、治疗方案及依据

（1）定期进行常规生化检查以了解脏器功能；血糖监测，了解血糖水平及胰岛素剂量调节。评估病情。

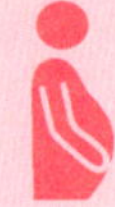

（2）因生活方式干预 2 周血糖控制不理想，给予胰岛素治疗，根据血糖水平调整胰岛素用量。

（3）因血糖控制较理想，故接近预产期收入院。根据产科检查、B 超检查、进行头盆分析。决定分娩方式，考虑巨大儿可能，骨盆中等大小，宜择期剖宫产终止妊娠。进行术前讨论，病情评估，无手术禁忌证。

（4）入院第 3 天择期行子宫下段剖宫产术，因胎儿大，术中及产后出血风险极大，术中注意宫缩剂的应用，预防产后出血，避免低血糖的发生。

（5）因终止妊娠后胎盘分泌的胰岛素抵抗物质迅速减少，减少胰岛素用量，至术前的 1/3~1/2。

（6）GDM 易发生感染，术中注意严格无菌操作，抗生素预防感染，注意体温、血象变化，及切口愈合情况。

（7）无论胎儿体重大小，新生儿均按高危儿监护。GDM 因宫内高血糖环境，新生儿高胰岛素血症，易发生新生儿低血糖，甚至低血糖昏迷。需监测血糖，注意喂奶及糖水。

（8）出院医嘱：产后 6~12 周进行口服葡萄糖耐量检查，诊断标准与非孕期相同，对发展为 2 型糖尿病者继续治疗。

五、要点及讨论

GDM 是指在妊娠期间发生或首次发现的糖耐量异常。GDM 孕妇发生巨大儿等不良结局和远期代谢综合征的风险将增加。通过血糖管理，近远期母儿结局均可明显改善。

GDM 高危因素：高龄、孕前超重或肥胖、PCOS 史；糖尿病家族史；不明原因死胎、死产、流产史；胎儿畸形、巨大儿分娩史；本次妊娠大于胎龄儿、羊水过多。

在早孕期进行 FPG 检查，如果 FPG ≥ 7.0mmol/L，或 HbA1c ≥ 6.5%，或随机血糖≥ 11.1mmol/L 且伴有高血糖症状者，则诊断为孕前糖尿病合并妊娠。如果没有明确的高血糖症状，任意时间段测试血糖≥ 11.1mmol/L，需要次日复测 FPG、2hPG 以确诊。2013 年 8 月，WHO 正式颁布了新的 GDM 诊断标准，在 24 ~ 28 周行 75g 口服葡萄糖耐量，即空腹及服糖粉 1、2 小时后血糖值分别为 5.1mmol/L、10.0mmol/L、8.5mmol/L。若任何一点血糖值达到或超过以上标准，即诊断为 GDM。

孕期 GDM 管理包括：生活方式，体重，血糖水平，胎儿生长发育监测，是否发生并发症，病情评估，诊治策略。

自我血糖监测（SMBG）是 GDM 管理、血糖监测的基本形式，常用的一种是每日监测 7 次血糖：空腹、三餐前 30 分及三餐后 2 小时血糖（PG），主要用于糖尿病合并妊娠的孕妇；第二种是每日监测 4 次血糖：空腹及三餐后 2 小时血糖，适用于 GDM。必

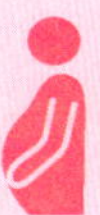

要时采用 24 小时动态血糖监测及 GA。根据病情选择不同的血糖监测方案。血糖控制目标：FPG3.3~5.3mmol/L，2hPG4.4~6.7mmol/L。

高危孕妇应强化饮食干预可降低 GDM 发生风险；所有 GDM 妇女在确诊时都应接受合理个体化的医学营养治疗及运动指导：餐后 30 分钟应进行中等强度运动，建议每周进行不少于 3 次、共计至少 150 分钟的中等强度的有氧运动。

胰岛素治疗指征：生活方式干预 2 周后，若① FPG，或 2hPG 一项不达标；②血糖达标，但体重减轻；③血糖达标，体重增加，且出现酮症，应进行胰岛素治疗。根据病情及血糖情况选择合适的胰岛素剂型及用量。由于大多数 GDM 孕妇三餐后血糖升高，而 FPG 正常，因而可选择三餐前皮下注射 3 次速效（如诺和锐）或短效胰岛素（如诺和灵 R/ 优泌林 R）方案即能有效控制餐后血糖。少数患者表现为 FPG 升高。除上述方案外，需在睡前皮下注射 1 次中效胰岛素（如诺和灵 N/ 优泌林 N）以控制次日早晨 FPG。胰岛素用量宜从小剂量开始，然后每隔 3 天根据血糖水平调整剂量。

GDM 终止妊娠时机：① GDM 不需胰岛素治疗，无妊娠并发症，期待至预产期终止妊娠；②孕前糖尿病及应用胰岛素治疗的 GDM 患者，如果血糖控制良好，妊娠 38~39 周收住院，血糖控制不满意者及时住院；③有母婴并发症，伴微血管病变、胎盘功能不全者确定促胎肺成熟后适时终止妊娠。

糖尿病不是剖宫产的指征。选择性剖宫产的指征：糖尿病伴有微血管病变、并发症及产科指征者，胎儿偏大者，可放宽手术指征。无并发症且血糖控制理想者，妊娠 40 周左右重点评估胎儿体重后积极引产；决定阴道分娩者，预防肩难产，以及臂丛神经损伤。

GDM 孕妇产程中、围手术期需密切监测血糖、尿糖、尿酮体，必要时给予胰岛素持续静脉滴注，避免出现高血糖或低血糖。注意新生儿监护，预防新生儿低血糖、高胆红素血症和呼吸窘迫综合征。

产后血糖的管理及意义：GDM 患者在分娩后一定时期血糖可能恢复正常。产后 24 小时胰岛素的用量应减至原用量的 1/3，血糖正常者无须继续胰岛素治疗。鼓励母乳喂养。

GDM 多可在产后 6 周完全恢复正常，仍有约 1/3 患者于产后 5~10 年发展为糖尿病，应定期随访。有 GDM 病史的女性应在产后 6~12 周进一步进行 75g 口服葡萄糖耐量检测，诊断标准采用非孕期诊断界值；若诊断为糖尿病，应至内分泌科诊治；若血糖回复正常，应至少每 3 年筛查 1 次，及时发现糖尿病或糖尿病前期。

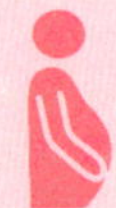

六、思考题

GDM 孕妇如果血糖控制不满意，应采取的主要措施？

七、科普知识

妊娠期糖尿病可以预防吗？

由于妊娠期糖尿病的病因尚未完全清楚，因此暂时缺乏较确切的一级预防措施。根据妊娠期糖尿病的发病规律及流行病学调查分析，“糖妈妈”应该践行医学营养治疗（MNT）、体育锻炼和规律的血糖监测，“三驾马车”齐头并进。

（1）医学营养治疗（MNT）

少油少盐，限制胆固醇类食物（如动物内脏）和甜品的摄入。增加膳食纤维和蛋白类食物的比例，戒烟戒酒。

（2）体育锻炼

有氧运动（步行、游泳、骑自行车和产前运动）和轻度或中度阻力运动，增加胰岛素敏感性。

（3）血糖自我监测（SMBG）

规律的血糖自我监测可以帮助患者更好地了解食物和运动对其血糖值的影响，从而提高他们对治疗计划的依从性。

（编者　范月莲）

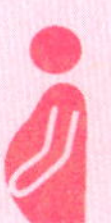

第十节　妊娠期肝内胆汁淤积症（案例19）

核心提示

❖妊娠期肝内胆汁淤积症的高危因素有哪些？

❖对于有妊娠期肝内胆汁淤积症高危因素的孕妇如何管理？

❖轻度妊娠期肝内胆汁淤积症如何管理，分娩方式如何选择？

❖重度妊娠期肝内胆汁淤积症的治疗方法有哪些，如何选择？

一、病历资料

1. 现病史

郝某，女性，26岁，主因“停经38^{+3}周，皮肤瘙痒1周，加重3天”入院。孕妇平素月经规律，5/30天，经量中等，痛经（-），末次月经：2023-06-17，推算预产期：2024-03-24。孕期规律产检，行甲功、NT检查、唐氏筛查、胎儿系统超声检查、胎儿心脏彩超及口服葡萄糖耐量检测均未见明显异常。一周前无明显诱因出现手背及足背瘙痒，无皮肤黄染，无恶心、呕吐、腹泻等不适。近3天症状加重，并出现腹部皮肤瘙痒，伴不规律腹憋，今日就诊我院，化验谷丙转氨酶89.96IU/L，谷草转氨酶79.46IU/L，总胆红素26.43μmo1/L，直接胆红素11.71μmo1/L，间接胆红素14.72μmo1/L，总胆汁酸20.66μmo1/L，考虑“妊娠期肝内胆汁淤积症”，建议住院，遂收住我科。

2. 既往史

体质健康，否认高血压病、糖尿病、肾脏病等慢性病史，否认外伤手术史，否认输血史，否认肝炎、结核病等传染病病史，否认食物药物过敏史。

3. 生育史

G1P0。

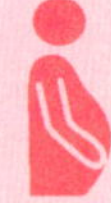

4. 体格检查

一般情况可，步入病房，体温 36.8℃，脉搏 98 次 / 分，呼吸 20 次 / 分，血压 120/83mmHg，身高 160cm 体重 75kg，皮肤微黄，巩膜无黄染，心肺检查未见明显异常，妊娠腹形，腹部皮肤及足背皮肤可见抓痕，腹软，无压痛及反跳痛，可及不规律弱宫缩，肝脾肋下未及，双肾区无叩击痛，双下肢无水肿。

5. 产科检查

宫高 33cm，腹围 99cm，腹壁脂肪中等厚度，可及不规律弱宫缩，10 ~ 20 秒 /10 ~ 15 分钟，先露头，胎头浮，胎心 140 次 / 分，阴道无流血、流液，骨盆外测量未触及明显异常。

阴道检查（外阴消毒后）：外阴已婚未产式，阴道黏膜轻度充血，较多白糊状分泌物，宫颈消退 40%，宫口朝后、质中、未开，先露头，S–3，胎膜存。

6. 实验室和辅助检查

肝功能：谷丙转氨酶 89.96IU/L，谷草转氨酶 79.46IU/L，总胆红素 26.43μmo1/L，直接胆红素 11.71μmo1/L，间接胆红素 14.72μmo1/L，总胆汁酸 20.66μmo1/L；

肾功、凝血功能及传染病检查均未见明显异常；

阴道分泌物 III 度，支原体（–），衣原体（–），B 族链球菌（–）；

腹部彩超：肝胆胰脾双肾未见明显异常；

产科彩超（2024–03–14 我院）：宫内孕单活胎、耻上胎头，双顶径 91.8mm，头围 318mm，腹围 325mm，股骨长 71.5mm，肱骨长 61.5mm，胎心：129 次 / 分，脐动脉血流频谱：S/D：2.2、PI：0.7。羊水深度 52.7mm，胎盘位于子宫前壁，成熟度 II 级，脐带绕颈两周。

胎心监护：胎心基线 145 次 / 分，加速后有反应，宫缩强度 40mmHg，间隔 10 ~ 15 分钟，持续 10 ~ 15 秒。

二、诊治经过

1. 初步诊断

①妊娠期肝内胆汁淤积症；② G1P0 宫内妊娠 38^{+3} 周先兆临产；③脐带绕颈二周。

2. 诊治经过

完善相关化验及检查，评估母胎情况，给予保肝、降胆酸，改善瘙痒症状等对症治疗，3 天后瘙痒症状明显缓解，肝酶明显下降，胆汁酸降为正常，给予放置宫颈球囊促宫颈成熟后静点缩宫素 2 天，因未临产，彩超提示“羊水偏少”，考虑缩宫素引产失败，

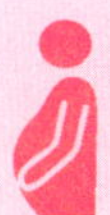

行剖宫产术终止妊娠，新生儿出生后评分好，羊水量少，色清，术中出血不多。

三、案例分析

1. 病史特点

（1）患者，女性，26 岁，因“停经 38^{+3} 周，皮肤瘙痒 1 周，加重 3 天”就诊。

（2）既往体健，G1P0。

（3）查体：体温正常，皮肤微黄，巩膜无黄染，妊娠腹形，腹部皮肤及足背皮肤可见抓痕。

产科检查：（消毒内诊）宫颈消退40%，宫口朝后、质中、未开，先露头，S-3，胎膜存，可及不规律弱宫缩，10 ~ 20 秒 /10 ~ 15 分钟。

实验室及辅助检查：

肝功能：谷丙转氨酶 89.96IU/L，谷草转氨酶 79.46IU/L，总胆红素 26.43 μ mo1/L，直接胆红素 11.71 μ mo1/L，间接胆红素 14.72 μ mo1/L，总胆汁酸 20.66 μ mo1/L；

肾功、凝血功能及传染病检查均为（-）；

阴道分泌物 III 度，支原体（-），衣原体（-），B 族链球菌（-）；

腹部彩超：肝胆胰脾双肾未见明显异常；

产科彩超（2024-03-14 我院）：双顶径 91.8mm，腹围 325mm，股骨长 71.5mm，肱骨长 61.5mm，羊水深度 52.7mm，脐带绕颈两周。

胎心监护：胎心基线 145 次 / 分，加速后有反应，宫缩强度 40mmHg，间隔 10 ~ 15 分钟，持续 10 ~ 15 秒。

2. 诊断和诊断依据

（1）诊断：①妊娠期肝内胆汁淤积症；② G1P0 宫内妊娠 38^{+3} 周先兆临产；③脐带绕颈二周。

（2）诊断依据：①平素月经规律，反复核对孕周，现孕 38^{+3} 周，为孕晚期。②皮肤瘙痒、胆汁酸增高。③排除其他原因导致的瘙痒和肝功能异常。

（3）鉴别诊断：

①妊娠特发性皮炎：一般表现为皮肤干燥、起红疹、瘙痒等症状，相关化验检查均正常。

②妊娠期急性脂肪肝：一般发生于妊娠晚期，以明显消化道症状、肝功能异常、凝血功能异常为特征。

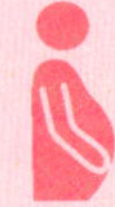

③妊娠期重症肝炎：一般有肝炎病史或肝炎接触史，黄疸深，消化道症状重，肝功

能异常明显，查肝炎分型可除外。

④胆道梗阻性疾病：一般孕妇腹痛及消化道症状明显，可伴寒战、发热、皮肤黄染严重，浓茶样小便、白陶土样大便，化验肝酶、胆汁酸数值明显增高，腹部彩超可明确诊断。

四、处理方案及基本原则

1. 治疗原则

缓解瘙痒症状，改善肝功能，降低血胆汁酸水平，延长孕周，根据母胎监护情况，适时终止妊娠，改善妊娠结局。

2. 治疗方案

（1）改善瘙痒症状：炉甘石液外用；

（2）加强母胎监护：3 ~ 5 天复查胆汁酸、肝功等相关化验指标，每日胎心监护 3 次，自数胎动，3 天复查彩超观察羊水变化；

（3）保肝、降胆汁酸治疗：谷胱甘肽2.4g，日一次，静点，熊去氧胆酸250mg，日三次，口服；

（4）经治疗后，相关指标明显下降，母胎监护良好，故给予促宫颈成熟后静点缩宫素引产，因引产失败，羊水减少，剖宫产终止妊娠。

五、要点与讨论

1. 定义

妊娠期肝内胆汁淤积症（ICP）是一种发生于妊娠中晚期的重要产科并发症。ICP 的临床特征是皮肤瘙痒和血清总胆汁酸（TBA）水平升高，并多在分娩后迅速消退。ICP 对母体风险很小，但血清胆汁酸可通过胎盘屏障并在胎儿体内及羊水中聚积，可导致死胎、羊水胎粪污染和早产等严重并发症。

2. 分型

（1）轻度 ICP 诊断标准：①孕妇空腹 TBA ≥ 10μmol/L 或餐后 TBA ≥ 19μmol/L；②临床症状以皮肤瘙痒为主，无其他明显症状。

（2）重度 ICP 诊断标准：①孕妇血清总胆汁酸 40 ~ 99μmol/L；②血清胆红素水平高于正常值；③症状严重伴有其他情况，如多胎妊娠、子痫前期、复发性 ICP、既往有因 ICP 的死胎史或新生儿窒息死亡史等；早发型 ICP；④满足以上任何一条即为重度。

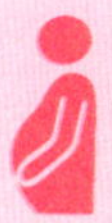

（3）极重度 ICP 诊断标准：孕妇血清 TBA ≥ 100μmol/L，此时死胎和早产的发生风险显著升高。

3. 临床表现

妊娠中晚期孕妇出现皮肤瘙痒，伴有抓痕、黄疸或消化道症状。

4.ICP 的高危因素

包括孕妇年龄（＜25 岁或＞35 岁）、孕前体重指数过低和肥胖、多胎妊娠、体外受精、剖宫产史、超过 2 次流产史、乙肝表面抗原阳性、妊娠期高血压、子痫前期、血小板减少症、高脂血症、GDM 以及既往有肝胆疾病史等。

5. 对母胎的影响

对孕妇的影响较小，主要是 ICP 伴发明显的脂肪痢时，脂溶性维生素 K 吸收减少导致产后出血；

对胎儿及新生儿影响较大，使围生儿发病率及死亡率明显增高，主要不良妊娠结局包括：早产（包括自发性和医源性）、胎儿窘迫、羊水胎粪污染、新生儿呼吸窘迫综合征以及无法预测的突发胎死宫内、新生儿颅内出血等。

6. 治疗要点及用药

（1）改善瘙痒症状：炉甘石液、薄荷类、抗组胺药物对瘙痒有缓解作用。

（2）促胎肺成熟：孕周＜34 周使用糖皮质激素可以显著降低新生儿并发症和病死率。地塞米松 6mg，肌注，每 12 小时 1 次连续 2 天，如果用药后超过 2 周，仍存在＜34 周早产可能者，可重复一疗程。妊娠37 周前终止妊娠者，应给予促进胎肺成熟治疗。

（3）母胎监护：①轻度 ICP 每 1 ~ 2 周复查 1 次孕妇血清 TBA 水平直至分娩；重度 ICP 推荐每周复查 1 次 TBA 水平直至分娩，根据 1 周后复查 TBA 水平决定对孕妇进行何种治疗；因 ICP 孕妇的胎死宫内具有突发性及不可预测性，对于极重度 ICP 建议尽快终止。②建议通过胎动、电子胎心监护及超声检查监测胎儿宫内情况，但胎儿监测并不能减少死胎的发生。

（4）降胆酸治疗：一线用药为熊去氧胆酸：常规剂量每日 1g 或 15mg/kg，分 3 ~ 4 次口服；②二线用药或联合治疗用药为 S- 腺苷蛋氨酸：可口服或静脉给药，每日 1g。

（5）保肝药物：患者及家属充分知情同意下可酌情选用葡醛内酯、谷胱甘肽、复方甘草酸苷片或注射液、多烯磷脂胆碱胶囊。

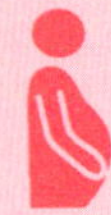

（6）预防产后出血：当伴发明显脂肪痢或凝血功能异常时可补充维生素 K，每日 5 ~ 10mg，口服或肌肉注射。

（7）加强母胎监护，权衡母胎利弊，适时终止妊娠。对于早产儿尤其是 < 32 周的早产儿，建议宫内转运到具有早产儿救治能力的医院。

7. 终止妊娠时机及分娩方式

根据《妊娠期肝内胆汁淤积症临床诊治和管理指南（2024 版）》：ICP 孕妇的终止妊娠时机应综合考虑孕妇 TBA 水平、孕周、生育史、既往 ICP 病史和死胎史、产前检查结果、发病孕周等因素。

【推荐】轻度 ICP 孕妇于妊娠 38 ～ 40 周告知孕妇继续妊娠或终止妊娠的风险，孕妇权衡利弊后尽可能于妊娠 39 周后终止妊娠。

【推荐】建议重度 ICP 孕妇于妊娠 36 ～ 38 周终止妊娠。

【推荐】建议极重度 ICP 孕妇于 36 周终止妊娠。

【推荐】当存在以下情况时，可考虑妊娠 35 ～ 36 周终止妊娠：①剧烈瘙痒且药物治疗无效；②肝功能持续恶化；③既往有 ICP 导致妊娠 36 周前死胎史。

【推荐】ICP 并不是剖宫产指征，建议根据母胎情况计划性催引产和阴道分娩终止妊娠；分娩时应密切胎心监护，当胎心监护反复出现异常时，可适当放宽剖宫产指征。

8. 产后随访

ICP 孕妇分娩后应检测血清 TBA 水平和肝功能指标，确定瘙痒症状和实验室指标是否恢复正常。如产后 6 周未恢复正常，应转诊肝脏专科医师，以评估是否合并潜在肝胆疾病。

9. 预防

（1）规范产前保健，加强妊娠期宣教，控制孕期体重；

（2）加强对高危妊娠的管理，妊娠期保健与评估，监测妊娠期血压、血糖、体重增长出现异常等情况，及时发现和控制高危因素；

（3）既往有 ICP 病史者再次妊娠需警惕 ICP 复发，妊娠早期应检测 TBA、肝功能等指标。一旦确诊，应尽早进行妊娠期监测和管理。

六、思考题

1. 如何诊断妊娠期肝内胆汁淤积症？

2. 妊娠期肝内胆汁淤积症的分型及终止妊娠的时机？

3. 妊娠期肝内胆汁淤积症的治疗原则是什么，治疗方法有哪些，如何选择？

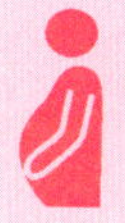

七、科普小常识

妊娠期肝内胆汁淤积症的好发时间及临床表现?

① ICP 好发于妊娠晚期，冬季高于夏季。

②多表现为皮肤瘙痒、血清胆汁酸增高、消化道症状、严重者出现黄疸。

（编者　李雅静）

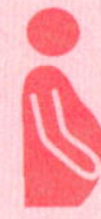

第三章

异常妊娠

第一节　难免流产（案例20）

核心提示

❖难免流产诊断及鉴别诊断?

❖诊断明确后如何处置?

❖难免流产的常见病因。

一、病历资料

1. 现病史

患者女性，35岁，已婚，G3P0。主因“停经62天，不规则阴道出血6天，下腹痛半天”来院就诊。患者平素月经规律，周期26~28天，经期5天。末次月经（LMP）62天前，停经38天时自测尿HCG阳性，6天前不明原因阴道少量出血，色红，无腹痛，就诊于本院门诊，化验血人绒毛膜促性腺激素为10700mIU/mL，孕酮（P）为30.2mmol/L；盆腔超声检查：宫腔内见孕囊，大小约1.5cm×1.2cm，胎芽长约0.7cm，未见明显心管搏动：拟诊“先兆流产”给予地屈孕酮（10mg，Bid）保胎治疗，其间阴道间断性少量出血。今晨起自觉下腹阵发性坠痛，阴道出血量增多，如平素月经量，未见明显组织物排出，急诊就诊于我院。妇科检查见宫颈口松弛，B型超声检查提示：宫腔内可见孕囊，胎芽未见明显增长，仍无胎心，拟诊“难免流产”。

患者病程中有恶心呕吐、胃纳差和乏力嗜睡，无发热，二便正常。

2. 既往史

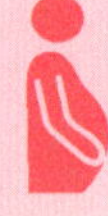

否认慢性疾病史，因个人因素人工流产2次，男性使用避孕套避孕。

3. 体格检查

体温 37.2℃，呼吸 19 次 / 分，脉搏 88 次 / 分，血压 100/60mmHg。一般情况可，神志清晰，应答切题，自由体位。头面部（–）。心肺检查无阳性发现。腹软，下腹正中轻微压痛，无反跳痛和肌紧张，未扪及明显肿块，肠鸣音正常。

4. 妇科检查（肛查）

外阴：已婚式，未见异常。

阴道：畅，中量暗红色积血，伴陈旧血块。

宫颈：未见明显赘生物，外口松弛，举痛（–）。

宫体：前位，如孕 50^+ 天，轻微压痛。

附件：双侧未触及明显肿块，无压痛。

5. 实验室和影像学检查

全血细胞分析：白细胞计数 $11.5X10^9/L$，中性粒细胞百分数 72%，血红蛋白 109g/L，血小板计数 $208 \times 10^9/L$。

尿 HCG：阳性。

B 型超声检查：宫内见孕囊，胚胎未成形，无心管搏动，双侧附件区无异常。

二、诊治经过

（1）初步诊断：早孕，G3P0，难免流产。

（2）处理经过：

①完善检查，如血细胞分析、凝血系列、凝血功能障碍检查、心电图、C– 反应蛋白和降钙素原等。

②静脉麻醉下行清宫术。

③刮出物取样送染色体检查。

④刮出物取样送病理检查。

三、案例分析

1. 病史特点

（1）女性，35 岁，G3P0。因“停经 62 天、不规则阴道出血 6 天、下腹痛半天”来院就诊。

（2）未见明显组织物排出。妇科检查宫颈口松弛。

（3）血、尿 HCG 阳性。

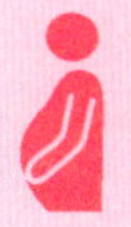

（4）B 型超声检查宫内见孕囊，无心管搏动。

2. 诊断与诊断依据

（1）诊断：早孕，G3P0，难免流产。

（2）诊断依据：①具有停经史，阴道出血多，伴下腹痛；②血、尿 HCG 阳性；③ B 型超声检查宫内见孕囊，无心管搏动，提示胚胎停止发育；④宫颈外口松弛，未见组织物嵌顿和排出。

3. 鉴别诊断

（1）首先要区分流产的类型：先兆流产阴道出血量少，没有下腹痛或仅轻微痛。难免流产多在先兆流产基础上发展而来，阴道出血量增多，出现腹痛。难免流产继续发展、部分妊娠物排出宫腔则为不全流产。不全流产阴道出血量多，下腹痛较难免流产减轻，宫颈口有组织物嵌顿。完全流产有流产症状，妊娠物已全部排出，故阴道出血减少或停止，腹痛也逐渐缓解，宫颈口关闭，子宫恢复正常大小，B 超检查宫内无孕囊。

（2）异位妊娠：有停经史，有不规则阴道出血和下腹痛，血、尿 HCG 均可升高，妇科检查子宫小于停经月份，附件区扪及或未扪及肿块，B 超检查宫内未见妊娠迹象，附件区可见囊肿。如果破裂或流产后可以有腹腔内出血，此时宫颈有抬举痛，B 超检查提示子宫直肠凹陷有积液，后穹窿穿刺可得暗红色不凝血液。诊断性刮宫病理报告为子宫内膜呈蜕膜样改变，腹腔镜检查可明确。

（3）妊娠滋养细胞疾病：妊娠反应严重。由于子宫增长迅速，阴道出血前常有下腹部隐痛或阵痛。子宫明显大于妊娠月份。双侧卵巢可有囊性增大黄素囊肿。血人绒毛膜促性腺激素值异常升高。B 超检查见增大的子宫腔内呈“落雪状图像”，无正常胎体影像。

（4）功能失调性子宫出血：无排卵型功血部分患者可有闭经，但无妊娠反应，阴道出血量多，一般无下腹痛，查体子宫大小正常。妊娠试验阴性。B 超检查无妊娠子宫特点。基础体温单相。可做诊断性刮宫。

（5）其他：如急性盆腔炎、卵巢黄体破裂、附件囊肿扭转破裂和急性阑尾炎等引起的急腹痛。

四、处理方案及基本依据

（1）治疗方案：清宫术。

（2）依据：患者宫内妊娠，有阴道出血和腹痛，B 型超声检查提示胚胎停止发育。

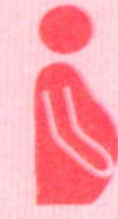

五、要点与讨论

1. 早期妊娠伴阴道出血和/或腹痛时妊娠结局的判断

正常早期妊娠时血人绒毛膜促性腺激素水平有倍增时间，根据这一特点，连续测定血人绒毛膜促性腺激素水平可以了解胎儿情况，血孕酮水平的测定在流产诊断和预后判断上的价值已经明确。结合B超检查，可以对妊娠结局做出初步诊断。

2. 中期妊娠失败（难免流产）的主要原因和诊治

此病案主要讨论的是早期妊娠的失败。中期妊娠时，阴道流血或流液，伴有宫颈口扩张，出现阵发性腹痛后胎儿及其附属物排出宫腔，此也为不可避免的流产。除感染外，宫颈功能不全是引起中期妊娠产的主要原因，有明确的复发性中期妊娠自然流产患者首先要排除宫颈功能不全，非孕期8号Hegar宫颈扩张器无阻力置入宫颈管内以至进入宫腔和B型超声检查可以确诊。治疗以手术为主，可于孕前或孕期行宫颈环扎术。

六、思考题

1. 难免流产需要与哪些疾病相鉴别?
2. 引起难免流产的常见原因是什么?
3. 如何根据血人绒毛膜促性腺激素和血孕酮值判断早期妊娠的结局?

七、科普小常识

难免流产引起的原因?

导致难免流产的原因有很多，包括胚胎和母体两方面因素，临床常见如下：

（1）染色体异常：染色体异常包括数量异常和结构异常。数量异常如单体、三体和多倍体。结构异常有断裂、缺失和易位等。早期自然流产中有50% ~ 60%的妊娠物有染色体异常，夫妇中如有一人染色体异常传至子代，或可导致流产或复发性流产。

（2）母儿血型不合，由于以往妊娠或输血，致Rh因子、不合的ABO血型因子在母体中产生抗体，此次妊娠由胎盘进入胎儿体内，与红细胞凝集而产生溶血，以致流产。

（3）母体合并症：母体罹患慢性疾病，如严重贫血、严重心脏病、慢性肾炎等，可引起胎儿缺血、缺氧、窒息、死亡或胎盘发生梗死或早剥，全身或局部感染性疾病也是流产的一大原因。

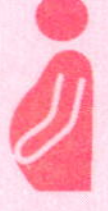

（4）免疫因素：妊娠是半同种移植。研究发现血清中存在抗精子抗体，而动物实

验证明抗精子抗体有杀死胚胎的作用，提示该抗体的存在与自然流产有关。父母组织相容性抗原（HLA）过分相似、母体封闭抗体不足、抗多烯磷脂胆碱抗体过量生成等也可导致自然流产。

（5）子宫缺陷：包括先天性子宫畸形、子宫肿瘤和宫腔粘连（Asherman 综合征）等。

（6）不良生活习惯如过量吸烟、酗酒和饮用咖啡等可导致流产。母体创伤、环境污染等都是不良妊娠的原因。

（编者　郭国霞）

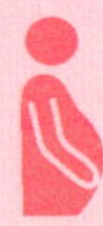

第二节　剖宫产瘢痕部位妊娠（案例 21）

核心提示

❖剖宫产瘢痕部位妊娠病人如何治疗？

❖如何预防剖宫产瘢痕部位妊娠？

一、病历资料

1. 现病史

王某，女，26 岁。主因“停经 50^+ 天，阴道出血 3 天”入院。平素月经规律，3/37 天，量少，痛经（–），末次月经：2023–10–15，停经 40^+ 天自测尿妊免试验阳性，近 3 日无诱因出现阴道出血，量少，暗红色，偶伴腹痛。今日就诊于我院门诊，盆腔彩超提示：子宫前壁下段瘢痕处可见 34.9mm × 14.4mm × 13.3mm 孕囊，内可见胎芽，芽长 2.7mm，未见心管搏动，部分向腔内凸，提示：子宫前壁下段瘢痕处妊娠？收住院治疗。

2. 既往史

G3P2，2011 年因“胎儿窘迫”于当地医院剖宫产一次。2019 年因“瘢痕子宫”于当地医院剖宫产一次。否认输血史及过敏史。

3. 体格检查

体温 36.4℃，脉搏 85 次 / 分，呼吸 15 次 / 分，血压 120mm/75mmHg，一般情况可，神志清楚，对答如流，面色红润，心肺听诊未闻及病理性杂音，腹软，无压痛及反跳痛，阴道少量出血，无异味。专科检查：外阴：已婚未产型；阴道：畅，少量血性分泌物，无异味；宫颈：形态正常，光，无活动性出血，举痛（–）；子宫：后位，8.0cm × 6.0cm

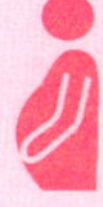

大小，活动可；双附件区未触及明显异常。

4. 实验室和辅助检查

盆腔彩超（2023-12-05，我院）子宫后位，形态饱满，宫体大小 66.5mm × 59.3mm × 57.7mm，子宫前壁下段瘢痕处可见 34.9mm × 14.4mm × 13.3mm 孕囊，内可见胎芽，芽长 2.7mm，未见心管搏动，部分向腔内凸，孕囊前方肌层最薄处 1.3mm，余肌壁回声不均，附件区：左卵巢：37.3mm × 18.9mm，右卵巢：32.8mm × 16.0mm，直肠窝可见深约 15.9mm 液性暗区。提示：子宫前壁下段瘢痕处妊娠。

血 HCG（2023-12-06，我院）：48447.0mIU/mL。

血化验：血细胞分析、凝血检查、尿液检查、生化系列、传染病检查、阴道微生态、心电图均未见明显异常。

二、诊治经过

1. 初步诊断

剖宫产瘢痕部位妊娠瘢痕子宫（二次剖宫产术后）。

2. 诊治经过

双侧子宫动脉栓塞术，B 超监测下行清宫术，动态监测 HCG 值。

三、案例分析

1. 病史特点

（1）患者，女性，26 岁，因“停经 40^+ 天，阴道出血 3 天”就诊。

（2）既往二次剖宫产史。

（3）生命体征平稳，阴道出血少，无腹痛等特殊不适。

（4）实验室及辅助检查：彩超提示剖宫产瘢痕部位妊娠。

2. 诊断和诊断依据

（1）诊断：剖宫产瘢痕部位妊娠瘢痕子宫（二次剖宫产术后）。

（2）诊断依据：

①既往二次剖宫产史；②停经、阴道出血；③血 HCG48447.0mIU/mL；彩超提示子宫前壁下段瘢痕处可见 34.9mm × 14.4mm × 13.3mm 孕囊，部分向腔内凸，孕囊前方肌层最薄处 1.3mm。

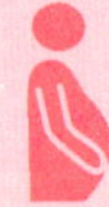

（3）鉴别诊断：①先兆流产：育龄期女性有停经、腹痛、阴道出血症状，HCG 增高，宫腔内可见孕囊。HCG 及彩超可辅助诊断。②异位妊娠：育龄期女性有停经、腹痛、阴道出血症状，HCG 增高，宫腔未见孕囊，宫腔以外可见妊娠包块。HCG 及彩超可辅助诊断。剖宫产瘢痕部位妊娠属特殊类型异位妊娠。

四、处理方案及基本原则

1. 治疗目标及原则

（1）目标：终止妊娠去除病灶，以保障患者安全。

（2）原则：尽早发现尽早治疗减少并发症避免期待治疗和盲目刮宫。

2. 根据剖宫产瘢痕部位妊娠的分类进行不同处理

（1）药物治疗：

适应证：

不愿意或不适合手术治疗的早期 CSP；

Ⅱ型或Ⅲ型手术前预处理；

手术后的补充治疗。

治疗时间长，存在较高失败率，不作为 CSP 首选的治疗方案。

（2）手术治疗：

①清宫术：

超声监测下清宫术；

宫腔镜下妊娠物清除术；

小于 8 周的Ⅰ型 CSP。

②妊娠物清除术、子宫瘢痕修补术：

开腹、腹腔镜、宫腹腔镜联合、经阴道手术；

Ⅱ、Ⅲ型 CSP，对于出血风险高者，术前行 MTX 或 UAE。

③子宫切除术：

挽救生命或无生育要求。

五、要点与讨论

1. 剖宫产瘢痕部位妊娠的发病机制

（1）剖宫产瘢痕缺陷假说：

剖宫产瘢痕缺陷是形成 CSP 的主要原因。剖宫产瘢痕缺陷是指剖宫产造成子宫下段内膜及肌层的损伤，瘢痕处的子宫内膜与肌层没有完全愈合，存在窦道或细小裂隙等缺陷，瘢痕处的肌层变薄且失去连续性。孕卵种植于该裂隙或窦道处。

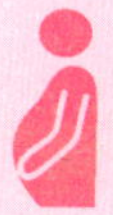

（2）子宫瘢痕憩室假说：

当受精卵着床种植于剖宫产瘢痕憩室时，憩室处子宫肌层薄弱、血供差，滋养细胞侵入肌层，甚至穿透肌壁，形成 CSP。

（3）滋养细胞行为生物学假说：

因剖宫产等有创操作对子宫内膜造成损伤，导致子宫内膜准备不完善，不利于受精卵着床，导致受精卵运行异常或发育迟缓，在通过宫腔时未具种植能力，错过最佳着床时间时，滋养细胞侵入细胞外基质形成 CSP。

（4）损伤与炎症反应学说：

剖宫产术后子宫切口的愈合与异物反应使得慢性炎症持续存在，促炎症因子的分泌、炎症细胞的聚集、黏附分子的表达使受精卵更倾向种植于剖宫产瘢痕处。

2. 剖宫产瘢痕部位妊娠的分类

（1）Ⅰ型——内生型单纯孕囊型：

妊娠囊部分着床于子宫瘢痕处，部分或大部分位于宫腔内；

妊娠囊明显变形、拉长、下端成锐角；

妊娠囊与膀胱间子宫肌层变薄，厚度 > 3mm；

彩色多普勒血流成像示瘢痕处见滋养层血流信号。

（2）Ⅱ型：

与Ⅰ型相似，但妊娠囊与膀胱间子宫肌层厚度≤ 3mm。

（3）Ⅲ型—外生型或包块型：

妊娠囊完全着床于子宫瘢痕处，并向膀胱方向外凸；

宫腔及子宫颈管内空虚；

妊娠囊与膀胱间子宫肌层明显变薄、缺失，厚度≦ 3mm；

彩色多普勒血流成像示瘢痕处见滋养层血流信号。

子宫下段瘢痕处混合回声包块，多见于 CSP 流产后瘢痕处妊娠物残留并出血。

3. 剖宫产瘢痕部位妊娠各型的处理

Ⅰ型：超声监测下清宫术或宫腔镜下妊娠物清除术；

Ⅱ型：术前行 MTX 或 UAE，超声监测下清宫术或宫腔镜下妊娠物清除术；

Ⅲ型：开腹、腹腔镜、宫腹腔镜联合、经阴道妊娠组织切除术 + 子宫瘢痕修补术。

注意术后口服米非司酮补充治疗。

4. 监测指标

HCG：动态监测，下降是否满意决定是否需补充治疗。

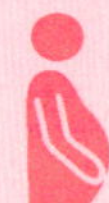

彩超：监测子宫切口瘢痕出包块大小及血流情况。

六、思考题

1. 子宫动脉栓塞术治疗的时机及术后副作用？

2. 不同类型剖宫产瘢痕部位妊娠的转归？

3. 如何避免动静脉瘘的形成？

七、科普小常识

1. 如何预防剖宫产瘢痕部位妊娠？

（1）避免多次人工流产、宫腔操作；

（2）降低剖宫产率；

（3）注意剖宫产术中子宫切口的位置；

（4）预防生殖道炎症。

2. 如果早发现剖宫产瘢痕部位妊娠怎么办？

有剖宫产史的孕妇，再次妊娠时要尽早行相关检查，排除疾病的发生。

（编者　任茂华）

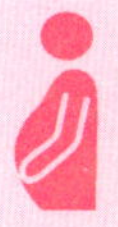

第三节　臀位（案例22）

核心提示

❖臀位分娩方式的思考？

❖臀位诊断思考？

一、病历资料

1. 现病史

患者穆某，性别女，年龄31岁，主因“停经38^{+5}周，发现臀位1^{+}月”入院。

平素月经规律，5/30天，经量中等，痛经（+），末次月经：2023-05-05，预产期：2024-02-12。停经33天自测尿HCG阳性，孕早期出现明显恶心、呕吐等早孕反应，持续至孕3^{+}月好转，孕早期无上呼吸道感染史，无服药史，无阴道出血流液及保胎史。孕期否认有害物接触史，否认放射性物质接触史。

孕5^{+}月自觉胎动，活跃至今。孕期规律产检，行甲功、NT检查、唐氏筛查、胎儿系统超声检查、胎儿心脏彩超及口服葡萄糖耐量检测均未见明显异常。孕期产检测血压正常，无头痛、头晕及视物模糊等不适。孕32周发现臀位，回家练习开放式胸膝卧位1周，复查彩超未纠正。现宫内妊娠38^{+5}周，近1周夜间出现腹憋，遂门诊入院。孕期体重增加26.7kg。

2. 既往史

2015年行双眼皮手术，否认食物过敏史，无药物过敏史。

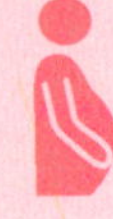

3. 查体

体温 36.5℃，脉搏 88 次 / 分，呼吸 19 次 / 分，血压 135/81mmHg，体重指数 32.5kg/m²。一般情况可，面色润，睑结膜红润，双肺吸音清，未闻及干湿啰音，心律齐，未闻及病理性杂音，妊娠型，肝脾肋下未触及，无压痛，四肢活动自如。双下肢浮肿 –。

4. 专科检查

宫高：38cm，腹围：114cm，腹壁脂肪厚，臀位，胎心145 次/ 分，宫缩无，阴道无流血，拒绝内诊。胎心监护：NST 反应型。

5. 辅助检查

产科彩超：胎位耻上：胎头，双顶径 93.1mm，头围 352mm，腹围 353mm，股骨长 76.0mm，肱骨长 67.7mm，胎心胎动：存在，胎心 154 次 / 分，脐动脉血流频谱：S/D：2.3，PI：0.8，羊水深度：56.4m，胎盘位于子宫底后壁，成熟度Ⅱ级。胎儿颈部可见脐带血流信号。提示，宫内孕单活胎，臀位，脐带绕颈一周，请结合临床。

入院诊断：G1P0 宫内妊娠 38^{+5} 周，臀位待产，脐带绕颈一周，肥胖。

二、诊疗经过

完善相关化验检查；患者为初产妇，骨盆测量未触及异常。胎儿估重 3800g。患者及家属不愿阴道试产，要求剖宫产。

三、案例分析

1. 病史特点

（1）患者女，31 岁，主因“停经 38^{+5} 周，发现臀位 1^{+} 月入院。

（2）平素月经规律，产检无特殊，胎儿大小与孕周相符。

（3）产科检查：臀位，患者拒绝内诊。

（4）辅助检查：B 超提示，宫内孕单活胎，臀位。

2. 诊断与诊断依据

（1）诊断：G1P0 宫内妊娠 38^{+5} 周臀位待产脐带绕颈一周。

（2）诊断依据：平素月经规律，5/30 天，经量中等，痛经（+），末次月经：2023 年 5 月 5 日，预产期：2024 年 2 月 12 日。停经 33 天自测尿 HCG 阳性，孕期 B 超提示胎儿大小与孕周相符。产科检查：臀位，拒绝内诊。辅助检查：宫内孕单活胎，臀位。

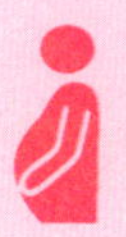

四、处理方案及基本依据

（1）治疗方案：直接剖宫产。

（2）患者为初产妇，孕期规律产检，无合并症，胎儿估重3800g，有剖宫产指征，直接剖宫产。

五、要点与讨论

1. 关于臀位分娩方式的思考

关于臀位分娩方式的选择，国内教材目前仍建议根据孕产次、胎儿大小、骨盆情况、胎儿是否存活？胎儿是否合并畸形以及臀位类型而决定。近几十年来，国际观点是即使在设备比较完善的医院，多数仍倾向于以剖宫产术来终止妊娠，理由是研究认为臀位剖宫产能够改善围产儿结局，尤其是足月臀位剖宫产分娩所带来的益处有比较好的证据。临床实践上，更多的医护人员会倾向于剖宫产终止妊娠，以保障安全，避免由于阴道分娩产伤造成的医疗纠纷甚至诉讼。但临床医生还是必须掌握这门技术，毕竟对于一些情况下，由有经验的医生进行臀位分娩仍是安全的。要注意和患者及家属充分沟通。臀位分娩方式的选择可以参考下表。（表3–3–1）

表3–3–1　分娩方式参照表

阴道试产	剖宫产
骨盆测量正常	骨盆狭窄 / 软产道异常
胎儿估重2500~3500g	胎儿估重 > 3500g
产程进展顺利 / 胎儿下降顺利	胎头仰伸，或合并妊娠高危因素
具备臀位助产技术及紧急剖宫产条件	既往有难产是史或新生儿产伤史
具备新生儿抢救条件	胎儿窘迫

2. 臀位诊断思考要点

根据胎儿双下肢所取的姿势，臀位分为3类：①单臀先露又称直臀先露，是指胎儿双髋关节屈曲，双膝关节直伸，以臀部为先露。足月时，50%~70%归属于此类。②完全臀先露，又称混合臀先露，是指胎儿双髋关节及双膝关节均屈曲，犹如盘膝坐，以臀部和双足为先露。此类型在臀位中约占5%~10%。③不完全臀位，以一足或双足、一膝或双膝、一足一膝为先露。足月时，10%~40%归属此类。通过四步触诊可以初步判断

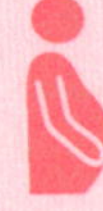

胎先露是胎头还是胎臀，经超声可以明确诊断。一旦诊断，我们要思考的问题是胎儿为何采取这种姿势，可能的原因是什么？有没有可能存在胎儿畸形、子宫畸形或者胎盘附着位置异常？如何选择分娩方式对母儿才最有益？实际上，臀位在大多数情况下是偶然现象，真正由于子宫和 / 或胎儿原因造成的胎位异常不到 15%。影响胎位主要是那些改变宫腔形态者，包括子宫畸形如双角子宫、纵隔子宫、单角子宫，子宫占位如子宫肌瘤，胎盘位置异常如前置胎盘，羊水量异常如羊水过多和羊水过少；或者疾病改变胎儿形态者，如无脑儿、骶尾部肿瘤；或其他因素限制胎儿活动者，如脐带过短、多胎等。分娩方式的选择主要权衡利弊，选择对母儿更安全、更好的方式。

3. 臀位纠正技术之外倒转术思考

围产期纠正胎位技术包括体位管理和外倒转术。临床上常用的体位管理为胸膝卧位和艾灸转胎位，虽然目前体位管理纠正臀位还没有完全得到循证证据的肯定，但由于方法简单，无创伤性，患者接受程度高，故临床上一直使用至今。外倒转术是一种人工矫正胎位的方法，经孕妇腹壁用手转动胎儿，使其臀位变成头位。这也是目前循证证据支持的一种方法，它可以有效降低臀位分娩率和剖宫产率。外倒转的成功率不同文献报道不同，为 30%~80%，这主要与纳入研究的人群以及术者经验有关。针对外倒转孕周，英国皇家妇产科学院建议初产妇 36 周之后，经产妇 37 周之后进行。但并没有非常严格的时间上限，有报道 42 周外倒转成功的案例。只是，外倒转还是会出现一些手术并发症，虽然发生率低。术中需要紧急剖宫产者仅有 1%~3%，术后胎死宫内发生率更低，约万分之一，但依旧会引发医患双方担心。实施外倒转前后，一是要和家属充分沟通，一是做好充分准备和应急准备，包括紧急剖宫产准备。

六、思考题

1. 孕期臀位纠正技术有哪些？

2. 外倒转术可能的母儿风险有哪些？

七、科普小常识

臀位分娩方式分为三种类型：单臀先露、完全臀先露和不完全臀位。

（编者　张树清）

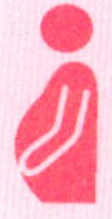

第四节　死胎（案例 23）

核心提示

❖死胎的高危因素有哪些？

❖死胎处理的原则？

❖死胎病人如何管理？

一、病历资料

1. 现病史

刘某，女性，36 岁，主因“停经 29^{+6} 周，发现胎动消失 1 天”就诊。平素月经规律，孕期行甲功、NT 检查、口服葡萄糖耐量、唐氏筛查、NIPT 均未见明显异常，未行胎儿心脏彩超检查。孕期产检监测血压均在正常范围内，无头痛、头晕、视物模糊等不适。2 周前自觉不规律腹憋于当地医院产检，行产科彩超提示羊水较少（未见报告单），遂收住入院，给予促胎肺成熟、硫酸镁保胎、补液治疗 5 天，其间监测羊水进行性减少，考虑继续妊娠胎儿风险大，建议剖宫产终止妊娠，患者因“胎儿小，出生后费用昂贵”无法承担，拒绝剖宫产，坚决要求出院。6 天前于我院产检行产科彩超提示：脐带较细，螺旋较多，脐带横切面呈“吕”字形，羊水指数 37.1mm，深度 11.7mm，胎盘位于子宫底后壁，下缘达宫颈内口，胎儿双足位于宫颈内口处，提示：宫内孕单活胎，臀位，超声孕周：26 周 +（胎儿宫内生长受限？），单脐动脉？羊水过少，前置胎盘。详细告知患者及家属终止妊娠及期待治疗的利弊，其商量后未住院，要求顺其自然，嘱其密切监测胎心、胎动情况，勤产检，1 天前自觉胎动减少，并出现不规律腹痛，无阴道出血及流液，就诊于我院行产科彩超提示：宫内妊娠，死胎，羊水过少，前置胎盘，

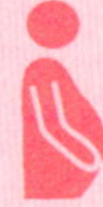

建议住院终止妊娠。

2. 既往史

2013 年因“孕足月，行缩宫素引产过程中羊水进行性减少”行剖宫产分娩 1 女婴，体重 2800g，现体健。无高血压、糖尿病史，无遗传病史，否认药物过敏史。

3. 体格检查

体温 37.2℃，脉搏 110 次 / 分，呼吸 20 次 / 分，血压 123/79mmHg。一般情况可，面色红润，睑结膜红润，双肺呼吸音清，未闻及干湿啰音，心律齐，未闻及病理性杂音，妊娠腹型，肝脾肋下未触及，无压痛，四肢活动自如，生理反射存在，病理反射未引出，无明显水肿。

专科检查：宫高 21cm，腹围 93cm，臀位，胎心无，宫缩不规律，阴道无流血，骨盆测量未见明显异常，消毒内诊：宫颈未消退，宫口未开，质中，居中。

4. 实验室和辅助检查

血细胞分析：白细胞计数 10.10×10^9/L，中性粒细胞百分数 74.2%，血红蛋白 124g/L，血小板计数 209×10^9/L，C- 反应蛋白 5.80mg/L；

尿液检查：蛋白质 +-；

红细胞沉降率：30mm/h；

凝血检查：D- 二聚体 321ng/mL；

免疫球蛋白、补体、抗链 O 均未见明显异常；

产科彩超：胎位：右上胎头，双顶径：61.5mm，颅骨部分重叠，头部水肿皮肤增厚，头围：225mm，腹围：221mm，股骨长：46.2mm，肱骨长：40.5mm，羊水指数：5.2mm，胎盘位于子宫底后壁，成熟度 I 级，其下缘达宫颈内口，胎心胎动：无，胎儿各器官变形，回声减低，图像模糊。提示：宫内妊娠，死胎，羊水过少，前置胎盘。

二、诊治经过

1. 初步诊断

① G2P1 宫内妊娠 29^{+6} 周死胎；②羊水过少；③边缘性前置胎盘；④瘢痕子宫。

2. 诊治经过

完善相关化验检查，行乳酸依沙吖啶羊膜腔内注射引产术。

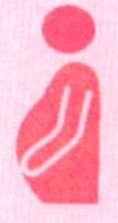

三、案例分析

1. 病史特点

（1）患者，女性，36 岁，主因“停经 29^{+6} 周，发现胎动消失 1 天”就诊。

（2）孕期血压血糖正常，因羊水过少曾住院治疗，建议剖宫产，未遵医嘱。

（3）体温 37.2℃，脉搏 110 次 / 分，呼吸 20 次 / 分，血压：123/79mmHg。一般情况可，面色红润，睑结膜红润，双肺呼吸音清，未闻及干湿啰音，心律齐，未闻及病理性杂音，妊娠腹型，肝脾肋下未触及，无压痛，四肢活动自如，生理反射存在，病理反射未引出。无明显水肿。

专科检查：宫高 21cm，腹围 93cm，臀位，胎心无，宫缩不规律，阴道无流血，骨盆测量未见明显异常，宫颈未开，质中。

（4）实验室及辅助检查：

血细胞分析：白细胞计数 10.10×10^9/L，中性粒细胞百分数 74.2%，血红蛋白 124g/L，血小板计数 209 × 109/L，C- 反应蛋白：5.80mg/L；

尿液检查：蛋白质 +-；

红细胞沉降率：30mm/h；

凝血检查：D- 二聚体 321ng/mL；

免疫球蛋白、补体、抗链 O 均未见明显异常；

产科彩超提示：宫内妊娠，死胎，羊水过少，前置胎盘。

2. 诊断和诊断依据

（1）诊断：① G2P1 宫内妊娠 29^{+6} 周，死胎；②羊水过少；③边缘性前置胎盘；④瘢痕子宫。

（2）诊断依据：超声可以诊断死胎、羊水过少，根据胎盘下缘与宫颈内口的关系诊断前置胎盘的类型。

四、处理方案及基本原则

（1）死胎一经确诊，首先应该详尽完善病史，包括家族史、既往史、本次妊娠情况。尽早引产。若死亡后 3 周胎儿仍未排出，退行性变的胎盘组织释放凝血活酶进入母体血液循环，激活血管内凝血因子，可能出现弥散性血管内凝血（DIC）。

（2）瘢痕子宫，引产过程中需注意子宫破裂的可能性及对策，必要时剖宫取胎。

（3）边缘性前置胎盘，引产过程中需注意阴道出血，做好预案，必要时需介入治疗，行双侧子宫动脉栓塞术。

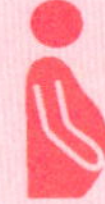

（4）尽快完善相关化验检查，若无引产禁忌，本病历行米非司酮软化宫颈，乳酸依沙吖啶羊膜腔内注射引产术。

（5）建议尸体解剖及胎盘、脐带、胎膜病理检查及染色体检查，尽力寻找死胎原因。即使经过全面、系统评估，仍至少有 1/4 的病历无法明确病因。

五、要点与讨论

1. 死胎的病因

（1）胎盘及脐带因素：如前置胎盘、胎盘早剥、血管前置、急性绒毛膜羊膜炎、脐带帆状附着、脐带打结、脐带脱垂、脐带绕颈绕体等，胎盘大量出血或脐带异常，导致胎儿缺氧。

（2）胎儿因素：如胎儿严重畸形、胎儿生长受限、双胎输血综合征、胎儿感染、严重遗传性疾病、母儿血型不合等。

（3）孕妇因素：严重的妊娠合并症、并发症，如妊娠期高血压疾病、抗磷脂抗体综合征、糖尿病、心血管疾病、各种原因引起的休克等。

（4）子宫局部因素，如子宫张力过大或收缩力过强、子宫畸形、子宫破裂等致局部缺血而影响胎盘、胎儿。

产后证实为脐带帆状附着，呈螺旋状扭转，近脐轮处完全扭转闭锁，单脐动脉。脐带因素是导致死胎的原因之一，但此案例羊水过少，单脐动脉是否合并其他畸形因患者未做尸体解剖及胎儿组织进一步检查，无法证实。

2. 死胎的处理方式

尽量经阴道分娩，剖宫产仅限于特殊情况下使用。引产方法有多种，包括米索前列醇，经羊膜腔注入依沙吖啶及缩宫素引产等，应根据孕周及子宫有无瘢痕，结合孕妇意愿，知情同意下选择。制定个体化引产方案。

六、思考题

1. 死胎的病因？

2. 死胎处理的注意事项？

七、科普小常识

死胎发生的高危因素有哪些？

糖尿病、高血压疾病、胎儿生长受限、多胎妊娠、羊水过少、妊娠晚期（≥ 41 孕周）、

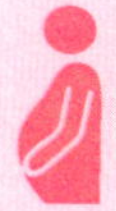

死胎史、胎动减少、系统性红斑狼疮、肾病、高龄等。

（编者　范林霄）

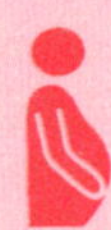

第四章

普通妇科

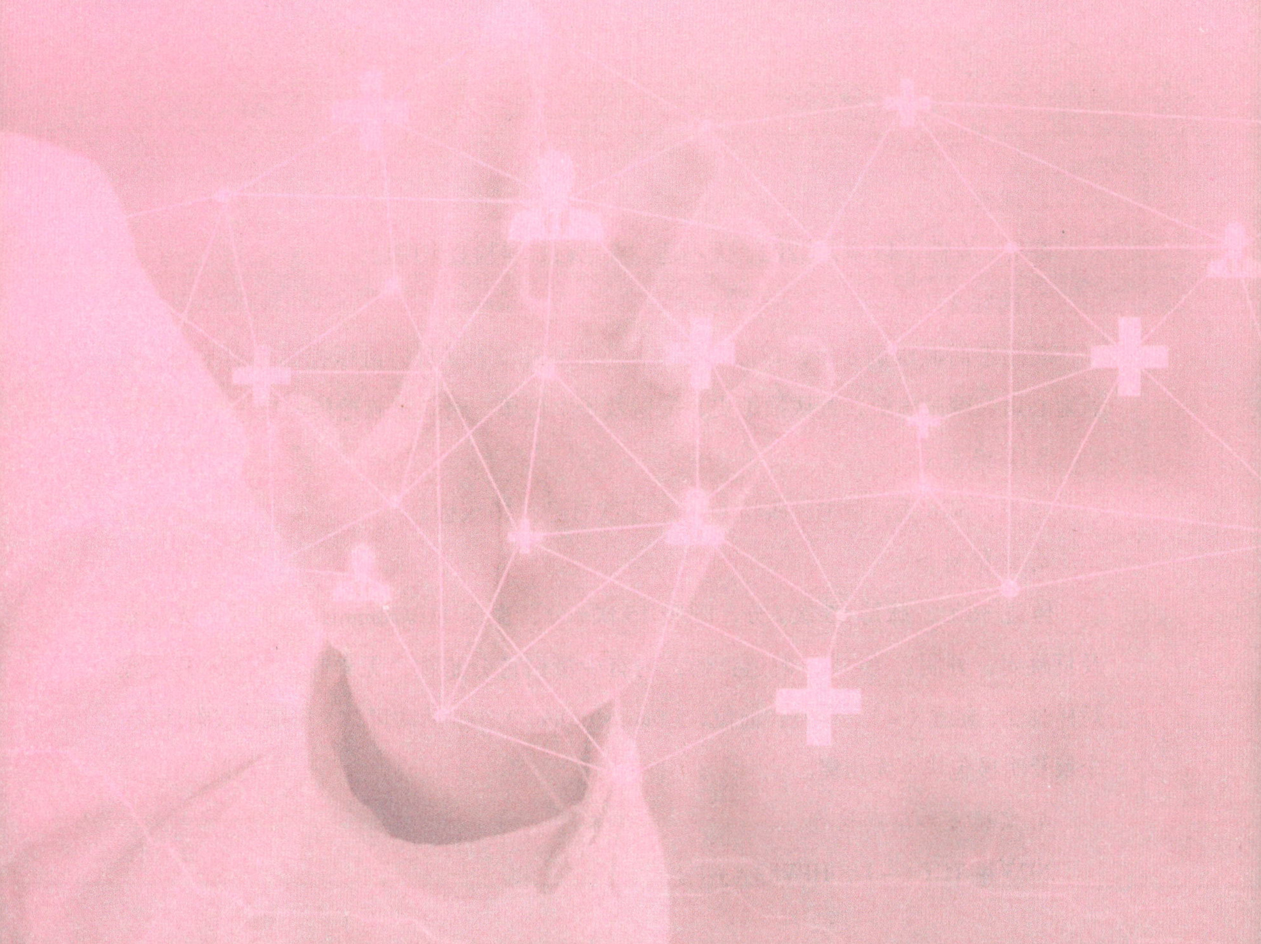

第一节　妇女健康体检（案例24）

核心提示

❖无性生活女性是否需要行妇科检查？

❖绝经后女性是否需要行妇科检查，是否需要行盆腔彩超？

❖ HPV 筛查是否可以取代 TCT 筛查？

一、病历资料

1. 现病史

范某，女性，45 岁，G2P2，无不适，要求行妇科检查来院。

2. 既往史

既往患高血压病 8 年，口服“尼复达”20mg，2 次 / 日，血压控制相对平稳。否认冠心病、糖尿病史，否认抽烟史，配偶及子女健康，否认家族遗传病史。

3. 月经史

13 岁，5/28 天，量中，痛经（-），末次月经：10 天前。

4. 体格检查

体温 36℃，脉搏 85 次 / 分，呼吸 15 次 / 分，血压 110/70mmHg，腹软，无压痛及反跳痛，外阴：（-），阴道：畅，内有少量白色分泌物，无异味；宫颈：轻度糜烂样改变，触血（-），子宫：前位，5.0cm×6.0cm 大小，活动可，无压痛，双附件区：未触及明显包块，无压痛。

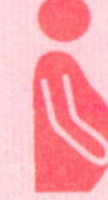

4. 实验室和辅助检查

2023 年 TCT（-），HPV52（+）；

二、诊治经过

1. 初步诊断

HPV 感染。

2. 体检经过

详细询问患者既往妇科体检中的异常结果，行宫颈 TCT、HPV 检查，行盆腔彩超检查。

三、案例分析

1. 病史特点

患者，女性，45 岁，G2P2，无不适，要求行妇科检查来院。

2. 既往史

既往患高血压病 8 年，口服“尼复达”20mg，2 次 / 日，血压控制相对平稳。否认冠心病、糖尿病史，否认抽烟史，配偶及子女健康，否认家族遗传病史。

3. 月经史

13 岁，5/28 天，量中，痛经（－），末次月经：10 天前。

4. 体格检查

体温 36℃，脉搏 85 次 / 分，呼吸 15 次 / 分，血压 110/70mmHg，腹软，无压痛及反跳痛，外阴：（－），阴道：畅，内有少量白色分泌物，无异味；宫颈：轻度糜烂样改变，触血（－），子宫：前位，5.0cm × 6.0cm 大小，活动可，无压痛，双附件区：未触及明显包块，无压痛。

5. 实验室和辅助检查

2023 年 TCT（－），HPV52（＋）。

6. 诊断和诊断依据

（1）诊断：HPV 感染。

（2）诊断依据：平素无不适，去年体检 HPV52（＋），后未复查。

四、妇科常规体检项目

1. 妇科检查

包括外阴、阴道、宫颈、子宫及双侧附件（输卵管、卵巢）检查，可以判断生殖器官的发育情况，也可以早期发现妇科疾病。

2. 女性阴道分泌物涂片镜检

阴道是个微环境、微生态系统，这个系统包括阴道解剖结构、微生态菌群、局部免疫、机体内分泌调节功能。微生物通过相互之间的协调以及制约，从而达到动态稳定。当这

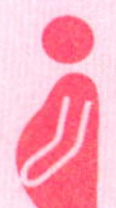

种自然防御系统被破坏后，病原菌趁机而入，阴道微生态系统平衡遭到破坏。

白带即阴道分泌物，指女性阴道黏膜渗出液、宫颈管及子宫内膜腺体分泌液等混合而成，其形成与雌激素作用有关。

传统的白带常规检查是利用显微镜对分泌物进行湿片检查，通过观察清洁度和特殊病原体等，来判断分泌物是否正常。

阴道微生态评价包括形态学评价和功能学评价。①形态学评价有阴道菌群密集度、多样性、优势菌、病原微生物等。②功能学评价有 pH 值、过氧化氢活性、唾液酸苷酶、白细胞酯酶、β－葡糖醛酸糖苷酶、脯氨酸氨基肽酶和乙酰氨基葡糖苷酶等。

3. 宫颈 TCT 及 HPV 检查

子宫颈癌是严重威胁女性健康的常见恶性肿瘤，已成为全球重大公共卫生问题。子宫颈癌筛查的目标人群是有性生活史的适龄女性，目的是早发现、早诊断和早治疗子宫颈癌前病变及早期子宫颈癌。

目前，已经明确高危型人乳头瘤病毒（hr-HPV）持续感染是引起子宫颈癌及子宫颈上皮内瘤变的主要病因。

《中国子宫颈癌筛查指南》推荐高危型 HPV 核酸检测作为初筛的首选方法；推荐不具备高危型 HPV 核酸检测条件的地区可采用子宫颈细胞学检查。

联合筛查是指 HPV 核酸检测联合子宫颈细胞学检查。细胞学检查的特异度和阳性预测值较高，但灵敏度较低；相反，HPV 核酸检测的灵敏度和阴性预测值较高，但特异度较低，两者联合可优势互补。联合筛查是子宫颈癌机会性筛查的主要方法。

4. 盆腔彩超

盆腔彩超主要检查子宫附件情况，有性生活女性可选择经阴道盆腔彩超，对于未婚、没有性生活女性则建议行经腹盆腔彩超，需要憋尿。

盆腔彩超可以用来检查子宫肌瘤、子宫腺肌病和腺肌瘤、盆腔子宫内膜异位症、盆腔炎性疾病、盆底功能障碍性疾病、葡萄胎、子宫内膜癌、子宫肉瘤、子宫颈癌、卵巢肿瘤、输卵管肿瘤、卵泡发育监测、宫内节育器探测等。

五、要点与讨论

（1）高危型人乳头瘤病毒（hr-HPV）持续感染是引起子宫颈癌及子宫颈上皮内病变的主要病因。

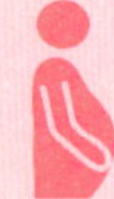

（2）中国 HPV 感染率前 3 位是 HPV16、52、58 亚型。

（3）高危型 HPV 感染 6~12 个月即可称为持续性感染。

（4）本案例患者去年宫颈 HPV 检查：52（+），未用药物治疗，今年行妇科检查，虽然阴道壁及宫颈未见明显病变，但不能完全除外上皮内病变，故今年再次行宫颈 TCT 及 HPV 检查，HPV 仍为 52 阳性，考虑为 HPV 持续感染，建议行阴道镜检查评估阴道壁和宫颈情况。根据阴道镜评估，行阴道壁或宫颈活检，根据活检病理结果，行药物治疗、物理治疗或手术治疗。

六、思考题

1. 因子宫肌瘤行子宫全切术后女性，是否需要行 TCT 及 HPV 检查？

2. 绝经后女性是否需要进行妇科体检？

七、科普小常识

1. 来医院行妇科检查前避开月经期，不要同房和阴道冲洗。

2. 平时清洁隐私处时，请不要冲洗阴道，这样会破坏阴道微环境。

3. 备孕或已孕女士，请提前告知医护人员，禁止做 DR 摄片、CT 扫描、骨密度、碳 -14 检测等放射性项目。

（编者　李芳）

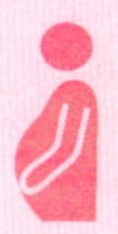

第二节　外阴硬化性苔藓（案例 25）

核心提示

- ❖主要病理特征为表皮萎缩、过度角化及黑色素细胞减少，造成外阴苍白伴皮肤皱缩。
- ❖外阴瘙痒及烧灼感是主要症状，确诊要靠组织学检查。
- ❖以局部药物配合物理治疗为主，多数治疗有效但不能治愈，需反复治疗。

一、病历资料

1. 现病史

李某某，女性，55 岁，主因“外阴瘙痒 4 年余，加重半年”就诊。患者于 4 年前无明显其他诱因出现外阴瘙痒，自行用药（具体不详）涂抹患处，病情反复，于半年前瘙痒症状加重，外院外用药物治疗效果不佳，遂来我院，要求进一步治疗。

2. 既往史

10 余年前行卵巢囊肿手术。否认高血压、冠心病、糖尿病史，配偶及子女健康，否认家族遗传病史。

3. 体格检查

双侧小阴唇及阴道口皮肤增粗、粗糙，色素减退，局部隆起，散在溃疡，表面破溃。

4. 实验室和辅助检查

病理学检查：外阴活检病理符合外阴白斑的诊断。

二、诊治经过

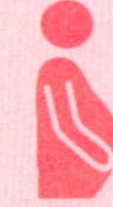

1. 初步诊断

外阴硬化性苔藓（VLS）。

2. 诊治经过

①诱导阶段：0.05% 丙酸氯倍他索乳膏外用每日 1 次，共 4 周，然后隔日 1 次，持续 4 周，最后每周 2 次，持续 4 周，共 3 个月。

②维持阶段：每周 1 次，持续终身。

三、诊断和鉴别诊断

（1）根据临床表现可做出初步诊断，确诊靠组织学检查。活检应在皲裂、溃疡、挛缩处进行，应多点活检。

（2）鉴别诊断：硬化性苔藓应与白癜风、白化病、老年生理性萎缩相鉴别。

四、治疗

1. 一般治疗

鱼肝油软膏、维生素 E 霜等外用保湿润滑剂作为 VLS 长期维持治疗药物，可以提高局部皮肤的屏障功能，改善外阴干涩等自觉症状。以往曾广泛应用的局部外用黄体酮、丙酸睾丸酮、雌激素，口服维甲酸或光敏剂治疗等，因缺乏临床获益的证据，已不推荐常规使用。

2. 药物治疗

外用糖皮质激素治疗是 VLS 的一线治疗药物，分为诱导缓解和维持治疗两个阶段。诱导缓解阶段建议局部外用糖皮质激素软膏或乳膏，连续 3 ～ 4 个月，50% 以上的患者临床症状消失，角化过度、出血和皲裂等皮损得到明显改善，而维持治疗阶段则选用局部低剂量糖皮质激素软膏或乳膏，终生维持，达到控制外阴症状，减少复发率，降低外阴粘连形成和恶变的风险。

推荐 0.05% 丙酸氯倍他索乳膏作为 VLS 治疗的外用糖皮质激素的首选药物。诱导缓解阶段每日 1 次，共 4 周。然后隔日 1 次，持续 4 周，最后每周 2 次，持续 4 周，共 3 个月。

糠酸莫米松乳膏的诱导缓解和长期维持的疗效与 0.05% 丙酸氯倍他索乳膏相当，安全性更好，也可作为一线治疗的选择药物。

（编者　郭路路）

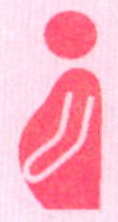

第三节　阴道炎（案例 26）

核心提示

❖不同阴道炎病人的诊断要点。

❖阴道炎的处理方法。

一、病历资料

1. 现病史

李某，女性，44 岁，主因“外阴反复瘙痒伴白带增多 1 年”就诊。患者自诉 1 年内频繁出现外阴瘙痒，夜间、月经期或者劳累后瘙痒症状加重，白带增多，色白，呈豆渣样，为求诊治，就诊我院。

2. 既往史

糖尿病史 1^{+} 年，运动 + 饮食控制，不规律监测血糖，自诉血糖控制欠佳。否认高血压病史、冠心病史，无吸烟史、饮酒史，配偶及子女健康，否认家族遗传病史。

3. 月经史及婚育史

23 岁结婚，有正常性生活史，G2P2A0，顺产 2 次，平素月经规律，5 ~ 6/30 天，经量正常，痛经（–）。

4. 专科检查

外阴：可见抓痕，小阴唇内侧可见白色块状物附着；

阴道：畅，阴道黏膜充血、水肿，见大量白色豆渣样及均质稀薄分泌物，有鱼腥臭味；

宫颈：轻度糜烂样改变；

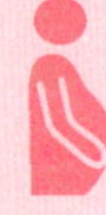

宫体：前位，正常大小，质中，活动好，无压痛；

双侧附件区：对合可，无压痛。

5. 辅助检查

阴道微生态：革兰氏阳性杆菌（+++）。形似乳酸杆菌：未见、真菌孢子（+）、真菌菌丝（+）、线索细胞（+）、白细胞（+）、阴道滴虫（-），pH5.8；

空腹葡萄糖：8.9mmol/L；

糖化血红蛋白：7.8%。

二、诊治经过

1. 初步诊断

①外阴阴道假丝酵母菌病合并细菌性阴道病（VVC）；②糖尿病。

2. 诊治经过

①行专科检查，取阴道分泌物送检；

②化验空腹血糖、糖化血红蛋白，积极治疗糖尿病。

三、案例分析

1. 病史特点

（1）患者，女性，44 岁，主因“外阴反复瘙痒伴白带增多 1 年”就诊。

（2）既往糖尿病史 1^+ 年，运动 + 饮食控制，不规律监测血糖，自诉血糖控制欠佳。

（3）专科检查：外阴：可见抓痕，小阴唇内侧可见白色块状物附着；阴道：畅，阴道黏膜充血、水肿，见大量白色豆渣样及均质稀薄分泌物，有鱼腥臭味；宫颈：轻度糜烂样改变；宫体：前位，正常大小，质中，活动好，无压痛；双侧附件区：对合可，无压痛。

（4）实验室检查：阴道微生态：革兰氏阳性杆菌（+++）、形似乳酸杆菌：未见、真菌孢子（+）、真菌菌丝（+）、线索细胞（+）、白细胞（+）、阴道滴虫（-），pH5.8；空腹葡萄糖：8.9mmol/L；糖化血红蛋白：7.8%。

2. 诊断和诊断依据

（1）诊断：①外阴阴道假丝酵母菌病合并细菌性阴道病；②糖尿病。

（2）诊断依据：①阴道分泌物：可见真菌孢子及菌丝、线索细胞（+），pH5.8；外阴可见抓痕、小阴唇内可见白色块状物附着、阴道黏膜充血水肿、豆渣样白带及均质稀薄分泌物，伴鱼腥臭味；②糖尿病：既往糖尿病史 1^+ 年。

（3）诊断和鉴别诊断：

对有阴道炎症状或体征的妇女，在阴道分泌物中找到假丝酵母菌的芽生孢子或假菌丝即可确诊。可用湿片法或革兰染色检查。对于有症状而多次湿片法检查为阴性或治疗效果不好的难治性 VVC 案例，可采用培养法同时行药敏试验。

外阴阴道假丝酵母菌病合并细菌性阴道病、滴虫阴道炎是常见的阴道混合性感染的类型，实验室检查可见到两种或以上致病微生物。pH 测定具有鉴别意义，若 VVC 患者阴道分泌物 pH > 4.5，需要特别注意存在混合感染的可能，尤其是细菌性阴道病的混合感染。

四、处理方案及基本原则

1. 消除诱因

积极治疗糖尿病，勤换内裤，用过的毛巾等生活用品用开水烫洗。

2. 局部用药

患者阴道炎症状明显，根据 VVC 临床评分标准 > 7 分，考虑重度 VVC，可延长用药时间。①克霉唑栓剂，1 粒（500mg），单次用药；或每晚 1 粒（150mg），连用 7 日；②米康唑制剂，每晚 1 粒（200mg），连用 7 日；或每晚 1 粒（400mg），连用 3 日；或 1 粒（1200mg），单次用药；③制霉菌素制剂，每晚 1 粒（10 万 U）。

3. 全身用药

氟康唑 150mg，顿服，72 小时后加用 1 次，甲硝唑片（400mg，bid），共 7 天。

五、要点与讨论

1. 阴道炎的分类及鉴别？（表 4-3-1）

表 4-3-1　细菌性阴道病与其他阴道炎的鉴别诊断

	细菌性阴道病	外阴阴道假丝酵母菌病	滴虫性阴道炎
症状	分泌物增多，无或轻度瘙痒	分泌物增多，重度瘙痒，烧灼感	分泌物增多，轻度瘙痒
分泌物特点	白色，均质，腥臭味	白色，豆腐渣样	稀薄脓性，泡沫状
阴道黏膜	正常	水肿，红斑	散在出血点
阴道 pH	> 4.5	< 4.5	> 4.5
胺试验	阳性	阴性	可检测为阳性

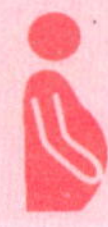

（续表）

	细菌性阴道病	外阴阴道假丝酵母菌病	滴虫性阴道炎
显微镜检查	线索细胞，极少白细胞	芽生孢子及假菌丝，少量白细胞	阴道毛滴虫，多量白细胞

◆萎缩性阴道炎

临床表现：外阴灼烧不适、瘙痒；阴道分泌物稀薄，呈淡黄色或脓血性，可伴有性交痛。

专科检查：阴道皱襞消失、萎缩、变薄。阴道黏膜充血，可有散在小出血点或点状出血斑，有时见浅表溃疡。

辅助检查：阴道分泌物镜检见大量白细胞而未见滴虫、假丝酵母菌等致病菌。

◆婴幼儿外阴阴道炎

临床表现：阴道分泌物增多，呈脓性。大量分泌物引起外阴痛痒，患儿哭闹、烦躁不安或用手搔抓外阴。部分患儿伴有下泌尿道感染，出现尿频、尿急、尿痛。若小阴唇粘连，排尿时尿流变细、分道或不成线。

妇科检查：外阴、阴蒂、尿道口、阴道口黏膜充血、水肿，有时可见脓性分泌物自阴道口流出，病变严重者，外阴表面可见溃疡，小阴唇可发生粘连，粘连的小阴唇有时遮盖阴道口及尿道口，粘连的上、下方可各有裂隙，尿自裂隙排出。在检查时还应做肛诊，排除阴道异物及肿物。

2. 各种类型阴道炎的治疗原则

◆细菌性阴道炎

全身用药：首选甲硝唑 400mg，口服，2 次 / 日，共 7 日；替代方案：替硝唑 2g，口服，1 次 / 日，共 5 日；或克林霉素 300mg，口服，2 次 / 日，共 7 日。

局部用药：0.75% 甲硝唑凝胶 5g，阴道用药，每晚 1 次，共 5 天；甲硝唑阴道栓（片）200mg，每晚 1 次，共 5~7 天；2% 克林霉素软膏 5g，阴道用药，每晚 1 次，共 7 日。

妊娠期：阴道局部用药可能存在胎膜早破等风险，建议口服用药。①甲硝唑 400mg，口服，2 次 / 日，共 7 日；②克林霉素 300mg，口服，2 次 / 日，共 7 日。

哺乳期：选择局部用药，尽量避免全身用药。

◆滴虫性阴道炎

（1）全身用药：甲硝唑 2g，单次口服，或替硝唑 2g，单次口服；或甲硝唑 400mg，每日 2 次，连服 7 日。

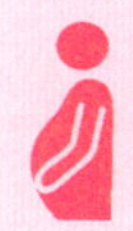

（2）滴虫性阴道炎主要由性行为传播，性伴侣应同时进行治疗，治疗期间禁止性交。

（3）妊娠期滴虫阴道炎：甲硝唑400mg，每日2次，连服7日，或甲硝唑2g，单次口服。

（4）月经干净后继续治疗一疗程，每月复查阴道分泌物，连续3次检查均为阴性可视为治愈。

◆萎缩性阴道炎

（1）补充雌激素：针对病因治疗，增加阴道抵抗力，局部涂抹雌三醇软膏，1～2次/日，连用14日。口服替勃龙2.5mg，1次/日。

（2）抑制细菌生长甲硝唑200mg/诺氟沙星100mg，放入阴道深部，1次/日，7～10天。

◆婴幼儿外阴阴道炎

（1）保持外阴清洁、干燥，减少摩擦。

（2）针对病原体选择相应口服抗生素，或用吸管将抗生素滴入阴道。

（3）有蛲虫者给予驱虫治疗。

（4）若阴道有异物，应及时取出。

（5）小阴唇粘连者外涂雌激素软膏后多可松解，严重者应分离粘连，并涂以抗生素软膏。

六、思考题

1. 混合型阴道炎治疗方法有哪些？

2. 反复发作的阴道炎如何处理？

七、科普小常识

日常如何预防阴道炎？

（1）保持外阴清洁，勤换内裤，穿宽松纯棉内裤，避免穿紧身裤子；

（2）注意需减少性伴侣数量，避免无保护性的性行为及频繁性行为；

（3）尽量避免长期使用广谱抗生素、雌激素及免疫抑制剂；

（4）糖尿病患者需严格控制血糖水平，积极控制体重，避免肥胖；

（5）避免非医嘱阴道灌洗；

（6）婴幼儿监护人需注意避免患儿将异物放入阴道内。

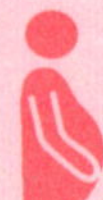

（编者　薛婉君）

第四节　盆腔炎（案例 27）

核心提示

❖盆腔炎的诊断标准是什么？

❖盆腔炎的治疗原则？

一、病历资料

1. 现病史

康某某，女性，36 岁，主因“下腹痛半月”就诊，患者平素月经规律，末次月经：2022-01-15。患者于 2022-01-22 无明显诱因出现下腹部疼痛，不伴发热、恶心、呕吐、阴道流血等不适，就诊于当地医院，行盆腔彩超未见明显异常，予输磷霉素、甲硝唑后略好转，口服中药，效果欠佳，患者为进一步诊治，于 2022-02-07 就诊于我院，行妇科检查示：宫颈举痛明显，阴道后穹触痛明显，子宫轻压痛，左附件区压痛，行盆腔彩超示：宫体左侧混合回声包块 46.5mm × 21.5mm，行血细胞分析示：白细胞计数 19.88×10^9/L；中性粒细胞百分数 78.7%，考虑盆腔脓肿，建议住院。

2. 既往史

既往于 15 年前在当地医院行绝育术；否认高血压病史、冠心病、糖尿病史、传染病史，否认药物及食物过敏史。

3. 月经史

平素月经规律，初潮年龄 14 岁，3 ~ 7/20 天，量中，痛经（ + ），末次月经：2022-01-15。

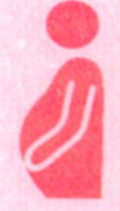

4. 体格检查

体温 36.5℃，脉搏 90 次/分，呼吸 18 次/分，血压 106/86mmHg，正常面容，神志清楚，查体合作，口唇无苍白，全身浅表淋巴结未触及明显肿大，心肺未闻及明显异常，腹软，下腹部轻压痛，反跳痛（-），肝，脾肋下未触及，未触及包块。

5. 专科检查

外阴：正常，已婚经产型；

阴道：通畅，少量白色分泌物，无异味；

宫颈：肥大，触血（-）；举痛（+），后穹窿触痛明显；

子宫：前位，6.0cm×5.0cm 大小，压痛明显；

双附件区：左附件区增厚，压痛明显，右附件区压痛（-）。

6. 辅助检查

盆腔超声：子宫前位，宫体大小：59.7mm×54.3mm×50.4mm，宫内膜厚度 8.4mm，肌壁回声尚均，宫体左侧可见 46.5mm×21.5mm 混合回声包块，未见明显血流信号，附件区：左卵巢：41.1mm×33.1mm，回声不均，右卵巢：30.4mm×18.6mm，直肠窝可见深约 11.9mm 液性暗区，提示：盆腔混合回声包块（积脓？），左卵巢体偏大，伴回声不均盆腔积液。

血细胞分析：白细胞 19.88×10^9/L，中性粒细胞计数：78.7%。

红细胞沉降率：56mm/h。

C- 反应蛋白：71mg/L。

降钙素原：0.063ng/mL。

糖类抗原 125：135U/mL。

盆腔 CT 平扫：盆腔内可见斑片状低密度影，边界欠清，范围 4.8cm×4.5cm，病变与子宫及左侧附件分界不清，提示：盆腔低密度病变，与子宫及左侧附件分界不清。

二、诊治经过

1. 初步诊断

①腹痛待诊：盆腔脓肿？盆腔囊肿合并感染？②绝育术后。

2. 诊治经过

完善术前相关化验及检查，给予输注抗生素、补液对症治疗，无明显禁忌后行手术治疗。

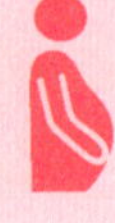

三、案例分析

1. 病史特点

（1）患者，女性，36 岁，主因“下腹痛半月”就诊。

（2）既往于 15 年前在当地医院行绝育术。

（3）体温 36.5℃，脉搏 90 次 / 分，呼吸 18 次 / 分，血压 106/86mmHg，正常面容，神志清楚，查体合作，口唇无苍白，全身浅表淋巴结未触及明显肿大，心肺未闻及明显异常，腹软，下腹部轻压痛，反跳痛（–），肝，脾肋下未触及，未触及包块。

专科检查：外阴：正常，已婚经产型；阴道：通畅，少量白色分泌物，无异味；宫颈：肥大，触血（–）；举痛（+），后穹窿触痛明显；子宫：前位，6.0cm × 5.0cm 大小，压痛明显；双附件区：左附件区增厚，压痛明显，右附件区压痛（–）。

（4）实验室及辅助检查：

血细胞分析：白细胞 19.88×10^9/L，中性粒细胞百分数 78.7%。

红细胞沉降率：56mm/h。

C– 反应蛋白：71mg/L。

降钙素原：0.063ng/mL。

糖类抗原 125：135U/mL。

盆腔超声：子宫前位，宫体大小：59.7mm × 54.3mm × 50.4mm，宫内膜厚度 8.4mm，肌壁回声尚均，宫体左侧可见 46.5mm × 21.5mm 混合回声包块，未见明显血流信号，附件区：左卵巢：41.1mm × 33.1mm，回声不均，右卵巢：30.4mm × 18.6mm，直肠窝可见深约 11.9mm 液性暗区，提示：盆腔混合回声包块（积脓？）左卵巢体偏大，伴回声不均盆腔积液。

盆腔 CT 平扫：盆腔内可见斑片状低密度影，边界欠清，范围 4.8cm × 4.5cm，病变与子宫及左侧附件分界不清，提示：盆腔低密度病变，与子宫及左侧附件分界不清。

2. 诊断和诊断依据

（1）诊断：①腹痛待诊：盆腔脓肿？盆腔囊肿合并感染？②绝育术后。

（2）诊断依据：①盆腔脓肿？盆腔囊肿合并感染？患者下腹痛，专科检查宫颈举痛、后穹窿触痛阳性，宫体压痛明显，左附件区压痛明显，盆腔超声提示宫体左侧可见 46.5mm × 21.5mm 混合回声包块，考虑积脓。

（3）诊断和鉴别诊断：

与生殖系统疾病的鉴别诊断：①异位妊娠，结合患者停经史及血人绒毛膜促性腺激素（HCG）可排除诊断。②卵巢黄体囊肿破裂，患者往往处于黄体中晚期，与剧烈活动、

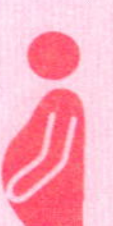

性生活史密切相关。③卵巢子宫内膜异位囊肿破裂，患者平素多有痛经表现，腹膜炎表现较剧烈，妇科超声可见密集点状回声，癌抗原125（CA125）明显升高。④卵巢囊肿蒂扭转，常表现为突发腹痛，超声未见卵巢静脉血流信号，CT及MRI可见扭转的蒂。⑤卵巢输卵管及腹膜恶性肿瘤，病史较长，常伴有腹水及肿瘤标志物明显升高，增强CT、MRI及PET-CT有助于诊断。其他需要鉴别诊断的疾病还包括阑尾炎、炎症性肠病、肠憩室炎、输尿管结石、尿路感染、脐尿管脓肿。

四、处理方案及基本原则

1. 支持治疗

半卧位有利于脓液积聚于直肠子宫陷凹而使炎症局限，注意纠正电解质紊乱及酸碱失衡，高热时辅助物理降温，明显腹胀者应行胃肠减压。

2. 药物治疗

患者一般情况差，病情严重，伴有发热、恶心、呕吐；或有盆腔腹膜炎，或输卵管卵巢脓肿；或门诊治疗无效；或不能耐受口服抗生素；或诊断不清，均应住院给予抗生素药物治疗为主的综合治疗。给药途径以静脉滴注收效快。

①头霉素或头孢菌素类药物。

头孢替坦2g，每12小时1次，静脉滴注或头孢西丁钠2g，每6小时1次，静脉滴注；加多西环素100mg，每12小时1次，静脉滴注或口服；或阿奇霉素。对输卵管卵巢脓肿者，需加用克林霉素或甲硝唑。

②克林霉素与氨基糖苷类联合方案。

克林霉素900mg，每8小时1次，静脉滴注或林可霉素剂量0.9g，每8小时1次，静脉滴注；加用硫酸庆大霉素。

③青霉素类与四环素类联合方案。

氨苄西林钠舒巴坦钠3g，每6小时1次，静脉滴注或阿莫西林克拉维酸钾，加用多西环素。

④氟喹诺酮类药物与甲硝唑联合方案药物。

氧氟沙星0.4g，每12小时1次，静脉滴注或左氧氟沙星0.5g，每日1次，静脉滴注；加用甲硝唑0.5g，每12小时1次，静脉滴注。

3. 手术治疗

（1）手术指征：

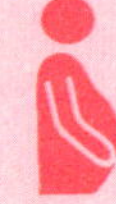

①脓肿经药物治疗无效：输卵管卵巢脓肿或盆腔脓肿经药物治疗48 ~ 72小时，体

温持续不降，患者中毒症状加重或包块增大者，应及时手术，以免发生脓肿破裂。

②脓肿持续存在：经药物治疗病情有好转，继续控制炎症数日（2 ~ 3 周），包块仍未消失但已局限，可手术治疗。

③脓肿破裂：突然腹痛加剧，寒战、高热、恶心、呕吐、腹胀，检查腹部拒按或有中毒性休克表现，应怀疑脓肿破裂。若脓肿破裂未及时诊治，死亡率高。因此，一旦怀疑脓肿破裂，需立即在抗生素治疗的同时行手术治疗。

手术可选择经腹或腹腔镜手术，也可行超声或 CT 引导下的穿刺引流。

（2）手术原则：以切除病灶为主。

年轻有生育需求者尽量保留卵巢功能，采用保守手术为主；年龄大、双侧附件受累、脓肿反复发作、合并子宫肌瘤 / 子宫腺肌病等有子宫切除指征者，可行双附件切除术或全子宫 + 双附件切除术。若盆腔脓肿位于直肠子宫陷凹，可经阴道后穹窿切开引流，同时注入抗生素。

五、要点与讨论

1. 盆腔炎性疾病的诊断标准（表 4-4-1）

表 4-4-1　盆腔炎性疾病诊断标准

最低标准
子宫颈举痛或子宫压痛或附件区压痛
附加标准
体温超过 38.3℃（口表）
子宫颈异常黏液脓性分泌物或脆性增加
阴道分泌物湿片出现大量白细胞
红细胞沉降率升高
血 C- 反应蛋白升高
实验室证实的子宫颈淋病奈瑟菌或衣原体阳性
特异标准
子宫内膜活检组织学证实子宫内膜炎
阴道超声或磁共振检查显示输卵管增粗，输卵管积液，伴或不伴有盆腔积液、输卵管卵巢肿块，腹腔镜检查发现盆腔炎性疾病征象

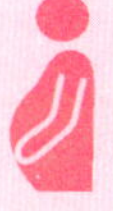

六、思考题

1. 如何鉴别盆腔脓肿与卵巢癌、消化道穿孔？

2. 盆腔脓肿的治疗方式是选择介入引流还是手术探查？

七、科普小常识

1. 如何预防盆腔炎性疾病？

（1）加强公共卫生教育，提高对性传播病原体感染的防护意识；

（2）及时治疗下生殖道感染，对高危人群的子宫颈分泌物进行沙眼衣原体感染筛查和治疗能有效降低盆腔炎性疾病的发生率；

（3）规范、足量、足疗程使用抗菌药物治疗，防止后遗症发生；

（4）手术操作注意无菌原则，加强围术期的管理等，以降低盆腔脓肿发生风险。

2. 性伴侣的管理。

对于盆腔炎性疾病患者出现症状前 60 天内接触过的性伴侣进行检查及相应治疗。如果最近 1 次性交发生在 6 个月前，则应对最后的性伴进行检查和治疗。治疗期间应避免无保护性性交。

（编者　薛婉君）

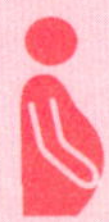

第五节　急性盆腔疼痛（案例 28）

核心提示

❖女性急性盆腔疼痛的病因有哪些?

❖女性急性盆腔疼痛最常见疾病?

❖女性急性盆腔炎如何诊断?

❖女性急性盆腔炎如何治疗?

一、病历资料

1. 现病史

李某，女性，39 岁，主因“下腹痛伴发热 1 天”就诊。

患者平素月经规律，周期 28~30 天，经期 5 天，量中，无痛经。末次月经 2024-02-11。患者 1 天前无诱因出现下腹坠胀痛，呈持续性，向腰骶部放射，伴发热，体温最高 39.2℃，不伴恶心、呕吐，无阴道出血。自服阿莫西林，症状无改善，遂急诊入我院。

2. 既往史

既往体健。否认高血压、冠心病、糖尿病史，否认吸烟、饮酒史，配偶及子女健康，否认家族遗传病史。

3. 体格检查

入院查体：体温 38.5℃，脉搏 99/ 分，呼吸 24 次 / 分，血压 120/73mmHg。营养中等，心肺未见异常。腹软，肝脾肋下未触及，下腹压痛（+），无反跳痛，未触及包块。移动性浊音（-），肠鸣音 2 ~ 3 次 / 分。

专科检查：外阴婚产型；阴道畅，黄白色脓性分泌物多，有异味；宫颈轻糜，充血，触血（-），举痛（+）；宫体前位，宫体正常大小，质中，活动可，压痛（+）；双侧

附件区未触及明显异常，压痛（-）。

4. 实验室和辅助检查

血常规：白细胞计数 $15.0 \times 10^9/L$，中性粒细胞百分数 90.23%，尿妊娠试验（-）。

阴道分泌物检查：杆菌（+++）、线索细胞（+++）、加特纳氏（++）、清洁度Ⅱ、球菌（+++）。

妇科彩超：盆腔积液，余阴性。

二、诊治经过

1. 初步诊断

①急性盆腔炎；②细菌性阴道炎。

2. 诊治经过

完善相关化验检查，给予静脉输注广谱抗菌药物，并根据药敏结果调整。

三、案例分析

1. 病史特点

（1）患者，女性，39 岁，育龄期女性，因“下腹痛伴发热 1 天”就诊。

（2）患者出现下腹坠胀痛，呈持续性，向腰骶部放射，伴发热，体温最高 39.2℃，不伴恶心、呕吐，无阴道出血。

（3）体温 38.5℃，脉搏 99/ 分，呼吸 24 次 / 分，血压 120/73mmHg。营养中等，心肺未见异常。腹软，肝脾肋下未触及，下腹压痛（+），无反跳痛，未触及包块。

（4）实验室及辅助检查：血常规：白细胞计数 $15.0 \times 10^9/L$，中性粒细胞百分数 90.23%，阴道分泌物检查：杆菌（+++）、线索细胞（+++）、加特纳氏（++）、清洁度Ⅱ、球菌（+++）。妇科彩超：盆腔积液，余阴性。

2. 诊断和诊断依据

（1）诊断：①急性盆腔炎；②细菌性阴道炎。

（2）诊断依据：①育龄期女性，性生活频繁；②临床表现为下腹坠胀痛，呈持续性，向腰骶部放射，伴发热，体温最高 39.2℃，不伴恶心、呕吐，无阴道出血。③血象高，阴道分泌物检查；线索细胞 3+、加特纳氏 2+。妇科彩超示盆腔积液。

（3）鉴别诊断：①急性阑尾炎：好发于年轻人，转移性右下腹痛，伴发热、恶心呕吐，右下腹压痛点，结合病史、症状及彩超可明确诊断。②卵巢囊肿蒂扭转：体检发现卵巢囊肿，突发一侧下腹剧痛，常伴恶心、呕吐，甚至休克，妇科彩超可

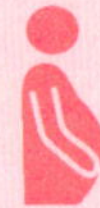

提示囊肿蒂扭转。③异位妊娠：有停经史，破裂可出现剧烈下腹痛，常伴恶心、呕吐，甚至休克，血 HCG 阳性。

四、处理方案及基本原则

1. 明确病因，对症治疗

病因明确的急性盆腔炎患者应首先针对病因进行治疗，临床上通常给予药物治疗、手术干预、中医中药治疗等多种方法进行综合治疗。

2. 药物治疗

以抗菌药物治疗为主，必要时行手术治疗。根据经验选择广谱抗菌药物以覆盖可能的病原体，包括淋病奈瑟菌、沙眼衣原体、支原体、厌氧菌和需氧菌等。选择治疗方案时，应综合考虑安全性、有效性、经济性以及患者依从性和药物敏感等因素。根据疾病的严重程度决定静脉给药或非静脉给药以及是否需要住院治疗。

3. 手术治疗

手术指征：①药物治疗无效。输卵管、卵巢脓肿或盆腔脓肿经药物治疗 48 ~ 72 小时，体温持续不降，感染中毒症状未改善或包块增大者，应及时手术。②肿块持续存在。经药物治疗 2 周以上，肿块持续存在或增大者，应及时手术。③脓肿破裂。腹痛突然加剧，寒战、高热、恶心、呕吐、腹胀、腹部拒按或有感染中毒休克表现，应疑诊脓肿破裂。若脓肿破裂未及时诊治，患者死亡率高。因此，一旦疑脓肿破裂，需立即在抗生素治疗的同时行手术探查术。

五、要点与讨论

形成急性盆腔炎的病因

（1）产后或流产后感染。

（2）宫腔手术后感染。

（3）经期卫生不良。

（4）邻近器官炎症直接蔓延。

（5）慢性盆腔炎急性发作。

（6）机体免疫功能下降，内分泌发生变化，外源性致病菌侵入。

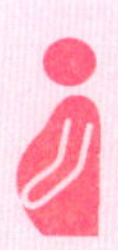

六、思考题

1. 急性盆腔疼痛的病因还有哪些？

2. 急性盆腔炎治疗方法有哪些，如何选择？

七、科普小常识

如何预防盆腔炎？

（1）要避免不洁性生活，减少性传播疾病的发生，加强性教育，推广避孕套应用。

（2）注意性生活卫生，在性生活前后用清水清洗外阴部，经期禁止性生活，如果已经患有性传播疾病，治愈前，禁止性生活，远离病原体感染。

（3）及时、正确诊断治疗下生殖道感染，一定要到正规医院就医治疗，不要听信小广告乱投医，延误诊治，使感染上行扩散，导致盆腔炎。

（编者　张志强）

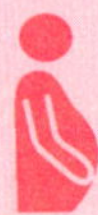

第六节　慢性盆腔疼痛（案例 29）

核心提示

❖女性慢性盆腔疼痛病因有哪些?

❖女性慢性盆腔疼痛最常见疾病?

❖女性慢性盆腔炎如何诊断及治疗?

❖女性慢性盆腔炎如何预防复发?

一、病历资料

1. 现病史

刘某，女性，28 岁，主因“下腹部疼痛 12 天，加重 1 天”就诊。

患者于 8 月 18 日开始出现下腹部疼痛不适，以左下腹疼痛为主，呈阵发性隐痛，无恶心呕吐等不适，病后于 8 月 20 日到我院门诊就诊，行相关检查后考虑盆腔炎予药物口服治疗，经治疗后病情好转，但容易复发，8 月 28 日开始下腹部疼痛加重，行走时疼痛明显，疼痛与体位改变无关联，门诊医生完善相关检查后诊拟“盆腔炎”收入住院。

2. 既往史

既往体健。否认高血压、冠心病、糖尿病史，否认吸烟、饮酒史，配偶及子女健康，否认家族遗传病史。

3. 体格检查

入院查体：体温 36.2℃，脉搏 79/ 分，呼吸 14 次 / 分，血压 110/73mmHg。营养中等，心肺未见异常。腹软，肝脾肋下未触及，下腹压痛（+），无反跳痛，未触及包块。移动性浊音（－），肠鸣音 2 ～ 3 次 / 分。

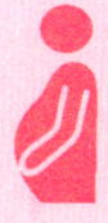

专科检查：外阴婚产型；阴道畅，无异味；宫颈轻糜，触血（-），举痛（+）；宫体前位，宫体正常大小，质中，活动可，压痛（+）；双侧附件区未触及明显异常，压痛（+）。

4. 实验室和辅助检查

血常规：白细胞计数 15.0×10^9/L，中性粒细胞百分数 90.23%，尿妊娠试验（-）。

阴道分泌物检查：线索细胞（+）、加特纳氏（++）、清洁度Ⅱ、球菌（+++）。

妇科彩超：宫腔线分离，双侧附件区回声未见明显异常。

二、诊治经过

1. 初步诊断

①慢性盆腔炎；②细菌性阴道炎。

2. 诊治经过

完善相关化验检查，给予静脉输注广谱抗菌药物，并根据药敏结果调整。

三、案例分析

1. 病史特点

（1）患者，女性，28 岁，育龄期女性，因“下腹部疼痛 12 天，加重 1 天”就诊。

（2）患者出现下腹疼痛，呈持续性，不伴发热，不伴恶心、呕吐，无阴道出血。

（3）体温 36.2℃，脉搏 79/ 分，呼吸 14 次 / 分，血压 110/73mmHg。营养中等，心肺未见异常。腹软，肝脾肋下未触及，下腹压痛（+），无反跳痛，未触及包块。

（4）实验室及辅助检查：阴道分泌物检查：线索细胞（+）、加特纳氏（++）、清洁度Ⅱ、球菌（+++）。妇科彩超：宫腔线分离，双侧附件区回声未见明显异常。

2. 诊断和诊断依据

（1）诊断：①慢性盆腔炎；②细菌性阴道炎。

（2）诊断依据：①育龄期女性，性生活频繁；②临床表现为间断下腹痛，不伴恶心、呕吐，无阴道出血。③阴道分泌物检查；线索细胞（+）、加特纳氏（++）。妇科彩超显示无异常。

（3）鉴别诊断：①慢性阑尾炎：好发于年轻人，伴转移性右下腹痛，常伴发热、恶心呕吐，右下腹压痛点，结合病史、症状及彩超可明确诊断。②子宫内膜异位症：一般会出现经期下腹痛。妇科检查会出现子宫增大、盆腔包块或结节等症状。③卵巢囊肿：会出现盆腔包块、腹部疼痛等症状，影像学可鉴别。

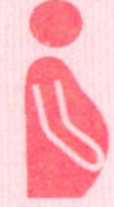

四、处理方案及基本原则

1. 明确病因，对症治疗。

临床上主要是给予药物治疗，必要时采取手术干预、中医中药治疗等多种方法进行综合治疗。

2. 药物治疗

以抗菌药物治疗为主，根据经验选择广谱抗菌药物以覆盖可能的病原体，包括淋病奈瑟菌、沙眼衣原体、支原体、厌氧菌和需氧菌等。

3. 物理疗法

温热能促进盆腔局部血液循环，改善组织营养状态，提高新陈代谢。

4. 中医中药治疗

活血化瘀，清热解毒药物。

5. 手术治疗

主要用于抗生素控制不满意的卵巢囊肿或盆腔脓肿。

五、要点与讨论

形成慢性盆腔炎的病因？

（1）性活动过多、过频，性伴侣多。

（2）宫腔手术后感染。

（3）性卫生不良。

（4）邻近器官炎症直接蔓延。

（5）慢性盆腔炎急性发作。

（6）机体免疫功能下降，内分泌发生变化，外源性致病菌侵入。

六、思考题

1. 慢性盆腔炎能治愈吗？

2. 慢性盆腔炎治疗方法有哪些，如何选择？

七、科普小常识

如何预防慢性盆腔炎急性发作？

（1）增强机体的抵抗力，锻炼身体，提高机体的免疫力，减少条件致病菌的发病机会。

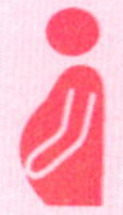

（2）月经期、人流术后及上环、取环等妇科手术后阴道有流血，一定要禁止性生活，禁止游泳、盆浴、桑拿浴，要勤换卫生巾。做好避孕工作，尽量减少人工流产等手术。

（3）可在家进行下腹部热敷等温热治疗，并长期坚持。

（4）保持会阴部清洁、干燥。每晚用清水清洗外阴，做到专人专盆，切不可用手掏洗阴道内，也不可用热水、肥皂等洗外阴。盆腔炎时白带量多，质黏稠所以要勤换内裤，不穿紧身、化纤质地内裤。

（编者　张志强）

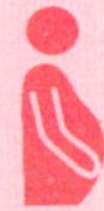

第七节　宫颈癌筛查（案例 30）

核心提示

❖宫颈癌的筛查方案如何进行？

❖高级别上皮内瘤变的治疗方法有哪些？

一、病历资料

1. 现病史

张某，女性，34 岁，主因“同房出血半年余”就诊。平素月经规律，7 天 /28 ～ 30 天，量中，痛经（–），末次月经：2023–09–04。患者半年前无明显诱因出现同房后少量阴道流血，淡粉色，不伴腹痛、阴道流液等不适，自行使用外用药物（具体不详）治疗后效果欠佳。为求进一步诊治，就诊于我院。

2. 既往史

既往体健，否认高血压病史、否认糖尿病病史、心脑血管疾病史；否认手术史、否认外伤史，否认肝炎、结核、传染病史等；否认食物、药物过敏史。

3. 月经婚育史

26 岁结婚，G3P1A2，顺产 1；配偶体健。

4. 体格检查

体温 36.3℃，脉搏 76 次 / 分，呼吸 19 次 / 分，血压 110/85mmHg，一般情况可。

5. 专科检查

双合诊：外阴正常，已婚经产型，阴道畅，宫颈肥大中度糜烂，触血（+），宫体正常大小，活动尚可，无压痛；双附件区无增厚，无压痛。

实验室和辅助检查：

HPV（2023-08-16 我院）：高危型 16（+）；

TCT（2023-08-16 我院）：LSIL；

阴道镜活检病理回报（2023-08-26）：宫颈 8 点、10 点、颈管 CIN Ⅱ－Ⅲ级。

二、诊治经过

1. 初步诊断

①宫颈上皮内瘤变Ⅱ－Ⅲ级；②下生殖道 HPV 感染：16（+）。

2. 诊治经过

完善术前相关化验检查，做好术前准备；行宫颈环形锥切术。

三、案例分析

1. 病史特点

（1）患者女性，34 岁，因“同房出血半年余”就诊。

（2）既往体健。26 岁结婚，G3P1A2，顺产 1。

（3）体温 36.3℃，脉搏 76 次 / 分，呼吸 19 次 / 分，血压 110/85mmHg，一般情况尚可。

专科检查：双合诊：外阴正常，已婚经产型，阴道畅，宫颈肥大中度糜烂，触血（+），宫体正常大小，活动尚可，无压痛；双附件区无增厚，无压痛。

实验室及辅助检查：

HPV（2023-08-16 我院）：高危型 16（+）；

TCT（2023-08-16 我院）：LSIL；

阴道镜活检病理回报（2023-08-26）：宫颈 8 点、10 点、颈管 CIN Ⅱ－Ⅲ级。

2. 诊断和诊断依据

诊断：①宫颈上皮内瘤变Ⅱ－Ⅲ级；②下生殖道 HPV 感染：16（+）。对于同房出血患者，应重视专科检查，行 HPV+TCT 筛查。

（2）诊断依据：①宫颈上皮内瘤变Ⅱ－Ⅲ级：患者女，34 岁，同房出血半年余，HPV：16（+），TCT：LSIL，宫颈活检病理报告提示；②下生殖道 HPV 感染：16（+）：HPV 检测报告提示。

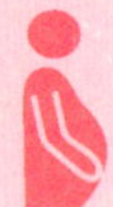

（3）鉴别诊断：①宫颈柱状上皮异位：指因雌激素的作用，宫颈管内口柱状上皮外移至宫颈管外口，是一种常见的生理现象。生理性柱状上皮异位多见于青春期、雌激

素分泌旺盛的生育年龄妇女、长期口服避孕药或妊娠期妇女。②宫颈癌：宫颈活检病理回报宫颈癌。

四、处理方案及基本原则

1. 完善相关化验及辅助检查

2. 外科治疗

指南指出，子宫颈切除性治疗主要有冷刀锥切和子宫颈环形电切术，二者疗效相当，故选择两者均可。应按转化区的类型决定切除子宫颈的长度：TZ1 型 7 ~ 10mm；TZ2 型 10 ~ 15mm；TZ3 型 15 ~ 25mm。临床操作时，也应参考患者子宫颈长度等进行个体化的治疗。

3. 术后并发症及处理

（1）近期并发症：主要为出血、感染和损伤；（2）远期并发症：子宫颈狭窄粘连，子宫颈子宫内膜异位，影响妊娠结局等。

4. 治疗 HPV 疫苗接种相关问题

推荐适龄、无禁忌证、因宫颈 HSIL（CIN Ⅱ、CIN Ⅲ）治疗的女性接种预防性 HPV 疫苗，以降低其复发的风险。

五、要点与讨论

推荐高危型 HPV 核酸检测作为子宫颈癌的初筛方法，并采用经国内外权威机构认可、经临床验证可用于初筛的 HPV 核酸检测方法和试剂。

推荐联合筛查用于医疗卫生资源充足地区、机会性筛查人群以及部分特殊人群女性的子宫颈癌筛查。

1. 宫颈癌筛查方案

（1）筛查起始年龄：25 岁女性。主要基于 < 25 岁女性 HPV 感染率较高，但多为一过性感染；子宫颈癌的发病率低，如果过早干预可能对妊娠结局产生不利影响。随着年轻女性 HPV 疫苗接种率的逐渐升高，HPV 相关癌前病变和癌的发生率可能会进一步下降。

（2）25 ~ 64 岁女性：采用每 5 年一次的 HPV 核酸单独检测或联合筛查；或每 3 年一次细胞学检查。

（3）筛查终止年龄：65 岁以上女性，如既往有充分的阴性筛查记录（即 10 年内有连续 3 次细胞学筛查，或连续 2 次的 HPV 筛查或联合筛查，且最近一次筛查结果在 5 年内，

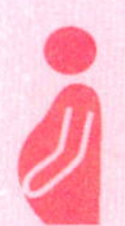

筛查结果均正常)，并且无CIN、HPV持续感染，以及无HPV相关疾病治疗史等高危因素，可终止筛查。

对65岁以上，如从未接受过筛查或65岁前10年无充分阴性筛查记录、或有临床指征者，仍应进行子宫颈癌筛查。

2. 特殊人群的筛查

（1）25岁以下高危女性的筛查：对于25岁以下存在多性伴史、过早性生活史、感染HIV等高危女性，推荐提前筛查并适当缩短筛查间隔。

妊娠期女性的筛查：对于从未接受过子宫颈癌筛查的女性；未进行规范子宫颈癌筛查的女性；恰好到需再次子宫颈癌筛查的女性，建议在孕前检查或者第一次产前检查时进行子宫颈癌筛查，筛查方法采用单独细胞学检查或联合筛查。

子宫切除术后女性的筛查：①对于因子宫颈癌前病变行全子宫切除的女性，每年进行联合筛查，若联合筛查3次均阴性，延长至每3年一次，持续25年。②对于因良性子宫疾病（非子宫颈癌前病变）切除子宫的女性，因阴道癌发病率低，若无可疑临床症状或体征，不推荐常规筛查。对于不明确子宫颈切除术前是否有癌前病变的患者，若有临床可疑症状或体征，建议进行联合筛查。

免疫功能低下人群的筛查：推荐对于有性行为的免疫功能低下女性尽早进行筛查，筛查策略遵循HIV感染人群。

预防性HPV疫苗接种后的筛查：预防性HPV疫苗接种人群的筛查策略同普通人群。

六、思考题

1. 当前我国应用的主要宫颈癌筛查方法有哪些？

2. 宫颈癌筛查方案是什么？

3. 宫颈癌筛查结果异常如何管理？

七、科普小常识

1. 如何预防HPV感染？

（1）避免共用私人物品。

（2）避免过早性交及多个性伴侣，性生活时使用避孕套等。

（3）定期体检筛查。

（4）保持良好的生活习惯、戒烟戒酒、提高免疫力。

（5）适龄接种HPV疫苗。

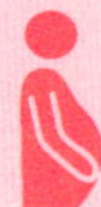

2. 宫颈高级别上皮内瘤变的治疗方法有哪些?

（1）子宫颈切除性治疗：是诊断和治疗子宫颈癌前期病变及早期浸润癌的重要方法。切除范围包括病变在内的子宫颈外口、鳞柱交接部及子宫颈管内组织，其优势是可以保留标本进行组织学评价，明确病变的切缘状况。根据子宫颈锥切术的目的可分为诊断性锥切和治疗性锥切。子宫颈锥切术有以下方法：

①宫颈冷刀锥切：其优点在于可提供原始状态的标本，切缘无电热灼伤，不影响病理诊断。其不足是需要住院、麻醉、手术时间较长；术后出血较多、宫颈可有狭窄、粘连和机能不全等并发症。

②宫颈环形电切术：WHO 提出 LEEP，也称宫颈转化区大环切除术。其优点是可在门诊实施、局部麻醉、操作简便、安全、并发症少，目前已成为应用最广泛的子宫颈锥切方法。其不足处主要为标本边缘的热损伤可能会影响组织学诊断。

③激光锥切术：现在国内很少使用。子宫颈锥切术的手术指征参考《子宫颈锥形切除术操作规范》，在此不再重复。

消融治疗：物理治疗。对组织病理学诊断为 HSIL 的患者进行消融治疗有严格的适应证，需慎重选择。适应证包括：转化区和病灶完全可见；宫颈管内无组织学证实的高级别上皮内病变；全部病变在可治疗范围内。常见的消融治疗方法：冷冻治疗、激光治疗和电凝治疗等。消融治疗具有操作简便、无需麻醉或仅局部麻醉、治疗后恢复快等优势。但无法获取组织学标本，不能进行病理学评估。

（编者　许莹莹）

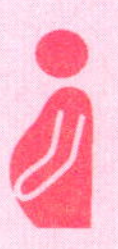

第八节　宫颈疾病（案例31）

核心提示

❖急性宫颈炎患者的体征是什么？

❖急性宫颈炎经验性用药如何选择？如何针对病原体用药？

❖急性宫颈炎患者及性伴侣应如何管理？

一、病历资料

1. 现病史

李某，女性，36岁，主因“阴道分泌物增多1周，伴异味”就诊。平素月经规律，6天/27～28天，量中，痛经（-），末次月经：2023-07-13。患者1周前性生活后出现阴道分泌物增多，颜色黄，黏稠，偶呈脓样，伴异味、强烈瘙痒，不伴腹痛、阴道流血、发热等症状，无尿频、尿急，就诊当地诊所，给予阴道灌洗上药3天，症状未好转，遂就诊。

2. 既往史

既往体健，否认高血压病史、否认糖尿病病史、心脑血管疾病史；否认手术史、否认外伤史，否认手术史，否认肝炎、结核、传染病史等；否认食物、药物过敏史。

3. 月经婚育史

23岁结婚，G4P2A2，顺产2；配偶体健。

4. 体格检查

体温36.6℃，脉搏67次/分，呼吸18次/分，血压109/75mmHg，一般情况尚可。

专科检查：双合诊：外阴正常，已婚经产型，阴道畅，可见大量脓性分泌物，色黄，黏稠，阴道壁充血；宫颈肥大轻糜，充血，触血（+），宫体正常大小，活动尚可，无压痛；

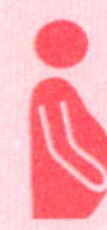

双附件区无增厚，无压痛。

5. 实验室和辅助检查

阴道分泌物检查：白细胞 4+，衣原体检测（+）；

HPV：（-）；

盆腔彩超：未见明显异常。

二、诊治经过

1. 初步诊断

①急性宫颈炎；②细菌性阴道炎。

2. 诊治经过

完善相关化验及辅助检查；阴道灌洗上药；多西环素 100mg，每日 2 次，连服 7 天；再次检测病原体，结果呈阴性。

三、案例分析

1. 病史特点

（1）患者女，36 岁，主因“阴道分泌物增多 1 周，伴异味”就诊。

（2）既往体健。23 岁结婚，G4P2A2，顺产 2；配偶体健。

（3）体格检查：体温 36.6℃，脉搏 67 次 / 分，呼吸 18 次 / 分，血压 109/75mmHg，一般情况尚可。

专科检查：双合诊：外阴正常，已婚经产型，阴道畅，可见大量脓性分泌物，色黄，黏稠，阴道壁充血；宫颈肥大轻糜，充血，触血（+），宫体正常大小，活动尚可，无压痛；双附件区无增厚，无压痛。

2. 诊断和诊断依据

（1）诊断：①急性宫颈炎；②细菌性阴道炎。

（2）诊断依据：性生活后出现阴道分泌物增多，颜色黄，黏稠，偶呈脓样，伴异味、强烈瘙痒，专科检查可见大量脓性分泌物，色黄，黏稠，阴道壁充血；宫颈肥大轻糜，充血，触血（+），阴道分泌物检查：白细胞 4+，衣原体检测（+）。

四、处理方案及基本原则

1. 应同时检测细菌性阴道病及阴道毛滴虫病

《子宫颈炎诊治指南（2021）》推荐使用核酸扩增技术检测（NAAT）是否有沙眼

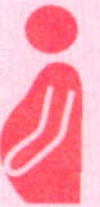

衣原体（CT）和淋病奈瑟菌（Ng），同时也应进行细菌性阴道病及阴道毛滴虫病的检查，如有这些疾病要针对性治疗。由于显微镜检查阴道毛滴虫的敏感度相对较低（约50%），因此有子宫颈炎症状而阴道毛滴虫镜检阴性的妇女应接受进一步检查，如培养法、核酸扩增技术或其他美国食品和药品监督管理局（FDA）认证的方法。

2. 进行盆腔炎性疾病体征评估

《子宫颈炎诊治指南（2021）》指出，由于子宫颈炎可能是上生殖道感染（子宫内膜炎）的征兆，因此提出应对所有就诊的子宫颈炎患者进行盆腔炎性疾病体征评估。

3. 进行经验性抗生素治疗

（1）高危人群（年龄 < 25 岁，或最近有新性伴或性伴同时有其他性伴，或性伴有性传播疾病感染）需进行 CT 和 Ng 的经验性治疗，尤其是对无法随访或无条件进行 NAAT 检测的患者。

（2）合并阴道毛滴虫病或细菌性阴道病患者应针对性治疗。

（3）对于低危的性传播疾病的妇女，延迟治疗直到获得检测是一种选择。如果治疗被推迟，且核酸扩增检测出 CT 和 Ng 阴性，则考虑随访观察子宫颈炎是否好转。治疗方案方面，《子宫颈炎诊治指南（2021）》推荐使用多西环素进行经验性治疗，这可能与美国地区阿奇霉素耐药性增加有关。

治疗方案：多西环素 100mg，口服，2 次 / 天，连服 7 天。若患者有感染 Ng 的风险，或所在地区 Ng 患病率较高，应考虑同时应用抗淋病奈瑟菌感染药物。替代方案：阿奇霉素 1g，单次顿服。

4. 应再次进行病原体检测

接受治疗的妇女应该再次随访，确定是否治愈。对于未进行治疗的患者，随访时医生应与患者询问检测结果，并根据结果进行治疗，确定子宫颈炎是否已治愈。感染 CT、Ng 或滴虫的患者，应该提供其性伴相应的措施，不论其性伴有无接受治疗，都应指导患者治疗 3 个月后再次随访。如果症状持续或再发，则应指导患者前来进行再次评估。

5. 性伴侣应同时治疗，期间禁止性生活

子宫颈炎患者的性伴应根据其已确诊或可疑的病原体进行管理，对于确诊或怀疑有 CT、Ng、滴虫感染的子宫颈炎患者的近 60 天内的性伴应进行评估、检测和经验性治疗。对于有 CT、Ng 感染患者的性伴，可以选择快速性伴治疗（EPT）或其他方案进行管理。为了避免再次感染，性伴应禁止性生活，直到性伴得到完全治愈。

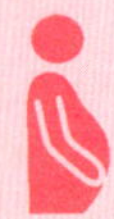

五、要点与讨论

1. 急性宫颈炎的特征性体征是什么？

急性宫颈炎的两大特征性体征：（1）于子宫颈管或子宫颈管棉拭子标本上，肉眼见到脓性或黏脓分泌物（通常称为黏液脓性子宫颈炎）。（2）子宫颈管棉拭子擦拭子宫颈管容易诱发子宫颈管内出血。子宫颈炎患者通常具备以上 1 个体征或 2 个体征同时具备。

2. 如何选择针对病原体的抗生素？

对于获得病原体者，选择针对病原体的抗生素。

（1）单纯急性淋病奈瑟菌性子宫颈炎：主张大剂量、单次给药，常用药物有头孢菌素及头霉素类药物，前者如头孢曲松钠 250mg，单次肌内注射；或头孢克肟 400mg，单次口服；也可选择头孢唑肟 500mg，肌内注射；头孢噻肟钠 500mg，肌内注射；后者如头孢西丁 2g，肌内注射，加用丙磺舒 1g 口服；另可选择氨基糖苷类抗生素中的大观霉素 4g，单次肌内注射。

（2）沙眼衣原体感染所致子宫颈炎：治疗药物主要：①四环素类：如多西环素 100mg，每日 2 次，连服 7 日；米诺环素 0.1g，每日 2 次，连服 7 ~ 10 日；②大环内酯类：主要有阿奇霉素 1g，单次顿服；克拉霉素 0.25g，每日 2 次，连服 7 ~ 10 日；红霉素 500mg，每日 4 次，连服 7 日；③氟喹诺酮类：主要有氧氟沙星 300mg，每日 2 次，连服 7 日；左氧氟沙星 500mg，每日 1 次，连服 7 日；莫西沙星 400mg，每日 1 次，连服 7 日。

由于淋病奈瑟菌感染常伴有衣原体感染，因此，若为淋菌性子宫颈炎，治疗时除选用抗淋病奈瑟菌药物外，同时应用抗衣原体感染药物。合并细菌性阴道病，应同时治疗细菌性阴道病，否则将导致子宫颈炎持续存在。

六、思考题

1. 急性宫颈炎如何诊断？

2. 急性宫颈炎如何治疗？

七、科普小常识

如何预防急性宫颈炎？

（1）注意经期卫生，避免长时间使用卫生棉条。

（2）加强营养，适当运动，增强体质，提高免疫力。

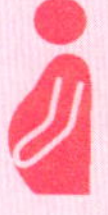

（3）避免不洁性行为，使用避孕套。

（4）保持良好的卫生习惯，注意个人卫生，勤洗澡、勤换内裤，每日温水清洗外阴，避免共用个人物品。

（5）避免过多、过早的性行为和流产。

（编者　许莹莹）

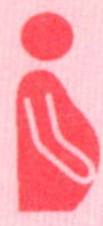

第九节　子宫肌瘤（案例32）

核心提示

- ❖子宫肌瘤的临床表现与肌瘤类型、大小和有无变形相关，最常见症状是月经改变。
- ❖超声检查是最常用的、准确的辅助检查手段。
- ❖无症状者一般不需要治疗，症状轻，近绝经年龄可采用非手术治疗。
- ❖手术是最有效的治疗方法，适用于有症状者或疑似有肉瘤变者。

一、病历资料

1. 现病史

刘某，女性，42岁，主因“经期延长2月”就诊。2024-02月经来潮经期延长至8～10天，量同常，遂就诊于当地医院行盆腔超声提示：子宫多发肌瘤，较大者约10cm，建议手术治疗。2024-03-14就诊于我院门诊行超声提示：子宫左前壁可见大小约101.2mm×83.3mm低回声实性结节（FIGO2-6型），内回声不均，内部及周边可见较丰富血流信号，建议手术治疗。

2. 既往史

高血压病史1年余，现规律口服缬沙坦氨氯地平片。2008年于外院行剖宫产术，8年前于我院行腹腔镜下子宫肌瘤剔除术。

3. 体格检查

体温36℃，脉搏85次/分，呼吸15次/分，血压140/95mmHg，一般情况可，正常面容，神志清楚，查体合作，全身皮肤黏膜色泽正常，淋巴结未触及肿大，头颅、五官发育正常，心肺未见明显异常，腹软，无压痛，下腹部可见横行剖宫产瘢痕，肝脾肋下未触及，脊柱生理弯曲存在，四肢活动正常。

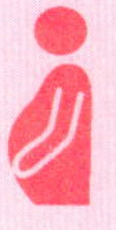

专科检查：外阴正常，已婚未产型；阴道通畅，白带正常；宫颈光，宫体前位，如孕 16 周大小，形态不规则，表面可触及多个结节，双侧附件区未触及明显异常。

4. 实验室和辅助检查

盆腔超声（2024-03-14 我院）子宫位置前位，形态不规则，宫体大小 89.4mm×127.7mm×65.85mm，宫内膜厚度为 9.9mm，肌壁回声不均匀，子宫左前壁可见大小约 101.2mm×83.3mm 低回声实性结节（FIGO2-6 型），内回声不均，内部及周边可见较丰富血流信号，余肌壁间还可见多个低回声实性结节，较大结节位于后壁，大小约 38.1mm×23.1mm（FIGO5 型），附件区：左卵巢 27.3mm×14.5mm，右卵巢 36.4mm×24.0mm，直肠窝（-），提示：子宫多发实性结节（其中左前壁结节考虑肌瘤变性）。

二、诊治经过

1. 初步诊断

子宫肌瘤，高血压病，子宫肌瘤剔除史，剖宫产术后。

2. 诊治经过

完善术前相关化验检查，做好术前准备；行开腹子宫肌瘤剔除术。

三、案例分析

1. 病史特点

（1）刘某，女性，42 岁，主因“经期延长 2 月”就诊；

（2）高血压病史 1 年余，现规律口服缬沙坦氨氯地平片。2008 年于外院行剖宫产术，8 年前于我院行腹腔镜下子宫肌瘤剔除术；

（3）专科检查：宫体如孕 16 周大小，形态不规则，表面可触及多个结节；

（4）子宫左前壁可见大小约 101.2mm×83.3mm 低回声实性结节（FIGO2-6 型），内回声不均，内部及周边可见较丰富血流信号。

2. 诊断和诊断依据

（1）诊断依据：结合患者病史及查体、辅助检查，超声提示子宫多个结节，目前考虑子宫肌瘤可能性较大。

（2）鉴别诊断：需与子宫腺肌瘤、子宫肉瘤相鉴别。

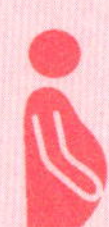

四、处理方案及基本原则

治疗应根据患者年龄、症状和生育要求，以及肌瘤的类型、大小、数目全面考虑。

（1）观察无症状肌瘤一般不需要治疗，特别是临近绝经期妇女。绝经后肌瘤多可萎缩和症状消失。每 3 ～ 6 个月随访一次，若出现症状可考虑进一步治疗。

（2）药物治疗适用于症状轻、近绝经年龄或全身状况不宜手术者。

①促性腺激素释放激素类似物（GnRH-a）：采用大剂量或长期非脉冲式给药，可抑制 FSH 和 LH 分泌，降低雌激素至绝经后水平，以缓解症状并抑制肌瘤生长使其萎缩，但停药后又逐渐增大。用药后可引起绝经综合征，长期使用可引起骨质疏松等副作用，故不推荐长期用药。应用指征：①缩小肌瘤以利于妊娠；②术前用药控制症状、纠正贫血；③术前用药缩小肌瘤，降低手术难度，或使经阴道或腹腔镜手术成为可能；④对近绝经妇女，提前过渡到自然绝经，避免手术。

②其他药物：米非司酮，每日 10mg 或 12.5mg 口服，可作为术前用药或提前绝经使用。但不宜长期使用，因其拮抗孕激素后，子宫内膜长期受雌激素刺激，增加子宫内膜病变的风险。

（3）手术治疗手术适应证：

①因肌瘤导致月经多，至继发贫血；②严重腹痛、性交痛或慢性腹痛、有蒂肌瘤扭转引起的急性腹痛；③肌瘤体积大，压迫膀胱、直肠等引起相应症状；④因肌瘤造成不孕或反复流产；⑤疑有肉瘤变。

手术方式：

①肌瘤切除术：适用于希望保留生育功能的患者，包括肌瘤经腹剔除、黏膜下肌瘤和凸向宫腔的肌壁间肌瘤宫腔镜下切除及突入阴道的黏膜下肌瘤阴道内摘除。术后有残留或复发可能。

②子宫切除术：不需要保留生育功能或疑有恶变者，可行子宫切除术，包括全子宫切除术和次全子宫切除术。术前应行宫颈细胞学检查，排除子宫颈鳞状上皮内病变或子宫颈癌。发生于围绝经期的子宫肌瘤要注意排除合并子宫内膜癌。

（4）其他治疗为非主流治疗方法，主要适用于不能耐受或不愿手术者。

①子宫动脉栓塞术。

②高能聚焦超声。

③子宫内膜切除术。

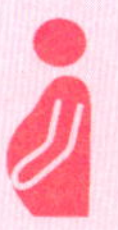

五、要点与讨论

1. 子宫肌瘤药物治疗的适应证和禁忌证

（1）适应证：①子宫肌瘤导致月经过多、贫血和压迫症状，不愿手术者；②子宫肌瘤剔除术或子宫切除术前预处理纠正贫血、缩小肌瘤和子宫体积，为手术治疗做准备；③子宫肌瘤患者孕前可使用药物缩小子宫体积和肌瘤体积，为妊娠做准备；④多发性子宫肌瘤剔除术后，预防肌瘤近期复发；⑤有手术治疗禁忌证者。

（2）禁忌证：肌瘤生长较快或肌瘤发生变性，不能排除恶变者；有异常子宫出血需除外子宫内膜病变，必要时行宫腔镜检查和诊刮；怀疑浆膜下肌瘤发生蒂扭转时应手术治疗。

2. 不同类型子宫肌瘤手术途径的选择

（1）经腹手术（包括腹腔镜和开腹两种术式）：经腹子宫肌瘤剔除术，适用于有生育要求、期望保留子宫者。具体选择腹腔镜还是开腹手术，取决于术者的手术操作技术和经验，以及患者自身的条件。对于肌瘤数量较多、肌瘤直径 > 10cm、特殊部位的肌瘤、盆腔严重粘连等手术难度增大或可能增加未来妊娠时子宫破裂风险者宜行开腹手术。此外，对于可能存在不能确定恶性潜能的平滑肌肿瘤甚至平滑肌肉瘤者，肌瘤粉碎过程中可能存在肿瘤播散的风险（Ⅲ B 级证据），应选择开腹手术。

（2）宫腔镜手术：适合于 0 型黏膜下肌瘤；Ⅰ型和Ⅱ型黏膜下肌瘤，肌瘤直径 <5.0cm；肌壁间内突肌瘤，肌瘤表面覆盖的肌层 <0.5cm；各类脱入阴道的子宫或子宫颈黏膜下肌瘤。

何某，女性，50 岁，“经期延长 4 月余”入院。1 周前出现乏力、瘫软急诊就诊于左权县医院，化验血红蛋白 50g/L，给予输血纠正贫血，后转诊就诊于我院，行超声提示：子宫可见多个低回声实性结节，较大位于前壁，大小约 36.9mm × 22.4mm（FIGO2 型）。

治疗策略：入院后嘱其停用阿司匹林、氯吡格雷片，输注浓红纠正贫血，后行宫腔下黏膜下子宫肌瘤电切术。

（3）经阴道手术：可行子宫切除术及子宫肌瘤剔除术。经阴道手术通过人体自然的穴道进行，能保持腹部皮肤及腹壁组织的完整性，与开腹手术相比，具有减少围手术期并发症，缩短住院时间，减少疼痛，改善生命质量，恢复快，无需昂贵的医疗设备，医疗费用低等特点（I 级证据）。尤其是对于伴有肥胖、糖尿病、高血压、肺心病等内科合并症，不能耐受开腹或腹腔镜手术的患者是理想术式。

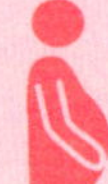

王某，45 岁，发现“宫颈肌瘤7 月，渐增大”入院。2023-06 就诊于当地医院，妇科检查提示：宫颈后唇可见大小约1.5cm 肿物，2023-08-22 就诊于我院妇科门诊，

行盆腔超声提示：宫颈后壁可见大小约31.6mm×19.3mm，低回声实性结节，考虑宫颈肌瘤，建议手术。2024-01 复查超声提示宫颈管内可见大小约39.1mm×23.9mm 低回声实性结节。

治疗策略：行经阴道子宫肌瘤剔除术。

六、思考题

1. 子宫肌瘤合并重度贫血应如何处理？

2. 子宫肌瘤变性不能除外肉瘤变应如何处理？

七、科普小常识

术后恢复期应及早进行综合康复治疗。

术后注意患者体温、引流、腹部体征及排气的情况。嘱患者术后勤翻身、尽早下地活动，避免下肢深静脉血栓形成。对于术后发热要注意区别吸收热和感染等因素。应根据子宫肌瘤分型指导术后避孕时间，0 型、Ⅰ型和Ⅶ型避孕 3 个月，Ⅱ型 – Ⅵ型及Ⅷ型为 6 ～ 12 个月。

（编者　郭路路）

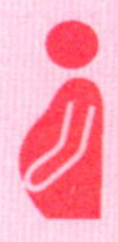

第十节　子宫腺肌病（案例33）

核心提示

❖子宫腺肌病病人有哪些临床表现？

❖如何诊断子宫腺肌病？

❖子宫腺肌病的治疗方法有哪些，如何选择？

一、病历资料

1. 现病史

马某，女性，46岁，主因“进行性痛经2^{+}年，经量增多2月”就诊，患者既往月经规律，5～6/30天，量中，痛经（-），末次月经：2024-03-15。2019年于当地医院体检发现子宫肌瘤，大小不详，嘱观察，后定期复查，逐渐增大。近2年无诱因出现进行性痛经，需口服止痛药缓解，未诊治，近2月无诱因出现阴道不规则出血，量多，约为平素经量2倍，伴头晕、乏力，不伴心悸，2024-03-17于当地医院住院，行盆腔核磁示：子宫前壁腺肌瘤，大小约6.8cm×6.7cm×5.7cm，化验血细胞分析提示血红蛋白65g/L，行刮宫术，输注浓红4U（发现稀有血型“B”RH-），今日复查血红蛋白78g/L，建议上级医院就诊，为求进一步诊治，就诊于我院。

2. 既往史

既往10年前于我院行左侧肋骨肿物切除术（具体不详）；2024-03-17于当地医院输注去白悬浮红细胞共4U，否认传染病病史，否认高血压病史，否认糖尿病病史，否认冠心病史，否认其他疾病史。否认外伤史，否认食物过敏史，否认药物过敏史。G4P2A2，顺产2，药流1次，人流1次，配偶及子女健康，否认家族遗传病史。

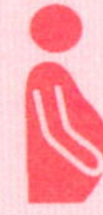

3. 体格检查

体温 36.2℃，脉搏 80 次 / 分，呼吸 18 次 / 分，血压 111/70mmHg，神志清楚，查体合作，贫血貌，淋巴结未触及肿大，头颈、五官发育正常，心肺检查未见明显异常，腹软，无压痛，肝脾肋下未触及，脊柱生理弯曲存在，四肢活动正常，神经系统生理反射正常。

专科检查（双合诊）：外阴正常，已婚经产型，阴道通畅，白带正常，宫颈光滑，宫体前位，增大约孕 12 周大小，形态饱满，表面光滑，活动欠佳，质偏硬，轻压痛，双附件区未触及异常。

实验室和辅助检查：

血细胞分析：白细胞计数 7.92×10^9/L，血红蛋白 93g/L，血小板计数 292×10^9/L；

凝血系列，国际标准化比值 1∶1；

糖类抗原 125：63.20U/mL；

性激素：雌醇 162.85pg/mL，卵泡雌激素 3.34mIU/mL；

盆腔彩超：子宫位置：前位，形态：饱满，不规则宫体大小：101.3mm × 96.5mm × 87.5mm，宫腔分离约 2.7mm，内为液性暗区，内膜单层厚度 1.5mm 肌壁回声：不均，底前壁可见大小约 16.5mm × 13.8mm 低回声实性结节（FIGO3 型），靠近内膜，彩色多普勒血流成像：可见星点状血流信号，宫颈长度约 37.8mm，彩色多普勒血流成像：可见星点状血流信号，附件区：左卵巢：33.0mm × 16.1mm，右卵巢 37.6mm × 20.5mm，直肠窝：（－）印象：宫腔积液子宫体积大伴肌层回声不均（腺肌病可能）子宫实性结节请结合临床；（图 4-10-1）

腹部彩超：脾大，肝、胆、胰、双肾未见明显异常。

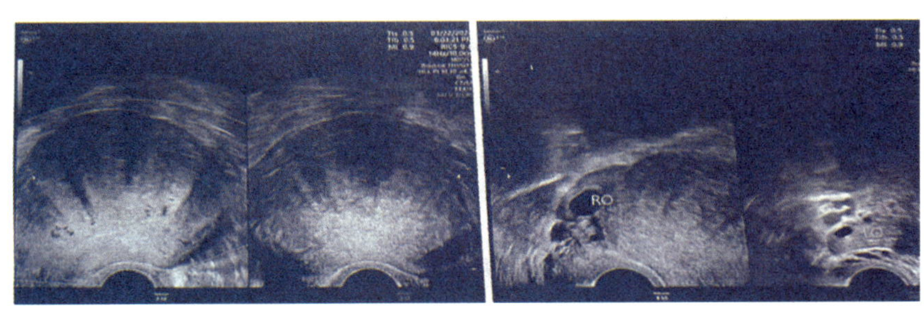

图 4-10-1　经阴道盆腔彩超

二、诊治经过

1. 初步诊断

①子宫腺肌病；②子宫肌瘤；③中度贫血；④稀有血型。

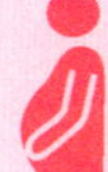

2. 诊治经过

①完善术前相关化验检查，做好术前准备：备血、备皮、阴道、肠道等；

②交代病情、治疗方案及可能的预后；

手术指征：进行性痛经 2⁺ 年，经量增多 2 月致贫血；内诊及盆腔彩超提示子宫增大约孕 12 周大小，子宫腺肌病，痛经及经量增多影响正常生活及工作。

替代治疗方案：保守治疗：药物治疗。

③知情同意，拟行腹腔镜下子宫全切术 + 双侧输卵管切除术。

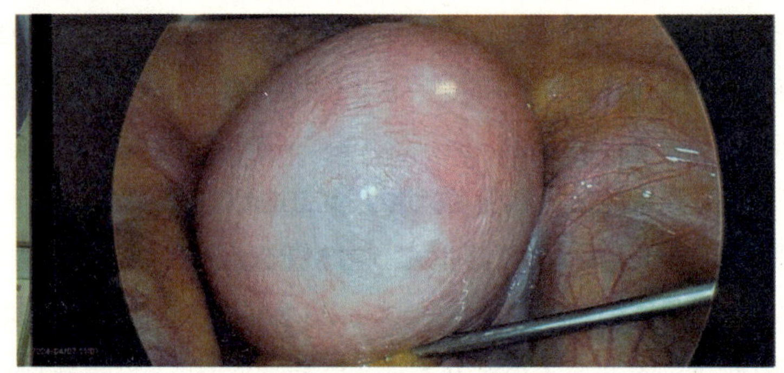

图 4-10-2 腹腔镜术中所见

三、案例分析

1. 病史特点

（1）患者，女性，46 岁，因“进行性痛经 2⁺ 年，经量增多 2 月”就诊。

（2）既往 10 年前于我院行左侧肋骨肿物切除术（具体不详）；2024-03-17 于当地医院输注去白悬浮红细胞共 4U（发现稀有血型“B”RH-）。

（3）体温 36.2℃，脉搏 80 次 / 分，呼吸 18 次 / 分，血压 111/70mmHg，神志清楚，查体合作，贫血貌，淋巴结未触及肿大，头颅、五官发育正常，心肺检查未及明显异常，腹软，无压痛，肝脾肋下未触及，脊柱生理弯曲存在，四肢活动正常，神经系统生理反射正常。

专科检查（双合诊）：外阴正常，已婚经产型，阴道通畅，白带正常，宫颈光滑，宫体前位，增大约孕 12 周大小，形态饱满，表面光滑，活动欠佳，质偏硬，轻压痛，双附件区未触及异常。

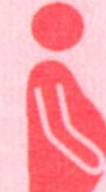

2. 诊断和诊断依据

（1）诊断：①子宫腺肌病；②子宫肌瘤；③中度贫血；④稀有血型

（2）诊断依据：①初步临床诊断：进行性痛经和月经过多史；②妇科检查：子宫

均匀增大或局限性隆起、质硬且有压痛；③影像学检查：B 型超声、MRI 有一定帮助，可酌情选择；④确诊：术后组织病理学检查。

（3）鉴别诊断：①子宫内膜异位症：痛经症状与子宫腺肌病类似，但其临床表现因人和病变部位的不同而多种多样，症状特征与月经周期密切相关；本案例进行性痛经 2^+ 年，经量增多 2 月，盆腔超声提示子宫体积增大，暂不除外该诊断，确诊需术后病理；②子宫肌瘤：多于体检发现，一般无自觉症状，较大的肌壁间肌瘤及黏膜下肌瘤可引起月经改变，如经量增多、经期延长、淋漓不尽等。严重者可有盆腔压迫症状及贫血孕等。内诊，子宫体积增大，形态不规则，结节感，B 超提示子宫实性结节，包膜完整环状血流信号，本案例进行性痛经 2^+ 年，经量增多 2 月，外院盆腔彩超及 CT 提示子宫前壁腺肌瘤约 6.8cm × 6.7cm，暂不除外该诊断，确诊需术后病理；③子宫肌瘤肉瘤样变性：监测肌瘤在短时间内迅速增大及有不规则阴道出血史，内回声不均，质硬，B 超提示子宫实性结节，血流丰富。本案例进行性痛经 2^+ 年，经增多 2 月，外院盆腔彩超及 CT 提示子宫前壁腺肌瘤约 6.8cm × 6.7cm，暂不考虑该诊断，需术后病理确诊。

四、处理方案及基本原则

1. 原则：个体化治疗：根据症状、年龄和生育要求。

2. 药物治疗：无根治性的有效药物。

缓解症状的药物：对于症状较轻、有生育要求及近绝经期患者可试用达那唑、孕三烯酮、GnRH-a、左炔诺孕酮宫内缓释系统（LNG-IUS）治疗。

3. 手术治疗

（1）对症状严重、无生育要求或药物治疗无效者，应行全子宫切除术，是否保留卵巢，取决于卵巢有无病变和患者年龄。

（2）年轻或希望生育的子宫腺肌瘤患者，可行病灶切除术，术后有复发风险。

五、思考题

1. 如何诊断子宫腺肌病？

2. 子宫腺肌病的治疗方法有哪些，如何选择？

六、科普小常识

子宫腺肌病的概念

当子宫内膜腺体及间质侵入子宫肌层时，称为子宫腺肌病；多发生于 30 ~ 50 岁

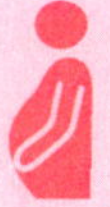

经产妇；约 15% 同时合并内异症，约半数合并子宫肌瘤。主要症状是月经改变和进行性痛经。无根治性的药物，手术是主要的治疗手段。

（编者　王亚荣）

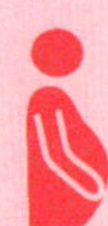

第十一节　异位妊娠（案例34）

核心提示

❖输卵管妊娠的诊断方法有哪些？

❖输卵管妊娠与哪些疾病鉴别，如何鉴别？

❖输卵管妊娠手术治疗，药物治疗及期待治疗各自的适应证有哪些？

一、病历资料

1. 现病史

靳某，女性，40岁，主因“停经50⁺天，阴道不规律出血1月，下腹痛1周”就诊。患者平素月经规律，5～7/30天，量中，痛经（–），末次月经：2023-12-05。2023年12年28日无明显诱因出现间断阴道少量出血，色暗红，量渐增多，不伴发热等不适，近1周自觉下腹隐痛，2024年1月18日就诊于我院，化验血HCG：2363mIU/mL，行盆腔彩超提示：子宫内膜厚度8.1mm，宫内可见节育器回声，位置正常，宫腔内可见大小约12.7mm×6.3mm的偏高回声区，可见血流信号，血流来源于后壁，考虑异位妊娠不除外，建议定期复查，2024-01-22复查血HCG：3530mIU/mL，复查盆腔彩超示：子宫内膜厚度5.0mm，宫内可见节育器回声，左附件区可见大小约22.0mm×18.2mm的不均质包块，可见星点状血流信号，考虑异位妊娠，遂收住入院。

2. 既往史

2013年于当地医院行上环术。否认高血压、糖尿病、冠心病史，否认手术史，否认过敏史，G2P2，配偶及子女健康，否认家族遗传病史。

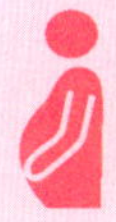

3. 体格检查

体温 36.5℃，脉搏 69 次 / 分，呼吸 18 次 / 分，血压 100/85mmHg，一般情况可，正常面容，神志清楚，查体合作，全身皮肤黏膜色泽正常，淋巴结未触及肿大，头颅、五官发育正常，心肺检查未见明显异常，腹软，左下腹轻压痛，无反跳痛，肝脾肋下未触及，脊柱生理弯曲存在，四肢活动正常，神经系统生理反射正常。专科检查：双合诊：外阴正常，已婚经产型；阴道通畅，少许暗红色血迹；宫颈光滑；宫体后位，大小正常，表面光滑，活动好，质中，无压痛；右附件区未触及明显异常；左附件区增厚，压痛（+）。

4. 实验室和辅助检查

血 HCG（2024–01–18 我院）：2363mIU/mL。

血 HCG（2024–01–22 我院）：3530mIU/mL。

血细胞分析（2024–01–22 我院）：白细胞计数 7.55×10^9/L，中性粒细胞百分数 62.6%，血红蛋白 128g/L，血小板计数 315×10^9/L。

盆腔彩超（2024–01–22 我院）：子宫位置：后位，形态：规则，宫体大小：60.9mm × 58.5mm × 43.3mm，子宫内膜厚度 5.0mm，宫内可见节育器回声，位置正常，肌壁回声：不均，彩色多普勒血流成像：可见星点状血流信号，宫颈长度约 27.2mm，附件区：左卵巢：25.4mm × 15.0mm，左附件区可见大小约 22.0 × 18.2mm 的不均质包块，彩色多普勒血流成像：可见星点状血流信号，右卵巢：29.7mm × 12.3mm，直肠窝：（–）。提示：左附件区不均质包块 IUD。（图 4–11–1、4–11–2）

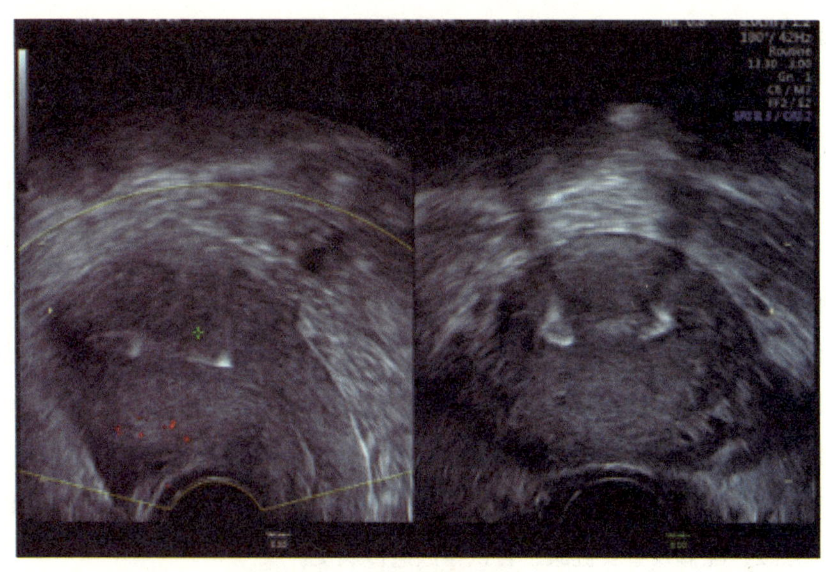

图 4–11–1　妇科彩超 IUD

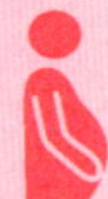

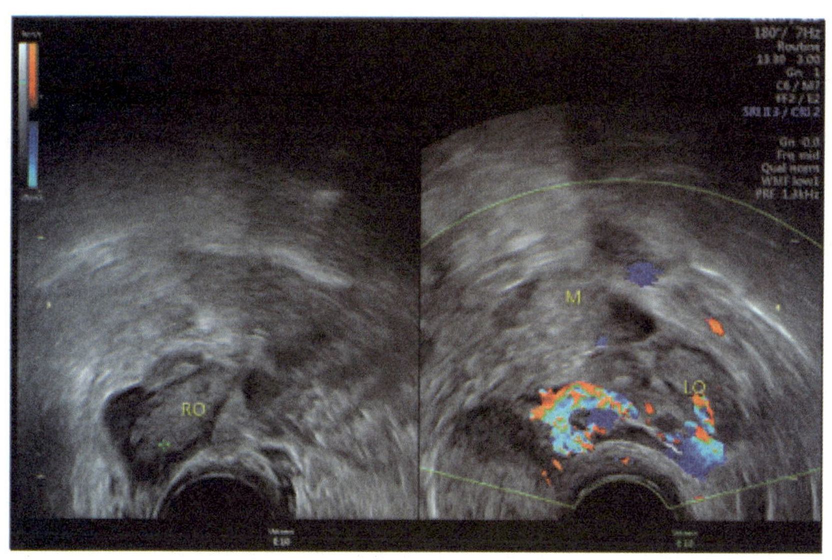

图 4-11-2　妇科彩超左附件区不均质包块

心电图（2024-01-22 我院）：窦性心律大致正常心电图。

胸片（2024-01-22 我院）：两肺、心、膈未见异常。

腹部彩超（2024-01-22 我院）：餐后胆囊、肝、胰、脾、双肾未见明显异常。

二、诊治经过

1. 初步诊断

①停经、阴道出血、腹痛原因待诊：异位妊娠？②宫内节育器。

2. 诊治经过

完善相关化验检查，做好术前准备；禁饮食，开通液路，补液对症治疗；行腹腔镜探查术（患侧输卵管切除术）。

术后第 2 天复查化验：人绒毛膜促性腺激素：448.17mIU/mL。血细胞分析：白细胞计数 8.54×10^9/L，中性粒细胞百分数 61.6%，血红蛋白 127g/L，血小板计数 296×10^9/L。

三、案例分析

1. 病史特点

（1）患者，女性，40 岁，主因“停经 50^+ 天，阴道不规律出血 1 月，下腹痛 1 周”就诊。

（2）2013 年于当地医院行上环术。

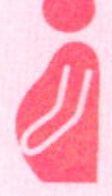

（3）体温 36.5℃，脉搏 69 次 / 分，呼吸 18 次 / 分，血压 100/85mmHg，一般情况可，心肺未见明显异常，腹软，左下腹轻压痛，无反跳痛。专科检查：双合诊：外阴正常，已婚经产型；阴道通畅，少许暗红色血迹；宫颈光滑；宫体后位，大小正常，表面光滑，活动好，质中，无压痛；右附件区未触及明显异常；左附件区增厚，压痛（+）。

（4）实验室及辅助检查：血 HCG（2024-01-22 我院）：3530mIU/mL。盆腔彩超（2024-01-22 我院）：子宫宫体大小：60.9mm × 58.5mm × 43.3mm，子宫内膜厚度 5.0mm，宫内可见节育器回声，左卵巢：25.4mm × 15.0mm，左附件区可见大小约 22.0mm × 18.2mm 的不均质包块，右卵巢：29.7mm × 12.3mm，直肠窝：（-）。

2. 诊断和诊断依据

（1）诊断：①停经、阴道出血、腹痛原因待诊：异位妊娠？②宫内节育器。

异位妊娠典型症状为停经、腹痛、阴道出血，即异位妊娠三联征。阴道出血可混淆对停经的判断，注意详细询问病史，结合血 HCG、阴道彩超等辅助检查综合判断。

（2）诊断依据：①异位妊娠：患者为育龄期女性，停经、阴道出血、腹痛，化验血 HCG 持续上升，超声提示子宫内膜厚度 5.0mm，宫内可见节育器回声，左附件区可见大小约 22.0mm × 18.2mm 的不均质包块。②宫内节育器。

（3）鉴别诊断：见表 4-11-1。

表 4-11-1　腹痛常见疾病鉴别诊断表

	输卵管妊娠	流产	急性阑尾炎	黄体破裂	卵巢囊肿蒂扭转
停经	多有	有	无	多无	无
腹痛	突然撕裂样剧痛，自下腹一侧开始向全腹扩散	下腹中央阵发性坠痛	持续性疼痛，从上腹部开始经脐周转至右下腹	下腹一侧突发性疼痛	下腹一侧突发性疼痛
阴道流血	量少，暗红色，可有蜕膜管型排出	开始量少，后增多，鲜红色，有小血块或绒毛排出	无	无或有如月经量	无
休克	程度与外出血不成正比	程度与外出血成正比	无	无或有轻度休克	无
体温	正常，有时低热	正常	升高	正常	稍高
盆腔检查	宫颈举痛，直肠子宫凹陷有肿块	无宫颈举痛，宫口稍开，子宫增大变软	无肿块触及，直肠指检右侧高位疼痛	无肿块触及，一侧附件压痛	宫颈举痛，卵巢肿块边缘清晰，蒂部触痛明显

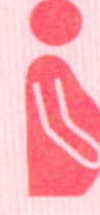

（续表）

	输卵管妊娠	流产	急性阑尾炎	黄体破裂	卵巢囊肿蒂扭转
白细胞计数	正常或稍高	正常	升高	正常或稍高	稍高
血红蛋白	下降	正常或稍低	正常	下降	正常
阴道后穹窿穿刺	可抽出不凝血	阴性	阴性	可抽出血液	阴性
HCG 检测	多为阳性	多为阳性	阴性	阴性	阴性
超声	一侧附件低回声区，其内有妊娠囊	宫内可见妊娠囊	子宫附件区无异常回声	一侧附件低回声区	一侧附件低回声区，边缘清晰，有条索状带

四、治疗

1. 输卵管妊娠的手术治疗

患者有以下临床表现时需要手术治疗：生命体征不稳定，输卵管妊娠破裂的症状（盆腔疼痛、腹腔内出血），异位妊娠有进展者（如血 HCG > 3000U/L 或持续升高、有胎心搏动、附件区大包块等），随诊不可靠者。如有药物治疗绝对禁忌证或治疗失败需行手术治疗，若有相对禁忌证可考虑行手术治疗。手术治疗也适用于临床病情稳定的患者，或与其他有指征的手术同时进行（例如输卵管绝育手术，或者合并输卵管积水并准备行辅助生殖技术的患者行输卵管切除手术）。腹腔镜手术是手术治疗的金标准术式，一般采用腹腔镜输卵管切除术（切除部分或全部受影响的输卵管）或腹腔镜输卵管切开取胚术（移除异位妊娠灶，保留输卵管）。经腹手术适用于生命体征不稳定、有大量腹腔内出血、腹腔镜检查中视野受限者。腹腔镜手术与经腹手术两者间后续妊娠率无差异。

腹腔镜输卵管切除术成功率高于药物治疗，缩短随访时间，减少复诊和抽血化验次数。腹腔镜输卵管切开取胚术与药物治疗相比，单剂量方案成功率低；输卵管切开取胚术与多剂量方案相比治疗成功率无显著性差异。保留输卵管手术与 MTX 治疗相比，两者间治疗后输卵管通畅率、重复异位妊娠和后续自然妊娠率均无差异。

根据患者的临床表现、生育期望以及输卵管损伤程度来决定行输卵管切除术或输卵管切开取胚术。对于另一侧输卵管正常的输卵管妊娠患者，输卵管切开取胚术和输卵管切除术两组间后续自然妊娠率、重复异位妊娠率无统计学差异，持续性异位妊娠在输卵管切开取胚术后发生率更高。当输卵管损伤严重、手术部位有明显出血的情况下，输卵管切除术是首选手术方法。有生育要求的患者如果对侧输卵管正常，也可以考虑行输卵

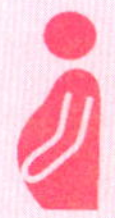

管切除术。既往有异位妊娠史、一侧输卵管损伤、腹部手术史、盆腔炎性疾病史的患者行输卵管切开取胚术，其术后自然妊娠率高于行输卵管切除术者。故对于另一侧输卵管有损伤的有生育要求的患者可考虑行输卵管切开取胚术，若切除输卵管则需要行辅助生殖技术受孕。

2. 输卵管妊娠的药物治疗

采用化学药物治疗，主要适用于病情稳定的输卵管妊娠患者及保守性手术后发生持续性异位妊娠者。化疗必须用于异位妊娠确诊和排除了宫内妊娠的患者。符合下列条件者可采用此法：①无药物治疗的禁忌证；②输卵管妊娠未发生破裂；③妊娠囊直径 <4cm；④血 HCG<2000U/L；⑤无明显内出血。主要的禁忌证：①生命体征不稳定；②异位妊娠破裂；③妊娠囊直径≥ 4cm 或≥ 3.5cm 伴胎心搏动；④药物过敏、慢性肝病、血液系统疾病、活动性肺部疾病、免疫缺陷、消化性溃疡等。化疗主要采用全身用药，亦可采用局部用药。全身用药常用甲氨蝶呤（MTX），治疗机制是抑制滋养细胞增生，破坏绒毛，使胚胎组织坏死、脱落、吸收。治疗方案很多，常用剂量为 0.4mg/（kg.d），肌内注射，5 日为一疗程；若单次剂量肌内注射常用 50mg/m^2，在治疗第 4 日和第 7 日测血 HCG，若治疗后 4~7 日血 HCG 下降 <15%，应重复治疗，然后每周测血 HCG，直至 HCG 降至 5U/L，一般需 3~4 周。应用化学药物治疗，未必每例均获成功，故应在 MTX 治疗期间，应用超声检查和血 HCG 进行严密监护，并注意患者的病情变化及药物毒副反应。若用药后 14 日血 HCG 下降并连续 3 次阴性，腹痛缓解或消失，阴道流血减少或停止者为显效。若病情无改善，甚至发生急性腹痛或输卵管破裂症状，则应立即进行手术治疗。局部用药可采用在超声引导下穿刺或在腹腔镜下将甲氨蝶呤直接注入输卵管的妊娠囊内。

3. 期待治疗

输卵管妊娠期待治疗是安全有效的，适合近 1/3 的输卵管妊娠患者。期待治疗纳入标准：无腹痛或合并轻微腹痛的病情稳定患者，超声未提示有明显的腹腔内出血，输卵管妊娠肿块平均直径不超过 30mm 且没有心管搏动，血清 HCG 水平 <1000~2000U/L，患者知情同意。所有患者随访血清 HCG 至非孕状态。根据病情，随访血清 HCG 时间间隔为 2 ~ 7 日。如果随访期间患者出现明显腹痛，血清 HCG 持续上升或血清 HCG 水平大于 2000U/L，则需进一步治疗。案例选择合适的情况下，期待治疗成功率达 57%~100%。期待治疗成功率与血清 HCG 水平成反比，初始血清 HCG 水平越高其成功率越低。血清 HCG 水平呈下降趋势是期待成功的预测指标。输卵管妊娠患者期待治疗后的自然宫内妊娠率为 65%~89%。

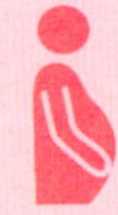

4. 持续性异位妊娠

接受输卵管保守手术后血清 HCG 水平升高、术后 1 日下降 <50%，或术后 12 日未下降至术前值的 10% 以下，均可诊断为持续性异位妊娠。持续性异位妊娠在输卵管切开取胚术后发生率 3.9%~11.0%。建议接受输卵管切开取胚术的患者术后每周复查 1 次血清 HCG 直至正常非孕水平。如果顾虑异位妊娠物切除不完整，可以考虑预防性肌注单剂量 MTX 治疗，可明显降低持续性异位妊娠率。导致持续性异位妊娠发生率增加的可能因素：术前高血 HCG 水平、术前血 HCG 水平快速上升、术前输卵管妊娠肿块过大。

5. 陈旧性异位妊娠

输卵管妊娠流产或破裂，若长期反复内出血形成的盆腔血肿不消散，血肿机化变硬并与周围组织粘连。机化性包块可存在多年，甚至钙化形成石胎。输卵管插管介入术结合中医采用化瘀消癥等药物（宫外孕Ⅱ号方）对阻滞型输卵管妊娠具有一定的疗效。

五、要点与讨论

1. 形成输卵管妊娠的高危因素

主要危险因素包括：既往有异位妊娠病史、输卵管损伤或手术史、盆腔炎性疾病、辅助生殖技术助孕等。既往有异位妊娠病史的女性复发风险增加，有过 1 次异位妊娠病史者，其重复异位妊娠概率约为 10%；有过 2 次以上异位妊娠病史者，则再发的风险增加至 25% 以上。

次要危险因素包括：吸烟史、年龄 > 35 岁。

使用宫内节育器的女性患异位妊娠的风险低于未使用宫内节育器者，然而一旦带环妊娠，则异位妊娠的发生率高达 53%。其余如口服避孕药、紧急避孕失败、前次选择性终止妊娠、流产、剖宫产均不增加异位妊娠风险。33% ~ 50% 诊断为异位妊娠的患者没有明确的高危因素。

2. 输卵管妊娠的症状、体征

输卵管妊娠的临床症状、体征表现缺乏特异性。常见症状：停经、腹痛、阴道流血。其他症状：乳房胀痛、胃肠道症状、头晕、晕厥、肩部放射痛、泌尿系统症状、阴道组织物排出、肛门坠胀感及排便疼痛等。常见体征：盆腔压痛、附件区压痛、腹部压痛、宫颈举痛。其他体征：面色苍白、腹胀、子宫增大、体位性低血压、休克：心动过速（ > 100 次 / 分）或低血压（ < 100/60mmHg）。

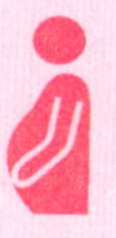

3. 输卵管妊娠的诊断

（1）超声诊断：

经阴道超声检查比经腹部超声检查准确性高。异位妊娠的声像特点：宫腔内未探及妊娠囊。若宫旁探及异常低回声区，且见卵黄囊、胚芽及原始心管搏动，可确诊异位妊娠；若宫旁探及混合回声区，子宫直肠窝有游离暗区，虽未见胚芽及胎心搏动也应高度怀疑异位妊娠；即使宫外未探及异常回声，也不能排除异位妊娠。由于子宫内有时可见到假妊娠囊（蜕膜管型与血液形成），应注意鉴别，以免误诊为宫内妊娠。子宫直肠窝积液也不能诊断异位妊娠。超声检查与血 HCG 测定相结合，对异位妊娠的诊断帮助更大。注意明确是否有宫内外复合妊娠。

（2）血清人绒毛膜促性腺激素（HCG）测定：

当血清 HCG 值超过 1500~3000U/L，而超声检查未发现宫内妊娠囊，则提示早期妊娠流产或异位妊娠，其中 50% ～ 70% 的案例为异位妊娠。为避免误诊以及可能的正常宫内妊娠终止，推荐血清 HCG 值为 3500U/L。

连续的血清 HCG 测定有助于区分正常与异常妊娠。如果临床检查结果提示为异常妊娠，推荐在第一次血清 HCG 测定后间隔 48 小时（不短于 48 小时）重复血清 HCG 测定。后续的血清 HCG 测定根据血清 HCG 变化曲线相隔 2~7 天监测 1 次。初始血清 HCG 值低于 1500U/L 时血清 HCG 水平最低增幅为 49%；处于 1500~3000U/L 者为 40%；超过 3000U/L 者为 33%。早期妊娠中血清 HCG 水平间隔 48 小时上升幅度低于最低增幅，应高度怀疑异常妊娠（异位妊娠或早期妊娠流产），99% 的正常宫内妊娠其血清 HCG 上升快于最低增幅。血清 HCG 水平下降提示妊娠流产，可随访监测，而无需考虑妊娠的部位。可疑异位妊娠患者其血清 HCG 水平呈下降趋势需要随访血清 HCG 直至非孕水平，在血 HCG 下降过程中或血 HCG 水平极低时亦可发生输卵管妊娠破裂。

妊娠部位血清与静脉血清 HCG 的比值：腹腔血与静脉血 HCG 比值 > 1 作为标准，可以帮助快速准确诊断输卵管妊娠，术中需仔细探查腹腔，以避免腹腔妊娠导致的严重并发症的发生。静脉血与阴道血 HCG 比值 > 1 为标准诊断输卵管妊娠，较诊断性刮宫术后判别有否绒毛或随访血清 HCG 可缩短诊断时间。

（3）血清孕酮测定：

对预测异位妊娠意义不大。

（4）腹腔镜检查：

腹腔镜检查不再是异位妊娠的金标准，更多作为手术治疗。

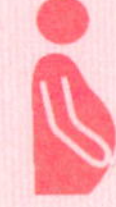

（5）经阴道后穹窿穿刺：

适用于疑有腹腔内出血的患者。抽出暗红色不凝血，说明有腹腔积血，若穿刺针误入静脉，则血液较红，标本 10 分钟左右可凝结。但阴道后穹窿穿刺阴性不能排除输卵管妊娠。

（6）诊断性刮宫：

很少应用。如果排除了正常宫内妊娠，可通过诊断性刮宫检查宫内刮出物有否绒毛来鉴别宫内妊娠流产与异位妊娠。刮宫后 12~24 小时内血清 HCG 值下降超过 15% 提示滋养细胞已清除，需随访血清 HCG 至正常非孕水平或者病理确定宫腔组织物标本含有绒毛。刮宫后血清 HCG 不降，提示刮宫不全或者超声未显示的异位妊娠。

4. 其他部位妊娠

（1）卵巢妊娠：

卵巢妊娠绝大多数在早期破裂，卵巢妊娠的诊断标准：患侧输卵管完整；异位妊娠位于卵巢组织内；异位妊娠以卵巢固有韧带与子宫相连；绒毛组织中有卵巢组织。术中经仔细探查方能明确诊断。治疗方法为手术治疗，手术应根据病灶范围作卵巢部分切除、卵巢楔形切除、卵巢切除术或患侧附件切除术。

（2）腹腔妊娠：

腹腔妊娠分为原发性和继发性两类。原发性腹腔妊娠的诊断标准：两侧输卵管和卵巢正常，无近期妊娠的证据；无子宫腹膜瘘形成；妊娠只存在于腹腔内，无输卵管妊娠等的可能性。继发性腹腔妊娠往往发生于输卵管妊娠流产或破裂后，偶可继发于卵巢妊娠或子宫内妊娠而子宫存在缺陷（如瘢痕子宫裂开或子宫腹膜瘘）破裂后，超声检查一般可诊断，磁共振、CT 对诊断也有一定帮助。腹腔妊娠确诊后，应即行剖腹手术取出胎儿。术前评估和准备非常重要，包括术前血管造影栓塞术、子宫动脉插管、输尿管导管、肠道准备、充分备血及多专科抢救团队等。胎盘的处理要特别慎重。任意剥离将引起大量出血。

（3）宫颈妊娠：

宫颈妊娠极罕见。宫颈妊娠的诊断标准：妇科检查发现在膨大的宫颈上方为正常大小的子宫；妊娠产物完全在宫颈管内；分段刮宫，宫腔内未发现任何妊娠产物。本病易误诊为难免流产。超声检查对诊断有帮助。为减少刮宫时出血并避免切除子宫，可于术前给予甲氨蝶呤治疗。确诊后可行宫颈管搔刮术或行宫颈管吸刮术，术前应做好输血准备或于术前行子宫动脉栓塞术以减少术中出血；术后用纱布条填塞宫颈管创面，或应用小水囊压迫止血，若流血不止，可行双侧髂内动脉结扎。若效果不佳，应及时行全子宫

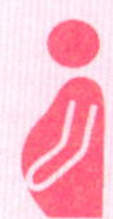

切除术，以挽救生命。

（4）子宫残角妊娠：

子宫残角妊娠指受精卵于残角子宫内着床并生长发育，多发生于初产妇。多数于妊娠 14 ~ 20 周发生肌层完全破裂或不完全破裂。子宫残角妊娠确诊后应及早手术，切除残角子宫，若为活胎，应先行剖宫产，然后切除残角子宫。

（5）剖宫产瘢痕部位妊娠：

剖宫产瘢痕部位妊娠（Caesareanscarpregnancy，CSP）为剖宫产的远期并发症之一，临床上常被误诊为宫颈妊娠、难免流产或不全流产，有时也被误诊为正常早孕而行人工流产导致大出血或流产后反复出血。经阴道超声检查是诊断 CSP 的主要手段。三维超声及磁共振检查可增加诊断的准确性。治疗选择个体化方案。由于大多数 CSP 预后凶险，一旦确诊，多建议终止妊娠。治疗方法包括药物和（或）手术治疗。甲氨蝶呤是首选的药物，手术方法包括超声监视下清宫术、宫腔镜下 CSP 妊娠物清除术等。子宫动脉栓塞术是重要的辅助治疗手段。根据患者年龄、超声分型及对生育要求等，选择具体方法。

六、思考题

1. 输卵管妊娠与哪些疾病鉴别，如何鉴别？

2. 输卵管妊娠手术治疗、药物治疗及期待治疗各自的适应证有哪些？

七、科普小常识

1. 如何预防异位妊娠？

（1）正确避孕：良好的避孕从根本上杜绝了异位妊娠的发生。

（2）及时治疗生殖系统疾病，如子宫内膜异位症、子宫肌瘤等疾病，阑尾炎也会对输卵管有影响，需及时治疗。

（3）保持良好的生活习惯，避免吸烟喝酒，劳逸结合，定时锻炼身体，增强身体抵抗力。

（4）注意经期、产期和产褥期的卫生，避免盆浴和性生活，勤洗浴、勤换衣、性伴侣稳定，防止生殖系统的感染。停经后尽早明确妊娠位置，及时发现异位妊娠。

2. 异位妊娠失血性休克的急救措施有什么？

（1）休克体位，将患者头部抬高 15℃，下肢抬高 20℃，注意保暖。

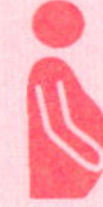

（2）迅速扩容，选择 18 号静脉留置针进行静脉穿刺，若因失血多，血管瘪陷难穿刺者，可行静脉切开术，保证液体的充分补充。

（3）氧气吸入，吸氧过程中注意保持患者呼吸道通畅，及时观察生命体征和给氧效果。氧流量调至 2 ~ 4L/min。

（4）严密观察病情变化，每 10 ~ 30 分钟测量体温、脉搏、呼吸、血压 1 次，认真观察患者意识改变，皮肤黏膜的颜色、温度、尿量的变化。若脉搏、呼吸快而急促，躁动不安，尿量少，考虑液体量不足，此时应加快补液。

（5）术前准备：抗休克的同时，必要时做好术前准备，抽血，送实验室急查血常规、凝血等，备皮、配血、留置尿管等尽快护送患者进手术室。

（6）心理指导：由于该病变化快，还需要手术治疗，需耐心开导患者，说明抢救、治疗及手术对挽救生命的重要性，减轻患者心理负担。

（编者　徐麟）

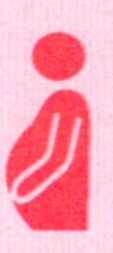

第十二节　子宫内膜异位症（案例35）

核心提示

❖子宫内膜异位症的概念、病因和病理？

❖子宫内膜异位症病人有哪些临床表现？

❖如何诊断子宫内膜异位症？

❖子宫内膜异位症的治疗方法有哪些，如何选择？

❖如何预防子宫内膜异位症？

子宫内膜组织（腺体和间质）出现在子宫体以外的部位时，称为子宫内膜异位症（EMT），简称内异症。异位内膜可侵犯全身任何部位，如脐、膀胱、肾、输尿管、肺、胸膜、乳腺，甚至手臂、大腿等处，但绝大多数位于盆腔脏器和壁腹膜，以卵巢、宫骶韧带最常见，其次为子宫及其他脏腹膜、阴道、直肠隔等部位，故有盆腔子宫内膜异位症之称。由于内异症是激素依赖性疾病，在自然绝经和人工绝经（包括药物作用、射线照射或手术切除双侧卵巢）后，异位内膜病灶可逐渐萎缩吸收；妊娠或使用性激素抑制卵巢功能，可暂时阻止疾病发展。内异症在形态学上呈良性表现，但在临床行为学上具有类似恶性肿瘤的特点，如种植、侵袭及远处转移等。

一、病历资料

1. 现病史

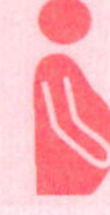

张某，女性，40岁，住院号11089××，主因“进行性痛经6年，发现盆腔肿物25天”就诊。患者既往月经规律，5～6/30天，量中，痛经（－），末次月经：2024-03-19。近6年无诱因出现进行性痛经，偶需口服止痛药物，2024-03-01因“双侧巧囊术后”

于当地医院复查，行盆腔彩超提示：右附件区可见大小约 2.2mm×2.1mm 囊性暗区（未见报告单），建议宫腔置曼月乐环，未遵嘱；为求进一步诊治，于 03–05 就诊于我院妇科门诊，行盆腔彩超提示：右附件区可见 65.1mm×46.2mm 的囊性肿物，壁厚毛糙，透声差，囊壁可见较丰富血流信号，化验 CA125：28.7U/mL。为求进一步诊治，就诊于我院。

2. 既往史

既往 10 余年前于某医院行甲状腺囊肿剥除术，2023–01 因“双侧卵巢子宫异位囊肿”于某医院行腹腔镜下双侧卵巢囊肿剥除术，术后皮下注射亮丙瑞注射液 6 针，未继续诊治。否认传染病病史，否认高血压病史，否认糖尿病病史，否认冠心病史，否认其他疾病史。否认外伤史，否认输血史，否认食物过敏史，否认药物过敏史。G3P1A2，顺产 1 次，自然流产 1 次，人流 1 次，配偶及子健康，否认家族遗传病史。

3. 体格检查

体温 36.5℃，脉搏 74 次 / 分，呼吸 18 次 / 分，血压 121/80mmHg，神志清楚，查体合作，淋巴结未触及肿大，头颈、五官发育正常，心肺检查未见明显异常，腹软，无压痛，肝脾肋下未触及，脊柱生理弯曲存在，四肢活动正常，神经系统生理反射正常。

专科检查（双合诊）：外阴正常，已婚经产型，阴道通畅，白带正常，宫颈肥大，光滑，宫体前位，约 7.0cm×5.0cm 大小，形态饱满，表面光滑，活动欠佳，质中等，无压痛，右侧附件区增厚，轻压痛，左侧附件区未触及明显异常。

4. 实验室和辅助检查

血细胞分析：白细胞计数 4.32×10^9/L，血红蛋白 117g/L，血小板计数 354×10^9/L；

糖类抗原 125：40.6U/mL；

性激素：雌醇 52.38pg/mL，卵泡刺激素 6.05mIU/mL；

盆腔彩超：子宫位置：前位，形态：规则宫体大小：63.6mm×61.2mm×45.9mm，子宫内膜厚度 7.1mm，肌壁回声：不均，左前壁可见大小约 13.2mm×13.2mm 低回声实性结节（FIGO5 型），彩色多普勒血流成像：可见星点状血流信号，宫颈长度约 37.8mm，彩色多普勒血流成像：可见星点状血流信号，附件区：左卵巢：27.1.0mm×16.1mm，右附件区可见 65.1mm×46.2mm 的囊性肿物，形态欠规则，壁厚毛糙，彩色多普勒血流成像：囊壁可见较丰富血流信号，直肠窝：（–）印象：子宫实性结节，右附件区囊性肿物（巧囊？）请结合临床；

腹部彩超：胆囊壁息肉样病变，脾、肝、胆、胰、双肾未见明显异常。

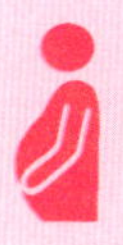

二、诊治经过

1. 初步诊断

①盆腔肿物性质待查：卵巢子宫内膜异位症？囊腺瘤？②子宫肌瘤；③胆囊息肉。

2. 诊治经过

①完善术前相关化验检查，做好术前准备：备血、备皮、阴道、肠道等；

②交代病情、治疗方案及可能的预后；

手术指征：进行性痛经 6 年，发现盆腔肿物 25 天；内诊及盆腔彩超提示右附件区可见 65.1mm × 46.2mm 的囊性肿物，形态欠规则，壁厚毛糙，囊壁可见较丰富血流信号；糖类抗原 125：40.6U/mL；

替代治疗方案：药物治疗。

③知情同意，拟行腹腔镜下患侧卵巢囊肿剥除术。

三、案例分析

1. 病史特点

（1）患者，女性，40 岁，因“进行性痛经 6 年，发现盆腔肿物 25 天”就诊。

（2）既往 10 余年前于某医院行甲状腺囊肿剥除术，2023-01 因“双侧卵巢子宫异位囊肿”于某医院行腹腔镜下双侧卵巢囊肿剥除术，术后皮下注射亮丙瑞注射液 6 针，未继续诊治。

（3）体温 36.5℃，脉搏 74 次 / 分，呼吸 18 次 / 分，血压 121/80mmHg，神志清楚，查体合作，淋巴结未触及肿大，头颈、五官发育正常，心肺检查未见明显异常，腹软，无压痛，肝脾肋下未触及，脊柱生理弯曲存在，四肢活动正常，神经系统生理反射正常。

专科检查（双合诊）：外阴正常，已婚经产型，阴道通畅，白常正常，宫颈肥大，光滑，宫体前位，约 7.0cm × 5.0cm 大小，形态饱满，表面光滑，活动欠佳，质中等，无压痛，右侧附件区增厚，轻压痛，左侧附件区未触及明显异常。

2. 诊断和诊断依据

（1）诊断：①盆腔肿物性质待查：卵巢子宫内膜异位症？囊腺瘤？②子宫肌瘤；③胆囊息肉。

（2）诊断依据：①初步临床诊断：下腹痛和痛经、不孕、性交不适、月经异常；②妇科检查：卵巢异位囊肿较大时，妇科检查可扪及与子宫粘连的肿块，囊肿破裂时腹膜刺激征阳性；典型盆腔内异症双合诊检查时，可发现子宫后倾固定，直肠子宫陷凹、宫骶韧带或子宫后壁下方可扪及触痛性结节，一侧或双侧附件处触及囊实性包块，活动

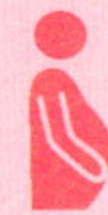

度差；病变累及直肠阴道间隙时，可在阴道后穹窿触及、触痛明显，或直接看到局部隆起的小结节或紫蓝色斑点；③影像学检查：B 型超声检查、CT、MRI、CA125 和人附睾蛋白 4（HE4）测定；CA125 不作为独立的诊断依据，但有助于监测病情变化；HE4 在内异症多在正常水平，可用于与卵巢癌的鉴别诊断；腹腔镜检查：可见盆腔病灶和病灶的活组织病理检查是确诊的依据，但阴性的病理学检查结果并不能排除内异症的诊断。

（3）鉴别诊断：①卵巢恶性肿瘤：早期无症状，有症状时多呈持续性腹痛、腹胀，病情发展快，一般情况差。超声图像显示包块为混合性或实性。血清 CA125 和 HE4 的表达水平多显著升高。腹腔镜检查或剖腹探查可鉴别；②盆腔炎性包块：多有急性或反复发作的盆腔感染史，疼痛无周期性，平时亦有下腹部隐痛，可伴发热和白细胞增高等，抗生素治疗有效；③子宫腺肌病：痛经症状与内异症相似，但多位于下腹正中且更剧烈，子宫多呈均匀性增大，质硬。经期检查时，子宫触痛明显。此病常与内异症并存。

（4）分期：ASRM 修正子宫内膜异位症分期法（1997 年）；腹腔镜下或剖腹探查手术分期；重点：详细观察异位内膜的部位、数目、大小、粘连程度。

四、处理方案及基本原则

1. 根本目的

缩减和去除病灶，减轻和控制疼痛，治疗和促进生育，预防和减少复发。

2. 治疗方法

根据患者年龄、症状、病变部位和范围以及对生育要求等加以选择，强调治疗个体化。

3. 药物治疗

治疗的目的是抑制卵巢功能，阻止内异症的发展；适用于有慢性盆腔痛、经期痛经症状明显、有生育要求及无卵巢囊肿形成患者。

（1）非甾体类抗炎药（NSAID）：是一类不含糖皮质激素的抗炎、解热、镇痛药物，通过抑制前列腺素的合成，根据需要用药，间隔不少于 6 小时；副反应多为胃肠道反应，偶有肝肾功能异常。长期应用要警惕胃溃疡的可能。

（2）口服避孕药——假孕疗法：降低垂体促性腺激素水平，直接作用于子宫内膜和异位内膜，导致内膜萎缩、经量减少，适用于轻度内异症患者，副反应常见恶心、呕吐、血栓形成，常用低剂量高效孕激素和炔雌醇复合制剂，用法为每日 1 片，连续用 6 ~ 9月。

（3）孕激素：抑制垂体促性腺激素分泌，造成无周期性低雌激素状态，并与内源性雌激素共同作用，造成高孕激素性闭经和内膜蜕膜化甲羟孕酮 30mg/d，连续应用 6 个月。副反应为恶心、轻度抑郁、钠水潴留、体重增加、阴道不规则点滴出血。

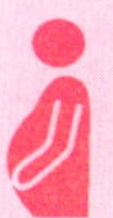

（4）米非司酮：孕激素受体水平拮抗剂，具有强抗孕激素作用；每日口服 25 ~ 100mg，造成闭经，使病灶萎缩，副反应轻，无雌激素样影响，亦无骨质丢失危险，长期疗效有待证实。

（5）孕三烯酮：19- 去甲睾酮甾体类药物，抗孕激素、中度抗雌激素和抗性腺效应，增加游离睾酮含量，减少 SHBG 水平，抑制 FSH、LH 峰值，减少 LH 均值，使体内雌激素水平下降、异位内膜萎缩；每次 2.5mg，每周两次口服，于月经第一日开始服药，6 个月为一疗程，副反应较低，对肝功能影响较小且可逆。

（6）达那唑（假绝经疗法）：为合成的 17α - 乙炔睾酮衍生物；抑制 FSH、LH 峰，抑制卵巢甾体激素生成并增加雌、孕激素代谢，直接与子宫内膜雌、孕激素受体结合抑制内膜细胞增生，最终导致子宫内膜萎缩，出现闭经；因 FSH、LH 呈低水平，又称假绝经疗法；适用于轻度及中度内异症痛经明显的患者；药物主要在肝脏代谢，已有肝功能损害不宜使用，也不适用于高血压、心力衰竭、肾功能不全；用法：月经第一日开始口服 200mg，每日 2 ~ 3 次，持续用药 6 个月；若痛经不缓解或未闭经，可加至每日 4 次；疗程结束后约 90% 症状消失。副反应为恶心、头痛、潮热、乳房缩小、体重增加、性欲减退、多毛、痤疮、皮脂增加、肌痛性痉挛等；副反应一般能耐受。

（7）促性腺激素释放激素激动剂（GnRH-α）：抑制垂体分泌促性腺激素，导致卵巢激素水平明显下降，出现暂时性闭经，又称“药物性卵巢切除”。用法：亮丙瑞林 3.75mg 或戈舍瑞林 3.6mg，月经第 1 日皮下注射，每隔 28 日注射 1 次，共 3 ~ 6 次；用药后一般第二个月开始闭经，可使痛经缓解，停药后在短期内可恢复排卵。副反应为潮热、阴道干燥、性欲减退和骨质丢失等绝经症状。反向添加治疗：提高雌激素水平，预防低雌激素状态相关的血管症状和骨质丢失的发生。

4. 手术治疗

（1）治疗目的：切除病灶、恢复解剖。

适用于药物治疗后症状不缓解、局部病变加剧或生育功能未恢复者，较大的卵巢内膜异位囊肿者。

（2）首选手术方法：腹腔镜。

方法：保留生育功能手术、保留卵巢功能手术、根治性手术。

①保留生育功能手术：保留子宫、一侧或双侧卵巢，至少保留部分卵巢组织，切净或破坏所有可见的异位内膜病灶、分离粘连、恢复正常的解剖结构；适用于药物治疗无效、年轻和有生育要求的患者。

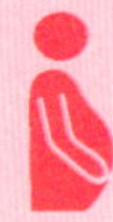

②保留卵巢功能手术：切除盆腔内病灶及子宫，保留至少一侧或部分卵巢；适用

于Ⅲ、Ⅳ期患者、症状明显且无生育要求的45岁以下患者。

③根治性手术：将子宫、双附件及盆腔内所有异位内膜病灶予以切除和清除，适用于45岁以上重症患者。

五、预防

（1）防止经血逆流：及时发现并治疗引起经血潴留的疾病，如先天性生殖道畸形、闭锁、狭窄、继发性宫颈粘连、阴道狭窄等。

（2）药物避孕：口服避孕药可抑制排卵、促使子宫内膜萎缩，降低内异症的发生风险，对有高发家族史、容易带器妊娠者可以选择。

（3）防止医源性内膜异位种植：严格掌握宫腔镜手术指征、规范操作，避免月经前进行输卵管通畅试验、宫颈及阴道手术。

六、思考题

1. 何为子宫内膜异位症，如何诊断？

2. 子宫内膜异位症的治疗原则，治疗方法有哪些，如何选择？

七、科普小常识

子宫内膜异位症病人常见哪些临床表现？

常见症状：下腹痛、痛经、性交痛、盆腔局部出血和肿块。

（编者　王亚荣）

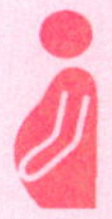

第十三节　避孕概述（案例 36）

核心提示

❖ 无禁忌证的生育期女性最常用的避孕方式是什么？

❖ 35 岁以下不吸烟的妇女，避孕该如何选择？

❖ 紧急避孕药可以代替常规避孕药吗？

一、病历资料

1. 现病史

范某，女性，34 岁，G2P1，主因“口服紧急避孕药 16 小时，再次同房时避孕套破裂，是否需要再次口服紧急避孕药”咨询就诊。

患者平素避孕套避孕，16 小时前未使用避孕套同房后口服一片紧急避孕药（左炔诺孕酮），16 小时后再次同房，使用避孕套避孕，避孕套破裂，咨询“是否需再次口服紧急避孕药”就诊于我院。

2. 既往史

既往体健，否认高血压病、冠心病、糖尿病史，偶有吸烟史，已经戒烟 2 年，配偶及 1 子健康，否认家族遗传病史。

3. 月经史

13 岁月经来潮，4 ~ 5/28 天，量中，痛经（–），末次月经：15 天前。

4. 体格检查

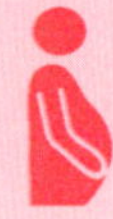

体温 36℃，脉搏 85 次 / 分，呼吸 20 次 / 分，血压 114/70mmHg，腹软，无压痛及反跳痛，专科检查：外阴（–）；阴道：畅，内有少量白色分泌物，宫颈：光，举痛（–）；子宫：

前位，6.0cm × 5.0cm 大小，活动可，压痛（–），双附件区：未触及明显包块，压痛（–）。

5. 实验室和辅助检查

血 HCG 示：0.16mIU/mL；

盆腔彩超：宫体：6.0cm × 5.0cm 大小，肌壁未见明显异常回声，内膜厚度：0.8cm，双附件区未触及明显异常。

二、诊治经过

1. 初步诊断

避孕（口服紧急避孕药后）。

2. 诊治经过

详细询问病史，追问患者口服紧急避孕药，左炔诺孕酮的剂量为 1.5mg，完善相关化验检查。除外妊娠，给予患者及家属避孕知识，告知患者家属左炔诺孕酮作为紧急避孕药可按需服用，若 24 小时内多次发生无保护性生活，无需重复用药，并告知患者及家属紧急避孕药最多可降低 80% ~ 90% 的妊娠风险，如用药 3 周后无月经来潮，建议来院检查是否妊娠，并告知患者及家属紧急避孕药不能作为常规避孕，如患者及家属无生育要求，可选择宫内节育器作为避孕措施。

三、案例分析

1. 病史特点

（1）患者，女性，34 岁，主因“口服紧急避孕药 16 小时，再次同房时避孕套破裂，是否需要再次口服紧急避孕药”咨询就诊。

（2）既往体健，偶有抽烟病史。

（3）体格检查：体温 36℃，脉搏 85 次 / 分，呼吸 20 次 / 分，血压 114/70mmHg，腹软，无压痛及反跳痛，专科检查：外阴（–）；阴道：畅，内有少量白色分泌物，宫颈：光，举痛（–）；子宫：前位，6.0cm × 5.0cm 大小，活动可，压痛（–），双附件区：未触及明显包块，压痛（–）。

（4）实验室及辅助检查：未见明显异常。

2. 诊断和诊断依据

根据患者症状、体征及辅助检查，目前诊断：避孕。

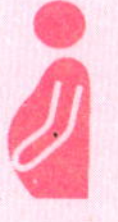

四、避孕概述

避孕是计划生育的重要组成部分，是采用科学手段使妇女暂时不受孕。避孕主要控制生殖过程中3个关键环节：①抑制精子与卵子产生；②阻止精子与卵子结合；③使子宫环境不利于精子获能、生存，或不适宜受精卵着床和发育。理想的避孕方法应符合安全、有效、简便、实用、经济的原则，对性生活及性生理无不良影响，为男女双方均能接受并乐意持久实用。目前，常用的避孕方法有宫内节育器、药物避孕及外用避孕套等。

1. 宫内节育器

宫内节育器是一种安全、有效、简便、经济、可逆的避孕工具，为我国生育期妇女的主要避孕装置；

常见的宫内节育器有不同的优缺点：

惰性宫内节育器（第一代）：由惰性材料如金属、硅胶、塑料等制成，由于脱落率及带器妊娠率高，已停止生产。

活性宫内节育器（第二代）：内含有活性物质如铜离子、激素及药物等，这些物质能提高避孕效果，减少副作用。分为含铜宫内节育器和含药宫内节育器两大类。

（1）含铜宫内节育器：是目前我国应用最广泛的宫内节育器，优点：经济、适用、长效、可逆。缺点：月经过多，经期延长，痛经。避孕有效率在90%以上；

（2）含药宫内节育器：将药物储存于节育器内，通过每日定量释放提高避孕效果，降低副作用，目前我国临床主要应用含孕激素宫内节育器和含吲哚美辛宫内节育器。5年有效期，达到99%高效避孕。优点：材料柔软，适用长期避孕，减少妇科病，更适合高危流产患者。缺点：不规则出血，闭经，对妇女健康没有明显影响。

2. 激素避孕

激素避孕是指女性使用甾体激素达到避孕，是一种高效的避孕方法，其作用机制是抑制排卵、改变宫颈黏液性状、改变子宫内膜形态和功能以及改变输卵管功能；目前常用的避孕药有以下几种：

（1）口服避孕药：包括复方短效避孕药和复方长效避孕药；

（2）长效避孕针：有单孕激素制剂和雌、孕激素复合制剂两种，有效率达98%以上；

（3）探亲避孕药：由于剂量大，现已很少使用；

（4）缓释避孕药：主要是孕激素，目前常用的有皮下埋植剂、阴道药环、避孕贴片及含药的宫内节育器；

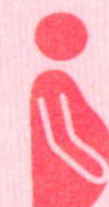

（5）甾体激素避孕药的禁忌证和慎用情况包括：

①严重心血管疾病、血栓性疾病不宜应用，如高血压病、冠心病、静脉栓塞等；②急、

慢性肝炎；③部分恶性肿瘤、癌前病变；④内分泌疾病：如糖尿病、甲状腺功能亢进症；⑤哺乳期不宜使用复方口服避孕药；⑥年龄 > 35 岁的吸烟妇女服用避孕药，增加心血管疾病发病率，不宜长期服用；⑦精神病患者；⑧有严重偏头痛，反复发作者。

（6）甾体激素避孕药的副作用：

①类早孕反应；②不规则阴道流血；③闭经；④体重及皮肤变好；⑤其他：头痛、复视、乳房胀痛等。

3. 其他避孕

包括紧急避孕、外用避孕套与自然避孕法。

（1）紧急避孕：无保护性生活或避孕失败后几小时或几日内，为防止非意愿妊娠而采用的补救避孕法；包括放置含铜宫内节育器和口服紧急避孕药。

（2）外用避孕：①阴茎套；②阴道套；③外用杀精剂；④安全期避孕。

五、要点与讨论

（1）该患者为生育期女性，34 岁，G2P1，目前暂无生育要求，不愿意上环，故长期使用阴茎套外用避孕；此次因忘带而采用紧急避孕药（性生活后立即口服，口服后无呕吐），口服左炔诺孕酮 1.5mg，紧急避孕药起效机制：其主要机制是干扰正常排卵。左炔诺孕酮方案至少可降低一半的妊娠风险，在 1 次无保护性生活后最多可降低 80% ~ 90% 的妊娠风险。而该患者在 24 小时内多次发生无保护性生活，对于紧急避孕药，若 24 小时内多次发生无保护性生活，无需重复用药。但是，不推荐紧急避孕药作为经常使用的常规避孕方法，因为与现有的避孕方法相比紧急避孕药不是最有效的。

（2）服药后随访：服用紧急避孕药之后无需安排随访。但若服药后超过 3 周月经仍未来，则需注意是否妊娠。

（3）因紧急避孕药对于将来发生的性行为不具有避孕作用，且该患者为生育期女性，34 岁，较年轻，建议使用紧急避孕药之后落实常规避孕措施至关重要，可将妊娠风险降到最低。

激素类避孕药具（口服避孕药、避孕皮贴、阴道环、避孕针、皮下埋植避孕剂、含左炔诺孕酮的宫内节育器等）可在服用紧急避孕药后立刻使用，也可在下次月经恢复后使用。若等待下次月经恢复后再用常规避孕措施，则建议在此期间使用屏障避孕，比如避孕套。含铜宫内节育器用以紧急避孕相当有效，因此若在无保护性生活后 5 天内开始使用此类宫内节育器，则不必再使用其他紧急避孕药。在至少有过一次正常月经前不宜

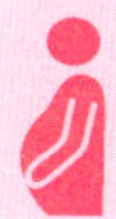

使用安全期避孕。

六、思考题

1. 对于紧急避孕药，若超过24小时内多次发生无保护性生活，是否需重复用药？

2. 剖宫产术后是否可以直接选择在宫腔内放置节育器？

七、科普小常识

1. 停止服用口服避孕药后，多久才能怀孕？

有证据显示，如口服复方短效避孕药，因复方短效口服避孕药中激素含量低，停药后即可妊娠，不影响子代生长及发育，如使用长效避孕药，因内含激素成分及剂量，与短效避孕药有很大不同，建议停药6个月，妊娠较安全。但停药期间应当采用避孕套等工具避孕。

2. 避孕套破了该怎么办？

避孕套在性行为过程中破损或滑落后，无避孕作用，可通过医护人员指导服用紧急避孕药。

3. 使用紧急避孕药物后如发现妊娠，需终止吗？

对于服用左炔诺孕酮紧急避孕药后妊娠或妊娠后无意中服用左炔诺孕酮的妇女，研究发现该药物对孕妇或胎儿均不会产生伤害，不会增加流产、低出生体重儿、小儿先天畸形以及妊娠并发症的风险。对于服用乌利斯他的，因样本比较少，目前，服用乌利斯他后妊娠足月分娩的案例极少，但这些案例中均未发现任何并发症。

4. 青少年可以使用紧急避孕药吗？

紧急避孕药对于所有年龄阶段的女性都是安全的。青少年使用紧急避孕药发生不良反应风险并不会增加。一般来讲，青少年都能理解紧急避孕药包装和说明书中的内容并知道如何使用。

（编者　李芳）

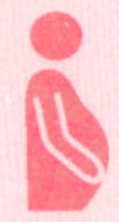

第五章

生殖内分泌和不孕症

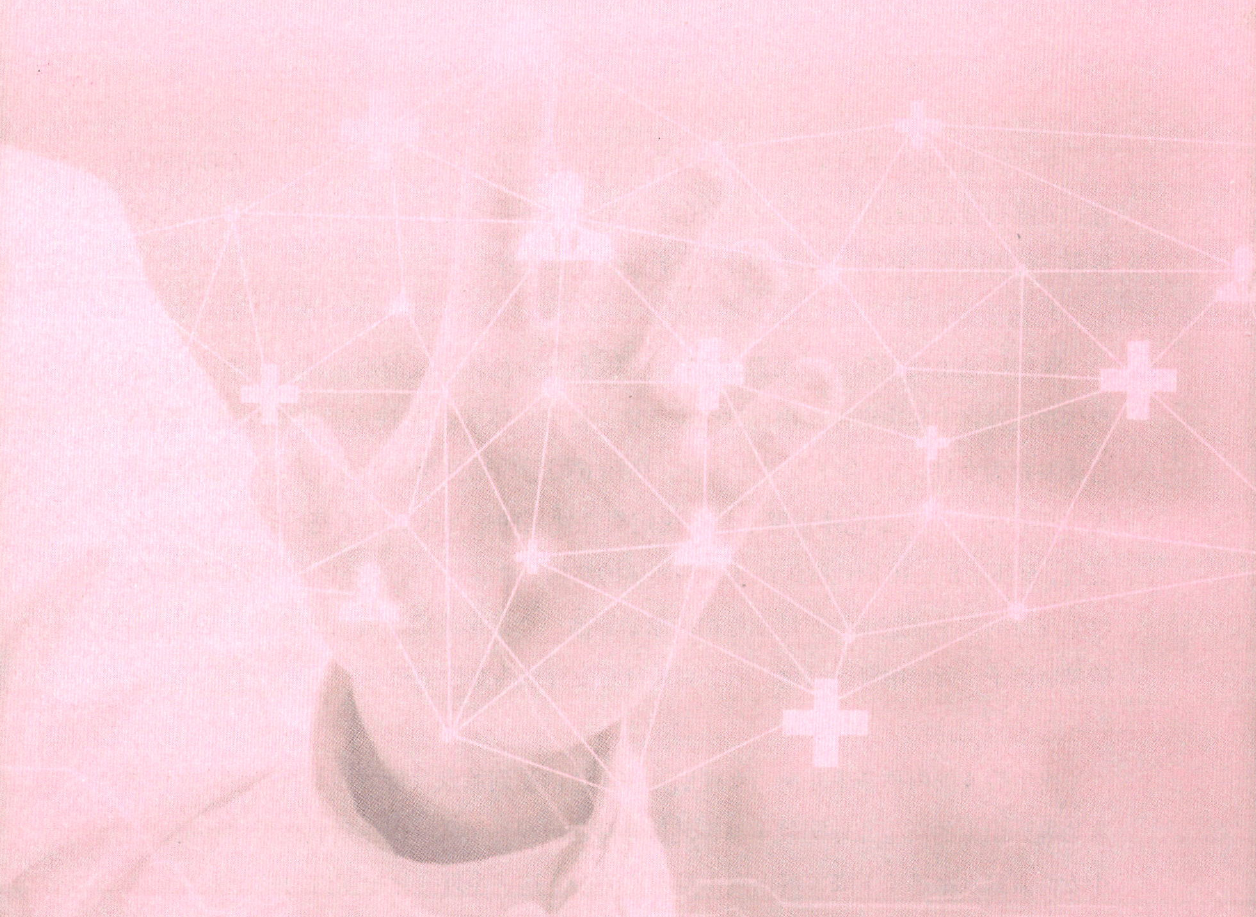

第一节　妇女一生各阶段的生理特点

核心提示

❖ 妇女一生分哪几个阶段?

❖ 第二性征具体有哪些表现?

女性从胎儿形成到衰老是一个渐进的生理过程，也是下丘脑－垂体－卵巢轴功能发育、成熟和衰退的过程。女性一生根据其年龄和生理特点可分成 7 个阶段，但并无截然界限，可因遗传、环境、营养等因素影响而有个体差异。

1. 胎儿期

受精卵是由父系和母系来源的 23 对（46 条）染色体组成的新个体，其中，1 对染色体在性发育中起决定性作用，称性染色体。性染色体 X 与 Y 决定胎儿的性别，即 XX 合子发育为女性，XY 合子发育为男性。胚胎 6 周后原始性腺开始分化。若胚胎细胞不含 Y 染色体，或 Y 染色体短臂上缺少决定男性性别的睾丸决定因子基因时，性腺分化缓慢，至胚胎 8 ~ 10 周性腺组织才出现卵巢的结构。原始生殖细胞分化为初级卵母细胞，性索皮质的扁平细胞围绕卵母细胞构成原始卵泡。卵巢形成后，因无雄激素，无副中肾管抑制因子，所以中肾管退化，两条副中肾管发育成为女性生殖道。

2. 新生儿期

出生后 4 周内称新生儿期。女性胎儿在母体内受到胎盘及母体卵巢所产生的女性激素影响，出生的新生儿外阴较丰满，乳房略隆起或少许泌乳。出生后脱离母体环境，血中女性激素水平迅速下降，可出现少量阴道流血。这些生理变化短期内均能自然消退。

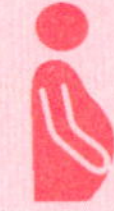

3. 儿童期

从出生 4 周到 12 岁称儿童期。儿童早期（8 岁之前）下丘脑 – 垂体 – 卵巢轴的功能处于抑制状态，这与下丘脑、垂体对低水平雌激素（≤ 10pg/mL）的负反馈及中枢性抑制因素高度敏感有关。此期生殖器为幼稚型。阴道狭长，上皮薄，无皱襞，细胞内缺糖原，阴道酸度低，抗感染力弱，容易发生炎症；子宫小，宫颈较长，约占子宫全长的 2/3，子宫肌层亦很薄；输卵管弯曲且很细；卵巢长而窄，卵泡虽能大量自主生长（非促性腺激素依赖性），但仅发育到窦前期即萎缩、退化。子宫、输卵管及卵巢位于腹腔内。在儿童后期（约 8 岁之后），下丘脑促性腺激素释放激素抑制状态解除，卵巢内的卵泡受垂体促性腺激素的影响有一定发育并分泌性激素，但仍达不到成熟阶段。卵巢形态逐步变为扁卵圆形。子宫、输卵管及卵巢逐渐向骨盆腔内下降。皮下脂肪在胸、髋、肩部及耻骨前面堆积，乳房亦开始发育，开始显现女性特征。

4. 青春期

是儿童到成人的转变期，是生殖器、内分泌、体格逐渐发育至成熟的阶段。世界卫生组织规定青春期为 10~19 岁。

青春期发动通常始于 8 ~ 10 岁，此时中枢性反馈抑制状态解除，GnRH 开始呈脉冲式释放，继而引起促性腺激素和卵巢性激素水平升高、第二性征出现，并最终获得成熟的生殖功能。青春期发动的时间主要取决于遗传因素，此外，尚与居住地的地理位置、体质、营养状况以及心理精神因素有关。

女性青春期第一性征的变化是在促性腺激素作用下，卵巢增大，卵泡开始发育和分泌雌性激素，生殖器从幼稚型变为成人型。阴阜隆起，大、小阴唇变肥厚并有色素沉着；阴道长度及宽度增加，阴道黏膜增厚并出现皱襞；子宫增大，尤其宫体明显增大，子宫体与宫颈的比例为 2∶1；输卵管变粗，弯曲度减小，黏膜出现许多皱襞与纤毛；卵巢增大，皮质内有不同发育阶段的卵泡，致使卵巢表面稍呈凹凸不平。此时虽已初步具有生育能力，但整个生殖系统的功能尚未完善。

除生殖器以外，女性其他特有的性征即第二性征包括音调变高、乳房发育、阴毛及腋毛分布、骨盆横径发育大于前后径，以及胸、肩部皮下脂肪增多等，这些变化呈现女性特征。

青春期按照顺序先后经历以下四个不同的阶段，各阶段有重叠，共需 4 ~ 5 年。

◆乳房萌发是女性第二性征的最初特征。一般女性接近 10 岁时乳房开始发育，约经过 3.5 年时间发育为成熟型。

◆肾上腺功能初现，青春期肾上腺雄激素分泌增加引起阴毛和腋毛的生长，称为肾

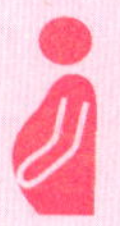

上腺功能初现。阴毛首先发育，约2年后腋毛开始发育。该阶段肾上腺皮质功能逐渐增强，血液循环中脱氢表雄酮、硫酸脱氢表雄酮和雄烯二酮升高，肾上腺17α－经化酶和17，20–裂解酶活性增强。肾上腺功能初现提示下丘脑－垂体－肾上腺雄性激素轴功能近趋完善。

◆生长加速，11~12岁青春期少女体格生长呈直线加速，平均每年生长9cm，月经初潮后生长减缓。青春期生长加速是由于雌激素、生长激素和胰岛素样生长因子–I（ICF–I）分泌增加所致。

◆月经初潮，女性第一次月经来潮称月经初潮，为青春期的重要标志。月经初潮平均晚于乳房发育2.5年时间。月经来潮提示卵巢产生的雌激素足以使子宫内膜增殖，雌激素达到一定水平且有明显波动时，引起子宫内膜脱落即出现月经。由于此时中枢对雌激素的正反馈机制尚未成熟，即使卵泡发育成熟也不能排卵，故月经周期常不规律，经5～7年建立规律的周期性排卵后，月经才逐渐正常。

此外，青春期女孩发生较大心理变化，出现性意识，情绪和智力发生明显变化，容易激动，想象力和判断力明显增强。

5. 性成熟期

性成熟期又称生育期，是卵巢生殖功能与内分泌功能最旺盛的时期。一般自18岁左右开始，历时约30年。此期妇女性功能旺盛，卵巢功能成熟并分泌性激素，已建立规律的周期性排卵。生殖器各部及乳房在卵巢分泌的性激素作用下发生周期性变化。

6. 绝经过渡期

绝经过渡期指从开始出现绝经趋势直至最后一次月经的时期。可始于40岁，历时短至1~2年，长至10～20年。此期卵巢功能逐渐衰退，卵泡数明显减少且易发生卵泡发育不全，因而月经不规律，常为无排卵性月经。最终由于卵巢内卵泡自然耗竭或剩余的卵泡对垂体促性腺激素丧失反应，导致卵巢功能衰竭。月经永久性停止，称绝经。我国妇女平均绝经年龄为49.5岁，80%在44～54岁。尽管人均寿命已明显延长，但绝经年龄却变化不大，暗示人类绝经年龄主要取决于遗传。以往一直采用“更年期”一词来形容女性这一特殊生理变更时期。由于更年期定义含糊，1994年世界卫生组织提出废除“更年期”这一术语，推荐采用“围绝经期”一词，将其定义为从卵巢功能开始衰退直至绝经后1年内的时期。在围绝经期由于雌激素水平降低，可出现血管舒缩障碍和神经精神症状，表现为潮热、出汗、情绪不稳定、不安、抑郁或烦躁、失眠等，称为绝经综合征。目前认为，激素补充治疗可以有效缓解绝经相关症状，在绝经早期（治疗“窗口期”）使用，还可在一定程度上预防老年慢性疾病的发生。

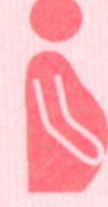

7. 绝经后期

绝经后期指绝经后的生命时期。在早期阶段，虽然卵巢停止分泌雌激素，但卵巢间质仍能分泌少量雌激素，后者在外周转化为雌酮，是循环中的主要雌激素。60 岁以后，妇女机体逐渐老化进入老年期。此期卵巢功能已完全衰竭，雌激素水平低落，不足以维持女性第二性征，生殖器进一步萎缩老化。骨代谢失常会引起骨质疏松，易发生骨折。

（编者　高艳霞）

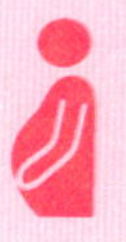

第二节　绝经综合征（案例37）

核心提示

❖绝经综合征如何诊断?

❖绝经综合征应如何管理，治疗方案如何选择?

一、病历资料

1. 现病史

患者，女性，52岁，主因“月经紊乱1年，伴失眠、心悸、阴道干涩不适3个月”就诊。患者自述平素月经规律，5～6天/28～30天，量中，无痛经。1年前开始月经不规律，周期有时延长至45天～2个月，经量在周期未延长时较前减少，周期延长时量明显增多，经期延长至10余天。末次月经是40余天前来潮，量较少，同时伴有失眠，夜里入睡困难或易醒、情绪低落、烦躁、阴道干涩、性交困难不适，为求诊治，就诊于我院。

2. 既往史

7年前曾行痔疮手术；否认高血压、糖尿病、肾脏病史，否认冠心病史，否认脑血管意外病史；否认其他手术、外伤史、否认输血史；否认肝炎、结核等传染病史；预防接种史不详，否认食物、药物过敏史。

3. 婚育史

24岁结婚，1-0-2-1，人流2次，顺产1次，配偶体健，1女体健。上环26年。

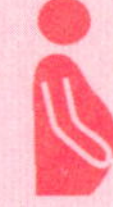

4. 家族史

母亲高血压，52岁绝经；父亲已去世（胃癌），否认其他特殊家族病史。

5. 体格检查

体温 36.3℃，脉搏 75 次 / 分，呼吸 18 次 / 分，血压 135/85mmHg，身高 158cm，体重 57kg，神志清楚，言语流利，面色红润，无眼球外凸，甲状腺未触及肿大结节，心肺听诊未闻及明显异常，腹软，平坦，无压痛，脊柱及四肢未见明显异常。

妇科检查：外阴阴道未见异常，宫颈有轻度柱状上皮外移，宫体前位，大小正常，质中等，活动可，无压痛，双侧附件区未触及异常。

6. 实验室和辅助检查

心电图示：窦性心率，ST–T 改变。

血常规示：白细胞计数 6.8×10^9/L，血红蛋白 121g/L，血小板计数 134×10^9/L。

性激素六项：月经第二天测 FSH30U/L，LH17U/L，E246ng/L，PRL20μg/L，P0.54μg/L，T0.48nmol/L，AMH0.16ng/mL。

甲状腺功能正常，空腹血糖正常，血脂正常。

心脏彩超：三尖瓣少量返流。

盆腔超声：子宫前位，形态规则，宫体大小：63mm × 56mm × 42mm，宫内膜厚度 6.2mm，回声均匀，宫内节育器位置正常，肌壁回声尚均，彩色多普勒血流成像：可见星点状血流信号。附件区：左卵巢大小 17mm × 15mm × 10mm，右卵巢大小 20mm × 14mm × 12mm，直肠窝（–），印象：IUD 盆腔未见明显异常，请结合临床。

二、诊治经过

1. 初步诊断

①绝经综合征；② IUD。

2. 诊治经过

①一般治疗：通过心理疏导，使绝经综合征妇女了解绝经过渡期的生理过程，并以乐观的心态相适应。必要时选用适量镇静药以助睡眠，如睡前服用艾司唑仑 2.5mg。谷维素有助于调节自主神经功能，口服 20mg，每日 3 次。鼓励建立健康生活方式，包括坚持身体锻炼，健康饮食，增加日晒时间，摄入足量蛋白质及含钙丰富的食物，预防骨质疏松。

②绝经激素治疗：有适应证且无禁忌证时选用。MHT 是唯一能够一揽子解决由于雌激素缺乏所带来的各种相关问题的方案，MHT 的本质就是弥补增龄引起的卵巢功能衰竭而采取的一项治疗措施，可有效缓解绝经相关症状，也能在一定程度上延缓或避免中老年慢性代谢性疾病的发生，改善和提高中老年女性的生命质量。

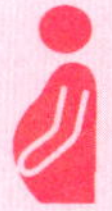

三、案例分析

1. 病史特点

（1）患者女性，52岁，围绝经期妇女。

（2）月经模式改变。

（3）有精神神经、泌尿生殖道萎缩症状。

（4）实验室和辅助检查：性激素提示卵巢功能低下；排除器质性病变。

2. 诊断和诊断依据

（1）诊断：①绝经综合征；② IUD。对于围绝经期患者，应详细询问既往病史、查体，完善血压、血脂、血糖、心电图等检查，必要时行头颅MRI，以排除心血管、神经精神疾病。

（2）诊断依据：①绝经综合征：患者为围绝经期女性，发病慢，有月经改变，同时伴有精神神经症状、泌尿生殖道萎缩症状，实验室和辅助检查除外器质性病变，相关症状符合绝经综合征。② IUD：病史（上环26年）。盆腔超声提示IUD。

（3）鉴别诊断：①甲状腺功能亢进症：测定甲状腺功能，如促甲状腺激素低于正常、T4升高、T3在正常高限甚至更高，应诊断为甲状腺功能亢进症。②冠状动脉粥样硬化性心脏病：当患者有心悸、心律不齐及胸闷症状时应考虑鉴别，鉴别方法是仔细地查体及心电图检查，鉴别困难时请心内科会诊或雌激素试验治疗。③高血压病或嗜铬细胞瘤：当头痛、血压波动幅度大或持续性高血压时应考虑鉴别，方法是反复测量血压并进行嗜铬细胞瘤的有关检查，与绝经有联系的血压变化常常是轻度的。④精神病：以精神症状为主要表现时须进行鉴别。⑤其他：以阴道炎症状为主要表现时需排除真菌或细菌、滴虫或细菌性阴道病，进行病原学检查即可确定。以尿频、尿急、尿痛为主要表现时需排除泌尿系感染。

四、处理方案及基本原则

（1）治疗目标：在缓解绝经相关症状的同时，预防中老年慢性疾病的发生，是“治已病”的同时兼顾“治未病”。

（2）MHT是唯一能够全面解决女性因雌激素缺乏导致的健康问题的医疗措施，是对绝经相关症状最有效的治疗方法。MHT是医疗措施，只在出现适应证时才考虑应用。

MHT的适应证包括以下四个方面：

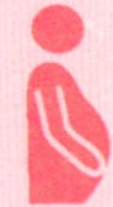

①绝经相关症状：月经紊乱，血管舒缩症状（VMS）：潮热、出汗，睡眠障碍（入睡困难、多梦易醒、夜间觉醒、缺乏深睡眠），疲乏无力，情绪障碍（易激动、烦躁、

焦虑、紧张、情绪低落、常感孤独、敏感多疑），躯体症状（胸闷、气短、心悸、肌肉关节痛、咽部异物感、皮肤异常感觉等），但需排除器质性疾病后再考虑与绝经相关，必要时可请相关专科会诊。

②绝经生殖泌尿综合征（GSM）相关症状：GSM 包括与绝经雌激素缺乏相关的生殖道及泌尿系统的症状及体征。生殖系统症状包括生殖道干燥、烧灼、刺激以及阴道缺乏润滑导致的性问题和疼痛；泌尿系统症状包括尿急、尿频、尿痛和反复泌尿系统感染。

③存在骨质疏松症高危因素，低骨量，绝经后骨质疏松症及有骨折风险。高危因素包括：绝经尤其是早绝经，早发性卵巢功能不全（POI），脆性骨折（即非暴力或轻微外力后骨折）家族史，维生素 D 及钙等营养摄入不足，低体重［体重指数（BMI）$<18.5kg/m^2$］，缺乏运动、吸烟、过度饮酒等不良的生活习惯，一些影响骨代谢的慢性疾病及长期服用糖皮质激素等药物。

④过早的低雌激素状态：如 POI、下丘脑垂体性闭经、手术绝经等。由于这类患者较正常绝经女性更早出现雌激素水平下降，其相关问题如骨质疏松症、心血管疾病、泌尿生殖道萎缩等症状及认知功能减退的风险更大。因此，经评估后如无禁忌证应尽早开始激素补充治疗，并需要给予相对于 MHT 标准剂量较高的雌激素。

MHT 的禁忌证：已知或可疑妊娠、原因不明的阴道流血、已知或可疑患有乳腺癌、已知或可疑患性激素依赖性恶性肿瘤、最近 6 个月内患有活动性静脉或动脉血栓栓塞性疾病、严重肝肾功能不全。

MHT 的慎用情况：子宫肌瘤、子宫内膜异位症、子宫腺肌病、子宫内膜增生史、尚未控制的糖尿病及严重高血压、有血栓形成倾向、胆囊疾病、癫痫、偏头痛、哮喘、高催乳素血症、系统性红斑狼疮、类风湿性关节炎、乳腺良性疾病、乳腺癌家族史，及已完全缓解的部分性激素依赖性妇科恶性肿瘤，如子宫内膜癌、卵巢上皮性癌等。

慎用情况并非禁忌证，但在应用前和应用过程中，应该咨询相关专业的医师，共同确定应用的时机和方式，并采取比常规随诊更为严密的措施，监测病情的进展。

（3）治疗药物、方案：

主要药物为雌激素，辅以孕激素。单用雌激素治疗仅适用于子宫已切除者，单用孕激素适用于绝经过渡期功能失调性子宫出血。剂量和用药方案应个体化，以最小剂量且有效为佳。具体选择何种治疗方案，需参考患者身体状况、病情特点、风险和利弊评估结果并经患者知情同意。

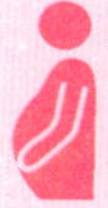

①过早的低雌激素状态：以雌孕激素序贯方案为主，雌激素剂量应高于正常绝经女

性的 MHT 常规用量。孕激素用量与雌激素用量匹配。

②围绝经期和绝经后期早期的健康女性：推荐使用标准剂量或低剂量的雌激素＋地屈孕酮或黄体酮序贯方案。绝经 1 年之后，如不愿有月经样出血，也可选择连续联合方案或替勃龙方案。

③绝经后期晚期的健康女性：选择低剂量的雌激素＋地屈孕酮或黄体酮连续联合方案或替勃龙方案。雌激素用药优先选择经皮途径。

④超重、肥胖且患有代谢综合征或高血压的女性：优先使用低剂量或超低剂量经皮雌激素＋地屈孕酮或黄体酮方案。绝经过渡期和绝经后期早期可以使用周期序贯或连续序贯方案，绝经后期晚期使用连续联合方案。

（4）随访：

随访相关内容中给出了具体的停药指征：

①出现了 MHT 的禁忌证；

②继续应用 MHT 弊大于利；

③患者拒绝或无法坚持规范用药。采用无月经方案时可随时停药，序贯方案，非紧急情况建议周期结束后再停药。

五、要点与总结

（1）绝经综合征是雌激素缺乏所致。长期雌激素缺乏有可能严重影响绝经后妇女的生活质量。

（2）绝经综合征的开始以月经改变为特征，此外还会有精神神经症状、血管舒缩症状和躯体症状等，但出现与否及其严重程度有很大差异。

（3）对于绝经综合征的预防和处理要采用与年龄相关的，高度个体化的方式。

（4）MHT 可有效缓解绝经相关症状，从而改善生活质量。

（5）绝经相关 MHT 应规范诊疗流程，认真判断适应证、禁忌证和慎用情况，个体化选 MHT 方案，并随访。

（6）在诊治绝经综合征时还应将预防绝经后代谢异常、心血管疾病和骨质疏松症等作为其咨询和知情告知的内容之一。

六、思考题

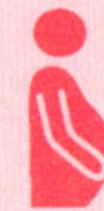

1. 激素治疗会不会致癌？

2. 激素治疗会不会产生依赖性？

七、科普小常识

很多人认为豆浆等豆制品含有雌激素，希望通过喝豆浆来补充雌激素，缓解更年期症状。实际上，豆浆所含有的不是雌激素，而是植物雌激素，两者是完全不同的。所以，喝豆浆并不能提高体内的雌激素水平。

植物雌激素是一个大类的化合物总称，主要是大豆异黄酮。其结构比较接近雌激素，也可以结合雌激素受体，发挥雌激素样作用。当人体自身雌激素足够的时候，雌激素受体都被占满，异黄酮结合不了雌激素受体，不能发挥作用。当人体雌激素不足，雌激素受体空出来了，异黄酮就可以一显身手。但是由于其先天不足，只能发挥万分之一左右雌激素样的作用，非常微弱。所以，植物雌激素对缓解更年期症状的作用也是很轻微的，可能可以部分缓解潮热、阴道干涩、骨质疏松等症状，对盗汗等症状作用不大。

（编者　赫慧　何慧琴）

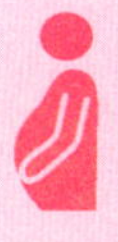

第三节　子宫内膜增生（案例38）

核心提示

❖子宫内膜增生的分类？

❖子宫内膜增生如何管理？

一、病历资料

1. 现病史

患者，女，45岁，因“经期延长3年，阴道不规则出血2^{+}月”就诊。16岁月经初潮，既往月经规律，周期30天，经期5天，量中，无痛经。末次月经：2023年12月7日；近3年经期延长至10天，月经周期及经量同前比较无明显变化，未予重视，未诊治。此次阴道不规则出血2^{+}月，量时多时少，量多时约平素经量的1.5倍，自行口服云南白药后阴道出血少，不伴腹痛、头晕、乏力等不适。

2. 既往史

否认肝脏、肾脏及血液系统等慢性病史；否认糖尿病、甲状腺功能异常等病史；否认外伤史；否认家族遗传病史。有性生活史。4-2-2-2。

3. 体格检查

体温36.3℃，脉搏85次/分，呼吸15次/分，血压125/76mmHg，一般情况良好，正常面容，双肺呼吸音清，心音有力，律齐，腹软，全腹无压痛及反跳痛，移动性浊音阴性。

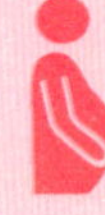

妇科检查：外阴发育正常；阴道：通畅，少许暗红色血液；宫颈：肥大，光滑；子宫前位，约正常大小，活动好，无压痛；双附件区未触及明显异常，无压痛。

4. 实验室和辅助检查

血常规：白细胞计数 5.2×10^9/L，血红蛋白 115g/L，血小板计数 218×10^9/L；

肝肾功能、血糖、凝血功能及血 HCG 均正常；

妇科超声：子宫前位，宫体大小 5.0cm × 4.2cm × 3.7cm，内膜厚 0.8cm，宫腔内可见 2.5cm × 1.3cm 高回声区，可见血流信号，双附件区未见异常。

心电图示：窦性心律，大致正常心电图。

二、诊治经过

1. 初步诊断

异常子宫出血待诊：子宫内膜息肉？子宫内膜增生？

2. 诊治经过

入院后完善相关检查，行宫腔镜检查 + 宫腔占位组织电切术。术后病理提示：不伴细胞非典型子宫内膜增生。

患者 45 岁，无生育要求，给予宫腔放置曼月乐环长期管理。

三、案例分析

1. 病史特点

（1）患者，女，45 岁，因“经期延长 3 年，阴道不规则出血 2^+ 月”就诊。

（2）体格检查无明显异常。

（3）妇科检查：阴道少许暗红色血液，子宫及双侧附件未触及明显异常。

（4）辅助检查：盆腔彩超：内膜厚 0.8cm，宫腔内可见 2.5cm × 1.3cm 高回声区，可见血流信号。

宫腔镜术后病理提示：不伴细胞非典型子宫内膜增生。

2. 诊断和诊断依据

（1）诊断：不伴细胞非典型子宫内膜增生。

（2）诊断依据：①经期延长 3 年，阴道不规则出血 2^+ 月；②妇科检查无特殊；③超声提示：内膜厚 0.8cm，宫腔内可见 2.5cm × 1.3cm 高回声区，可见血流信号。④宫腔镜术后病理提示：不伴细胞非典型子宫内膜增生。

3. 鉴别诊断

（1）妊娠相关疾病：流产、异位妊娠和葡萄胎均可表现为异常子宫出血，但是这些患者往往有停经史，妊娠试验多为阳性，故可排除该诊断。

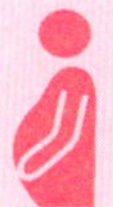

（2）子宫内膜息肉：子宫内膜息肉也可引起异常子宫出血，超声检查可以鉴别，术后病理可确诊。

（3）子宫肌瘤和子宫腺肌病：这两种疾病均可导致异常子宫出血，超声检查可以鉴别。

四、处理方案及基本原则

子宫内膜增生包括子宫内膜增生不伴非典型性和子宫内膜非典型增生。根据患者的年龄、有无生育要求及子宫内膜增生的类型选择治疗方案。孕激素是子宫内膜增生不伴非典型性药物治疗的首选方案。与口服孕激素相比，LNG-IUS 对子宫内膜增生不伴非典型性的缓解率更高、复发率更低、不良事件更少，可作为一线治疗方案。子宫内膜非典型增生的手术治疗选择微创方式的子宫次全切除术，建议同时切除双侧输卵管。子宫内膜非典型增生的药物保守治疗适用于不能耐受手术，或有强烈生育要求、年龄小于 45 岁的患者。LNG-IUS 是药物治疗的一线方案。子宫全切除术应为子宫内膜非典型增生复发患者的首选方案，对于有强烈生育要求者也可再次进行药物保守治疗。子宫内膜增生治疗后需长期随访。

五、要点与讨论

1. 子宫内膜增生的自然转归

目前，对子宫内膜增生自然转归的认识主要来自 Kurman 等人的研究。Kurman 等人对未接受治疗的内膜增生过长者进行了长期随访，随访时间 1~26.7 年，平均 13.4 年。34% 自然增生患者及 31% 不典型增生患者在刮宫后病灶消退，不需要进一步治疗。

Kurman 及其同事发现简单性增生的癌变率为 1%，复杂性增生的癌变率为 3%，单纯性不典型增生癌变率为 8%，复杂性不典型增生癌变率为 29%。从不典型增生发展为癌需要一个漫长的过程，癌变发生在确诊后 1 ~ 11 年，平均 4.1 年。

2. 子宫内膜增生的预防

预防子宫内膜增生的关键是定期补充孕激素，避免子宫内膜长期只受雌激素的作用。青春期排卵障碍患者发生子宫内膜增生过长和子宫内膜癌的可能性非常小，因此，青春期无排卵患者初诊时不可为排除子宫内膜病变而做刮宫术。为了保护子宫内膜，避免大出血，定期补充雌、孕激素还是必要的。如患者每天口服安宫黄体酮 6~10mg，连用 5~10 天，每 1~2 个月用 1 次。这样就可以使子宫内膜定期脱落。如单用孕激素月经量少或不来月经，可改用雌、孕激素序贯疗法或雌、孕激素联合疗法。如果患者有高雄

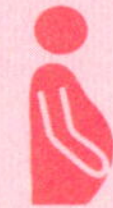

激素血症或月经过多，可采用雌、孕激素联合疗法（如复方口服避孕药）。围绝经期是子宫内膜癌的高发年龄，因此对围绝经期异常子宫出血的患者首选刮宫，目的有两个：一是止血，二是排除子宫内膜病变。如果病理检查证实没有子宫内膜病变，应定期补充孕激素，目的是保护子宫内膜。

六、思考题

1. 不伴细胞非典型子宫内膜增生治疗原则？
2. 怎样预防子宫内膜增生？

七、科普小常识

子宫内膜增生的病因？

子宫内膜增生的主要原因是长期无拮抗的雌激素刺激。长期无排卵或稀发排卵、肥胖、长期外源性雌激素摄入、乳腺癌术后接受长期他莫昔芬治疗、初潮过早、绝经晚、不孕、家族癌瘤（尤其是子宫内膜癌、结肠癌、卵巢癌和乳腺癌）史，都是子宫内膜增生的高危因素。

（编者　许丽娜　曹蕾娜）

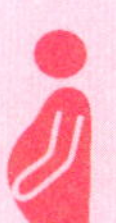

第四节　高催乳素血症（案例39）

核心提示

❖高催乳素血症是一种病理生理状态，并不是一种疾病，可由多种情况引起，水平升高并非都引起月经失调。

❖高催乳素血症治疗前要明确病因。

❖多数催乳素瘤药物疗效佳，应严格掌握手术指征，术后需随访垂体功能。

一、病历资料

1. 现病史

患者王女士，24岁，主因“闭经半年”就诊。既往月经规律，现闭经半年。患者主诉头痛不适，有性生活史。为求进一步诊治，就诊于我院妇科门诊。

既往史：既往体健。否认冠心病、糖尿病史，无吸烟史，否认家族遗传病史。

婚育史：未婚，有性生活史，0-0-0-0。

月经史：13岁初潮，平素月经规律，5/30，量中，痛经（-），现闭经半年。

2. 体格检查

体温36℃，脉搏85次/分，呼吸15次/分，血压110/65mmHg，身高160kg，体重50kg。全身皮肤黏膜无黄染及出血点，无明显胡须及痤疮，挤压双乳可见少量清亮的乳液流出，心肺无阳性体征，腹软，无压痛、反跳痛，肝脾肋下未触及，移动性浊音（-）。

妇科查体：外阴已婚未产型，阴道黏膜正常，宫颈光，子宫正常大小，附件区软、无压痛、反跳痛，未见明显包块。

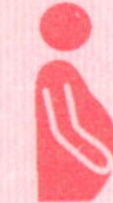

辅助检查：

血HCG：（-）。

性激素检查：FSH3.21mIU/mL，LH1.86mIU/mL，PRL210ng/mL，E234pg/mL，T45ng/dL；

甲状腺功能、肝肾功能、妇科 B 超未见异常；

头颅核磁提示垂体微腺瘤，直径约 0.8cm。

二、诊治经过

1. 初步诊断

继发性闭经：垂体泌乳素微腺瘤。

2. 诊治经过

诊断为垂体泌乳素微腺瘤，溴隐亭初始剂量为 1.25mg/d，每 7 天增加 1.25mg/d，直至 2.5mg，bid（常用有效剂量 5.0 ~ 7.5mg/d，一般不大于此量）。1 月后复查血泌乳素 60ng/mL，溴隐亭改为 2.5mg，bid，维持 2 个月后月经来潮，血泌乳素恢复为 25ng/mL，逐步减量至最小维持剂量。

三、案例分析

1. 病史特点

（1）患者，女性，24 岁，因“闭经半年”就诊。

（2）既往体健，既往月经规律，闭经半年。

（3）性激素化验提示：PRL210ng/mL。

（4）头颅核磁提示垂体腺瘤，直径约 0.8cm。

2. 诊断和诊断依据

（1）诊断：垂体泌乳素微腺瘤。

（2）诊断依据：PRL210ng/mL，头颅核磁提示垂体微腺瘤，直径约 0.8cm。

（3）鉴别诊断：

①妊娠相关疾病：育龄期女性月经异常，首先需考虑妊娠的可能。血 HCG、妇科 B 超可协助诊断。

② PCOS：PCOS 是年轻女性常见的继发性闭经原因，患者的血泌乳素水平多在正常范围，少部分患者可出现泌乳素轻度升高（ < 50ng/mL），但患者多有高雄激素血症的临床表现或生化证据。PCOS 是一个排除性诊断，需完善相关检查协助诊断。诊断标准：（1）稀发排卵或无排卵；（2）雄激素水平升高的临床表现和（或）高雄激素血症；（3）卵巢多囊性改变；（4）上述 3 条中符合 2 条，并排除其他致雄激素水

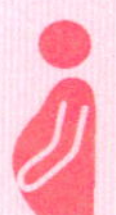

平升高的病因，包括先天性肾上腺皮质增生、Cushing 综合征、分泌雄激素的肿瘤等，以及其他引起排卵障碍的疾病，如高催乳素血症，卵巢早衰和垂体或下丘脑性闭经，以及甲状腺功能异常。

③子宫内膜异位症：可有轻度高 PRL 血症（血 PRL<100ng/mL）。患者有痛经、盆腔结节或肿块。确诊需做腹腔镜检查。

④空泡蝶鞍症：临床表现与垂体瘤相仿，但程度较轻。2/3 的患者内分泌检查正常。鞍区 MRI 检查可识别。

⑤特发性泌乳：有异常泌乳，但其月经周期、排卵及血 PRL 水平均正常。

四、治疗目标

垂体 PRL 微腺瘤治疗目标。

① PRL 微腺瘤患者：抑制异常泌乳，恢复正常月经和排卵生育功能。

②大腺瘤患者：缩小瘤体，解除压迫，保留垂体功能，改善神经症状。

预防复发及远期并发症。

五、治疗方法

PRL 微腺瘤患者的治疗原则是根据患者的年龄及生育要求可选择多巴胺受体激动剂、雌孕激素治疗或随访。年轻有生育要求者首选多巴胺受体激动剂，年龄较大者可不给予多巴胺受体激动剂治疗，绝经后妇女定期随访即可。目前，临床上使用较多的多巴胺受体激动剂是溴隐亭和卡麦角林。

1. 药物治疗多巴胺受体激动剂

（1）溴隐亭：多巴胺 D1、D2 受体激动剂，可抑制垂体 PRL 分泌和 PRL 瘤细胞增殖从而缩小瘤体。不良反应主要是胃肠道反应（恶心、呕吐、便秘）和体位性低血压（头晕、头痛），多数在短期内消失。为减轻不良反应一般从小剂量开始，初始剂量为 1.25mg/d，餐中服用；根据患者反应，每 3 ~ 7 天增加 1.25mg/d，直至常用有效剂量 5.0 ~ 7.5mg/d，一般不需大于此量。如加量出现不耐受可减量维持。持续服药 1 个月后复查血 PRL 水平，以指导剂量的调整。有生育要求，溴隐亭有更加确定的安全性。

（2）卡麦角林：化学结构为 6- 烯丙基 -N-［3-（二甲基氨基）丙基］-N-（乙基氨基甲酰基）麦角林 -8- 甲酰胺，是具有高度选择性的多巴胺 D2 受体激动剂，是溴隐亭的换代药物，抑制 PRL 的作用更强大而不良反应相对减少，且作用时间更长。对溴隐亭抵抗（指每天使用 15mg 溴隐亭效果不满意）或不耐受溴隐亭治疗的 PRL 瘤患者改用

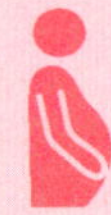

新型多巴胺受体激动剂仍有 50% 以上有效。卡麦角林与其他多巴胺受体激动剂的差别在于半衰期非常长，为 65 小时，只需每周给药 1 ~ 2 次，常用剂量为 0.5~2.0mg（1 ~ 4 片）。

2. 药物治疗时的随诊

①治疗 1 个月起定期测定血 PRL 及雌二醇水平，观察 PRL 下降及卵泡发育改善的进度，指导剂量调整。②每 1 ~ 2 年重复鞍区 MRI 检查，大腺瘤患者每 3 个月检查 1 次。如多巴胺受体激动剂治疗后血 PRL 水平不降反升、出现新症状也应行 MRI 检查。PRL 大腺瘤在多巴胺受体激动剂治疗后血 PRL 水平正常而瘤体不缩小，应重新核对诊断，是否为其他类型腺瘤或混合性垂体瘤、是否需改用其他治疗。③有视野缺损、大腺瘤患者在初始治疗时可每周复查 2 次视野。如疗效满意常在 2 周内显效。如无改善或不满意应在治疗后 1 ~ 3 周内复查 MRI，决定是否需手术治疗减压。④其他：其他垂体激素测定、骨密度等。

3. 药物减量及维持

PRL 微腺瘤患者在药物治疗过程中若血 PRL 水平已正常、症状好转或消失，可考虑开始将药物减量。大腺瘤患者应先复查 MRI，确认瘤体已明显缩小、PRL 水平正常后才可开始减量。

减量应缓慢分次进行，通常每 1 ~ 2 个月减少溴隐亭 1.25mg/d，同时复查血 PRL 水平，以确保仍然正常，直至最小有效剂量作为维持量，可为每日或隔日 1.25mg，长期使用。

4. 停药时机

溴隐亭只抑制 PRL 瘤细胞增殖，短期用药停药后腺瘤会再生长导致复发。推荐停药时机为小剂量溴隐亭维持 PRL 水平正常、MRI 检查肿瘤消失或呈空泡蝶鞍，疗程达 2 年以后。停药初期每月复查血 PRL 水平，3 个月后可每半年查 1 次，或者，前 1 年每 3 个月复查 1 次血 PRL 水平，以后每年查 1 次；如 PRL 水平升高，同时复查 MRI；若又升高仍需长期以最小有效剂量维持。

5. 手术治疗适应证

手术适应证：①药物治疗无效或效果欠佳；②药物治疗不耐受；③巨大垂体腺瘤伴视交叉压迫急需减压者；或药物治疗 2 ~ 3 个月血 PRL 水平正常但瘤体无改变，疑为无功能瘤者；④侵袭性垂体腺瘤伴有脑脊液鼻漏者；⑤拒绝长期服用药物者；⑥复发性垂体腺瘤。

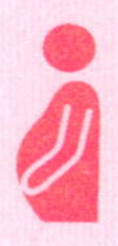

六、要点与讨论

PRL 增高有非常多的原因，常见的有以下几大类。

（1）生理性高催乳素血症：

①昼夜节律：夜间升高，白天下降，上午 10：30 左右最低。

②应激激素：体力运动、精神创伤、低血糖、过饱食、性交等。

③月经周期变化：卵泡晚期和黄体期有所上升，但仍在正常范围。

④妊娠期：妊娠期逐步升高，分娩时达高峰，升高幅度因人而异。

（2）药物性高催乳素血症：

常见引起 PRL 升高的药物：多巴胺受体拮抗剂、含雌激素口服避孕药、抗高血压药、阿片制剂、组胺 H2 受体阻滞剂、抗抑郁、抗精神病类药等。

（3）最主要的病因是病理性高催乳素血症：

①中枢性：

下丘脑内泌乳素释放抑制因子（PIF）不足：结核、梅毒、外伤、手术、精神创伤；下丘脑 PIF 下达至垂体的通路受阻：常见的如泌乳素瘤（微腺瘤和大腺瘤以直径 10mm 为分界），空泡蝶鞍症，造成垂体柄受压，使得 PRL 升高。

②外周性：

甲状腺功能减退：促甲状腺激素水平升高引起的 PRL 分泌细胞增生。

肝硬化、肝性脑病：代谢减慢，也会有轻度 PRL 升高。

③其他：6% ~ 20% 多囊卵巢综合（PCOS）患者可伴有高泌乳素血症，可能和持续雌激素刺激有关，这类患者 PRL 不会特别高；21% ~ 36% 子宫内膜异位症患者 PRL 轻度升高，可能和痛经加重、不孕焦虑等精神应激有关，要注意鉴别诊断。

（4）特发性高催乳素血症：

PRL 轻度升高，无症状；PRL 明显升高，无症状：如巨分子 PRL，有免疫活性，无生物活性；PRL 明显升高伴月经失调，考虑潜在的垂体微腺瘤。研究发现特发性高催乳素血症，随访 6 年，20% 可自然痊愈，10% ~ 15% 发展为微腺瘤，大腺瘤罕见。

七、思考题

1. 妊娠、哺乳对高泌乳素瘤血症有影响吗？

2. 孕期高泌乳素瘤如何管理？

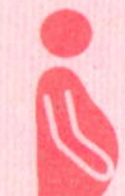

（编者　高审详）

第五节　异常子宫出血（案例 40）

核心提示

❖排卵障碍异常子宫出血的诊断依据?

❖排卵障碍异常子宫出血如何管理?

一、病历资料

1. 现病史

患者，女，22 岁，主因“阴道出血 20 天”入院。14 岁初潮，月经周期 7/30 ~ 40 天，量中等，无痛经；末次月经：2024 年 1 月 18 日。2023 年 10 月因“异常子宫出血”于外院输血治疗，输血后阴道血止，无后续治疗。此次阴道出血 20 天，量同月经，不伴腹痛、肛门坠胀感、恶心、呕吐等不适，近 5 天自觉头晕、乏力就诊外院，查血红蛋白（Hb）80g/L，给予口服“云南白药”及口服药物补血治疗（具体不详），阴道出血减少，但淋漓不净。1 天前阴道出血增多，约平素经量 1.5 倍，有血块，晕厥 1 次，查 Hb65g/L。因考虑异常子宫出血，中度贫血，遂收入院治疗。

2. 既往史

否认肝脏、肾脏及血液系统等慢性病史；否认糖尿病、甲状腺功能异常等病史；否认外伤史；否认家族遗传病史。未婚，否认性生活史。

3. 体格检查

体温 36℃，脉搏 95 次 / 分，呼吸 18 次 / 分，血压 90/60mmHg，一般情况良好，无痤疮，体毛不重；贫血貌，皮肤无黄染，无出血点及淤斑。乳房发育正常，双肺呼吸音清，心

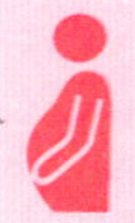

音有力，律齐，腹软，全腹无压痛及反跳痛，移动性浊音阴性；

妇科检查：外阴发育正常，性毛分布正常，见血液自阴道口流出；肛查：子宫前位，正常大小，活动好，无压痛；双附件区未触及异常。

4. 实验室和辅助检查

血常规：白细胞计数 $4.08 \times 10^9/L$，血红蛋白 65g/L，血小板计数 $253 \times 10^9/L$；

肝肾功能、血糖、凝血功能及血 HCG 均正常；

妇科超声：子宫前位，宫体大小 5.0cm × 4.2cm × 3.7cm，内膜厚 0.8cm，双附件区未见异常。

心电图示：窦性心动过缓，ST-T 改变。

二、诊治经过

1. 初步诊断

异常子宫出血 - 排卵障碍；失血性贫血（中度）。

2. 诊治经过

（1）止血、调整周期：使用含雌、孕激素的复方口服避孕药（COC）治疗。COC1 片，每 8 小时一次，血止 3 天后减量至 COC1 片，每 12 小时一次，无阴道出血 3 天后再次减量至 COC1 片 /d 维持。血止后连续用药 21 天，查 Hb98g/L，停药发生撤退性出血，于出血第 1 天继续周期性口服 COC 调节月经周期及长期管理。

（2）辅助用药：输注同型红细胞悬液 2U 纠正贫血，之后口服补血药物纠正贫血，同时使用氨甲环酸止血。

三、案例分析

1. 病史特点

（1）女性，22 岁，主因“阴道出血 20 天”入院。

（2）体格检查：贫血貌，其余无特殊。

（3）妇科检查：阴道出血多。

（4）辅助检查：超声检查子宫及双侧卵巢未见器质性病变，内膜厚 0.8cm。

2. 诊断和诊断依据

（1）诊断：异常子宫出血 - 排卵障碍；失血性贫血（中度）。

（2）诊断依据：①阴道出血 20 天，致中度贫血；②盆腔彩超子宫及双侧卵巢未见异常，排除器质性病变；③凝血功能正常，排除血液系统疾病。

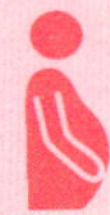

（3）鉴别诊断：

①妊娠相关疾病：流产、异位妊娠和葡萄胎均可表现为异常子宫出血，但是这些患者往往有停经史，妊娠试验多为阳性。此患者否认性生活史，血 HCG 阴性，故可排除该诊断。

②子宫内膜病变：子宫内膜病变也可表现为异常子宫出血，但是这些患者的年龄往往较大，需要行诊断性刮宫或宫腔镜检查可明确鉴别。

③子宫内膜息肉：子宫内膜息肉也可引起异常子宫出血，超声检查可以鉴别。

④子宫肌瘤和子宫腺肌病：这两种疾病均可导致异常子宫出血，超声检查可以鉴别。

四、处理方案及基本原则

排卵障碍包括稀发排卵、无排卵及黄体功能不足，主要由下丘脑－垂体－卵巢轴功能异常引起。常见于青春期、绝经过渡期，生育期也可因多囊卵巢综合征、肥胖、高催乳素血症、甲状腺疾病等引起。

排卵障碍引起的异常子宫出血的药物治疗以激素治疗为主，青春期女性的治疗原则是止血、调整周期。有生育需求者再予以促排卵治疗。绝经过渡期女性的治疗原则是止血、调整周期和减少经量、防止子宫内膜癌变为主。

激素止血治疗的方案有多种，应根据具体情况如患者年龄、诊断、既往治疗的效果、出血时间、出血量等来决定激素的种类和剂量。在开始激素治疗前必须明确诊断，值得注意的是除青春期患者外，其他患者尤其是绝经前妇女更是如此。诊刮术和分段诊刮术既可以止血，刺激子宫收缩、又可进行病理检查以了解有无子宫内膜病变。

五、要点与讨论

指南推荐的止血方法

（1）孕激素内膜脱落法：

1）“子宫内膜脱落法”或“药物刮宫”，适用于血红蛋白（Hb）> 80g/L、生命体征稳定的患者。如：地屈孕酮、微粒化黄体酮、醋酸甲羟孕酮等，孕激素撤退性出血作用于已受雌激素作用的子宫内膜上。

2）目的是子宫内膜全部脱落后再次生长止血。

3）方法：

①黄体酮 20 ～ 40mg/d 或和丙酸睾酮 25mg/d 肌注共 3 ～ 5 天。

②甲羟孕酮 6 ～ 10mg/d 或地屈孕酮 10 ～ 20mg/d，共 10 天。

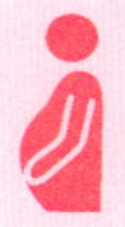

（2）雌激素内膜修复法：

①“子宫内膜修复法”，适用于出血时间长、量多致 Hb < 80g/L 的青春期患者。（注：当 Hb 增加至 90g/L 以上后，均必须加用孕激素治疗，以达到撤退性出血的目的）

②目的：雌激素使子宫内膜生长，修复创面，止血快。

③方法：补佳乐 2mg，po，Q4–6H，血止 3 天后减量，每 3 天减 1/3 量直至维持量 2mg，维持量治疗直至血红蛋白提高至 100g/L 以上可使用黄体酮撤退，同时补铁以纠正贫血。

④注意事项：适用于血红蛋白 <80g/L，急需止血又不适合刮宫者，主要用于青春期 AUB，一般不用于围绝经期 AUB。

2018 年中国《排卵障碍性异常子宫出血诊治指南》指出：由于我国目前无静脉与肌注的雌激素制剂，而口服雌激素制剂生物利用度低，起效慢，不建议在第一步止血期常规使用子宫内膜修复法（但是目前我国苯甲酸雌二醇注射液已上市，故可以用于血红蛋白比较低的青春期 AUB–O 患者的治疗）。

（3）口服避孕药：

①适用于长期而严重的无排卵出血。

②目的：同时给予高效雌孕激素，止血较快。

③方法：第三代口服避孕药（达英 –35、优思明）1–2#，po，Q8–12H，血止后每 3 天逐渐减 1/3 量至 1 片 / 天，维持至血止后的 21 日停药。

④注意事项：适于血色素 <80g/L 或一般状况较差不宜行黄体酮撤退止血者。

（4）辅助治疗：

1）包括使用止血药、纠正凝血功能、纠正贫血等。

2）目的：减少月经量。

3）方法：

①非甾体消炎药：布洛芬 600mg/ 吲哚美辛 25mg，po，Q6–12H，月经第一天起至整个经期。

②氨甲环酸 2#，po，tid，月经一来服用不超过 5 天。

4）注意：氨甲环酸若与 OC 联用会增加血栓风险。

（5）纠正贫血治疗

①对中 – 重度贫血患者在止血同时应该给予铁剂和叶酸治疗，必要时输血。

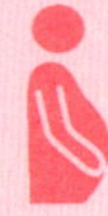

②缺铁性贫血患者难以仅通过食物补充足够的铁，应给予补铁治疗，推荐剂量：补充铁元素 100 ~ 200mg/d，治疗 2 周后复查血红蛋白评估治疗效果。因血清铁蛋白值上

升缓慢，一般 4 周复查 1 次，待血红蛋白恢复正常后继续口服铁剂 3 ～ 6 个月，以补充足够的储存铁。

六、指南推荐的调整周期方法

调整月经周期

（1）周期性孕激素撤退法：

于撤退性出血第 15 天起使用孕激素，连用 10 ～ 14 天，酌情用 3 ～ 6 个周期。

（2）雌、孕激素序贯法－不推荐常规使用：

如孕激素治疗后不出现撤退性出血或出血量少，可考虑是否内源性雌激素水平不足，可用雌、孕激素序贯法。

（3）口服避孕药：

用药撤退性出血后，周期性使用口服避孕药 3 个周期，病情反复者酌情延至 6 个周期或更长。

七、思考题

1. 排卵障碍引起的异常子宫出血治疗原则？

2. 为什么无排卵患者血止后还需要长期随访？

八、科普小常识

异常子宫出血是什么原因引起的？

导致异常子宫出血的原因有很多，可能是功能性因素，也可能是器质性病变因素。

功能性因素：主要是由于神经内分泌失调引起的，其次有凝血功能障碍、子宫内膜局部凝血病变、药物或上环等引起。

器质性病变因素：主要有子宫肌瘤、子宫内膜息肉、子宫腺肌症、子宫内膜增生或癌症等。

（编者　许丽娜）

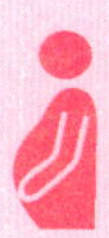

第六节　多囊卵巢综合征（案例41）

核心提示

❖多囊卵巢综合征的临床表现及相关辅助检查？

❖不同年龄阶段患有多囊卵巢综合征的病人如何管理？

一、病历资料

1. 现病史

范某，女性，35岁，主因“月经稀发，婚后2年未孕”就诊。患者14岁初潮，初潮迄今月经一直不规则，周期2～3月，末次月经为2个半月前，经期7天，量少。间断就诊，彩超提示卵巢成多囊样改变，未遵医嘱规律治疗。目前因婚后2年，性生活规律，未避孕未孕2年门诊就诊。患者婚后体重无明显变化。

2. 既往史

否认肝炎、结核等传染病史或接触史。无高血压、糖尿病、心脏病、肾病等内科合并症。无重大外伤史或手术史。无输血史。否认药物过敏史。配偶健康，否认家族遗传病史。

3. 体格检查

体温36.3℃，脉搏80次/分，呼吸20次/分，血压100/60mmHg，发育正常，营养良好，体型中等，无多毛体征，心肺无特殊异常，腹部平坦，无压痛、反跳痛，肝脾肋下未及，腹部未触及包块。双肾区无叩痛，脊柱、四肢无畸形，双下肢无水肿。生理反射存在，病理反射未引出。外阴：已婚式，阴毛分布正常；阴道：畅，少量白色分泌物，无异味；宫颈：光，触血阴性；子宫及双附件均未触及异常包块，无压痛。

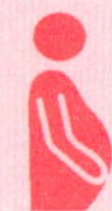

4. 实验室和辅助检查

妊娠试验阴性；

经阴道盆腔彩超：双侧卵巢多囊样改变，双侧卵巢内≥12个直径为2～9mm的卵泡；

甲功、血清总睾酮、血清催乳素水平均未见异常；

黄体生成素（LH）/卵泡刺激素（FSH）比值≥2；

口服葡萄糖耐量正常。

二、诊治经过

1. 初步诊断

①多囊卵巢综合征；②原发性不孕。

2. 诊治经过

建议患者控制饮食，加强体育锻炼，适当控制体重。给予月经第1天开始口服炔雌醇环丙孕酮片，1片/d，21天为一疗程，治疗3个月后监测排卵指导受孕，目前足月分娩，母子平安。

三、案例分析

1. 病史特点

（1）患者，女性，35岁，因“月经稀发，婚后2年未孕”就诊。

（2）既往无特殊异常。

（3）体格检查、无多毛体征，第二性征发育正常；妇科检查无特殊异常。

（4）实验室及辅助检查：经阴道盆腔彩超：双侧卵巢多囊样改变：双侧卵巢内≥12个直径为2～9mm的卵泡；甲功、血清总睾酮、血清催乳素水平均未见异常；黄体生成素（LH）/卵泡刺激素（FSH）比值≥2；口服葡萄糖耐量正常。

2. 诊断和诊断依据

（1）诊断：①多囊卵巢综合征；②原发不孕。

（2）诊断依据：患者月经稀发，无多毛体征，超声检查双卵巢呈多囊样改变，LH/FSH比值≥2；

（3）鉴别诊断：

（1）高催乳素血症：患者虽有月经稀发或闭经，常伴有溢乳。内分泌测定除发现催乳素水平升高，余无特殊。

（2）柯兴综合征：由于肾上腺皮质增生，肾上腺皮质分泌大量的皮质醇和雄激素。

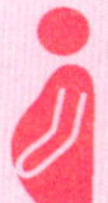

临床上表现为月经失调、向心性肥胖、紫纹和多毛等症状。内分泌测定：LH在正常范围，皮质醇水平升高，小剂量地塞米松试验无抑制作用。

（3）卵巢雄激素肿瘤：患者体内的雄激素水平更高，睾酮多大于3ng/mL，男性化体征也更显著。超声检查可协助诊断。

四、处理方案及基本原则

PCOS的治疗应根据患者的治疗诉求和生育状况、症状及严重程度、病因等情况实行个体化治疗。对于临床症状或体征已得到缓解的患者，仍应关注远期风险，建议开展多学科合作，制定系统的长期管理规划。

1. 无生育需求患者的治疗

对于无生育需求的患者，应重视基础、综合治疗，基于患者的诉求及代谢紊乱程度不同，采取个体化治疗。首先应以健康生活方式指导为主，必要时给予药物治疗，也可同时联合其他辅助治疗。

（1）调整生活方式：国内外指南所提倡的PCOS患者的基础治疗均为生活方式干预，包括合理运动、饮食控制和行为干预等多元化策略。体质量减轻对于肥胖型PCOS的治疗效果已得到有效验证，体质量减轻5%～10%后，患者排卵、月经周期、胰岛素抵抗均可得到改善。须注意减重也应循序渐进，一般以6个月完成减重目标为宜。

1）饮食控制：要点是总能量的控制及膳食结构的合理化。建议食用低升糖指数（GI）食物，多食不饱和脂肪酸，同时要摄入丰富的维生素、矿物质及膳食纤维，改变不良的饮食习惯。

所有PCOS患者都应遵循一般人群的健康均衡饮食原则，目前没有足够证据表明有任何一种特殊饮食类型更优。合并超重或者肥胖的患者，可以限定能量摄入量比标准摄入量减少30%，或减少2100～3100kJ/d（5000～6300kJ/d）。在考虑体质量、身体代谢率、活动量等多因素的情况下，综合制订饮食方案，同时应避免过度限制和营养不均衡。

2）合理运动：若以预防体质量增加并维持健康为目标，建议中等强度运动至少150分/周，适用于18～64岁的成年人；或身体素质允许者可进行高强度运动，至少75分/周；或中高等强度运动换比等效组合。这些运动应包括每周至少2天的非连续的增强肌肉力量的活动。推荐青少年进行中等至高强度的体能运动，每天至少60分钟，每周至少3次增强肌肉力量的活动。

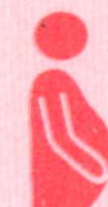

若以适度减脂、预防体质量反弹和获得更多健康益处为目标，建议中等强度运动至少250分/周；或身体素质允许者可进行高强度运动，至少150分/周；或两者的换比

等效组合。每周至少非连续 2 天有大肌群参与的增强肌肉力量的活动。避免久坐。

3）行为干预：包括建立目标、自我监督与管理、克服外界刺激、提高问题解决能力、持续评估和监测、树立自信等，在综合治疗中起着重要的作用。通过行为干预，达到优化体成分组成、降低体质量、促进健康的生活方式和保持积极情绪的目标。

（2）调整月经周期

1）短效复方口服避孕药：育龄期 PCOS 女性，若暂无生育需求，推荐首选短效 COC 治疗。青春期的 PCOS 女性可综合评估获益和风险后决定是否应用。没有血栓形成风险的围绝经期 PCOS 患者，不作为首选，需谨慎选用。肥胖、有吸烟史或高血压、糖尿病、凝血功能异常的 PCOS 患者应慎用。权衡利弊后可以选用短效 COC 的患者建议选择雌激素含量较低的剂型。

2）孕激素治疗：对于体重指数 > 30kg/m^2 及围绝经期的 PCOS 患者，可优先选择周期性应用孕激素治疗或使用左炔诺孕酮宫内缓释系统。此方案也适用于雄激素水平不高或有短效 COC 禁忌证的患者。周期性孕激素方案包括地屈孕酮 10 ~ 20mg/d、微粒化黄体酮 100 ~ 200mg/d、醋酸甲羟孕酮 10mg/d，每周期用药 10 ~ 14d。或肌内注射黄体酮 20mg/d（每月 3 ~ 5d）。建议首选口服制剂。

3）雌孕激素周期序贯治疗：适用于少数由于内源性雌激素不足致子宫内膜薄的 PCOS 患者。常用治疗方案为口服雌二醇 1 ~ 2mg/d，每周期 21 ~ 28d，在后半周期的 10 ~ 14d 加用孕激素，孕激素用法同前。该治疗也适用于 PCOS 合并围绝经期症状的患者。

（3）高雄激素的治疗：主要治疗目标为缓解高雄激素症状。

1）短效复方口服避孕药：推荐有多毛、痤疮等高雄激素临床表现或高雄激素血症的青春期及有避孕需求的育龄期女性首选短效 COC。治疗痤疮需用药 3 ~ 6 个月见效，应在皮损完全控制后巩固 1 ~ 2 个月再停药；治疗多毛需用药 6 ~ 12 个月，停药可能复发。临床上常使用含醋酸环丙孕酮或屈螺酮的短效 COC，在临床抗雄激素疗效方面无明显差异。针对中重度痤疮或性毛过多患者，如短效 COC 治疗无效可至皮肤科在专科医师建议下进行物理治疗或药物治疗。

2）螺内酯：短效 COC 疗效欠佳或有短效 COC 使用禁忌、使用不耐受等情况时，可使用螺内酯进行治疗，剂量为 50 ~ 200mg/d，推荐 100mg/d，见效需使用至少 6 个月。螺内酯为保钾利尿药，使用期间应监测血钾水平，大剂量使用需警惕高钾血症。同类抗雄激素药物，包括氟他胺、非那雄胺等，具有肝毒性或致畸作用，在短效 COC 疗效欠佳时可选用，应用过程中应监测肝功能，注意严格避孕，避免男性胎儿男性化不足。

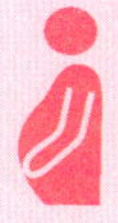

（4）代谢调整：适用于有代谢异常的 PCOS 患者。当患者出现心血管及代谢相关疾病时，应依据相关指南给予管理，合理选择不同专科介入的多学科合作的综合治疗。

1）改善生活方式及减脂：肥胖型 PCOS 患者首选积极减脂、改善生活方式，若疗效欠佳可使用减少脂肪吸收的奥利司他进行治疗。

2）二甲双胍：适用于 PCOS 合并有胰岛素抵抗、糖调节受损（IGR）或糖尿病，且通过生活方式干预效果欠佳的患者。对于体重指数≥ 25kg/m^2 的成年 PCOS 患者以及确诊青春期 PCOS 患者，除生活方式外，还应考虑使用二甲双胍来管理体质量和代谢水平。

青春期患者推荐剂量不超过 1500mg/d，至少使用 3 个月；育龄期患者中，非肥胖者推荐剂量 1000 ~ 1500mg/d，肥胖者推荐剂量 2000 ~ 2500mg/d，疗程 3 ~ 6 个月及以上。治疗期间可有腹胀腹泻、恶心等不良反应，推荐餐中服用，从小剂量开始逐渐增加耐受性。酗酒者及严重心肝肾功能不全者禁用。

3）噻唑烷二酮类药物：是一种胰岛素增敏剂。有二甲双胍使用禁忌或对二甲双胍不敏感的患者，若无生育要求可选用此类药物。不良反应包括水钠潴留、体质量增加等。

4）阿卡波糖：可缓解餐后高血糖，调整脂质异常、增加胰岛素敏感性。常见不良反应包括肠胀气、便秘等，建议从小剂量开始服用，逐渐加量。

5）他汀类药物：为羟甲基戊二酰辅酶 A（HMG-CoA）还原酶抑制剂，推荐有血脂代谢异常且生活方式干预无效的 PCOS 患者首选。

（5）心理因素调整：在诊疗过程中，增强与患者沟通，关注患者身心健康，保护患者隐私，给予积极引导，必要时可转诊至心理医学科等相关学科进一步干预治疗。

2. 有生育计划的患者的治疗

（1）基础治疗：对于有生育计划但未诊断不孕症或生育计划不急迫的患者，应遵循一般 PCOS 人群的治疗建议。待症状改善后可期待自然妊娠或促排卵治疗。推荐有高雄激素症状或高雄激素血症的患者连续应用 COC 抗雄激素治疗 3 ~ 6 个月以减少 PCOS 患者妊娠并发症（如妊娠期糖尿病、妊娠期高血压疾病等）和不良妊娠结局（如流产及早产）。

（2）不孕症的治疗：不孕患者应判断是否存在其他不孕因素，如男方因素、输卵管因素等。单纯无排卵性不孕的 PCOS 患者的治疗方法如下：

1）孕前咨询：在诱导排卵之前，应对 PCOS 患者夫妇双方进行检查，评估、优化并纠正可能影响生育或妊娠结局的因素，如肥胖、血糖和血脂水平异常、精神情绪不良、性健康异常等。在改善代谢、精神心理等问题后仍未排卵的患者，可用药物诱导排卵。

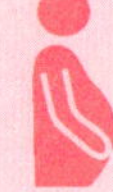

2）改善生活方式：具体方式同“无生育要求患者的治疗”。

3）诱导排卵：治疗前需排除如男方因素等其他不孕因素以及不宜妊娠的疾病。常用药物中，来曲唑（LE）是一线治疗药物，克罗米芬（CC）和二甲双胍有单独和联合作用。

① LE：单纯无排卵性不孕的 PCOS 患者，首选 LE 诱导排卵。

常用方案如下：月经第 2 ~ 5 天开始连续用药 5 天，2.5mg/d 持续 5 天。监测无排卵则每周期剂量增加 2.5mg，最高可增加至 5.0 ~ 7.5mg/d。疗程尚无国内外推荐。LE 常见的不良反应主要为由雌激素水平降低引起的潮红、疲劳以及恶心等。肝肾功能异常患者慎用。

② CC：单纯无排卵性不孕的 PCOS 患者，可单独使用 CC 诱导排卵、改善妊娠结局。排卵率达到 60% ~ 85%，妊娠率约 25%，活产率约 18%。

常用方案如下：月经第 2 ~ 5 天开始连续用药 5 天，50mg/d，最高 150mg/d。剂量不足时可能出现卵泡期长或黄体期短，建议视情况增加剂量。剂量过高时可能出现卵巢刺激过大，建议剂量减至 25mg/d。当 B 超监测到至少 3 个直径≥ 14mm 的优势卵泡时建议取消该周期。单独使用 CC 应小于等于 6 个周期。

患者出现以下情况时禁用此药：原因不明的不规则阴道出血、肝功能损害、影像学提示子宫或附件性质不明的占位、血栓性静脉炎及精神抑郁等。

③促性腺激素（Gn）：可配合 CC 或 LE 使用，也可作为二线治疗。应在有条件进行卵泡监测及有能力处理相关并发症的医疗中心进行，推荐采用小剂量递增方案，以降低卵巢过度刺激综合征（OHSS）发生率和多胎妊娠率。

适应证包括：存在 LE、CC 抵抗；在使用 LE 或 CC 进行卵泡刺激时，触发日内膜发育不良（内膜厚度≤ 6mm）；没有合并如输卵管因素等其他不孕因素，且在连续使用 LE、CC 促排卵 3 个周期后未孕患者。禁忌证包括：存在卵巢肿瘤者；存在垂体肿瘤者；肾上腺功能异常或甲状腺功能亢进患者。

常用方案：月经第 3 ~ 5 天以 37.5 ~ 75U/d 开始用药，若 B 超检查显示每日卵泡生长缓慢，则每 5 ~ 7d 增加 37.5U 或每 7 ~ 14d 增加 75U，最高不超过 225U/d，如果 B 超显示卵泡每日增长 1 ~ 2mm 则不用加量。当 B 超发现 3 个及以下优势卵泡后，不再增加剂量并注射人绒毛膜促性腺激素（HCG）5000 ~ 10000U，在排卵后进行黄体支持。当出现至少 3 个直径 > 17mm 的卵泡时应取消周期。

④二甲双胍：2018 年国际指南认为该药是 PCOS 患者一线治疗药物之一，也可以与 CC 配合使用。药物剂量从 500mg，bid 到 850mg，tid，一般不超过 1500mg/d，可持续使用至确定妊娠。合并肥胖（体重指数≥ 30kg/m^2）的单纯无排卵性不孕的 PCOS 患者，可联合应用 CC+ 二甲双胍。

⑤中医药促排卵：肾 – 天癸 – 冲任 – 胞宫生殖轴失常是 PCOS 患者排卵障碍的主要中医病机。可在中医医师的建议下使用相关中药进行调理。

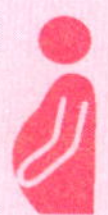

4）腹腔镜卵巢打孔术（LOD）：对 CC 存在抵抗或 LE 治疗无效的患者可以选择该治疗。建议治疗对象为体重指数≤ 34kg/m^2、基础 LH ＞ 10U/L、高游离睾酮的患者。LOD 治疗可能无效，并可能有盆腔粘连、卵巢功能不全等不良反应。

5）体外受精－胚胎移植（IVF-ET）：PCOS 不孕患者，若合并如输卵管因素、男方因素、高龄等其他不孕因素，或者在经过其他治疗方案无效后，可选择进行IVF-ET。

①控制性卵巢刺激（COS）方案：PCOS 患者易发生 OHSS，首选拮抗剂方案。

促性腺激素释放激素拮抗剂（GnRH-A）方案：卵泡期开始使用 Gn，灵活方案在优势卵泡直径＞ 12~14mm 或血清雌二醇＞ 1830pmol/L 时，固定方案在 Gn 使用的第 5 天或第 6 天开始使用 GnRH-A，之后 Gn 和 GnRH-A 一起用药至“触发（trigger）”日。为预防 OHSS，GnRH-A 方案可使用促性腺激素释放激素激动剂（GnRH-a）进行触发。

温和刺激方案：小剂量 Gn+CC/LE，也可添加 GnRH-A 预防 LH 升高以降低周期取消率。

GnRH-a 长方案：前一周期的黄体中期开始使用 GnRH-a 进行垂体降调节，卵泡期开始添加外源性 Gn。建议适当减少 Gn 用量或减量 HCG 扳机以预防 OHSS 的发生。

②全胚冷冻策略：可避免新鲜周期移植妊娠后的晚发型 OHSS。

③未成熟卵体外培养（IVM）：IVM 治疗的妊娠率和活产率可与普通 IVF/ 卵胞质内单精子注射（ICSI）持平，并且无发生 OHSS 风险。但目前针对 PCOS 患者在辅助生殖治疗中应用 IVM 技术仍有争议。主要适应证包括：对促排卵药物不敏感，例如对低剂量 Gn 不反应，对 CC 存在抵抗使卵泡发育迟缓或生长时间过长；以往常规低剂量 Gn 治疗下发生中度至重度 OHSS 者。

五、要点与讨论

1. 多囊卵巢综合征的定义

多囊卵巢综合征（PCOS），简称多囊，顾名思义是卵巢里有很多囊，并伴有月经稀发、痤疮、多毛、肥胖、不孕、高血糖、高血脂等一系列表现的疾病的总称。它的发病率约为 5% ~ 10%。

2. 正常卵巢 VS 多囊卵巢 VS 多囊卵巢综合征

正常卵巢一个月一般只有一个卵泡，从很小逐渐发育成熟，直到排出（即正常排卵的过程）。

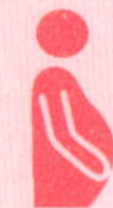

多囊卵巢是同时有很多的小卵泡，但是每个都长到 2 ~ 9mm，然后停止生长，甚至有很多可能是空的，不能形成成熟卵泡，所以这些女性不容易排卵。

很多人误以为多囊卵巢就是多囊卵巢综合征，其实这是两种疾病，多囊卵巢只是说卵巢有多囊样改变，而多囊卵巢综合征是包括多囊卵巢在内的一组疾病的总称。

3. 多囊卵巢综合征的表现

多囊多起病于青春期，每个人所表现的症状不一样。主要表现有月经异常、雄激素过量和肥胖。

（1）月经异常：为主要症状。可表现为周期不规律（周期指两次月经间隔的时间，即初潮 2 年后仍不能建立规律月经）、月经稀发（周期≥ 35 天）、量少或闭经（停经时间超过 3 个以往月经周期或≥ 6 个月），还有一些不可预测的出血。

（2）不孕：因排卵异常导致，排卵异常表现为稀发排卵（每年≥ 3 个月不排卵或无排卵）。

（3）多毛、痤疮：由高雄激素引起。出现不同程度的多毛，上唇、下颌、胸背部（包括乳晕）、大腿内侧可见较粗的体毛，阴毛呈男性型分布。痤疮好发于面部中下 1/3 处，常伴有明显皮脂溢出和月经前期加重。

（4）肥胖：30% ~ 60% 的多囊伴有肥胖，以腹部肥胖为主。

（5）黑棘皮病：阴唇、颈背部、腋下、乳房下和腹股沟等处皮肤皱褶部位出现灰褐色色素沉着，呈对称性，皮肤增厚，质地柔软。

（6）其他：因雄激素过量，多囊还有脱发、男性化体征如声音低沉、喉结突出等表现。

六、思考题

1. 多囊卵巢综合征的诊断标准?

2. 多囊卵巢综合征的治疗原则是什么?

七、科普小常识

1. 多囊卵巢综合征对女性健康有何影响?

（1）不孕症：由于长期无排卵，育龄女性最明显的表现是不孕症。

（2）子宫内膜增生、子宫内膜癌：由于无排卵，子宫内膜长期受到雌激素的刺激，子宫内膜增厚，在月经来潮时可能出现月经量增加，表现为功能失调性出血，严重时会导致贫血。更严重的是，没有孕激素对抗的子宫内膜过度增长，易出现子宫内膜增生，进而可能发展至子宫内膜癌。

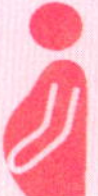

（3）糖尿病、高血压、心血管疾病等：多囊卵巢综合征常常合并胰岛素抵抗。所

谓胰岛素抵抗是指人身体的组织、器官对胰岛素敏感性下降，为了纠正这种状况，人体代偿性增加胰岛素分泌，导致胰岛素水平增加，呈高胰岛素血症。胰腺长期处于高负荷工作状态，随着时间的延长，分泌功能受损、失代偿，即出现Ⅱ型糖尿病。肥胖、胰岛素抵抗是高血压、心血管疾病的高发因素，因此多囊卵巢综合征患者将来患高血压、心血管疾病的可能性增加。

2. 多囊卵巢综合征怎么治疗？可以治愈吗？

不可治愈，但可以生育，月经周期可以调整，须规范化、个体化、长期治疗。各个阶段的多囊卵巢综合征患者良好的生活习惯、控制体重、低碳水化合物、低脂饮食、保持情绪舒畅都是医生开具的第一处方。

青春期的患者重点在于调整月经周期，建立良好的生活方式，控制疾病的进展。育龄期有生育要求的患者重点在于帮助患者卵泡发育并排卵及获得正常妊娠。年龄偏大无生育要求的患者重点在于预防糖尿病、心血管疾病，保护子宫内膜，预防子宫内膜癌。多囊卵巢综合征患者即使已生育，也要定期随访，动态监测，尽量建立规律的月经周期，保持体重在正常范围。

（编者　吴亚玲　张野）

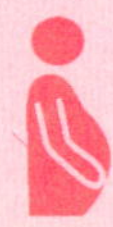

第七节　不孕症评估与治疗

核心提示

❖不孕症的概念?

❖不孕症如何治疗?

育龄夫妇双方同居一年以上，有正常性生活，未采取任何避孕措施的情况下，未能成功怀孕者称不孕症，对男性则称为不育症。不孕症通常分为原发不孕与继发不孕，前者是指有规律的性生活 1 年以上从未妊娠，后者是曾经有孕产史，目前有规律的性生活未避孕超过 1 年未孕。

一、不孕症的评估

1. 不孕症的影响因素包括：女性排卵功能障碍、盆腔因素（输卵管、子宫、阴道）、男性不育及不明原因。我们可以从这些方面进行评估。

年龄　近年来女性高龄成为不孕症的重要影响因素。随着年龄的增加，多数女性会经历生理性而非病理性的受孕能力下降。女性的生育高峰在 20 岁，32 岁开始稍有下降，37 岁以后迅速下降，45 岁以后极少妊娠，年龄≥ 35 岁的不孕女性定义为高龄患者，这类患者通常表现为卵巢储备功能显著下降，对外源性促性腺激素的反应性降低，使用促性腺激素的剂量大且时间长，卵泡生长慢，获卵数目少，卵母细胞质量下降，优质胚胎率、胚胎着床率、临床妊娠率均比年轻患者显著降低，同时，流产率和生育畸形儿概率升高，因此，尽早评估是十分必要的。

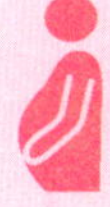

排卵功能障碍　占女性不孕的 25% ~ 35%，分为卵巢局部性因素和全身性因素，会导致内分泌功能紊乱，卵泡生长缓慢或无生长。卵巢局部性因素如：先天性卵巢发育不全、多囊卵巢综合征、早发性卵巢功能不全、卵巢功能早衰、未破裂卵泡黄素化综合征、黄体功能不足等。全身因素：①下丘脑病变：如低促性腺激素性无排卵；②垂体病变：如高催乳素血症、垂体瘤；③其他内分泌疾病：如先天性肾上腺皮质增生、甲状腺功能异常等。

盆腔因素　是继发不孕最主要的原因，约占全部不孕因素的 35%，按照盆腔内生殖器结构可分为以下几个方面：①输卵管因素，包括输卵管堵塞、输卵管积水、慢性输卵管炎、输卵管发育不全等；②子宫因素，子宫肌瘤（特别是子宫黏膜下肌瘤、体积较大影响宫腔形态的肌壁间肌瘤）、子宫腺肌病、子宫内膜功能异常（息肉、粘连、内膜炎）、先天性子宫发育畸形；③子宫颈因素，宫颈发育异常、慢性宫颈炎、宫颈赘生物，可能会影响精子的通过；④阴道发育异常，如阴道横隔、阴道狭窄、先天性无阴道等；⑤子宫内膜异位症，典型症状为盆腔痛和不孕，可能通过盆腔和子宫腔免疫机制紊乱所导致的排卵、输卵管功能、受精、黄体生成和子宫内膜接受性多个环节的改变对妊娠产生影响。

男方因素　也是影响不孕的重要因素，包括精液质量异常和男性性功能障碍。精液对于评估男性生育能力有十分重要的意义。《WHO 人精液实验室检查及处理手册》提出有生育力的精液其精子浓度 $\geqq 15 \times 10^6$/mL，前向运动精子活力 > 32%，正常精子形态比例 > 4%。但男性精液的质量受生活习惯、排精频率等影响，一次精液检查不正常不能认定其精液不正常。

不明原因不孕　有 15% ~ 30% 的夫妇经过常规检查未发现任何异常，可能的病因包括隐性子宫输卵管因素、免疫因素、遗传因素、受精障碍、胚胎着床失败、胚胎发育受阻、内分泌紊乱等，但目前临床缺乏针对性的检测手段。

此外，环境、心理、生活方式的转变等也对生育力有一定的影响。

2. 美国妇产科医师学会（ASRM）推荐 35 岁以上的女性尝试 6 个月后受孕失败应接受不孕症评估并接受治疗。

（1）病史：

有助于做出重点诊断性评估，主要包括：

1）不孕的时间，之前的评估和治疗方法；

2）月经史（月经初潮年龄、周期特点、存在的不适、痛经程度等），这有助于确定排卵状态；

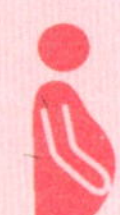

3）产科病史，包括妊娠次数、妊娠结局、活产率和相关的并发症等，以评估可能与后续不孕或未来不良妊娠结局有关的事件；

4）性生活史，包括性生活频率和性功能障碍。性交频率偏低或无效性交可能是导致不孕的原因；

5）手术史（手术过程、适应证和结局）、是否住院治疗、严重的疾病或损伤、

6）内科病史、外科病史和妇科病史，包括盆腔炎症性疾病或接触性传染史，寻找可能与不孕症相关的病因、手术操作或药物治疗史，系统回顾至少确定患者是否有甲状腺疾病、溢乳、多毛症、盆腔或腹部疼痛、性交痛；

7）家族史：包括不孕不育、出生缺陷、遗传突变、发育延迟、绝经提前；

8）个人生活史，包括年龄、职业、运动、压力、节食、体重、吸烟、饮酒、使用毒品和职业暴露，这些均可影响生育力。

（2）体格检查：

可用于诊断不孕症的潜在病因：

1）体质量指数（BMI）、脂肪分布、血压、脉搏。BMI 过高或过低均与生育力下降相关，腹型肥胖与胰岛素抵抗相关。若月经缺失、身材矮壮且呈方形胸，提示 Turner 综合征。

2）乳房发育、溢乳情况；

3）甲状腺情况，甲状腺肿大、结节，是否有压痛；

4）雄激素分泌过多现象，如多毛、痤疮、男性型脱发、女性男性化；

5）阴道 / 宫颈结构异常或存在异常分泌物，提示存在苗勒管异常、感染或宫颈因素；

6）盆腔或腹部压痛、器官肿大或存在肿块；

7）子宫的大小、形状、位置和移动性；

8）附件肿块或压痛；

9）直肠子宫陷窝肿块、压痛和结节。

（3）卵巢功能评估：

由于排卵功能障碍是不孕症的一个常见原因，所以排卵功能评估是评估女方不孕因素的关键。排卵障碍会导致明显的月经紊乱（月经稀发或闭经），最常见的原因包括多囊卵巢综合征（PCOS）、肥胖、体重增加或减少、剧烈运动、甲状腺功能低下、高催乳素血症等。评估排卵功能的方法：

1）月经史。对于大多数有排卵的女性来说，月经周期是有规律可循的，一般在 21 ~ 35 天。研究表明，一定程度的月经周期和周期长度的变化是完全正常的。子宫异

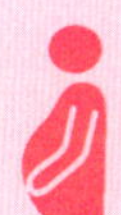

常出血、月经过少或闭经的患者，需要进行排卵的评估。

2）连续基础体温（BBT）测量。BBT 提供了一种简单和廉价的评估排卵功能的方法。根据周期监测 BBT，可发现排卵一般发生在连续基础体温检测出现 7 天体温上升的时间内。但 BBT 因可靠性缺乏，故而不作为排卵功能评估的最佳或首选方法。

3）血清孕酮测定：为可靠的、客观排卵检测方法。在正常变化的范围内，血清孕酮检测一般在下一次月经来临前 1 周。孕酮浓度大于 3mg/mL 提供可靠证据，可推定近期排卵。

4）尿黄体生成素（LH）。周期中 LH 水平激增发生在排卵前 1 ~ 2 天，测试可能会产生假阳性和假阴性的结果。

5）子宫内膜活检（EBM）。可以了解子宫内膜组织的分泌情况，分泌由孕酮刺激产生，从而意味着排卵。传统组织学定期内膜活检长期以来被视为评价黄体功能和诊断黄体期缺陷（LPD）的金标准。

6）经阴道超声：可显示优势卵泡的大小和数量，同时临床医师可以通过卵泡的生长情况、卵泡是否破裂、黄体内部回声出现和直肠子宫陷窝积液等来推定是否排卵和黄体的形成情况。

7）激素测定：血清促甲状腺激素（促甲状腺激素）和催乳素测定可确定甲状腺疾病和高催乳素血症，这两类疾病可能需要特殊的治疗。女性闭经，通过血清卵泡刺激素（FSH）和雌二醇水平测量，可鉴别下丘脑性闭经（低或正常 FSH，低雌二醇）和卵巢早衰（高 FSH，低雌二醇），以确定是否需要外源性促性腺激素刺激促排卵或辅助生殖技术。

如果女性接受治疗并且成功促排卵后 3 ~ 6 个月经周期内仍不能成功妊娠，则需要进一步评估后选择其他的治疗方法。

（4）卵巢储备的评估：

卵巢储备从始基卵泡的数量和质量上反映生殖的潜力。卵巢储备功能下降（DOR）导致生育能力的降低。我们通常采用月经周期第 3 天的血清 FSH 和雌二醇测定、克罗米芬兴奋试验（CCCT）、窦卵泡计数（AFC）统计和苗勒管激素（AMH）浓度来评估卵巢储备的情况。单任何测试结果即使较差也不意味着不能怀孕。

1）血清 FSH 和雌二醇测定：月经周期第 2 ~ 4 天血清 FSH 水平测量可反映卵巢储备。单次高水平（＞10 ~ 20IU/L）可认定为卵巢储备功能下降。

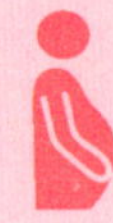

2）克罗米芬兴奋试验（CCCT）：分别在克罗米酚治疗前后测定血清 FSH 水平，克罗米芬刺激后 FSH 浓度升高，反映卵巢储备功能下降。

3）窦卵泡计数。窦卵泡计数统计双侧卵巢中直径在 2 ~ 10mm 的有两个空腔的卵泡。窦卵泡计数小于 3 ~ 6 个，可认为卵巢储备功能下降。

4）血清苗勒管激素（AMH）水平：AMH<1ng/mL 可认为卵巢储备功能下降。

（5）子宫异常：

子宫异常可分为形态异常和功能异常，这两者都可以导致女性不孕症。子宫评估的方法如下：

1）超声、3D 超声和核磁共振：可检测子宫肌瘤、子宫和卵巢先天畸形。

2）子宫输卵管造影：可对宫腔的大小和形状进行测定，以确定是否存在发育异常以及是否存在其他原因引起的子宫病变而导致不孕。

3）经阴道子宫超声检查。

4）宫腔镜：宫腔镜检查是子宫内膜异常的确诊方法，可在诊断的同时进行治疗。

（6）输卵管通畅性的评估：

输卵管疾病是导致女性不孕的重要原因，其评估和有效的治疗有多种方法。

1）子宫输卵管造影：输卵管造影可以观察到输卵管近端和远端的阻塞情况，显示峡部结节性输卵管炎。但近端阻塞情况需要进一步评估，需排除输卵管、子宫肌层收缩或短暂的输卵管位置改变所产生的伪影。

2）输卵管生理盐水氧气造影超声显像：可判断输卵管的通畅情况。

3）腹腔镜和输卵管通色素法：以检测输卵管近端或远端梗阻为主。

4）宫腔镜下通液术。

5）衣原体抗体检测：衣原体感染已被证明可能与输卵管疾病相关。

（7）盆腔因素：

盆腔因素如子宫内膜异位症、盆腔或附件粘连都可能会导致女性不孕。

1）经阴道超声检查可以发现无法识别的盆腔病变，如子宫内膜异位症。轻度子宫内膜异位症对生育的影响较小。大多数不孕的女性都是因为存在严重的附件粘连以及其他危险因素，如盆腔疼痛、中度或重度内异症、盆腔感染或手术史等。

2）腹腔镜检查能够最清楚地检查到患者的盆腔疾病情况和危险因素。

女性不孕的诊断评估包括详细的病史情况和体格检查。除此之外，还应对其男性伴侣进行评估。年龄在 35 岁以下的女性，一年内未采取任何避孕措施仍不能自然受孕，应及时就医进行不孕症的相关评估，并根据评估结果对症治疗。35 岁以上接受过治疗且能成功排卵的女性，6 个月内无避孕措施但仍无法自然受孕，可以考虑进行辅助生殖。

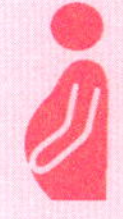

二、不孕症的治疗

根据评估结果，病因明确者可给予手术治疗、促排卵治疗或辅助生殖技术治疗。

1. 手术治疗盆腔器质性病变

（1）输卵管病变：行输卵管成形术，适用于输卵管周围粘连、远端梗阻和轻度积水，可通过腹腔镜下输卵管造口术、周围粘连松解术、输卵管吻合术等，恢复输卵管及周围组织正常解剖结构，改善通畅性和功能。但对于严重的或伴有明显阴道排液的输卵管积水，目前主张行输卵管切除术或结扎，阻断炎性积水对子宫内膜的不良影响，为下一步辅助生殖技术助孕提供有利条件。

（2）子宫病变：对于子宫黏膜下肌瘤、较大的肌壁间肌瘤、子宫内膜息肉、宫腔粘连和纵隔子宫等，若显著影响宫腔形态，则建议手术治疗；子宫明显增大的子宫腺肌症患者，可先行 GnRH-a 治疗 2 ~ 3 个周期，待子宫体积缩至理想范围再行辅助生殖技术助孕治疗。

（3）卵巢肿瘤：对非赘生性卵巢囊肿或良性卵巢肿瘤，有手术指征者，可考虑手术剥除或切除；性质不明的卵巢肿块，应先明确诊断，必要时行手术探查，根据病理结果决定手术方式。

（4）子宫内膜异位症：可通过腹腔镜进行诊断和治疗，但对于复发性内异症或卵巢功能明显减退的患者应慎重手术。中重度患者术后可辅以 GnRH-a 或孕激素治疗 3~6 个周期后尝试 3~6 个月自然受孕。如仍未妊娠，则需积极行辅助生殖技术助孕。

（5）生殖器结核：活动期应进行规范的抗结核治疗，药物作用期及药物敏感期需避孕。对于盆腔结核导致的子宫和输卵管后遗症，可在评估子宫内膜情况后决定是否行辅助生殖技术助孕。

2. 药物促排卵治疗

（1）氯米芬：可竞争性结合垂体雌激素受体，模拟低雌激素状态，负反馈刺激内源性促性腺激素的分泌，进而促进卵泡生长。适用于下丘脑 – 垂体 – 卵巢轴反馈机制健全，体内有一定雌激素水平者。用法：月经第 2 ~ 5 日开始，每日口服 50mg（如本周期反应不良，下个月可增加剂量，最大剂量不超过 150mg/d），连用 5 日。也可增加至 8 天（延长法），建议于月经第 11 天开始 B 超监测卵泡，排卵率可达 70% ~ 80%，每周期的妊娠率 20% ~ 30%，如患者有排卵但未受孕，可周期性重复使用，连续最多 3 ~ 6 个疗程。需要密切 B 超监测，预防和治疗卵巢过度刺激综合征和多胎妊娠。必要时可联合应用人绝经期促性腺激素（HMG）和人绒毛膜促性腺激素（HCC）诱发排卵。排卵后可进行 12 ~ 14 日黄体功能支持，药物选择天然黄体酮制剂。

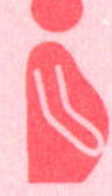

（2）来曲唑：属于芳香化酶抑制剂，可抑制雄激素向雌激素的转化，降低雌激素水平，负反馈作用于垂体分泌促性腺激素，刺激卵泡发育。适应证和用法同氯米芬，剂量一般为 2.5 ~ 5mg/d，如卵巢无反应，第二周期逐渐增加剂量（递增剂量 2.5mg/d），最大剂量 7.5mg/d。诱发排卵及黄体支持方案同前。

（3）尿促性素（HMG）：从绝经后妇女尿中提取，又称绝经后促性腺激素。理论上 75U 制剂中含 FSH 和 LH 各 75U。用法：周期第 2 ~ 3 日开始，每日或隔日肌内注射 75 ~ 150U，直至卵泡成熟。用药期间必须辅以超声监测卵泡发育，可同时进行血清雌激素水平测定，待卵泡发育成熟给予 HCG 促进排卵和黄体形成，排卵后黄体支持方案同前。

（4）绒促性素（HCG）：结构与 LH 极相似，常用于卵泡成熟后模拟内源性 LH 峰诱发排卵，用法：4000 ~ 10000U 肌内注射一次。也可用于黄体支持。

3. 不明原因性不孕的治疗

对于年轻、卵巢功能良好女性可期待治疗，但一般试孕不超过 3 年；年龄超过 30 岁、卵巢储备开始减退的患者则建议试行 3 ~ 6 个周期宫腔内人工授精作为诊断性治疗，若仍未受孕则可考虑体外受精 – 胚胎移植。

4. 辅助生殖技术

包括人工授精、体外受精 – 胚胎移植及其衍生技术等。

三、科普小常识

女性的卵泡期是指什么时候？

女性的卵泡期是指从月经期结束日开始，到排卵日为止的这段时间。卵泡逐渐发育成熟，最终排卵。卵泡期通常持续约 10 ~ 12 天，是女性生理周期中的一个重要阶段。

（编者　杨欢）

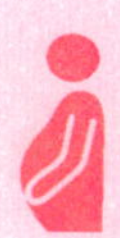

第八节　辅助生殖技术

核心提示

❖体外受精－胚胎移植适用于其他常规治疗无法妊娠的不孕（育）夫妇。

❖由体外受精－胚胎移植衍生的各种辅助生殖技术，用以满足不同种类不孕的治疗需求。

❖常见并发症为卵巢过度刺激综合征和多胎妊娠等。

辅助生殖技术（ART）指在体外对配子和胚胎采用显微操作等技术，帮助不孕夫妇受孕的一组方法，包括人工授精、体外受精－胚胎移植及其衍生技术等。

一、人工授精

人工授精是将精子通过非性交方式注入女性生殖道内，使精子和卵子自然受精，达到妊娠目的。根据精液来源分为夫精人工授精（AIH）和供精人工授精（AID）；根据精液储存方式分为鲜精人工授精和冻精人工授精；根据授精部位分为卵泡内人工授精、输卵管内人工授精、腹腔内人工授精、阴道内人工授精（IVI）、宫内人工授精（ICI）、宫腔内人工授精（IUI），目前临床上以IUI和ICI最为常用。按国家法规，目前AID精子来源一律由国家卫生健康委员会认定的人类精子库提供和管理。

具备正常发育的卵泡、正常范围的活动精子数目、健全的女性生殖道结构、至少一条通畅的输卵管的不孕（育）症夫妇，可以实施人工授精治疗。

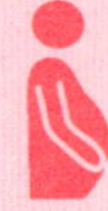

宫腔内人工授精常规流程：将精液洗涤处理后，去除精浆，取0.3～0.5mL精子悬浮液，在女方排卵期间，通过导管经宫颈注入宫腔内。人工授精可在自然周期和促排卵周期进行，在促排卵周期中应控制优势卵泡数目，当有3个及以上优势卵泡发育时，可

能增加多胎妊娠发生率，建议取消本周期人工授精。

二、体外受精 – 胚胎移植

体外受精 – 胚胎移植（IVF–ET）技术指从人体取出卵子和精子，在体外培养系统中受精并发育成胚胎，然后将优质胚胎移植入患者子宫腔让其种植从而建立妊娠的技术，俗称试管婴儿。发生受精并培养 3 ~ 5 日，再将发育到卵裂球期或囊胚期阶段的胚胎移植到宫腔内，使其着床发育成胎儿的全过程，俗称为“试管婴儿”。1978 年英国学者 Steptoe 和 Edwards 采用该技术诞生了世界第一例“试管婴儿”。Edwards 因此贡献在 2010 年获诺贝尔生理学奖和医学奖。1988 年，我国大陆第 1 例“试管婴儿”诞生。

（1）适应证。临床上对输卵管性不孕症、原因不明的不孕症、子宫内膜异位症、男性因素不育症、排卵异常及宫颈因素等不孕症患者，在通过其他常规治疗无法妊娠，均为 IVF–ET 的适应证。

（2）IVF–ET 的主要步骤。药物刺激卵巢、监测卵泡至发育成熟，经阴道超声介导下取卵，将卵母细胞和精子在模拟输卵管环境的培养液中受精，受精卵在体外培养 3 ~ 5 日，形成卵裂球期或囊胚期胚胎，再移植入子宫腔内，并同时进行黄体支持。胚胎移植 2 周后测血或尿 HCG 水平确定妊娠，移植 4~5 周后超声检查确定是否宫内临床妊娠。

（3）控制性超促排卵（COH）是指用药物在可控制的范围内诱发多卵泡同时发育和成熟，以获得更多高质量卵子，从而获得更多可供移植胚胎，提高妊娠率。

由于治疗目的、反应和使用的药物等各种因素的不同，在超促排卵方案的选择上存在很大差异。因此，应综合考虑以下问题，强调个体化治疗：①年龄；②治疗目的；③各种药物的差异；④病因及其他病理情况；⑤既往用药史；⑥卵巢储备功能等。

（4）并发症：

①卵巢过度刺激综合征（OHSS）：指诱导排卵药物刺激卵巢后，导致多个卵泡发育、雌激素水平过高及颗粒细胞黄素化，引起全身血管通透性增加、血液中水分进入体腔和血液成分浓缩等血流动力学病理改变，HCG 升高会加重病理进程。轻度仅表现为轻度腹胀、卵巢增大；重度表现为腹胀、大量腹腔积液、胸腔积液，导致血液浓缩、重要脏器血栓形成和功能损害及电解质紊乱等严重并发症，严重者可引起死亡。在接受促排卵药物的患者中，约 20% 发生不同程度的卵巢过度刺激综合征，重症者占 1% ~ 4%。治疗原则以增加胶体渗透压扩容为主，防止血栓形成，辅以改善症状和支持治疗。

②多胎妊娠：多个胚胎移植会导致体外助孕后多胎妊娠发生率增加。多胎妊娠可增加母婴并发症、流产和早产的发生率、围产儿患病率和死亡率。目前我国《人类辅助生

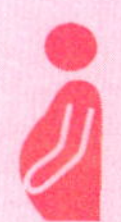

殖技术规范》限制移植的胚胎数目在 3 个以内，有些国家已经采用了单胚胎移植的概念和技术，以减少双胎妊娠、杜绝三胎及以上多胎妊娠。对于多胎妊娠（三胎以上的妊娠）者，可在孕早或孕中期行选择性胚胎减灭术。

根据不同不孕（育）症病因的治疗需要，IVF–ET 相继衍生一系列相关的辅助生殖技术，包括配子和胚胎冷冻、囊胚培养、卵胞浆内单精子注射（ICSI）、胚胎植入前遗传学诊断 / 筛查（PGD/PGS）及卵母细胞体外成熟（IVM）等。

三、卵胞浆内单精子注射（ICSI）

1992 年 Palermo 等将精子直接注射到卵细胞浆内，获得正常卵子受精和卵裂过程，诞生人类首例单精子卵胞浆内注射技术受孕的婴儿。

ICSI 的适应证：主要用于严重少、弱、畸精子症、不可逆的梗阻性无精子症、体外受精失败、精子顶体异常以及需行植入前胚胎遗传学诊断 / 筛查的患者夫妇。

ICSI 的主要步骤：刺激排卵和卵泡监测同 IVF 过程，后行经阴道超声介导下取卵，去除卵丘颗粒细胞，在高倍倒置显微镜下行卵母细胞质内单精子显微注射授精，胚胎体外培养、胚胎移植及黄体支持以及并发症同 IVF 技术。

四、胚胎植入前遗传学诊断 / 筛查（PGD/PGS）

1990 年该技术首先应用于 X– 性连锁疾病的胚胎性别选择。技术步骤是从体外受精第 3 日的胚胎或第 5 日的囊胚取 1 ～ 2 个卵裂球或部分滋养细胞，进行细胞和分子遗传学检测，检出带致病基因和异常核型的胚胎，将正常基因和核型的胚胎移植，得到健康后代。主要用于单基因相关遗传病、染色体病性连锁遗传病及可能生育异常患儿的高风险人群等。可以使得产前诊断提早到胚胎期，避免了常规中孕期产前诊断可能导致引产对母亲的伤害。随着细胞和分子生物学技术发展，微阵列高通量的芯片检测技术、新一代测序技术应用于临床，目前已经有数百种单基因疾病和染色体核型异常均能在胚胎期得到诊断。

五、配子移植技术

配子移植技术是将男女生殖细胞取出，并经适当的体外处理后移植人女性体内的一类助孕技术。包括经腹部和经阴道两种途径，将配子移入腹腔（腹腔内配子移植）、输卵管（输卵管内配子移植，GIFT）及子宫腔（宫腔内配子移植，GIUT）等部位，其中，以经阴道 GIUT 应用较多。其特点是技术简便，主要适于双侧输卵管梗阻、缺失或功能

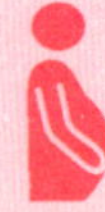

丧失者。随着体外培养技术的日臻成熟，配子移植的临床使用逐渐减少，目前主要针对经济比较困难或者反复体外受精－胚胎移植失败的患者，可以作为备选方案之一。

辅助生殖技术因涉及伦理、道德和法规问题，需要严格管理。但近年来辅助生殖新技术发展日新月异，如胞浆置换、核移植、治疗性克隆和胚胎干细胞体外分化等胚胎工程技术的建立，也必将会面临伦理和法律问题。

六、思考题

辅助生殖技术主要有哪些方式？

七、科普小常识

试管婴儿有没有年龄限制？

①理论上无绝对年龄限制。

②年龄是重要的考量因素。女性在 35 岁以后，卵巢储备功能开始下降，卵子数量减少且质量降低，大大增加了不孕、流产和胚胎染色体异常的风险。

③建议尽早规划，科学助孕。

（编者　杨欢）

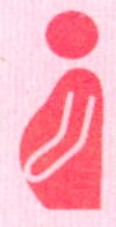

第六章

盆底疾病

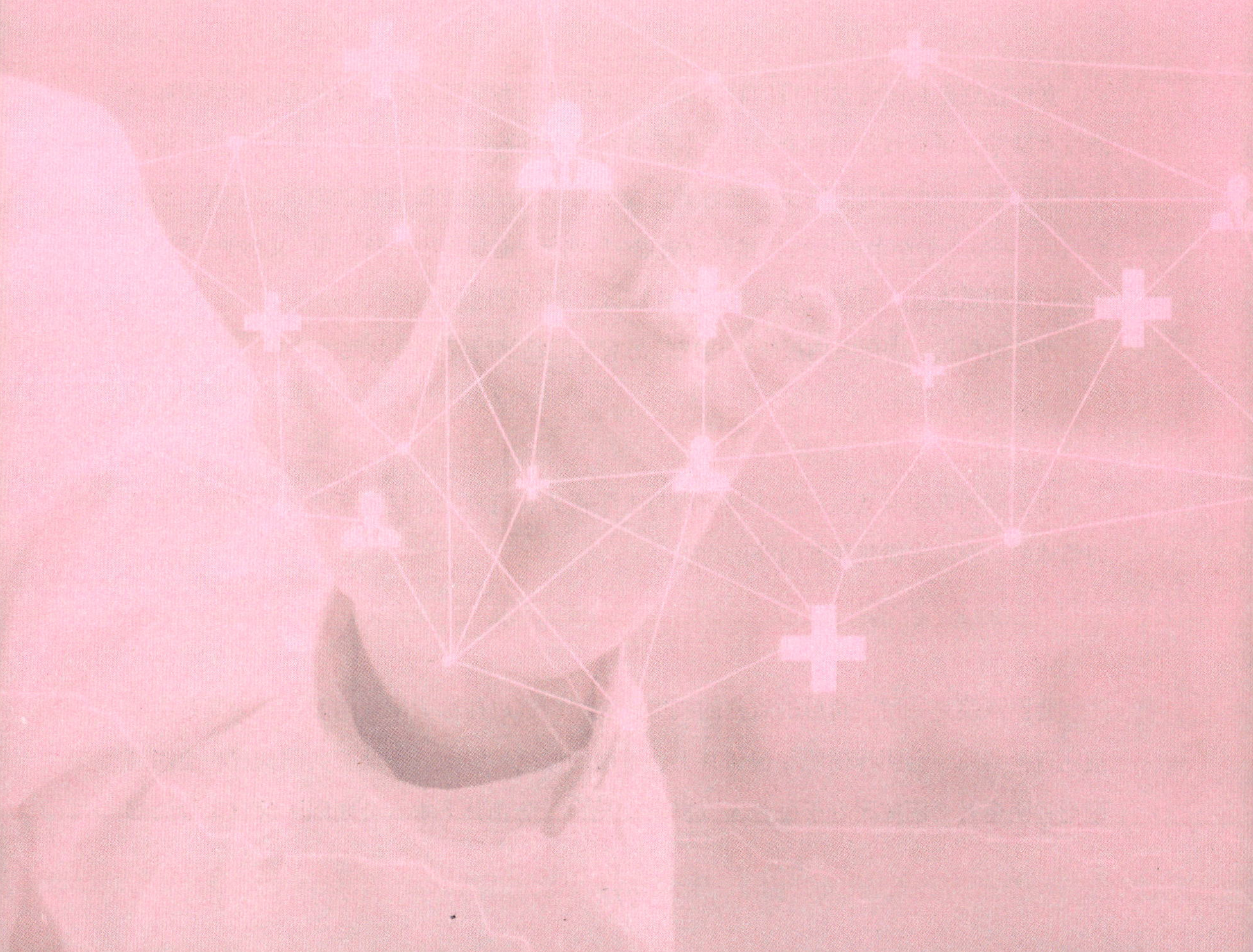

第一节　女性盆底组织解剖及功能

核心提示

❖女性盆底的构成有哪些?

❖盆腔结缔组织包括哪些结构?

女性盆底是封闭骨盆出口的软组织，由多层肌肉和筋膜组成。若盆底组织结构和功能发生缺陷，可导致盆腔脏器膨出、脱垂或引起分娩障碍；盆底前方为耻骨联合下缘，后方为尾骨，两侧为耻骨降支、坐骨升支及坐骨结节。盆腔器官包括阴道、子宫、膀胱和直肠。两侧坐骨结节的连线将盆底分为前、后两部：前部为尿生殖三角，又称尿生殖区，有尿道和阴道通过；后部为肛三角，又称肛区，有肛管通过。

盆底由外层、中层及内层组织构成，另有盆腔结缔组织参与盆底的构成。

一、外层（浅层）

由会阴浅筋膜及其深面的 3 对肌肉与 1 个括约肌组成。外层包括球海绵体肌、坐骨海绵体肌、会阴浅横肌和肛门外括约肌。

二、中层

会阴隔膜是一层三角形的致密的肌肉筋膜组织，以往称为尿生殖膈，认为其是由尿道阴道括约肌、会阴深横肌和覆盖其上、下面的尿生殖膈上、下筋膜共同构成。会阴隔膜通过阴道及会阴体附着于耻骨支以提供支托力，防止其下垂。会阴隔膜起自坐骨海绵

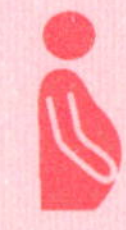

体肌上方的坐骨支和耻骨降支内侧以及阴蒂脚，其内侧附着于尿道、阴道壁和会阴体。在会阴隔膜头侧有逼尿肌和尿道阴道括约肌。在女性，它们是尿生殖括约肌的一部分，并延续至尿道括约肌。收缩时能压迫尿道远端。在会阴隔膜后方，会阴深横肌的骨骼肌纤维和一些平滑肌纤维相混合。会阴隔膜最主要的功能和其附着在阴道及会阴体有关。通过这些组织，会阴隔膜固定在骨盆出口，能对抗腹压增高时所产生向下的压力以支托盆底组织。

三、内层（深层）

即盆膈。其为骨盆底最里层且最坚韧的组织，由肛提肌及其上、下筋膜组成，有尿道、阴道及直肠贯通其中。肛提肌是盆底最重要的支持结构。它是一对三角形肌肉，两侧肌肉互相对称，向下向内聚集成漏斗状。该肌起自耻骨联合后面、肛提肌腱弓和坐骨棘，止于尾骨、肛尾韧带和会阴中心腱。肛提肌可分为 3 部分：髂尾肌、耻尾肌、坐尾肌。

四、盆腔结缔组织

盆腔脏器通过其浆膜层和盆壁肌肉上覆盖的较厚的结缔组织与侧盆壁相连，盆腔脏器外致密的浆膜层不仅将盆壁的神经血管连入脏器，还起到连接器官至盆腔的支托作用。包括：

1. 子宫韧带

子宫韧带包括阔韧带、主韧带、宫骶韧带及子宫圆韧带。阔韧带本身无支托作用。宫骶韧带和主韧带是两个不同的支托组织。骶韧带虽然只是由围绕子宫血管周围的结缔组织和神经组成，但它还是很有强度，不仅支托宫颈和宫体，还支托阴道上段，使子宫和阴道在盆膈肛提肌板的上方保持向后的姿势，并与尿生殖孔分开。圆韧带来自阔韧带，从宫体两侧前壁发出。圆韧带对支托子宫所起的作用不大。

2. 阴道筋膜和附着组织

阴道上 1/3 段通过主韧带的向下延伸部分悬吊在盆腔内。在盆腔内，阴道前方是膀胱阴道间隙，其后方是道格拉斯窝。阴道中间 1/3 段通过盆腔弓状腱筋膜附着于盆壁。盆腔弓状腱筋膜是由闭孔肌筋膜和肛提肌膜增厚而形成的，它代表阴道外膜侧方的附着组织。盆腔弓状腱筋膜上段附着于子宫颈和主韧带，下段通过会阴隔膜附着于耻骨，并在盆腔内悬吊阴道前壁。阴道外膜前方的结缔组织和附着组织形成一层耻骨宫颈筋膜。后外侧阴道在盆膈和耻骨上方通过直肠阴道隔附着于盆腔内筋膜的顶部。直肠阴道隔上端与道格拉斯窝处的腹膜相连，下端与会阴体相连。直肠阴道隔下端附着于会阴体，能

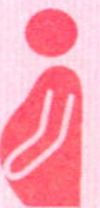

起到支托会阴体的作用。直肠阴道隔紧贴在阴道后壁及直肠阴道间隙前方。阴道下 1/3 段与周围组织连接紧密。在前方，它通过会阴隔膜附着在耻骨上。在后方，它和会阴体互相融合。在两侧与肛提肌中间部分黏附在一起。阴道结缔组织在此处最强大，即使是完全性阴道脱垂的患者，结缔组织仍有支托作用。

现代解剖学对盆底结构的描述日趋细致，根据腔室理论，在垂直方向上将盆底分为前、中、后 3 个腔室：前腔室包括阴道前壁、膀胱、尿道；中腔室包括阴道顶部、子宫；后腔室包括阴道后壁、直肠。此将盆腔器官脱垂量化到各腔室。1994 年，Delancey 提出了阴道支持结构的 3 个水平理论：水平 1 为上层支持结构（主韧带 – 宫骶韧带复合体）；水平 2 为旁侧支持结构（肛提肌群及膀胱、直肠阴道筋膜）；水平 3 为远端支持机构（会阴体及括约肌）。

（编者　孙晋瑞）

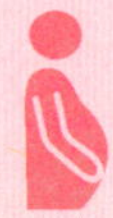

第二节　盆腔器官脱垂（案例 42）

核心提示

❖盆腔器官脱垂的临床分度（POP-Q）、临床表现及诊断。

❖盆腔器官脱垂的治疗方法。

一、病历资料

1. 现病史

刘某，女性，70 岁，主因“外阴脱出物 5 年，加重 1^+ 月”就诊。患者 5 年前自觉增加腹压后阴道有肿物脱出，休息后能自行还纳，不伴排尿困难、排尿不尽等，增加腹压后无溢尿。当地医院专科检查提示：阴道膨出（具体不详），建议盆底康复治疗，避免长期站立及下蹲、屏气、重体力劳动等增加腹压的动作，保持大小便通畅。近 1^+ 月自觉肿物脱出较前频发并增大，约核桃大小，肿物仍可在休息后自行还纳，为进一步诊治，就诊于我院。

2. 既往史

患高血压 10^+ 年，口服硝苯地平缓释片20mg次/日。52岁绝经，G3P2A1，顺产2次。否认传染病病史，否认糖尿病病史，否认冠心病史，否认其他疾病史。否认手术史；否认输血史，否认食物过敏史，否认药物过敏史。

3. 妇科检查

双合诊：外阴陈旧性会阴裂伤Ⅱ度，已婚经产型；阴道通畅，宫颈萎缩，光；子宫及双侧附件区未触及明显异常。

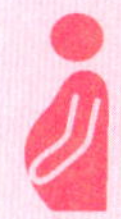

4. 实验室和辅助检查

盆腔彩超提示：子宫位置：前位，形态：规则，宫体大小 52.9mm × 51.8mm × 32.9mm，宫内膜厚度 1.5mm，肌壁回声：不均，彩色多普勒血流成像：可见星点状血流信号，宫颈长度约 34.4mm，彩色多普勒血流成像：可见星点状血流信号。附件区：左卵巢 19.7mm × 10.7mm，右卵巢 22.7mm × 10.7mm，直肠窝：（–）。超声诊断：盆腔未见明显异常。

盆底彩超：前盆腔：膀胱膨出（Green Ⅱ型）；中盆腔：子宫脱垂（轻度）；后盆腔：会阴体松弛，肛提肌裂孔面积增大。

HPV：（–）；

TCT：未见上皮内瘤变及恶性细胞；

B 超残余尿：测得残余尿量约 17.2mL。

1 小时尿垫试验：0.5g，阴性。

尿动力：膀胱功能未见明显异常。

二、诊治经过

1. 初步诊断

①阴道前壁膨出Ⅲ度；②子宫脱垂Ⅱ度；③阴道后壁膨出Ⅰ度；④高血压。

2. 诊治经过

（1）完善术前相关化验检查，做好术前准备；腰麻下行经阴道前盆重建术（网片置入）+ 阴道前后壁修补 + 子宫骶棘韧带悬吊术 + 陈旧性会阴裂伤修补术。

（2）术后 48 小时取出阴道纱布，术后留置尿管 3 天后拔出，自解小便正常，B 超测残余尿 10mL。

三、案例分析

1. 病史特点

（1）患者女性，70 岁，因“外阴脱出物 5 年，加重 1^+ 月”就诊。

（2）高血压 10^+ 年，口服硝苯地平缓释片 20mg 次 / 日。52 岁绝经，G3P2A1，顺产 2 次。

（3）妇科检查：双合诊：外阴陈旧性会阴裂伤Ⅱ度，已婚经产型；阴道通畅，宫颈萎缩，光；子宫及双侧附件区未触及明显异常。

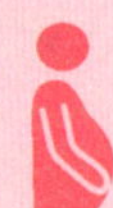

（4）实验室及辅助检查：

盆腔彩超提示：盆腔未见明显异常。

盆底彩超：前盆腔：膀胱膨出（Green Ⅱ型）；中盆腔：子宫脱垂（轻度）；后盆腔：会阴体松弛，肛提肌裂孔面积增大。

B 超残余尿：测得残余尿量约 17.2mL。

1 小时尿垫试验：0.5g，阴性。

尿动力：膀胱功能未见明显异常。

2. 诊断和诊断依据

（1）诊断：①阴道前壁膨出Ⅲ度；②子宫脱垂Ⅱ度；③阴道后壁膨出Ⅰ度；④高血压。

（2）诊断依据：①外阴脱出物 5 年；②妇科检查见阴道前壁部分膨出，宫颈脱出阴道口；③盆腔彩超提示：盆腔未见明显异常。

（3）鉴别诊断：①阴道壁肿物：肿物在阴道壁内，固定、边界清楚；②宫颈延长：宫体在盆腔内，屏气不下移；③子宫黏膜下肌瘤：有月经增多病史，宫颈口脱出肿物，或有蒂相连；④子宫内翻：阴道内见翻出的宫体，被覆暗红色绒样子宫内膜，两侧角可见输卵管开口，三合诊检查盆腔内无宫体。

四、处理方案及基本原则

1. 非手术治疗

为盆腔器官脱垂的一线治疗方法。非手术治疗对于所有 POP 患者都是应该首推荐的一线治疗方法。通常用于 POP-QI ~ Ⅱ度有症状的患者，也适用于希望保留生育功能不能耐受手术治疗或者不愿意手术治疗的重度（POP-Q Ⅲ ~ Ⅳ度，或传统Ⅱ度及以下）脱垂患者。非手术治疗的目标为缓解症状，增加盆底肌肉的强度、耐力和支持力，预防脱垂加重，避免或延迟手术干预。目前的非手术治疗方法包括应用子宫托、盆底康复治疗和行为指导。

（1）盆底肌肉锻炼和物理疗法可增加盆底肌肉群的张力。盆底肌肉（肛提肌）锻炼适用于国内分期轻度或 POP-Q 分期Ⅰ度和Ⅱ度的盆腔器官脱垂者。也可作为重度手术前后的辅助治疗方法。嘱咐患者行收缩肛门运动，用力收缩盆底肌肉 3 秒以上后放松，每次 10 ~ 15 分钟，每日 2 ~ 3 次。

（2）子宫托是一种支持子宫和阴道壁并使其维持在阴道内而不脱出的工具。有支撑型和填充型。以下情况尤其适用子宫托治疗：患者全身状况不适宜做手术；妊娠期和产后；膨出面溃疡手术前促进溃疡面的愈合。子宫托也可能造成阴道刺激和溃疡。子宫托应间断性地取出、清洗并重新放置，否则会出现包括瘘的形成、嵌顿、出血和感染等

严重后果。

（3）中药和针灸：补中益气汤（丸）等有促进盆底肌张力恢复、缓解局部症状的作用。

2. 手术治疗

对脱垂超出处女膜的有症状的患者可考虑手术治疗。根据患者不同年龄、生育要求及全身健康状况，治疗应个体化。手术的主要目的是缓解症状，恢复正常的解剖位置和脏器功能有满意的性功能并能够维持效果。可以选择以下常用的手术方法，合并压力性尿失禁患者可同时行膀胱颈悬吊手术或阴道无张力尿道悬吊术。手术分封闭手术和重建手术。

阴道封闭术分阴道半封闭术（又称 LeFort 手术）和阴道全封闭术。该手术将阴道前后壁分别剥离长方形黏膜面，然后将阴道前后壁剥离创面相对缝合以部分或完全封闭阴道。术后失去性交功能，故仅适用于年老体弱不能耐受较大手术者。

盆底重建手术针对中盆腔的建设，通过吊带、网片和线把阴道穹窿组织或宫骶韧带悬吊固定于骶骨前、骶棘韧带，也可行自身宫骶韧带缩短缝合术，子宫可以切除或保留。手术可经阴道或腹腔镜或开腹完成，目前应用较多的是子宫 / 阴道骶前固定术、骶棘韧带固定术、高位骶韧带悬吊和经阴道植入网片盆底重建手术。

①自身组织修复重建手术：阴道前后壁修补术：主要针对筋膜修补，为Ⅱ水平重建。

②骶棘韧带缝合固定术：通过对顶端悬吊的骶棘韧带进行Ⅰ水平重建。

③宫骶韧带悬吊术：通过自身宫骶韧带缩短缝合达到顶端悬吊，Ⅰ水平重建目的。经腹或腹腔镜阴道 / 子宫骶骨固定术：通过将顶端悬吊于骶骨前纵韧带达到Ⅰ水平重建。

④经阴道网片植入手术：顶端植入吊带悬吊至骶棘韧带水平达到Ⅰ水平重建，阴道前后壁植入网片达Ⅱ水平筋膜重建。

⑤对于年轻宫颈延长子宫脱垂患者可行曼氏手术：包括阴道前后壁修补、主韧带缩短及宫颈部分切除术。

五、盆腔脏器脱垂的要点与讨论

1. 病因

（1）妊娠、分娩，特别是产钳或胎吸下困难的阴道分娩，盆腔筋膜、韧带和肌肉可能因过度牵拉而被削弱其支撑力量。

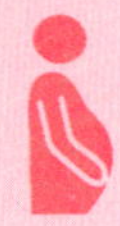

（2）衰老，随着年龄的增长，特别是绝经后出现的支持结构的萎缩，在盆底松弛的发生或发展中也具有重要作用。

（3）慢性咳嗽、腹腔积液、腹型肥胖、持续负重或便秘而造成腹腔内压力增加，可致腹压增加导致脱垂。

（4）医源性原因包括没有充分纠正手术时所造成的盆腔支持结构的缺损。

2. 临床表现

①症状：轻症患者一般无症状。重度脱垂患者有不同程度的腰骶部酸痛或下坠感，站立过久或劳累后症状明显，卧床休息则症状减轻。阴道前壁膨出常伴有尿频、排尿困难、残余尿增加，部分患者可发生压力性尿失禁，但随着膨出的加重，其压力性尿失禁症状可消失，甚至需要手助压迫阴道前壁帮助排尿，易并发尿路感染。阴道后壁膨出常表现为便秘。甚至需要手助压迫阴道后壁帮助排便。外阴肿物脱出后轻者经卧床休息，能自行回纳，重者则不能还纳。暴露在外的宫颈和阴道黏膜长期与衣裤摩擦，可致宫颈和阴道壁发生溃疡而出血，如感染则有脓性分泌物。子宫脱垂不管程度多重一般不影响月经，轻度子宫脱垂也不影响受孕、妊娠和分娩。

②体征：阴道内前后壁组织或子宫颈及宫体可脱出阴道口外。脱垂的阴道前后壁、宫颈黏膜常增厚角化，可有溃疡和出血。阴道后壁膨出肛门检查手指向前方可触及向阴道凸出的直肠，呈盲袋状。位于后穹窿部的球形突出是肠膨出，指诊可触及疝囊内的小肠。年轻的子宫脱垂常伴有宫颈延长和肥大。

3. 临床分度

以屏气下膨出最大限度来判定。

（1）传统分度：

①阴道前壁膨出：

Ⅰ度膨出：膨出的膀胱随同阴道前壁仍位于阴道内。

Ⅱ度膨出：膨出部暴露于阴道口。

Ⅲ度膨出：阴道前壁完全膨出阴道口。

②阴道后壁膨出：

Ⅰ度膨出：阴道后壁达处女膜缘，但仍位于阴道内。

Ⅱ度膨出：阴道后壁暴露于阴道口。

Ⅲ度膨出：阴道后壁完全膨出阴道口。

③子宫脱垂：

Ⅰ度：轻型为宫颈外口距处女膜缘 < 4cm，未达处女膜缘；重型为宫颈外口已达处女膜，阴道口可见到宫颈。

Ⅱ度：轻型为宫颈已脱出阴道口，宫体仍在阴道内；重型为宫颈及部分宫体已脱出

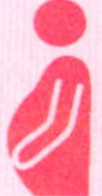

于阴道口。

Ⅲ度：宫颈及宫体全部脱出至阴道口外。

（2）POP-Q 量化分期：

由国际尿控协会、美国妇科泌尿协会及美国妇科手术医师协会共同拟定，于 1996 年正式颁布并推广应用。与以往的多种分度标准相比，POP-Q 分期具有客观、细致、良好的可靠性和重复性等优点。

以处女膜缘为 0（参照点）；以阴道前壁、后壁和顶部的 6 个点为指示点（前壁两点 Aa、Ba，后壁两点 Ap、Bp，顶部两点 C、D）。这 6 点相对于处女膜的位置变化为尺度（指示点位于处女膜缘内侧记为负数，位于处女膜缘外侧记为正数），对脱垂做出量化。3 条线指的是：阴道全长（TVL）、生殖道裂孔（Gh）高度和会阴体（Pb）长度。

4. 诊断

根据病史及检查所见容易确诊。妇科检查前，应嘱咐患者向下屏气判断脱垂的最重程度，并予以分度。同时注意有无溃疡存在，及其部位、大小、深浅、有无感染等。嘱患者在膀胱充盈时咳嗽，观察有无溢尿情况，即压力性尿失禁情况。注意观察子宫颈的长短，行宫颈细胞学检查。若为重症子宫脱垂，可触摸子宫大小，将脱出的子宫还纳，行双合诊检查子宫两侧有无包块。应用单叶窥器可辅助阴道全面检查，往阴道前壁时嘱患者向下用力，可显示肠疝和直肠膨出。妇科检查还应注意盆底肌肉组织的检查，主要了解肛提肌的肌力和生殖裂隙宽度。若有大便失禁，还应肛门指诊时注意肛门括约肌功能。

六、思考题

1. 子宫脱垂的诊断、分度以及治疗方法有哪些？

2. POP-Q 分期定义？

七、科普小常识

如何预防盆腔脏器脱垂？

（1）避免腹压增加的疾病：积极治疗便秘、慢性咳嗽、减肥、避免体力劳动过多。

（2）孕期及分娩后盆底锻炼，坚持凯格尔运动。

（3）发现脱垂后积极治疗，尽早干预，行子宫脱垂手术的同时行顶端重建。

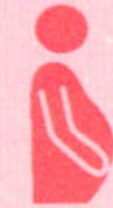

（编者　冯勤梅）

第三节　生殖道瘘（案例 43）

核心提示

❖生殖道瘘如何诊断？

❖生殖道瘘的治疗方法有哪些，如何选择？

❖生殖道瘘缝合的原则是什么？

由于各种原因导致的生殖器与其毗邻器官之间形成异常通道，包括生殖道（阴道、宫颈和子宫）与泌尿道（尿道、膀胱和输尿管）和胃肠道（肛管、直肠、乙状结肠和小肠）之间的瘘孔，分别称为尿瘘和粪瘘。两者如同时存在则称混合性瘘。

一、病历资料

1. 现病史

张某，女性，43 岁，主因“子宫切除术后3 周，阴道排液10 天”就诊。患者3 周前因“子宫腺肌病、右侧卵巢子宫内膜异位囊肿”行腹腔镜下子宫全切+ 右侧卵巢囊肿剥除术+ 盆腔粘连分解术。10 天前出现阴道排液。为求进一步诊治，就诊于我院。

2. 既往史

2 年前因“双侧输卵管脓肿、盆腔脓肿”行腹腔镜下双侧输卵管切除 + 盆腔脓肿清除术。RH 阴性血型。平素月经规律，4 ~ 6/28 ~ 30 天，量中，痛经明显，G2P1A1，顺产 1 次。否认高血压、冠心病、糖尿病史，配偶及儿子健康，否认家族遗传病史。

3. 妇科检查

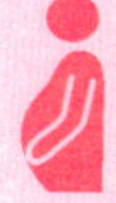

双合诊：外阴正常，已婚经产型，阴道通畅，断端可见一瘘口约 0.5cm，污秽色，

增加腹压可见清亮液体流出，子宫缺如，双附件未触及明显包块。

4. 实验室和辅助检查

盆腔彩超提示：术后盆腔未见明显异常。

泌尿系彩超提示：膀胱空虚，双肾、双侧输尿管未见异常。

尿常规：红细胞（+++），白细胞（++），蛋白（+）。

亚甲蓝试验：阳性。

二、诊治经过

1. 初步诊断

①膀胱阴道瘘；②子宫切除术后；③稀有血型。

2. 诊治经过

（1）完善术前相关化验检查，做好术前准备；行膀胱镜检查。术中见：膀胱镜进入膀胱后，双侧输尿管开口连线上方 2cm 处可见一瘘口，约 1.5cm × 1.0cm，周围组织灰白色，内可见阴道断端缝线，余膀胱壁光滑，未见异常。双侧输尿管开口未见异常，可见喷尿。术后留置尿管持续引流。

（2）留置尿管 3 月后行经阴道膀胱阴道瘘修补术，术后 1 月拔除尿管，瘘口愈合良好，无阴道漏尿，亚甲蓝试验阴性。

三、案例分析

1. 病史特点

（1）患者女性，43 岁，因“子宫切除术后 3 周，阴道排液 10 天”就诊。

（2）既往 2 年前因“双侧输卵管脓肿、盆腔脓肿”行腹腔镜下双侧输卵管切除 + 盆腔脓肿清除术。

（3）妇科检查：双合诊：外阴正常，已婚经产型，阴道通畅，断端可见一瘘口约 0.5cm，污秽色，增加腹压可见清亮液体流出，子宫缺如，双附件未触及明显包块。

（4）实验室及辅助检查：

盆腔彩超提示：术后盆腔未见明显异常。

泌尿系彩超提示：膀胱空虚，双肾、双侧输尿管未见异常。

尿常规：红细胞（+++），白细胞（++），蛋白（+）。

亚甲蓝试验：阳性。

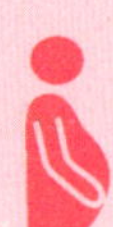

2. 诊断和诊断依据

（1）诊断：①膀胱阴道瘘；②子宫切除术后；③稀有血型。

（2）诊断依据：①子宫切除术后 3 周，阴道排液 10 天；②既往 2 年前因“双侧输卵管脓肿、盆腔脓肿”行腹腔镜下双侧输卵管切除 + 盆腔脓肿清除术；③妇科检查：阴道断端可见一瘘口约 0.5cm，污秽色，增加腹压可见清亮液体流出。泌尿系彩超提示：膀胱空虚，双肾、双侧输尿管未见异常。亚甲蓝试验：阳性。膀胱镜检查，膀胱可见一瘘口。

（3）鉴别诊断：①输尿管阴道瘘：行亚甲蓝试验阴性，膀胱镜检查可排除膀胱阴道瘘。②尿失禁：多为压力性尿失禁，增加腹压有尿液溢出，通过查体可明确诊断。

四、处理方案及基本原则

1. 非手术治疗

手术损伤后发现的膀胱阴道瘘，瘘口 < 3mm、非恶性的瘘，可以通过持续引流促使瘘口上皮化从而自然愈合。留置导尿管 2 ~ 4 周，膀胱阴道瘘有愈合可能。引流期间，要保证患者营养和液体的摄入，促进瘘孔愈合。同时积极治疗外阴皮炎和泌尿系感染。引流管拔除前，应重复诊断检查（如染色试验）明确瘘孔是否愈合。

2. 手术治疗

（1）适应证：除了很少一部分非手术治疗的尿瘘可自愈外，大部分尿瘘需要手术治疗。

（2）手术时机：除手术中即刻发现的膀胱损伤推荐给予立即修复外，其他医源性损伤需留置尿管 3 ~ 6 月，待瘘口周围水肿、炎症消除，手术瘢痕软化后，即可进行手术。

（3）手术方法：对于瘘孔暴露清楚，阴道组织活动性好的尿瘘，绝大多数的简单的膀胱阴道瘘都可以通过阴道途径加以修补。切除瘘孔周围的瘢痕组织，形成新鲜创面，游离瘘孔周围的阴道壁和膀胱壁组织，通过分层缝合来修补瘘孔并进一步加强膀胱和阴道壁的支持。

（4）围手术期处理：术前局部应用雌激素促进阴道上皮增生。积极治疗尿路感染。对于手术损伤引起的尿瘘，在拔除尿管之前，都必须进行染色试验。

五、尿瘘的要点与讨论

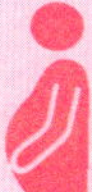

1. 病因

（1）产伤主要是梗阻性难产。由于头盆不称，产程延长，阴道壁、膀胱、尿道被挤压在胎头和骨盆之间，导致局部组织缺血坏死形成尿瘘。另外，手术助产也是引起生殖道瘘的原因。

（2）手术因素一种发生机制是手术中直接损伤尿道、膀胱和输尿管，导致瘘。另一种更常见的原因是术中引起组织血供减少，发生组织坏死和感染，多于术后 1 ~ 2 周出现症状。

（3）恶性肿瘤少见，通常表明肿瘤已经发展到晚期。

（4）其他原因包括：感染、创伤（如骑跨伤、性侵害等）和阴道异物（如放置子宫托）以及放疗。

2. 临床表现

（1）漏尿。尿液不能控制地自阴道流出。漏出量因瘘孔大小和部位而异，多数患者在任何体位均有持续漏尿，而排尿量通常很少。较高位的孔在患者站立时无漏尿，而平卧时持续漏尿。

（2）局部刺激、组织炎症增生及感染，外阴呈湿疹和皮炎改变，继发感染后疼痛明显。一侧输尿管阴道瘘会导致尿液刺激阴道一侧顶端，导致周围组织增生，盆腔检查可触及局部增厚。

（3）尿路感染患者有尿频、尿急、尿痛及下腹部不适等症状。

3. 诊断

根据病史、症状及妇科检查不难做出诊断。应仔细询问病史尤其是手术史、恶性肿瘤和放疗史以及漏尿发生的时间和表现。仔细行妇科检查，大瘘孔极易发现，小瘘孔通过触摸瘘孔边缘的瘢痕组织也可明确，阴道检查可以发现瘘孔位置。在发现瘘孔的同时了解其大小、数量、位置、周围组织的炎症反应情况，有利于判断手术的路径和方式。

如患者在盆腔手术后出现漏尿，而妇科检查未发现瘘孔，仅见尿液自阴道穹窿一侧流出，应怀疑输尿管阴道瘘。检查暴露不满意时，患者可取膝胸卧位，用单叶拉钩将阴道后壁上提，可发现位于耻骨后或较高位置的瘘孔。

特殊检查：

（1）辅助检查当怀疑尿瘘但较难确诊时，首先需要通过生化检查明确漏出的液体是否为尿液。尿液中的电解质和肌酐水平为血液中的数倍，如果瘘出液的电解质和肌酐水平接近尿液，则高度怀疑有尿瘘的存在。

（2）亚甲蓝试验将 100 ~ 200mL 亚甲蓝稀释液注入膀胱，若蓝色液体经阴道壁小孔流出为膀胱阴道瘘，自宫颈口流出为膀胱宫颈瘘或膀胱子宫瘘，阴道内为清亮尿液则可能为输尿管阴道瘘。

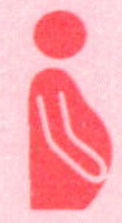

（3）靛胭脂试验静脉推注靛胭脂 5mL，5 ～ 10 分钟后见蓝色液体自阴道顶端流出者为输尿管阴道瘘。

（4）影像学检查：

①静脉肾盂造影：可以确定输尿管阴道瘘的部位并有助于了解肾功能和输尿管通畅情况。

②膀胱造影：对于复杂性的膀胱阴道瘘及膀胱子宫瘘有很高的诊断价值。

③逆行输尿管肾盂造影：对静脉肾盂造影没有发现的输尿管阴道瘘孔的位置和程度判断有一定帮助。

④ CT 尿路造影：对于怀疑输尿管损伤的患者，可行增强腹 / 盆 CT 尿路造影。

⑤ MRI 尿路造影：对于明确输尿管阴道瘘很有意义。但价格昂贵，应该在上述诊断方法失败的困难案例中考虑应用。

⑥膀胱镜检查：可以了解瘘孔的位置、大小、数目，尤其要评价瘘孔周围组织的炎症反应情况及瘘孔和膀胱三角的关系，同时膀胱镜还可以了解膀胱容积、黏膜情况，有无炎症、结石、憩室。对于放疗及恶性疾病引起的瘘孔应常规行组织活检。

4. 处理时机

膀胱阴道瘘手术治疗的最终目的是确切修补，防止术后复发，达到解剖和功能上的恢复。手术中即刻发现的膀胱 、阴道损伤，推荐给予立即修复。对术后即刻发现的瘘口 < 3mm 的单纯性膀胱阴道瘘可留置导尿管 3 ～ 4 周期待自然愈合，同时应用抗生素预防感染。其他医源性损伤产生的瘘一般需等待 3 ～ 6 个月，待手术瘢痕软化 、损伤界线固定及没有自愈可能后，再考虑手术。

5. 手术方法

（1）经腹途径膀胱阴道瘘修补术：适用于阴道条件差的患者；膀胱容量小或顺应性低，术中需同时行膀胱扩大成形术的患者；合并输尿管梗阻或输尿管瘘，需同时行输尿管再植术的患者；复杂性膀胱阴道瘘或合并肠瘘，以及其他需手术的腹腔内疾病；膀胱子宫瘘及经阴道修补失败的复发瘘等情况。有条件的单位可考虑采用腹腔镜或机器人辅助腹腔镜进行修补。

（2）经膀胱途径膀胱阴道瘘修补术：适用于瘘口位于膀胱三角区上部 、膀胱底部的高位膀胱阴道瘘；阴道狭窄暴露困难无法经阴道修补的膀胱阴道瘘；膀胱子宫瘘及经阴道修补失败的复发瘘。该术式不需要打开腹腔，避免了游离粘连的腹腔脏器的困难。与经阴道途径手术相比，可以直视下看清输尿管口和瘘口的关系，降低了损伤输尿管的可能。但对于瘘口较大 、合并输尿管损伤或瘘口周围组织损伤粘连严重合并感染时，不

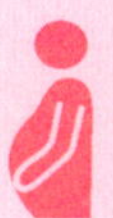

推荐应用该术式。

（3）经阴道途径修补术：适用于有足够大的阴道容积，阴道壁柔软，血供未受损；瘘口周围有足够的正常阴道壁。对于非巨大的膀胱阴道瘘（瘘口直径 < 2.5cm）、瘘口周围瘢痕化较轻的重复修补手术的患者可优先选择该术式。对于有多次经腹手术史，腹腔内脏器粘连严重、腹膜后组织血供较差的患者，推荐首选经阴道修补治疗。

由于目前我国的膀胱阴道瘘绝大多数是因妇科手术导致，瘘口一般处于阴道未愈合的残端，对这类患者除经腹或经膀胱途径修补外，建议采用“深埋法”处理此类穹窿顶端瘘。手术关键步骤包括：①将包括瘘口在内的整个阴道穹窿顶端看成一个整体进行游离，在周围正常的阴道壁做环形切口；②剪去瘘口周围多余瘢痕组织，将瘘口四周少许的瘢痕连续缝合关闭瘘口；③褥式缝合瘘口及阴道四周的组织，缝合 1 ~ 2 层后，瘘口与阴道壁的距离拉长固定；④缝合血供完好的阴道壁。

6. 预防

绝大多数尿瘘可以预防，提高产科质量，预防产科因素所致的尿瘘是关键。疑有损伤者，留置导尿管 10 日，保证膀胱空虚，有利于膀胱受压部位血液循环恢复，预防尿瘘发生。妇科手术时，对盆腔粘连严重、恶性肿瘤有广泛浸润等估计手术困难时，术前经膀胱镜放入输尿管导管，使术中易于辨认。即使是容易进行的全子宫切除术，术中也须明确解剖关系后再行手术操作。术中发现输尿管或膀胱损伤，必须及时修补。使用子宫托须定期取出。子宫颈癌进行放射治疗时注意阴道内放射源的安放和固定，放射剂量不能过大。

六、思考题

1. 生殖道瘘病人如何诊断？
2. 生殖道瘘缝合的原则是什么？

（编者　孙晋瑞）

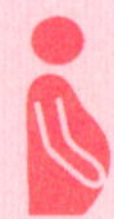

第四节　压力性尿失禁（案例 44）

核心提示

❖压力性尿失禁的主观分度是什么？

❖压力性尿失禁的手术治疗方法？

一、病历资料

1. 现病史

王某，女性，47 岁，主因“漏尿 10^+ 年，加重近 1 年”就诊。10 年前分娩后出现咳嗽、打喷嚏等增加腹压后自觉尿道口有尿液溢出，量时多时少，间断尿频、尿急，无排尿不尽、尿急漏尿，自行口服药物（具体不详），可见缓解，阴道口无肿物脱出，后就诊于山西省妇幼保健院予以电刺激治疗，未见明显效果。2023 年 2 月自觉漏尿加重，静息状态下尿道口间断有尿液溢出，增加腹压后漏尿较前增多，偶伴尿频、尿急，不伴排尿不尽，无尿急漏尿，阴道口仍无肿物脱出。为进一步诊治，就诊于我院。

2. 既往史

否认高血压、糖尿病病史，否认冠心病史，否认其他疾病史。否认手术史，否认输血史，否认食物过敏史，否认药物过敏史。

3. 月经及生育史

平素月经不规律，14 岁初潮，月经周期 30 ~ 60 天，经量正常，无痛经，末次月经：2023-11-30。G4P2A2，顺产 2，安全套避孕 10^+ 年。

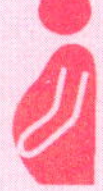

妇科检查：外阴正常，已婚经产型；阴道通畅，白带正常；宫颈光滑、那囊；宫

体后位，大小正常，表面光滑，活动好，质中等，无压痛；双附件区未触及明显异常；增加腹压后阴道前壁最远端达处女膜缘。压力诱发试验阳性。

4. 实验室和辅助检查

盆腔彩超：子宫位置：水平位，形态：规则宫体大小：49.4mm × 55.8mm × 38.9mm，宫内膜厚度 2.0mm，肌壁回声：不均，彩色多普勒血流成像：可见星点状血流信号，宫颈长度约 33.6mm，彩色多普勒血流成像：可见星点状血流信号，宫腔内可见多个无回声区，较大的约 17.0mm × 15.8mm，透声差附件区：左卵巢：22.8mm × 11.1mm，右卵巢：23.8mm × 10.8mm，直肠窝：（－）。超声提示：宫颈多发那囊，请结合临床。

HPV：（－）。

TCT：未见上皮内瘤变及恶性细胞。

泌尿系彩超：双肾、双侧输尿管、膀胱未见明显异常。

B 超残余尿：残余尿量约 16mL。

1 小时尿垫试验：17.5g，阳性。

尿动力：符合压力性尿失禁。

二、诊治经过

1. 初步诊断

①压力性尿失禁；②阴道前壁膨出Ⅱ度。

2. 诊治经过

（1）完善术前相关化验检查，做好术前准备；腰麻下行经耻骨后尿道中段悬吊术 + 阴道前壁修补 + 膀胱镜检查。

（2）术后 48 小时取出阴道纱布，术后留置尿管 3 天后拔出，自解小便正常，B 超测残余尿 13mL。

三、案例分析

1. 病史特点

（1）患者女性，47 岁，因“漏尿 10^{+} 年，加重近 1 年”就诊。

（2）G4P2A2，顺产 2 次。

（3）妇科检查：外阴正常，已婚经产型：阴道通畅，白带正常；宫颈光滑、那囊；宫体后位，大小正常，表面光滑，活动好，质中等，无压痛；双附件区未触及明显异常；增加腹压后阴道前壁最远端达处女膜缘。压力诱发试验阳性。

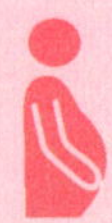

（4）实验室及辅助检查：

盆腔彩超提示：宫颈多发那囊，请结合临床。

1 小时尿垫试验：17.5g，阳性。

尿动力：符合压力性尿失禁。

2. 诊断和诊断依据

（1）诊断：①压力性尿失禁；②阴道前壁膨出度Ⅱ度。

（2）诊断依据：①咳嗽、打喷嚏等增加腹压后自觉尿道口有尿液溢出。②妇科检查阴道前壁最远端达处女膜缘。压力诱发试验阳性。③ 1 小时尿垫试验：17.5g，阳性。尿动力：符合压力性尿失禁。

（3）鉴别诊断：①急迫性尿失禁：主要表现为尿频、尿急、夜尿增多、尿急漏尿等症状，可通过尿动力检查来鉴别。②膀胱阴道瘘：表现为不自主持续阴道流液，通过妇科检查或亚甲蓝试验可鉴别。

四、处理方案及基本原则

1. 非手术治疗

用于轻、中度压力性尿失禁治疗和手术治疗前后的辅助治疗。非手术治疗包括盆底肌肉锻炼、盆底肌电刺激、膀胱训练、α – 肾上腺素能激动剂和阴道局部雌激素治疗。产后进行凯格尔锻炼对产后尿失禁的妇女有所帮助。

2. 手术治疗

压力性尿失禁的手术方法很多。目前公认的金标准术式为耻骨后膀胱尿道悬吊术和阴道无张力尿道中段悬吊带术。因阴道无张力尿道中段悬吊带术更为微创，现已成为一线手术治疗方法。压力性尿失禁的手术治疗一般在患者完成生育后进行。

五、压力性尿失禁的要点与讨论

1. 主观分度

Ⅰ级：尿失禁只发生在剧烈压力下如咳嗽、打喷嚏或慢跑。

Ⅱ级：尿失禁发生在中度压力下如快速运动、上下楼梯。

Ⅲ级：尿失禁发生在轻度压力下站立时即发生，仰卧位时可控制尿液。

2. 客观分度

推荐采用 1 小时尿垫试验。目前 1 小时尿垫试验的诊断标准尚未统一，我国常用的标准：轻度：0 ~ 2g；中度：2 ~ 10g；重度：10 ~ 50g；极重度：> 50g。

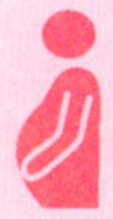

3. 诊断方法

无单一的压力性尿失禁的诊断性试验。以患者的症状为主要依据，压力性尿失禁除常规体格检查、妇科检查及相关的神经系统检查外，还需相关压力试验、指压试验、棉签试验和尿动力学检查等辅助检查，排除急迫性尿失禁、充盈性尿失禁及感染等情况。

（1）压力试验：患者膀胱充盈时，取截石位检查。嘱患者咳嗽的同时，医师观察尿道口。如果每次咳嗽时均伴随着尿液的不自主溢出，则可提示 SUI。

（2）指压试验：检查者把中、示指放入阴道前壁的尿道两侧，指尖位于膀胱与尿道交接处，向前上抬高膀胱颈，再行诱发压力试验，如压力性尿失禁现象消失，则为阳性。

（3）棉签试验：患者仰卧位，将涂有利多卡因凝胶的棉签置入尿道，使棉签头处于尿道膀胱交界处，分别测量患者在静息时及 Valsalva 动作（紧闭声门）时棉签棒与地面之间形成的角度。在静息及做 Valsalva 动作时该角度差小于 15° 为良好结果，说明有良好的解剖学支持；如角度差大于 30° ，说明解剖学支持薄弱；15° ～ 30° 时，结果不能确定。

（4）尿动力学检查：包括膀胱内压测定和尿流率测定，膀胱内压测定主要观察逼尿肌的反射以及患者控制或抑制这种反射的能力，膀胱内压力的测定可以区别患者是因为非抑制性逼尿肌收缩还是 SUI 而引起的尿失禁。尿流率测定可以了解膀胱排尿速度和排空能力。

（5）1 小时尿垫试验、排尿日记对尿失禁诊断具有重要价值。

4. 手术治疗方式选择

（1）耻骨后膀胱尿道悬吊术：手术在腹膜外将尿道旁阴道或者阴道周围组织缝合至 Cooper 韧带（Burch 手术）或耻骨联合（Marshall-Marchetti-Krantz 手术）等相对结实的结构上，以提高膀胱尿道交界处的角度。

（2）阴道无张力尿道中段悬吊带术：与其他手术方式相比，其优点：①可适用于肥胖者；②可采取局麻方式手术；适于年老体弱、不能耐受手术者；③平均出血量少，手术时间短，术后住院时间短：④无严重并发症发生；⑤对既往手术失败的患者仍有较高成功率。

手术根据具体路径不同可以分为：

①耻骨后路：经阴道无张力尿道悬吊术（TVT）：适用于因尿道高活动性或者内括约肌缺陷所引起的压力性尿失禁。由于穿刺路径原因，TVT 手术必须行膀胱镜检查。

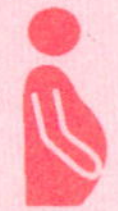

②经闭孔阴道无张力尿道中段悬吊带术（TOT 和 TVT-O）：适用于解剖型压力性尿失禁、耻骨后手术史、肥胖及对耻骨后路径不熟练者，建议行经闭孔路径，但对尿道内

括约肌障碍型压力性尿失禁和混合性尿失禁效果欠佳。TVT-O 和 TOT 因为穿刺路径原因，不需要行膀胱镜检查，但是疼痛较为常见。

六、思考题

1. 压力性尿失禁的检查方法有哪些?

2. 压力性尿失禁的鉴别诊断?

（编者　冯勤梅）

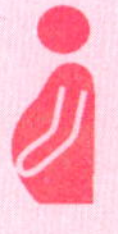

第七章

恶性肿瘤

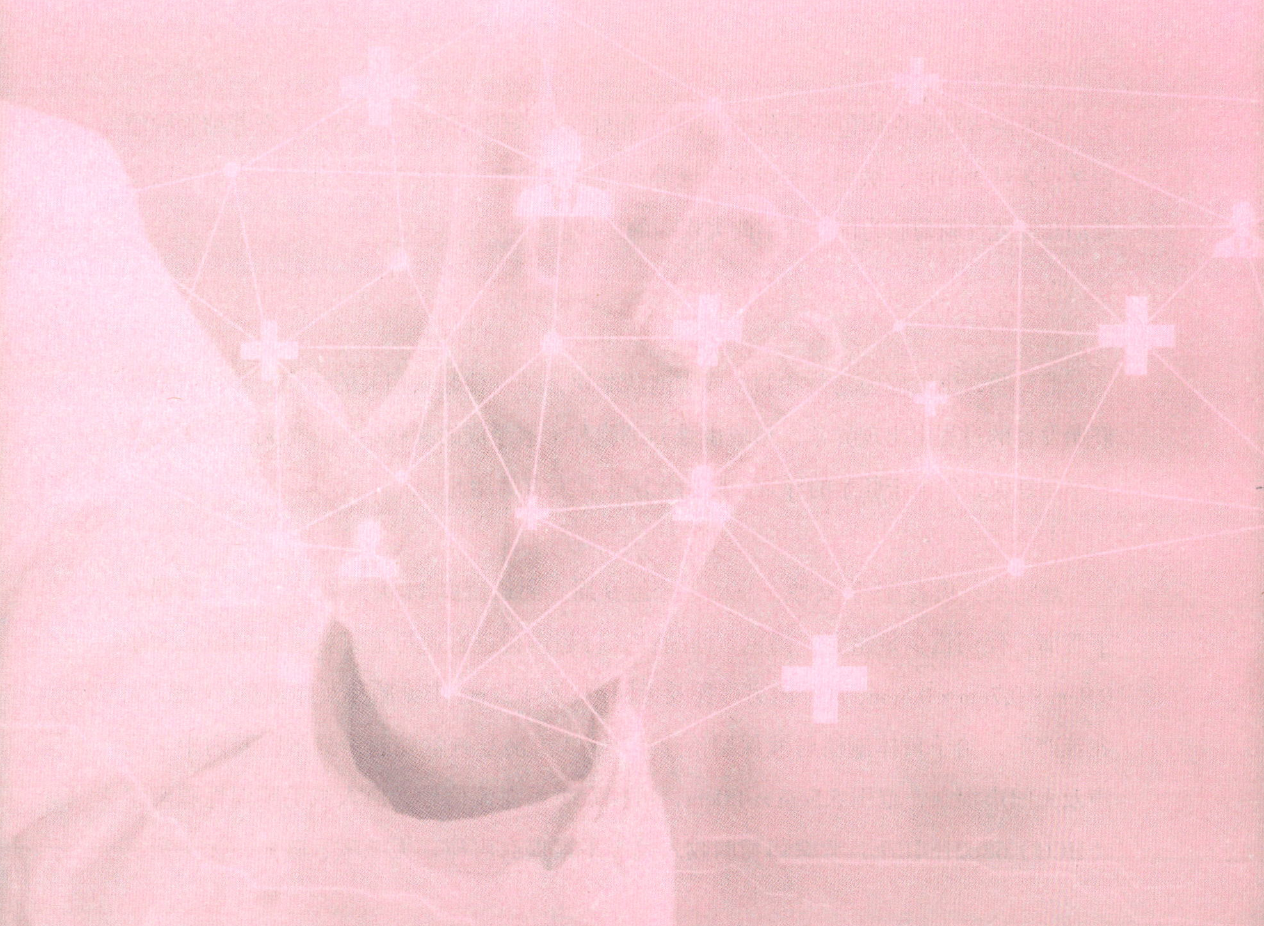

第一节 妊娠滋养细胞疾病（案例 45）

核心提示

❖妊娠滋养细胞疾病的分类；

❖葡萄胎的治疗及随访；

❖侵袭性葡萄胎的诊断及治疗方案的选择。

妊娠滋养细胞疾病包括葡萄胎（HM）和妊娠滋养细胞肿瘤（GTN）；滋养细胞肿瘤包括侵袭性葡萄胎、绒癌、胎盘部位滋养细胞肿瘤和上皮样滋养细胞肿瘤。本章节以葡萄胎和侵袭性葡萄胎为例，介绍此类疾病的诊疗。

一、葡萄胎

葡萄胎，也被称为葡萄状胎块或水泡状胎块，是一种妊娠相关的疾病。其特征是在胚胎发育的过程中出现异常，形成由滋养细胞和水泡组成的囊状结构。葡萄胎通常发生在早期妊娠，但由于胚胎的异常，胚胎无法正常发育为胎儿。

1. 病历资料

现病史：患者 33 岁女性，主因“停经 9 周，阴道流血 11 天”就诊。11 天前偶有下腹痛，伴阴道少量出血，褐色，间断性，行超声检查宫内可见妊娠囊样回声，大小 0.9cm × 0.7cm × 0.8cm，宫腔内另可探及无回声，宽 1.2cm，未见胎芽及卵黄囊；考虑“先兆流产”，给予黄体酮注射液保胎治疗 1 周。3 天前复查盆腔超声提示宫腔内中等回声及无回声混杂，范围 5.5cm × 4.0cm，可探及少量血流信号；血人绒毛膜促性腺激素（HCG）68021mIU/L，考虑葡萄胎收入院。平素偶有腹痛，无咳嗽、咳血，无头痛、

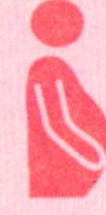

头晕等不适，为进一步诊治收入院。

既往史：体健。

月经婚育史：月经规律，G2P1，5 年前顺产一胎。

家族史：否认肿瘤家族史。

专科查体：外阴婚产型；阴道畅，无异常分泌物；宫颈肥大，中度柱状上皮外移；子宫增大质软，约孕 3 月大小；双附件区未触及异常。

辅助检查：

入院复查：血 HCG113229mIU/L；

胸片：双肺心膈未见异常。

2. 诊断：葡萄胎

诊断依据：根据病史、超声检查和血 HCG 水平的监测，超声图像中呈“葡萄簇”状的胚胎囊泡和 HCG 水平的异常升高确认诊断。

3. 治疗计划

（1）清宫术：术前备血、开放静脉通道。依次轻柔、充分扩张子宫颈至 8 号以上。负压吸宫术尽量选择大号吸管吸引，待妊娠组织大部分吸出、子宫明显缩小后，改用刮匙轻柔搔刮宫壁，推荐在超声引导下吸宫。本案例术中宫腔吸出物约 30g，可见直径 0.2cm ~ 0.3cm 大小透明水泡样组织及蜕膜样组织，未见绒毛。术后组织物经家属过目后送病理学检查。

术中出血多时可在充分扩张子宫颈且吸宫之后使用缩宫素静脉点滴，并可以持续至术后几小时，但要避免宫口未开时使用宫缩剂，以免子宫收缩将妊娠组织挤入血管。

（2）术后严密监测 HCG。HCG 第一次测定在术后 24 小时之内，以后每周复查 1 次血 HCG 直至正常，血 HCG3 次正常后每 3 个月 1 次，共 6 个月。随访期间若出现 HCG 异常或有临床症状和体征时应行盆腔彩超、胸片等影像学检查。随访期间避孕措施建议首选口服避孕药至少 6 个月，也可采用避孕套避孕。

本例患者清宫术前血 HCG113229mIU/L，术后 1 日血 HCG38735mIU/L，每周监测血 HCG 变化，于术后第 7 周降至正常，定期随访 HCG 至 6 个月后。

4. 病理：送检组织滋养细胞增生，绒毛间质水肿，结合免疫组化结果

P57（-）及分子 STR 基因分型结果显示为单精纯合型完全性葡萄胎。

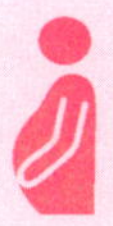

5. 热点梳理：因单纯依靠组织学，不能区分完全性葡萄胎及部分性葡萄胎还需要结合免疫组化和分子遗传学综合判断。

（1）细胞周期蛋白依赖性激酶抑制剂（P57）：

P57 是由 11 号染色体上的父方印记基因和等位的母方基因表达。来自父方的印记基因通过 DNA 甲基化、组蛋白修饰等方式引起基因失活，P57 的表达完全来自母方拷贝。完全性葡萄胎为单精子纯合型，缺乏母系基因组，故免疫组化 P57 呈阴性。相比之下，部分性葡萄胎和正常妊娠拥有母系基因组，故 P57 呈强烈的核染色阳性，可用于鉴别完全性葡萄胎。值得注意的是，P57 不能区分部分性葡萄胎和正常妊娠。

（2）短串联重复序列（STR）片段分析：

STR 是由 2 ~ 7 个核苷酸长度的 DNA 重复序列组成的，具有高度遗传稳定性和高度多态性。它是重要的遗传标志物，广泛应用于个体识别和亲子鉴定中。对比胚胎组织（绒毛）和母体组织（如子宫内膜、蜕膜组织、母亲外周血）的多个 STR 位点，我们可以分析染色体的倍体并区分母源和父源性遗传物质，因此可以区分纯合 / 杂合完全性葡萄胎，双精 / 单精部分性葡萄胎，以及将部分性葡萄胎与非葡萄胎三倍体进行明确区分，从而达到对葡萄胎的精确分型。

6. 思考与讨论

葡萄胎清宫后监测过程中血 HCG 下降不满意该怎么办？

（1）血 HCG 水平至少 3 周连续 4 次测定呈平台（±10%），或 HCG 水平至少 2 周连续 3 次测定上升（≥10%），此时应该考虑妊娠滋养细胞肿瘤，须进一步完善影像学检查。

（2）如果 HCG 升高而影像学未发现疾病证据，考虑可能存在黄体生成素（LH）交叉反应、垂体分泌的 HCG 或幻影 HCG（指由于人体内存在能与动物抗体结合的嗜异性抗体，从而造成的假性低水平升高的 HCG）。此时需要与实验室检测人员沟通，采用连续稀释法或比较血清和尿 HCG，以鉴别幻影 HCG。

7. 科学小常识

葡萄胎清宫后，何时可以再次妊娠？需要注意什么？

答：葡萄胎清宫术后，监测血 HCG 恢复正常后 6 个月后可以怀孕。如果不足 6 个月的意外妊娠，只要 HCG 已经正常，也不需要终止妊娠。但应在妊娠早期做超声检查和 HCG 测定，明确是否正常妊娠，产后也需 HCG 随访至正常。

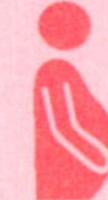

二、妊娠滋养细胞肿瘤

侵袭性葡萄胎及绒癌是临床最常见的妊娠滋养细胞肿瘤。在子宫肌层内或子宫外转移灶组织中若见到绒毛或退化的绒毛阴影，则诊断为侵袭性葡萄胎；若仅见成片滋养细胞浸润及坏死出血，未见绒毛结构者，则诊断为绒癌。继发于葡萄胎的滋养细胞肿瘤，若无组织病理学诊断，则无法确切区分绒癌或侵袭性葡萄胎，故统称为妊娠滋养细胞肿瘤。

侵袭性葡萄胎全部继发于葡萄胎，且距离葡萄胎排空半年以内者，侵袭性葡萄胎可能更大。继发于非葡萄胎者，均为绒癌；距离葡萄胎排空时间间隔越长，绒癌可能性越大。

1. 病历资料

患者，女，29 岁，主诉：葡萄胎清宫术后 44 天，血 HCG 上升 2 周。

现病史：2022 年 5 月 6 日因“停经 56 天，阴道不规则出血 1 月”，考虑“葡萄胎”行清宫术，术后病理：（宫腔内容物）送检为绒毛蜕膜组织，绒毛间质轻度水肿，滋养叶细胞轻度增生。STR 基因分型检测报告示：符合单精纯合型完全性葡萄胎。

清宫术后 1 月，HCG 上升。2022-05-23 于当地医院再次行清宫术，自诉病理无特殊（未见报告单）。

专科查体：外阴已婚未产型；阴道畅，无异常分泌物；宫颈肥大，多发那囊；子宫：大小正常，质软，活动正常，无压痛；附件：未触及肿物，无压痛。

辅助检查：

HCG 变化情况：170125mIU/mL（2022-5-5，第一次清宫术前）-9000mIU/mL（2022-5-12，第一次清宫术后）—2000mIU/mL（2022-5-19）—1600mIU/mL（2022-5-25，第二次清宫术后）—4735mIU/mL（2022-6-10）—10758mIU/mL（2022-06-25）。

胸片（2022-6-12）：双肺纹理增多。

胸部 CT（2022-06-20）：右肺见一小结节，大者直径约 5.5m。诊断结论：右肺微小结节。

经阴道盆腔超声（2022-06-20）：子宫右后壁探及中等回声，大小 3.3cm × 2.0cm，其内血流信号极丰富。诊断结论：子宫肌壁异常回声——侵葡？

腹部超声（2022-06-20）：肝胆胰脾双肾未见异常。

盆腔 MR（2022-6-20）：子宫后壁增厚，右后壁见混杂信号，范围约 30mm，局部浆膜毛糙。提示子宫肌层病变，侵袭性葡萄胎？

2. 诊断：侵袭性葡萄胎（Ⅲ：3）

妊娠滋养细胞肿瘤的诊断依据：

诊断标准：符合下列任一条件，排除残留或再次妊娠：① HCG 水平至少 3 周连续 4 次测定呈平台（± 10%）；HCG 水平至少 2 周连续 3 次测定呈（≥ 10%）上升；②组织病理学诊断为绒癌、PSTT/ETT。本例患者葡萄胎清宫术后 44 天，连续 3 次 HCG 呈上升，

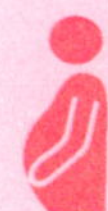

故考虑侵袭性葡萄胎。

开始治疗前，应进行影像学检查和HCG检测。胸部X线计算转移灶的数量，肺有转移时，应行脑部MRI检查（平扫或增强）和胸部/腹部/盆腔增强CT检查。用于疾病的分期（表7-1-1）。为了分期和标记危险因素评分，患者的诊断用罗马数字表示分期，随后用阿拉伯数字表示所有实际危险因素的总和，中间用冒号分开，例如（Ⅲ：3）。每一个患者都需要分期和评分。本例患者肺部结节考虑转移，故评Ⅲ期，治疗前HCG水平（10^4 ~ <10^5）评2分，子宫体病灶（3.3cm×2.0cm）评1分，共3分。

表7-1-1　GTN的FIGO分期（解剖学分期）

期别	描述
Ⅰ期	肿瘤局限于子宫
Ⅱ期	肿瘤直接扩散或转移到其他生殖结构（卵巢、输卵管、阴道、阔韧带）
Ⅲ期	肺转移
Ⅳ期	所有其他部位的远处转移

表7-1-2　GTN的预后评分系统

预后因素	危险评分			
	0分	1分	2分	4分
年龄（岁）	＜40	≥40		
前次妊娠	葡萄胎	流产	足月产	
距前次妊娠的时间间隔（月）	＜4	4～6	7～12	＞12
治疗前HCG水平（U/L）	＜10^3	10^3～＜10^4	10^4～＜10^5	≥10^5
最大肿瘤径线，包括子宫病灶（cm）	＜3	3～4	≥5	
转移部位	肺	脾、肾	胃肠道	脑、肝
转移病灶数目（个）	0	1～4	5～8	＞8
既往化疗失败史			单药	两药及以上
总分				

注：每个预后因素的评分相加得出的总分为FIGO预后得分，＜7分为低危，≥7分为高危；资料原始来源为施普林格国际出版社出版于2017年的第8版《美国癌症联合委员会（AJCC）癌症分期手册》

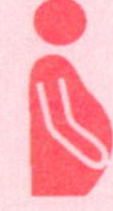

3. 治疗计划

（1）根据预后评分系统（表 7-1-2），本例患者评 3 分（治疗前 HCG 水平 2 分 + 最大肿瘤径线 1 分），为低危 GTN，即预后评分 < 7 分。

治疗选用单药方案化疗，可选择的药物包括甲氨蝶呤（MTX）和放线菌素 D（Act-D）。本例患者根据医院可提供的药物选择了放线菌素 D。

化疗方案：Act-D0.5mg 固定剂量静脉滴注，第 1 ~ 5 天，每 14d 重复。

第一次化疗情况：于 2022-6-25 至 2022-6-30 放线菌素 D0.5mg × 5 日。化疗后有恶心呕吐及腹泻（4 次 /d），后症状自行好转。

第二次化疗情况：2022-7-10 至 2022-7-15 放线菌素 D0.5mg × 5 日，化疗后有恶心呕吐及腹泻（3 ~ 4 次 /d），给予补液对症治疗。

第三次化疗情况：2022-7-29 至 2022-8-3 放线菌素 D0.5mg × 5 日，过程顺利。

第四次化疗情况：2022-8-17 至 2022-8-22 放线菌素 D0.5mg × 5 日，过程顺利。

第五次化疗情况：2022-9-5 至 2022-9-10 放线菌素 D0.5mg × 5 日，过程顺利。

第六次化疗情况：2022-9-24 至 2022-9-29 放线菌素 D0.5mg × 5 日，过程顺利。

（2）治疗中检测：在开始每疗程治疗前监测 HCG，每 2 周 1 次，根据 HCG 水平变化指导后续处理。

HCG 变化：10758mLU/mL（化疗前）—547.86mLU/mL（第一次化疗后）—47.5mLU/mL（第二次化疗后）—1.32mLU/mL（第三次化疗后）—0.12mLU/mL（第四次化疗后）—0.04mLU/mL（第五次化疗后）。

妇科彩超提示子宫右后壁病灶变化：3.3cm × 2.0cm（化疗前）—2.7cm × 2.2cm（第 1 次化疗）—1.5cm × 1.4cm（第 2 次化疗后）—0.8cm × 0.6cm（第 3 次化疗后）—子宫后壁肌层回声不均（第 4 次化疗后）—子宫后壁肌层回声不均（第 5 次化疗后）。

本例患者化疗后 HCG 下降至正常，然后继续化疗 3 个疗程，达到治疗目的后，停止化疗。

（3）随访及避孕：每个月监测 HCG，持续 12 个月。对于葡萄胎后 GTN 和绒癌患者，要求患者需采取口服避孕药避孕。既能预防异常子宫出血，又便于监测由非妊娠引起的 HCG 异常升高。

4. 热点梳理

（1）预后评分中“距前次妊娠时间”怎么计算？

妊娠终止至化疗开始的间隔时间。

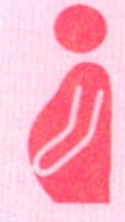

（2）预后评分中转移病灶数目怎么数?

肺部病灶数目以 X 线片可识别的病灶计数。

（3）解剖学 FIGO 分期中的肺转移依据什么检查?

根据 X 线胸片或肺 CT 检查。

（4）如果本例患者对 Act-D 化疗不敏感怎么办?

分为两种情况：

①对初始化疗反应好，但随后 HCG 下降呈平台或下降后再次上升，则可更改为初始治疗时没有使用过的另一种单药方案。更改治疗方案后，如 HCG 下降至正常，继续化疗 2 ~ 3 个疗程（首选 3 个疗程），停止化疗；如 HCG 水平呈平台（经过 2 个疗程化疗后，HCG 水平变化 < 10%）或上升（经过 1 个疗程化疗后，HCG 水平上升 > 10%），则需再次评价转移情况并改为 EMA/CO 联合化疗。

②对初始化疗反应好，但随后 HCG 水平快速上升（HCG ≥ 1000U/L）或对初始化疗反应不好（经过 3 个疗程化疗后，HCG 水平呈平台，变化 < 10%；或者经过 2 个疗程化疗后，HCG 水平上升 > 10%），则需将单药化疗更改为 EMA/CO 联合化疗，并再次评价转移情况，可考虑行全子宫及双侧输卵管切除术。

5. 高危 GTN 治疗方案

（1）可选药物：采用 EMA/CO 方案化疗。有脑转移者，增加 MTX 和甲酰四氢叶酸的剂量；考虑头颅放疗。广泛转移且预后评分 > 12 分，有肺出血、腹腔内出血、颅内出血的高危患者，可考虑先给予低剂量依托泊苷和顺铂（EP）方案诱导化疗，以免直接采用 EMA/CO 方案化疗危及患者生命。

（2）治疗中检测：治疗期间检测 HCG，每 2 周检测 1 次，根据 HCG 水平变化指导后续处理。

（3）随访及避孕：HCG 降至正常后，继续化疗 3 ~ 4 个周期，甚至巩固 4 ~ 6 个周期，每月检测 HCG，持续 12 个月，采取口服避孕药进行避孕。

6. 高危 GTN 的三种转归情况及处理

（1）HCG 下降至正常水平：每个月监测 HCG，持续 12 个月，同时让患者避孕。

（2）EMA/CO 化疗反应好，但随后出现 HCG 持续低水平平台或者缓解后复发。治疗方案更改为依托泊苷、MTX、Act-D、依托泊苷和顺铂方案（EMA/EP）或依托泊苷、顺铂、依托泊苷、MTX 和 Act-D 方案（EP/EMA）；如对更改后的 EMA/EP 或 EP/EMA 反应不好，则考虑更改为含有博来霉素或异环磷酰胺或紫杉醇的以铂类为基础的方案；可能的情况下，同时考虑切除化疗耐药病灶。

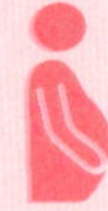

（3）对 EMA/CO 方案反应不好，对 EP/EMA 不耐受的患者。可选用含博来霉素、异环磷酰胺或紫杉醇的以铂类为基础的方案；可能的情况下，同时考虑切除化疗耐药病灶。

三、思考题

1. 绒毛膜癌和侵袭性葡萄胎如何区分？

2. 葡萄胎后 GTN 诊断标准是什么？

四、科普小常识

侵袭性葡萄胎可怕吗？是否还有生育机会？

妊娠滋养细胞肿瘤治愈率已超过 90%，低危患者的治愈率接近 100%，所以不用过于紧张，而且治疗后通常可以保留生育功能。

（编者　张荣）

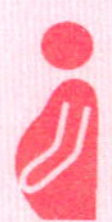

第二节　宫颈癌（案例 46）

核心提示

❖宫颈癌如何诊断？

❖宫颈癌如何治疗？

❖预防宫颈癌的措施。

一、病历资料

1. 现病史

高某，女性，61 岁，主因“绝经后阴道排液5$^+$月，伴阴道出血1$^+$月”就诊。患者 2023-09 月无明显诱因出现阴道排液，量多，色黄，无异味，不伴腰骶部酸困、下腹部胀痛等不适，未诊；2024-01 无明显诱因出现阴道少量出血，量少，色鲜红，不伴腰骶部酸困、下腹部疼痛等不适，2024-01-25 就诊于岚县医院行盆腔超声提示：子宫周围毛糙，可见带状液暗区包绕，宫颈厚 3.36cm，予以口服消炎药（具体不详）2 周，症状未缓解；2024-02-15 就诊于山西医科大学第一医院行盆腔超声提示：宫颈形态失常，后唇探及低回声区，延续至后穹窿，范围约 4.0cm × 3.0cm × 4.3cm，行 HPV 提示：16、HR 阳性，TCT：HSIL，行阴道镜活检回报：鳞状细胞癌，建议住院治疗，未遵嘱；2024-02-19 就诊于山西省肿瘤医院行盆腔核磁提示：宫颈壁增厚，符合宫颈癌征象，不除外宫旁受侵，建议增强核磁；2024-02-22 于山西省肿瘤医院行盆腹腔增强 CT 提示：宫颈肿块，考虑恶性，宫颈癌可能，右侧髂区稍大淋巴结，建议放疗；为求手术，2024-02-26 就诊于我院，考虑“宫颈恶性肿瘤Ⅱ A1 期”，建议住院治疗，遂收住我科。

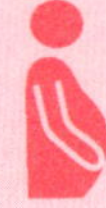

2. 既往史

30 年前于当地医院行双侧输卵管结扎术，否认冠心病、糖尿病史，否认吸烟史，配偶及子女健康，否认家族遗传病史。患者初潮年龄 14 岁，既往月经规律，7 ~ 8/30 天，量中，痛经（-），52 岁自然绝经，绝经后阴道出血。

3. 体格检查

体温 36.5℃，脉搏 100 次 / 分，呼吸 20 次 / 分，血压 121/84mmHg，一般情况可，神志清楚，言语流利，全身皮肤、黏膜无苍白、黄染及皮下出血，浅表淋巴结未触及，双肺呼吸音清，未闻及干湿性啰音，心音有力，律齐，各瓣膜听诊区未闻及病理性杂音，腹软，肝脾肋下未触及，无压痛及反跳痛，肠鸣音正常，双下肢无水肿，双下肢活动可，生理反射正常，病理反射未引出。

专科检查：外阴：婚产式；阴道及宫颈：畅，宫颈可见菜花样病灶，约 3.5cm × 3.0cm，侵及阴道上 1/3；宫体：前位，大小约 6.0cm × 5.0cm，活动，无压痛；双侧附件未触及明显异常；双侧骶韧带未见明显增厚，直肠黏膜光滑，指套无血染。

4. 实验室和辅助检查

宫颈 TCT 示（2024-02-18 山西医科大学第一医院）：HSIL；

宫颈 HPV（2024-02-20 山西医科大学第一医院）：16、HR 阳性；

宫颈病检示（2024-02-19 山西医科大学第一医院）：鳞状细胞癌；

盆腔超声（2024-02-15 山西医科大学第一医院）：宫颈形态失常，后唇探及低回声区，延续至后穹窿，范围约 4.0cm × 3.0cm × 4.3cm。超声提示：宫颈后唇低回声（宫颈病变不除外）；

盆腔核磁（2024-02-21 山西省肿瘤医院）：宫颈壁增厚，符合宫颈癌征象，不除外宫旁受侵，建议增强核磁；

盆腹腔增强 CT（2024-02-22 山西省肿瘤医院）：宫颈肿块，考虑恶性，宫颈癌可能，右侧髂区稍大淋巴结；

传染病系列（2024-02-19 山西省肿瘤医院）：乙型肝炎表面抗体（+）、乙型肝炎 e 抗体（+）、乙型肝炎核心抗体（+）。

盆腔 MRI 平扫 + 增强（2024-02-28 我院）：宫颈占位；宫颈癌（Ⅱ B）可能。

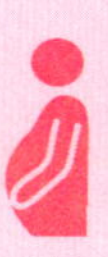

二、诊治经过

1. 初步诊断

①宫颈恶性肿瘤Ⅱ A1 期；②输卵管结扎术后。

2. 诊治经过

完善术前相关化验检查，做好术前准备；行腹腔镜下子宫 + 双侧附件切除术 + 盆腔淋巴结清扫术；术后予补液、止痛、预防感染及抗凝等对症治疗。

三、案例分析

1. 病史特点

（1）患者高某，女性，61 岁，因“绝经后阴道排液 5^+ 月，伴阴道出血 1^+ 月”就诊。

（2）既往 30 年前于当地医院行双侧输卵管结扎术，既往月经规律，52 岁自然绝经，绝经后阴道出血。

（3）体温 36.5℃，脉搏 100 次 / 分，呼吸 20 次 / 分，血压 121/84mmHg，一般情况可，神志清楚，言语流利，全身皮肤、黏膜无苍白、黄染及皮下出血，浅表淋巴结未触及，双肺呼吸音清，未闻及干湿性啰音，心音有力，律齐，各瓣膜听诊区未闻及病理性杂音，腹软，肝脾肋下未触及，无压痛及反跳痛，肠鸣音正常，双下肢无水肿，双下肢活动可，生理反射正常，病理反射未引出。

专科检查：外阴：婚产式；阴道及宫颈：畅，宫颈可见菜花样病灶，约 3.5cm × 3cm，侵及阴道上 1/3；宫体：前位，大小约 6cm × 5cm，活动，无压痛；双侧附件未触及明显异常；双侧骶韧带未见明显增厚，直肠黏膜光滑，指套无血染。

（4）实验室及辅助检查：

宫颈 TCT 示（2024-02-18 山西医科大学第一医院）：HSIL；

宫颈 HPV（2024-02-20 山西医科大学第一医院）：16、HR 阳性；

宫颈病检示（2024-02-19 山西医科大学第一医院）：鳞状细胞癌；

盆腔超声（2024-02-15 山西医科大学第一医院）：宫颈形态失常，后唇探及低回声区，延续至后穹窿，范围约 4cm × 3cm × 4.3cm。超声提示：宫颈后唇低回声（宫颈病变不除外）；

盆腔核磁（2024-02-21 山西省肿瘤医院）：宫颈壁增厚，符合宫颈癌征象，不除外宫旁受侵，建议增强核磁；

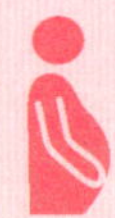

盆腹腔增强 CT（2024-02-22 山西省肿瘤医院）：宫颈肿块，考虑恶性，宫颈癌可能，右侧髂区稍大淋巴结；

传染病系列（2024-02-19 山西省肿瘤医院）：乙型肝炎表面抗体（+）、乙型肝炎e抗体（+）、乙型肝炎核心抗体（+）；

盆腔 MRI 平扫 + 增强（2024-02-28 我院）：宫颈占位；宫颈癌（Ⅱ B）可能。

2. 诊断和诊断依据

（1）诊断：①宫颈恶性肿瘤Ⅱ A1 期；②输卵管结扎术后。对绝经后阴道出血的患者，应详细询问既往病史，完善宫颈癌筛查、阴道镜下活检、盆腔彩超等检查，必要时行盆腹腔核磁及 CT，以明确宫颈癌的临床分期。

（2）诊断依据：①宫颈恶性肿瘤Ⅱ A1 期：患者为绝经后女性，宫颈癌三阶梯筛查提示宫颈鳞状细胞癌；进一步完善盆腹腔核磁及 CT 为宫颈癌临床分期提供了参考价值；②输卵管结扎术后。

（3）鉴别诊断：①急性宫颈炎：多表现为阴道分泌物增多、经间期出血或伴泌尿系统感染等，确诊需病原学检测。该患者内诊宫颈呈菜花状，宫颈病检示：宫颈鳞状细胞癌。目前暂不考虑此病。②宫颈结核性溃疡：宫颈结核可表现为溃疡样病灶，触血（+），患者伴有低热、盗汗、消瘦等症状，确诊需病理检查。本例患者已行宫颈活检，故排除该诊断。③子宫内膜癌：多有绝经后阴道不规则出血史，内诊子宫多无明显异常，超声可提示：子宫内膜厚，伴血流信号丰富，需诊刮病理确诊。本案例宫颈组织已行病理确诊，故排除该诊断。

四、处理方案及基本原则

1. 明确宫颈癌的分期

根据患者症状、体征及早期“三阶梯”程序检查，确诊为宫颈癌后，首先应当明确其分期，全面检查及评估患者的病情及身体状态，从而决定后期治疗方案。

（1）临床分期前检查：

以下检查应作为常规：①宫颈活检：镜下浸润必要时行宫颈椎切及宫颈管刮术以明确组织病理诊断及病变范围；②妇科检查仍然是临床分期的主要依据；③分期为Ⅱ B 期以上或有相关的临床症状或必要时，需行肾图、膀胱镜、肠镜检查；④血鳞状上皮细胞癌抗原（SCC，对于宫颈鳞癌）、CA125（对于宫颈腺癌）检查；⑤上下腹、盆腔超声和胸片、心电图、盆腔及上下腹（含腹主动脉旁）MRI 或 CT，建议Ⅰ B1 期以上有条件者行 PET-CT 检查。

（2）手术分期：

对于Ⅰ B2、Ⅱ A2-Ⅳ A 期的患者可采用手术分期（2b 级证据），经腹膜外或腹腔

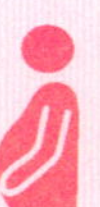

内盆腔淋巴结切除＋腹主动脉旁淋巴结取样，根据淋巴结阳性情况决定放疗方案。

（3）宫颈癌分期采用国际上统一使用的 FIGO2009 分期（图 7–2–1），其他分期作为参考。

期别	肿瘤范围
Ⅰ期	宫颈癌局限在宫颈(扩散至宫体将被忽略)
ⅠA期	镜下浸润癌。所有肉眼可见的病灶，包括表浅浸润，均为ⅠB期
ⅠA1期	间质浸润深度≤3mm，水平扩散≤7mm
ⅠA2期	间质浸润深度＞3mm～≤5mm，水平扩散≤7mm
ⅠB期	肉眼可见癌灶局限于宫颈，或者镜下病灶＞ⅠA2期
ⅠB1期	肉眼可见癌灶最大径线≤4cm
ⅠB2期	肉眼可见癌灶最大径线＞4cm
Ⅱ期	肿瘤超越子宫，但未达骨盆壁或未达阴道下1/3
ⅡA期	无宫旁浸润
ⅡA1期	肉眼可见癌灶最大径线≤4cm
ⅡA2期	肉眼可见癌灶最大径线＞4cm
ⅡB期	有明显宫旁组织浸润
Ⅲ期	肿瘤扩展到骨盆壁和(或)累及阴道下1/3和(或)引起肾盂积水或肾无功能
ⅢA期	肿瘤累及阴道下1/3，没有扩展到骨盆壁
ⅢB期	肿瘤扩展到骨盆壁和(或)引起肾盂积水或肾无功能
Ⅳ期	肿瘤浸润膀胱黏膜或直肠黏膜(活检证实)和(或)超出真骨盆
ⅣA期	肿瘤侵犯邻近器官
ⅣB期	肿瘤扩散到远处器官

图 7–2–1　FIGO2009 宫颈癌分期

2. 根据其分期制订不同治疗方案

治疗基本原则：原则上早期宫颈癌以手术治疗为主，中晚期宫颈癌以放疗为主，化疗为辅。早于Ⅱ B 期、无手术禁忌证者应选择手术治疗，目前腹腔镜手术已经广泛应用于宫颈癌手术。化疗目前广泛适用于宫颈癌治疗，采用以铂类（主要是顺铂）为基础的单药或联合化疗。（图 7–2–2）

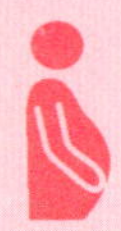

分型	手术范围					适应证
	子宫动脉	主韧带	宫骶韧带	阴道	淋巴结	
Ⅰ型	宫颈筋膜外侧缘	宫颈筋膜外侧缘	宫颈筋膜外侧缘	宫颈外侧缘	不切除	宫颈癌ⅠA1期
Ⅱ型	与输卵管交汇处结扎	从中间切断	靠近子宫切断	切除上1/3	选择性切除增大的淋巴结	宫颈癌ⅠA2期
Ⅲ型	髂内动脉起始处结扎	全部切除	近骶骨处切断	切除上1/2	常规行盆腔淋巴结切除术	宫颈癌ⅠB1期
Ⅳ型	必要时于盆壁结扎髂内动脉	全部切除	近骶骨处切断	切除3/4	常规行盆腔淋巴结切除术	宫颈癌中央型复发
Ⅴ型	结扎髂内动脉	全部切除	近骶骨处切断	切除3/4	常规行盆腔淋巴结切除术	宫颈癌中央型复发，累及远端输尿管或膀胱

图 7-2-2 手术分型可采用 Piver 分型

（1）Ⅰ A1 期宫颈癌治疗：Ⅰ A1 期宫颈癌治疗根据患者是否有生育要求选择治疗方法。有生育要求者可采用宫颈锥切，宫颈锥切标本无脉管浸润，切缘达 3mm 阴性距离为适应证；有脉管浸润时，采用广泛性宫颈切除术 + 盆腔淋巴结切除术，手术先行盆腔淋巴结切除，送冰冻检查或快速石蜡切片。有转移者，改行改良广泛性子宫切除术（Ⅱ型子宫切除术）± 腹主动脉旁淋巴结取样；无转移者，行广泛性宫颈切除术。无生育要求者行筋膜外全子宫切除。如果患者伴有淋巴血管受侵，则行改良广泛性子宫切除术（Ⅱ型子宫切除术）+ 盆腔淋巴结切除术。有手术禁忌者行后装腔内放疗。

（2）Ⅰ A2 期宫颈癌治疗：Ⅰ A2 期宫颈癌治疗仍可以按照是否有生育要求选择。有生育要求者行广泛性宫颈切除术 + 盆腔淋巴结切除 ± 腹主动脉旁淋巴结取样。手术先行盆腔淋巴结切除，送冰冻或快速石蜡切片检查，有转移者，改行广泛性子宫切除术（Ⅲ型）± 腹主动脉旁淋巴结取样（当髂总淋巴结阳性或疑有腹主动脉旁淋巴结转移者）；无转移者，再行广泛性宫颈切除术。无生育要求者行广泛性子宫切除术（Ⅲ型子宫切除术）+ 盆腔淋巴结切除术，年龄小于 45 岁者可切除输卵管、保留双侧卵巢。有手术禁忌、无生育要求者可选择根治性放疗。

（3）Ⅰ B1 期及Ⅱ A1 期宫颈癌有生育要求者可行广泛性宫颈切除术，肿瘤直径小于 2cm 者可经阴道联合腹腔镜进行。肿瘤直径 2~4cm 者，术中先行盆腔淋巴结切除，送冰冻检查，如有转移，改行广泛性子宫切除术（Ⅲ型）+ 盆腔淋巴结切除术；如无转移，再行广泛性宫颈切除术 + 盆腔淋巴结切除 ± 腹主动脉旁淋巴结取样（当髂总淋巴结阳性或疑有腹主动脉旁淋巴结转移者）。无生育要求者行广泛性子宫切除术（Ⅲ型子宫切除术）+ 盆腔淋巴结切除术 ± 主动脉旁淋巴结取样（当髂总淋巴结阳性或疑有腹主动脉旁淋巴结转移者）。有手术禁忌者采用根治性放疗。

（4）Ⅰ B2 期及Ⅱ A2 期宫颈癌：①盆腔放疗 + 铂类为主的同步化疗 + 近距离放疗。②广泛性子宫切除术（Ⅲ型）+ 盆腔淋巴结切除 + 腹主动脉旁淋巴结取样，术前可行以

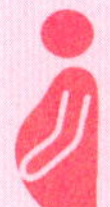

铂类为基础的新辅助化疗，术后根据病理高危因素选择术后放疗或术后同步放化疗。③根治性放疗后宫颈病灶残存行辅助性全子宫切除术。

（5）Ⅳ B 期宫颈癌盆腔局部放疗的同时，应加强以铂类为基础的联合化疗，并针对转移灶进行个体化治疗，加强对症治疗、营养治疗、止痛治疗，控制病情进展，改善生存质量。

（6）宫颈癌术后补充治疗宫颈癌初始手术治疗的患者，应根据术后病理决定是否需要补充治疗。存在以下任何一个高危因素，术后均需补充放疗：盆腔淋巴结阳性、切缘阳性或宫旁组织阳性。术后补充盆腔放疗 + 铂类同步化疗 ± 阴道近距离放疗。

五、要点与讨论

1. 宫颈癌发病高危因素

HPV 感染：目前，已知 HPV 共有 160 多个型别，其中 13 ~ 15 种与子宫颈癌发病密切相关，高危型 HPV 产生病毒癌蛋白，其中 E6、E7 分别作用于宿主细胞的抑癌基因，使之失活或降解，继而通过一系列分子事件导致癌变。

性行为、多个性伴侣、初次性生活 < 16 岁、早年分娩、多产与子宫颈癌发生有关，与阴茎癌、前列腺癌的高危男子性接触的妇女，也易患子宫颈癌。

其他：吸烟可增加感染 HPV 效应。

2. 宫颈癌“三阶梯”程序诊断

早期诊断应采用子宫颈细胞学检查和（或）HPV 检测、阴道镜检查、子宫颈活组织检查的三阶梯程序，确诊依据为组织学诊断，对于宫颈活检为 HSIL 但不能除外浸润癌者，或活检为可疑微小浸润癌需要测量肿瘤范围，需行子宫颈锥切术，做连续病理切片。

以该患者为例，高三改，61 岁，主因“绝经后阴道排液 5^+ 月，伴阴道出血 1^+ 月”就诊。

① 2024-02-18 宫颈 TCT 示：HSIL；

② 2024-02-20 宫颈 HPV：16、HR 阳性；

③ 2024-02-19 阴道镜活检示：鳞状细胞癌；

通过上述患者症状及三阶梯检查，即可初步确定其子宫颈癌变，后续通过盆腔超声及核磁等辅助检查进一步确定其 FIGO 分期。

总之，宫颈癌作为女性恶性肿瘤发病率第 2 位的肿瘤，早发现、早诊断、早治疗极为重要，三阶梯程序诊断为宫颈癌的诊治提供了明确的依据，宫颈癌治疗结束 6 个月内，每 2 个月 1 次；第 1 ~ 2 年，每 3 个月 1 次；第 3 ~ 5 年，每 6 个月 1 次；第 5 年以后，

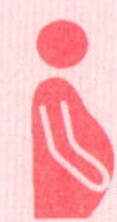

每年1次复查。

六、思考题

1. 宫颈癌的诊断标准是什么？

2. 宫颈癌的治疗方法有哪些，如何选择？

七、科普小常识

1. 如何预防宫颈癌？

（1）首先要接种宫颈癌疫苗，因为宫颈癌主要是高危型人乳头瘤病毒持续性感染所导致的。接种预防性的HPV疫苗，可有效降低持续性HPV感染以及HPV相关的临床疾病。

（2）平时要注意个人卫生，谨慎性行为，避免多次流产以及分娩，尽量减少人乳头瘤病毒感染的机会。

（3）日常生活中适当运动，增强身体免疫力，可消除病毒持续感染的状态。

2. 宫颈癌患者一般有什么表现？

宫颈癌最典型的表现就是接触性出血，通常发生在夫妻生活的接触后或者妇科检查后，第二个表现就是阴道排液增多，可以是血水样或者米泔样，如果侵犯到邻近的组织或者器官会出现尿频、尿急、便秘或者疼痛。

3. 如何来进行宫颈疾病的筛查呢？

宫颈疾病筛查分为三阶梯：细胞学和病毒学的联合筛查、阴道镜检查以及活检。

细胞学检查（TCT）：直接检查宫颈上皮细胞是否发生异常变化。

HPV检测有基因分型检测和E6、E7癌基因检测，基因分型检测判断是否存在HPV感染；E6、E7癌基因检测判断是否为持续性感染，从而进行癌变的风险评估，所以，癌基因的检测更有优势。

如果细胞学和病毒学检测结果阳性，就要做阴道镜检查。阴道镜检是通过放大镜，直观、清晰地观察宫颈表面的病变程度，对可疑部位定点活检，活检是确诊宫颈癌和癌前病变的金标准。

（编者　索玉平）

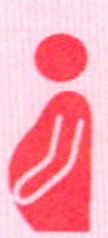

第三节　子宫内膜癌（案例47）

核心提示

❖子宫内膜癌病人的发病原因有哪些?

❖子宫内膜癌的诊断及鉴别诊断。

❖子宫内膜癌的治疗方法有哪些?

❖子宫内膜癌病人的随诊。

一、病历资料

1. 现病史

患者胡某，性别女，60岁，主因“绝经后阴道流血1次”入院。患者既往月经规律，3~4天/30d，自然绝经12年，绝经后无异常阴道排液，2021-06-12无明显诱因出现阴道流血，量少，色鲜红，伴下腹部隐痛，次日就诊于我院门诊，予口服康复炎胶囊及致康胶囊，完善盆腔超声、宫颈TCT及HPV检查，盆腔超声回报：宫腔内可见29.8mm×27.8mm的偏强回声，形态不规则，考虑“宫腔占位性质待查”，建议住院治疗，收入我科。自发病以来，精神尚可，食欲尚可，睡眠一般，大便正常，小便次数增加。

2. 既往史

体健。否认传染病病史、高血压病史、糖尿病病史、冠心病史及其他疾病史。否认外伤史、输血史、食物过敏史及药物过敏史。

3. 专科检查

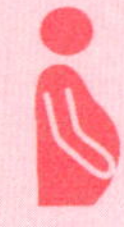

外阴：已婚经产式；阴道：畅，可见少量白色分泌物，有臭味；宫颈：光，触血（-）；宫体：前位，约6.0cm×5.0cm大小，活动可，压痛（-）；双侧附件区未触及明显异常。

4. 实验室和辅助检查

盆腔超声：子宫位置：后位，形态：不规则，宫体大小：49.4mm × 52.0mm × 47.9mm，宫腔分离约 19.7mm，内为液性暗区，透声差，宫腔内可见 29.8mm × 27.8mm 的偏强回声区，形态不规则，边界清，彩色多普勒血流成像：可见血流信号，肌壁回声：不均，底部可见 18.2mm × 12.2mm 低回声实性结节，彩色多普勒血流成像：可见星点状血流信号，附件区：左卵巢：19.4mm × 9.5mm，右卵巢：13.4mm × 12.7mm，直肠窝：（–），提示：宫腔积液；宫腔内偏强回声区；子宫实性结节；请结合临床。

盆腔核磁：①宫腔内占位；子宫内膜癌可能（IB 期）；建议结合临床；②子宫底部肌层占位性病变，考虑子宫肌瘤。

血细胞分析、传染病检查、尿液检查、胸片、心电图、泌尿系超声、双下肢血管超声、宫颈 TCT、HPV 未见明显异常。

二、诊治经过

1. 初步诊断

宫腔占位性质待查：子宫内膜癌？子宫内膜息肉？

子宫肌瘤。

2. 诊治经过

①完善术前相关化验检查；

②于 2021 年 6 月 23 日在全身麻醉下行宫腔镜检查 + 宫腔占位电切术 + 诊刮术；于 2021 年 6 月 28 日在全身麻醉下行腹腔镜下筋膜外子宫全切术 + 双附件切除术 + 盆腔淋巴结切除术腹主动脉旁淋巴结切除术 + 盆腔粘连分解肠粘连分解术。

③后予以补液、止痛、预防性抗凝、预防感染等对症支持治疗。

3. 病理及分期

病检 1：宫腔占位组织：子宫内膜样癌；

病检 2：（子宫 + 双附件）中 – 低分化子宫内膜样癌，部分呈腺样，部分区域呈实性，侵及肌层 <1/2 层，FIGO 分级：3 级；未见明确脉管内瘤栓，双侧宫旁未见癌；淋巴结内未见癌转移（0/22）：（左盆腔）0/8、（右盆腔）0/10、（腹主动脉旁淋巴结）0/4。子宫腺肌症；肌壁间平滑肌瘤，伴玻璃样变性；慢性宫颈炎，潴留囊肿形成；双侧卵巢白体；双侧卵管未见特殊：免疫组化：ER（+），PR（+），PTEN（–），Vimentin（间质 +），P53（野生型），P16（片状 +），CEA（P）（–），CK7（+），HER-2（局灶 ++），MLHI（–），MSH2（+），MSH6（+），PMS2（–），提示 dMR（ISIHD），

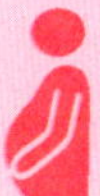

HNF-1β（局灶+），NapsinA（-），PAX-2（-），Ki-67（+，热点区约70%）。

术后分期：中-低分化子宫内膜样癌IA期、子宫腺肌病、子宫平滑肌瘤。

三、案例分析

1. 病史特点

（1）患者为绝经后女性，因“绝经后阴道流血1次”就诊。

（2）既往：体健。

（3）专科查体：外阴：已婚经产式；阴道：畅，可见少量白色分泌物，有臭味；宫颈：光，触血（-）；宫体：前位，约6cm×5cm大小，活动可，压痛（-）；双侧附件区未及明显异常。

（4）实验室及辅助检查：盆腔超声提示宫腔内偏强回声区，盆腔核磁提示子宫腔内占位；子宫内膜癌可能（IB期）。

2. 诊断和诊断依据

（1）诊断：中-低分化子宫内膜样癌IA期。

（2）诊断依据：①绝经后女性，因“绝经后阴道流血1次”就诊。②辅助检查盆腔超声提示宫腔内偏强回声区，盆腔核磁提示子宫腔内占位；子宫内膜癌可能（IB期）。③手术病检确诊。

（3）鉴别诊断：

绝经后及绝经过渡期异常子宫出血为子宫内膜癌最常见的症状，故子宫内膜癌应与引起阴道流血的各种疾病相鉴别。

◆萎缩性阴道炎　主要表现为血性白带。检查时可见阴道黏膜变薄、充血或有出血点、分泌物增多等表现。超声检查宫腔内无异常发现，治疗后可好转。必要时可先抗炎治疗，再做诊断性刮宫。

◆子宫黏膜下肌瘤或内膜息肉　有月经过多或不规则阴道流血，可行超声检查、宫腔镜检查以及诊断性刮宫以明确诊断。

◆内生型子宫颈癌、子宫肉瘤及输卵管癌　均可有阴道排液增多或不规则流血。内生型子宫颈癌因癌灶位于宫颈管内，宫颈管变粗、硬或呈桶状。子宫肉瘤可有子宫明显增大、质软。输卵管癌以阴道流血、下腹隐痛、间歇性阴道排液为主要症状，可有附件包块。分段诊刮及影像学检查可协助鉴别。

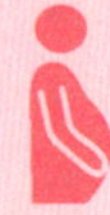

四、临床特点及治疗基本原则、预后

1. 临床特点

【发病相关因素】

病因不十分清楚。通常将子宫内膜癌分为两种类型，I 型是雌激素依赖型，其发生可能是在无孕激素拮抗的雌激素长期作用下，发生子宫内膜增生、不典型增生，继而癌变。子宫内膜增生主要分为两类：不伴有不典型的增生和不典型增生，前者属良性病变，后者属癌前病变，有可能发展为癌。I 型子宫内膜癌多见，均为子宫内膜样癌，患者较年轻，常伴有肥胖、高血压、糖尿病、不孕或不育及绝经延迟，或伴有无排卵性疾病、功能性卵巢肿瘤、长期服用单一雌激素或他莫昔芬等病史，肿瘤分化较好，雌、孕激素受体阳性率高，预后好。PTEN 基因失活和微卫星不稳定是常见的分子事件。II 型子宫内膜癌是非雌激素依赖型，发病与雌激素无明确关系。这类子宫内膜癌的病理形态属少见类型，如子宫内膜浆液性癌、透明细胞癌、癌肉瘤等。多见于老年妇女，在癌灶周围可以是萎缩的子宫内膜，肿瘤恶性度高，分化差，雌、孕激素受体多呈阴性或低表达，预后不良。TP53 基因突变和基因过度表达为常见的分子事件。

近年研究发现，这种子宫内膜癌的二元论分型存在分子特征的交叉，部分案例与病理特征并不完全一致，因此有学者通过基因组序列分析，根据分子特征将子宫内膜癌分为四种亚型：POLE 突变型、微卫星不稳定型、低拷贝型和高拷贝型。该分子分型对子宫内膜癌的预后有较高的预测价值，POLE 突变型预后较好，而高拷贝型预后最差。

大多数子宫内膜癌为散发性，但约有 5% 与遗传有关，其中关系最密切的遗传综合征是林奇综合征，也称遗传性非息肉结直肠癌综合征，是一种由错配修复基因突变引起的常染色体显性遗传病，与年轻女性的子宫内膜癌发病有关。

【病理】

巨检不同组织学类型内膜癌的肉眼观无明显区别。大体可分为弥散型和局灶型。①弥散型：子宫内膜大部或全部为癌组织侵犯，并突向宫腔，常伴有出血、坏死；癌灶也可侵入深肌层或宫颈，若阻塞宫颈管可引起宫腔积脓。②局灶型：多见于宫腔底部或宫角部，癌灶小，呈息肉或菜花状，易浸润肌层。

2. 镜检及病理类型

内膜样癌：占80%~90%，内膜腺体高度异常增生，上皮复层，并形成筛孔状结构。癌细胞异型明显，核大、不规则、深染，核分裂活跃，分化差的内膜样癌腺体少，腺结构消失，成实性癌块。根据细胞分化程度或实性成分所占比例分为三级：高分化（G1）、中分化（G2）和低分化（G3），低分化肿瘤的恶性程度高。

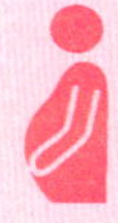

浆液性癌：占1%~9%。癌细胞异型性明显，多为不规则复层排列，呈乳头状、腺样及实性巢片生长，1/3 可伴砂粒体。恶性程度高，易有深肌层浸润和腹腔播散，以及淋巴结及远处转移，无明显肌层浸润时也可能发生腹腔播散，预后差。

黏液性癌：约占 5%，肿瘤半数以上由胞质内充满黏液的细胞组成，大多腺体结构分化良好，生物学行为与内膜样癌相似，预后较好。

透明细胞癌：占不足 5%，多呈实性片状、腺管样或乳头状排列，细胞质丰富、透亮，核呈异型性，或由靴钉状细胞组成。恶性程度高，易早期转移。

癌肉瘤：较少见，是一种由恶性上皮和恶性间叶成分混合组成的子宫恶性肿瘤，也称恶性米勒管混合瘤，现认为其为上皮来源恶性肿瘤向间叶转化。常见于绝经后妇女。肿瘤体积可以很大，并侵犯子宫肌层，伴出血坏死。镜下见恶性上皮成分通常为米勒管型上皮，间叶成分分为同源性和异源性，后者常见恶性软骨、横纹肌成分，恶性程度高。

【转移途径】

多数子宫内膜癌生长缓慢，局限于内膜或在宫腔内时间较长，部分特殊病理类型（浆液性癌、透明细胞癌、癌肉瘤）和高级别（G3）内膜样癌可发展很快，短期内出现转移。其主要转移途径为直接蔓延、淋巴转移和血行转移。

（1）直接蔓延　癌灶初期沿子宫内膜蔓延生长，向上可沿子宫角波及输卵管，向下可累及宫颈管及阴道。若癌瘤向肌壁浸润，可穿透子宫肌层，累及子宫浆膜，种植于盆腹腔腹膜、直肠子宫陷凹及大网膜等部位。

（2）淋巴转移　为子宫内膜癌的主要转移途径。当肿瘤累及子宫深肌层、宫颈间质或为高级别时，易发生淋巴转移。转移途径与癌肿生长部位有关：宫底部癌灶常沿阔韧带上部淋巴管网经骨盆漏斗韧带转移至腹主动脉旁淋巴结。子宫角或前壁上部病灶沿圆韧带淋巴管转移至腹股沟淋巴结。子宫下段或已累及子宫颈管癌灶的淋巴转移途径与子宫颈癌相同，可累及宫旁、闭孔、髂内外及髂总淋巴结。子宫后壁癌灶可沿宫骶韧带转移至直肠旁淋巴结。约 10% 内膜癌经淋巴管逆行引流累及阴道前壁。

（3）血行转移　晚期患者经血行转移至全身各器官，常见部位为肺、肝、骨等。

【临床表现】

（1）症状：约 90%的患者出现阴道流血或阴道排液等症状。

①阴道流血：主要表现为绝经后阴道流血，量一般不多。尚未绝经者可表现为经量增多、经期延长或月经紊乱。

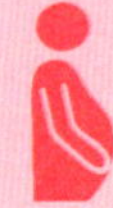

②阴道排液：多为血性液体或浆液性分泌物，合并感染则有脓血性排液，恶臭。因异常阴道排液就诊者约占 25%。

③下腹疼痛及其他：若肿瘤累及宫颈内口，可引起宫腔积脓，出现下腹胀痛及痉挛样疼痛。肿瘤浸润子宫周围组织或压迫神经可引起下腹及腰骶部疼痛。晚期可出现贫血、消瘦及恶病质等相应症状。

体征：早期患者妇科检查可无异常发现。晚期可有子宫增大，合并宫腔积脓时可有明显压痛，宫颈管内偶有癌组织脱出，触之易出血。癌灶浸润周围组织时，子宫固定或在宫旁扪及不规则结节状物。

（2）治疗原则：

根据肿瘤累及范围及组织学类型，结合患者年龄及全身情况制订适宜的治疗方案。早期患者以手术为主，术后根据高危因素选择辅助治疗。影响子宫内膜癌预后的高危因素：非子宫内膜样腺癌、高级别腺癌、肌层浸润超过 1/2、脉管间隙受侵、肿瘤直径大于 2cm、宫颈间质受侵、淋巴结转移和子宫外转移等。晚期患者可采用手术、放射、药物等综合治疗。对于影像学评估病灶局限于子宫内膜的高分化的年轻子宫内膜样癌患者，可考虑采用孕激素治疗为主的保留生育功能治疗。

①手术治疗为首选治疗方法。手术目的：一是进行手术 – 病理分期，确定病变范围及预后相关因素，二是切除病变子宫及其他可能存在的转移病灶。分期手术步骤包括：①留取腹腔积液或盆腔冲洗液，行细胞学检查；②全面探查盆腹腔，对可疑病变取样送病理检查；③切除子宫及双侧附件，术中常规剖检子宫标本，必要时行冰冻切片检查，以确定肌层侵犯程度；④切除盆腔及腹主动脉旁淋巴结。手术可经腹或腹腔镜途径进行。切除的标本应常规进行病理学检查，癌组织还应行雌、孕激素受体检测，作为术后选用辅助治疗的依据。

病灶局限于子宫体者的基本术式是筋膜外全子宫切除及双侧附件切除术，但对年轻、无高危因素者，可考虑保留卵巢；对于伴有高危因素者应同时行盆腔和腹主动脉旁淋巴结切除，也可以考虑前哨淋巴结绘图活检，以避免系统淋巴结切除引起的并发症。病变侵犯宫颈间质者行改良广泛性子宫切除、双侧附件切除及盆腔和腹主动脉旁淋巴结切除。病变超出子宫者实施肿瘤细胞减灭术，以尽可能切除所有肉眼可见病灶为目的。

②放疗是治疗子宫内膜癌有效方法之一，分近距离照射及体外照射两种。

③化疗：为全身治疗，适用于晚期或复发子宫内膜癌，也可用于术后有复发高危因素患者的治疗，以期减少盆腔外的远处转移。常用化疗药物有顺铂、多柔比星、紫杉醇等。可单独或联合应用，也可与孕激素合并应用。子宫浆液性癌术后应常规给予化疗，方案同卵巢上皮性癌。

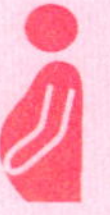

④孕激素治疗：主要用于保留生育功能的早期子宫内膜癌患者，也可作为晚期或

复发子宫内膜癌患者的综合治疗方法之一。以高效、大剂量、长期应用为宜，至少应用 12 周以上方可评定疗效。孕激素受体（PR）阳性者有效率可达 80%。常用药物及用法：醋酸甲羟孕酮 250 ～ 500mg/d 口服；甲地孕酮 160 ～ 320mg/d 口服；乙酸孕酮 500mg 肌内注射，每周 2 次。长期使用可有水钠潴留或药物性肝炎等副作用，停药后可恢复。有血栓性疾病史者慎用。

3. 随访和预后

（1）预后：

影响预后的因素主要有：①肿瘤的恶性程度及病变范围，包括手术病理分期、组织学类型、肿瘤分级、肌层浸润深度、淋巴转移及子宫外转移等；②患者全身状况；③治疗方案的选择等。

（2）随访：

治疗后应定期随访，75%～95%复发在术后 2～3 年。随访内容应包括详细询问病史、盆腔检查、阴道细胞学检查、胸部 X 线摄片、腹盆腔超声、血清 CA125 检测等，必要时可作 CT 及磁共振检查。一般术后 2~3 年内每 3 个月随访 1 次，3 年后每 6 个月 1 次，5 年后每年 1 次。

（3）预防：

预防措施：①重视绝经后妇女阴道流血和绝经过渡期妇女月经紊乱的诊治；②正确掌握雌激素应用指征及方法；③对有高危因素的人群，如肥胖、不育、绝经延迟、长期应用雌激素及他莫昔芬等，应密切随访或监测；④加强对林奇综合征妇女的监测，有建议可在 30 ～ 35 岁后开展每年一次的妇科检查、经阴道超声和内膜活检，甚至建议在完成生育后可预防性切除子宫和双侧附件。

五、思考题

1. 子宫内膜癌的分型？

2. 子宫内膜癌的三级预防是什么？

六、科普小常识

哪些人容易得子宫内膜癌：肥胖、高血压、糖尿病、不孕、绝经延迟或伴有无排卵者、功能性卵巢癌、长期服用雌激素或他莫昔芬等，另有 2% ~ 5% 的子宫内膜癌与遗传因素有关。

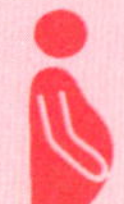

（编者　张素玉）

第四节 子宫肉瘤（案例48）

核心提示

❖子宫肉瘤的分类。

❖每种子宫肉瘤的诊断特点。

一、病历资料

1. 现病史

患者李某，系绝经后女性，72岁，G3P3A0，主因“绝经后阴道间断流液4月余，加重10^+天”入院，既往月经规律，28~30天，量中，无痛经，已绝经20年。2023年1月起无明显诱因出现阴道少量流液、色黄，无腹痛等其他不适症状，未予以重视。5月起阴道少量出血、色淡粉，5月25日出血量增多，5月28日出现下腹部胀痛不适感，5月31日下腹胀痛感加重，伴四肢乏力。6月1日出现发热，体温最高达38.3℃，无头晕、恶心、呕吐等其他不适，自行口服宫血停颗粒止血，于当晚阴道排出约鸡蛋大小血块，随后自觉腹痛、腹胀、发热等症状明显缓解。6月5日于当地医院住院治疗1周，住院期间给予止血、补血、消炎等对症治疗，取宫颈口处组织送病理检测，结果显示：恶性肿瘤。建议会诊并做免疫组化检测。液基薄层细胞学筛查（TCT）提示恶性肿瘤。盆腔彩超提示：宫腔内可见范围约8.3cm×4.1cm不均质回声团，其内可见点状彩色血流信号。盆腔核磁提示：子宫颈管内可见一类圆形等长T1、等长T2信号，其内信号不均匀，压脂T2及DW1序列上为不均匀略高信号影，病灶大小约为4.5cm×2.9cm×5.1cm，边界清晰，考虑子宫内膜癌。为求进一步诊治，6月8日就诊我院。盆腔彩超提示：宫腔及

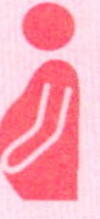

宫颈管内可见 57.5mm × 20.5mm 的偏强不均质回声区，与肌层分界不清，可见丰富血流信号；宫颈增大，大小约 43.5mm × 33.7mm，宫颈管结构消失，与宫体及阴道均分界不清，考虑“子宫肿瘤”收住院。自发病以来，精神、食欲尚可，睡眠一般，无头晕、乏力及心慌，无腹痛、腹泻及发热，二便正常，体重无变化。

2. 既往史

40^+ 年前于当地医院行绝育术。否认传染病病史、高血压病史、糖尿病病史、冠心病史及其他疾病史。否认外伤史、输血史、食物过敏史及药物过敏史。

3. 专科检查

外阴正常，已婚经产型；阴道通畅，可见少许血性分泌物，无异味；宫颈光滑，触血（-）；宫体前位，大小约 8.0cm × 6.0cm，形态饱满，表面光滑，活动好，质软，无压痛；右附件区未触及异常，无压痛、无增厚；左附件区未触及异常，无压痛、无增厚。三合诊：直肠黏膜光滑，骶主韧带未触及明显结节。

4. 实验室和辅助检查

TCT（2023-06-07 外院）提示：恶性肿瘤；

HPV（2023-06-07 外院）提示：58 弱阳性；

盆腔彩超（2023-06-02 外院）显示：宫腔内可见范围约 8.3cm × 4.1cm 不均质回声团，其内可见点状彩色血流信号；

盆腔核磁（2023-06-05 外院）：子宫颈管内可见一类圆形等长 T1、等长 T2 信号，其内信号不均匀，压脂 T2 及 DW1 序列上为不均匀略高信号影，病灶大小约为 4.5cm × 2.9cm × 5.1cm，边界清晰；

盆腔彩超（2023-06-12 我院）：子宫后位，形态规则，宫体增大，大小约 50.9mm × 57.2mm × 47.2mm，宫腔及宫颈管内可见 57.5mm × 20.5mm 的偏强不均质回声区，与肌层分界不清。彩色多普勒血流成像：可见丰富血流信号，可探及动静脉血流频谱，其中动脉血流频谱，RI：0.31，肌壁回声不均。彩色多普勒血流成像：可见较丰富血流信号。宫颈增大约 43.5mm × 33.7mm，宫颈管结构消失，与宫体及阴道均分界不清。彩色多普勒血流成像：可探及动脉血流频谱，RI：0.60。附件区：左卵巢 18.1mm × 5.4mm，右卵巢 17.4mm × 9.2mm，内可见 3.4mm × 2.4mm 无回声区，透声尚可。彩色多普勒血流成像：未见明显血流信号。直肠窝（-）。超声提示：宫腔及宫颈实性占位，右卵巢无回声区；

CT 诊断：①右肺上叶微小结节，建议定期复查；②冠脉走行区钙化斑块；③右侧乳腺钙化灶；④肝囊性病灶，建议复查；⑤胰体部小囊肿；⑥子宫饱满，建议完善妇科检查；⑦盆腔少量积液。

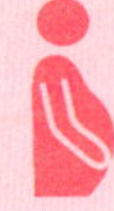

二、诊治经过

1. 初步诊断

子宫肿瘤性质待查：子宫肉瘤？子宫内膜癌？

下生殖道 HPV 感染；

绝育术后。

2. 诊治经过

①完善术前相关化验检查；

②于 2023 年 6 月 19 日行腹腔镜下子宫全切术 + 双附件切除术；

③术后预防感染、补液、预防性抗凝、支持治疗。

【病理及分期】

病理诊断：（子宫+ 双附件）子宫腔内见肿瘤部分呈低分化子宫内膜样癌，FIGO3 级，部分呈圈形、短梭形，弥漫成片生长，可见瘤巨细胞，结合免疫组化结果符合子宫癌肉瘤，侵润深度<1/2 子宫肌层，累及宫体下段，可见脉管内瘤栓，未见明确神经侵犯；慢性宫颈炎伴糜烂，腺体鳞化；左宫旁、右宫旁未见特殊；双侧卵巢可见白体，包涵囊肿；双侧输卵管黏膜慢性炎，右侧输卵管积液。免疫组化：CK-pan（灶+），Vimentin（+），CD10（部分+），SMA（部分+），CD34（局灶+），Desmin（-），S-100（P）（局灶+），Ki-67（70%+），H-caldesmon（-），PAX-8（部分+），P53（+40%），ER（-），PR（-），PTEN（-），P16（+），CEA（P）（-），NapsinA（-），PAX-2（部分+），GATA-3（-）。

术后分期：子宫内膜癌肉瘤 IA 期、双侧慢性输卵管炎、右侧输卵管积液、下生殖道 HPV 感染、绝育术后。

三、案例分析

1. 病史特点

（1）患者绝经后女性，因“绝经后阴道间断流液 4 月余，加重 10^+ 天”就诊。

（2）既往：40^+ 年前于当地医院行绝育术。

（3）专科查体：外阴正常，已婚经产型，阴道通畅，可见少许血性分泌物，无异味；宫颈光滑，触血（-）；宫体前位，大小约 8.0cm × 6.0cm，形态饱满，表面光滑，活动好，质软，无压痛；右附件区未及异常，无压痛、无增厚；左附件区未触及异常，无压痛、无增厚。三合诊：直肠黏膜光滑，骶主韧带未触及明显结节。

（4）实验室及辅助检查：TCT 提示恶性肿瘤，超声提示：宫腔及宫颈实性占位。

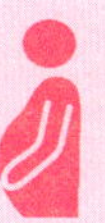

2. 诊断和诊断依据

（1）诊断：子宫内膜癌肉瘤 IA 期。

（2）诊断依据：①绝经后女性，因“绝经后阴道间断流液 4 月余，加重 10⁺ 天”就诊。②辅助检查 TCT 提示恶性肿瘤，超声提示：宫腔及宫颈实性占位。③手术病检确诊。

（3）鉴别诊断：

①子宫内膜息肉：主要超声表现为宫腔内单个或多个边界清晰的局灶高回声团，可见散在多个无回声区。可有蒂，周围可见完整的子宫内膜基底层高回声线。可见条状血流信号与子宫肌壁相连通。

②黏膜下肌瘤 / 子宫腺肌瘤：主要超声表现为黏膜下肌瘤通常表现为边界清晰实质性肿块，高低不等回声，可见环状或者半环状血流信号显示。腺肌瘤边界不清，但仍可见环状或者半环状血流信号。

③子宫内膜癌：主要超声表现为内膜增厚或宫腔占位，宫腔可见积液；彩色多普勒可见丰富血流信号，阻力指数偏低，大多低于0.4；可见菜花样或息肉样隆起，可累及肌层，分界不清，子宫弥漫性增大，可发生远处转移。

四、临床特点及治疗基本原则、预后

1. 临床特点

（1）子宫肉瘤（US）：少见，恶性程度高，占子宫恶性肿瘤 2%~4%，占女性生殖道恶性肿瘤 1‰来源于子宫肌层、肌层内结缔组织和内膜间质，也可继发于子宫平滑肌瘤。多见于 40 ~ 60 岁妇女。

（2）病理分类：

①子宫平滑肌肉瘤（uLMS）：分为原发性和继发性两种。原发性平滑肌肉瘤是指由具有平滑肌分化的细胞组成的恶性肿瘤，是子宫最常见的恶性间叶性肿瘤，发自子宫肌层或肌壁间血管壁的平滑肌组织。此种肉瘤呈弥漫性生长，与子宫壁之间无明显界限，无包膜。继发性平滑肌肉瘤为原已存在的平滑肌瘤恶变，很少见。肌瘤恶变常自肌瘤中心部分开始，向周围扩展直到整个肌瘤发展为肉瘤，可侵及包膜。通常肿瘤的体积较大，切面为均匀一致的黄色或红色结构，呈鱼肉状或豆渣样。镜下平滑肌肉瘤细胞呈梭形，细胞大小不一致，形态各异，排列紊乱，有核异型，染色质深，核仁明显，细胞质呈碱性，有时有巨细胞出现。核分裂象 > 10 个 /HPF，有凝固性坏死。子宫平滑肌肉瘤易发生血行转移，如肺转移。继发性平滑肌肉瘤的预后比原发性好。

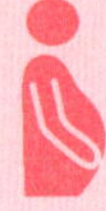

②子宫内膜间质肉瘤（ESS）：来自子宫内膜间质细胞，按照核分裂象、血管侵袭

及预后情况分为三种类型。

a. 低级别子宫内膜间质肉（LGESS）：大体见肿瘤呈息肉状或结节状，突向宫腔或侵及肌层，但边界欠清。镜下见子宫内膜间质细胞侵入肌层肌束间，细胞形态大小一致，无明显的不典型和多形性，核分裂象一般 < 10 个 /HPF，无坏死或坏死不明显。有向宫旁组织转移倾向，较少发生淋巴及肺转移。复发迟，平均在初始治疗后 5 年复发。

b. 高级别子宫内膜间质肉瘤（HGESS）：大体见宫壁有多发性息肉状赘生物，侵入宫腔。镜下见肿瘤细胞缺乏均匀一致，具有渗透样浸润性生长方式，肿瘤细胞大，核异型明显，核分裂象通常 > 10 个 /HPF。易子宫外转移，预后差。

c. 未分化子宫肉瘤（USS）：大体见侵入宫腔内息肉状肿块，伴有出血坏死。肿瘤细胞分化程度差，细胞大小不一致，核异型明显，核分裂活跃，多伴脉管侵犯。恶性度高，预后差。

③腺肉瘤：指含有良性腺上皮成分及肉瘤样间叶成分的恶性肿瘤。多见于绝经后妇女，也可见于青春期或育龄期女性。腺肉瘤呈息肉样生长，凸入宫腔，较少侵犯肌层，切面常呈灰红色，伴出血坏死，可见小囊腔。镜下可见被间质挤压呈裂隙状的腺上皮成分，周围间叶细胞排列密集，细胞轻度异型，核分裂不活跃。

2. 治疗原则

治疗以手术为主，内分泌治疗、化疗和（或）放疗为辅。

（1）初始治疗：

【手术治疗】

◆术前或术中确诊为子宫肉瘤的处理

子宫肉瘤的标准术式是全子宫切除术及双附件切除术，一般不常规施行系统性盆腔及腹主动脉旁淋巴结切除术，但术中应予探查，肿大或可疑淋巴结应予切除。

①局限于子宫者：

全子宫 + 双附件切除；不能手术者：盆腔外照射 ± 近距离放疗和（或）全身系统性治疗。

②子宫外有病灶者：全子宫 + 双附件切除 + 转移病灶切除，包括转移淋巴结切除；不能手术者：盆腔外照射 ± 近距离放疗和（或）全身系统性治疗。由于 LGESS 患者保留卵巢复发率极高，故建议双侧附件切除，也不提倡术后雌激素替代治疗。尽管有学者提出对于Ⅰ期 LGESS 患者经严格选择后可考虑保留卵巢，但仍需积累更多证据证实。子宫腺肉瘤发生卵巢转移罕见，绝经前低危患者可考虑保留卵巢。子宫肉瘤的手术强调完整地切除子宫肿瘤，切忌在腹腔内施行肿瘤分碎术。

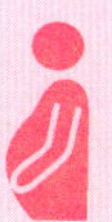

◆子宫良性疾病手术后病理学检查确诊为肉瘤的处理

由于子宫肉瘤常被误诊为子宫良性疾病，在实施手术后病理学检查时才得以确诊，故多数患者需补做手术。再次手术前应尽可能明确病理学类型，同时行影像学检查（增强 CT 或 MRI）明确有无盆腔以外的转移灶。盆腔 MRI 对于判断子宫外受侵或局部肿瘤残留有一定优势。组织切片做 ER 和 PR 检测有助于决定年轻女性是否可能保留卵巢。通常再次手术需切除遗留的子宫、子宫颈或附件等。对于年轻的、ER 阴性的早期 uLMS 患者，可谨慎保留一侧卵巢。术中探查到肿大淋巴结或可疑转移淋巴结应予以切除，对于宫外转移病灶应切除干净。对于前次手术行子宫或肌瘤分碎术的患者，应再次进腹清理散落病灶，尽可能彻底减灭肿瘤细胞。

◆保留生育功能问题

对有生育要求者实施保留生育功能手术应格外谨慎。目前没有高级别证据支持子宫肉瘤患者实施保留生育功能手术的安全性，仅见于一些个案报道。一般来说，恶性程度高的子宫肉瘤如 uLMS、HGESS 及 USS 等，均不主张实施保留子宫的手术；仅在少数恶性程度低，如早期的 LGESS、腺肉瘤或横纹肌肉瘤的患者中有相关报道。如患者愿意承担风险，在充分知情同意下，临床检查未见子宫外转移灶，可以选择保守性手术。术后需严密随访，并建议完成生育后切除子宫。

【术后辅助治疗】

子宫肉瘤的处理常需根据临床病理学预后因素进行修正，强烈建议由妇科病理学专家复核阅片。相关危险因素包括子宫切除方式、肿瘤标本是否完整（完整、开放或分碎）、肿瘤大小（大于或小于 5cm）、组织学类型、核分裂象多少以及有无脉管浸润等。对于腺肉瘤，还需明确子宫肌层有无受侵和组织学分级，此外，若有子宫外转移还需详细记录部位、数目等，若已行淋巴结切除，需明确淋巴结受累数目及部位（如左、右盆腔，腹主动脉旁等）。随着分子病理学的研究进展，一些基因检测方法也被应用于子宫肉瘤的评估。尽管目前没有针对子宫肉瘤特有的靶向治疗或免疫治疗方案，但可考虑检测一些泛肿瘤靶点，建议至少应检测包括神经营养受体酪氨酸激酶基因融合、微卫星不稳定性和肿瘤突变负荷等。

◆ LGESS

对于Ⅰ期的 LGESS 可术后观察，尤其是绝经后或已实施双附件切除的患者，也可行内分泌治疗（雌激素阻断剂）。对于Ⅱ～Ⅳ期的 LGESS 术后给予雌激素阻断剂治疗，必要时给予体外放疗。

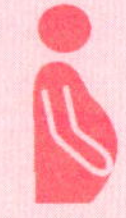

◆ uLMS、UUS 或 HGESS

对于Ⅰ期的 uLMS、UUS 或 HGESS 患者可术后观察，不建议常规辅助放疗，辅助化疗对早期 uLMS 似乎也无益处。ER 或 PR 阳性的患者可使用雌激素阻断剂。对于Ⅱ～Ⅳ期的 uLMS、UUS 或 HGESS 患者可进行术后辅助化疗和（或）体外放疗。

【姑息性治疗】

姑息性治疗适用于无法耐受手术、手术无法切除或有远处转移的患者。一般 LGESS 给予雌激素阻断剂治疗，酌情选用放化疗。uLMS、USS 或 HGESS 则给予全身化疗，酌情选用姑息性放疗。

（2）复发性子宫肉瘤的治疗：

复发性子宫肉瘤的治疗策略主要取决于 2 个因素：①是否可能再次手术切除；②以前有无放疗史。此外，需根据复发的部位及肿瘤的恶性程度选择治疗方法。选择全身系统性治疗时，LGESS 首先考虑雌激素阻断剂，而 uLMS、USS 或 HGESS 则采用化疗。有证据表明肿瘤细胞减灭术可以改善复发性 ESS 患者的生存期，因此，尽可能切除所有复发病灶对患者生存有益。可分为以下情况分别处理。

◆对于阴道或盆腔局部复发，影像学检查排除远处转移患者的治疗

对于阴道或盆腔局部复发，影像学排除远处转移，既往未接受放疗的患者，治疗选择包括：①手术切除 ± 术中放疗 + 全身系统性治疗；②术前放疗和（或）全身系统性治疗 + 手术切除 + 全身系统性治疗；③若术中无法切净肿瘤，术后盆腔外照射 ± 近距离放疗和（或）全身系统性治疗；④盆腔外照射 ± 近距离放疗 + 全身系统性治疗。对于既往接受过放疗者，治疗选择包括：①手术切除 ± 术中放疗 + 全身系统性治疗；②全身系统性治疗；③选择性盆腔外照射和（或）近距离放疗。

◆对于孤立转移灶患者的治疗

对于孤立转移灶患者的治疗应争取手术切除，并在术后辅以体外放疗和（或）全身系统性治疗。对于转移灶无法切除者，可选择全身系统性治疗和（或）局部治疗（如射频消融、立体定向放疗等）。

◆对于全身多处转移的患者的治疗

对于全身多处转移的患者则考虑全身系统性治疗和（或）姑息性放疗，也可考虑对症支持治疗。

（3）靶向治疗和免疫治疗：

目前，一些子宫肉瘤的靶向治疗多在临床试验阶段。一项非随机的Ⅱ期临床研究显示，曲贝替定联合多柔比星在晚期 uLMS 或软组织平滑肌肉瘤患者中观察到了 60% 的客

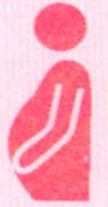

观缓解率。一项随机双盲安慰剂对照Ⅲ期临床研究证实，培唑帕尼可以显著延长转移性非脂肪细胞软组织肉瘤患者的无进展生存期。但另一项对无法切除的、转移性 uLMS 行一线治疗的Ⅲ期临床研究，在吉西他滨和多西他赛联合化疗方案中加入贝伐珠单抗并没有提高疗效。对于 TMB ≥ 10 的手术无法切除或全身多处转移的初治或复发患者，在没有更满意的治疗方法时可选择免疫治疗，如帕姆单抗等。对于经检测有 NTRK 基因融合的患者可选择拉罗替尼或恩曲替尼等药物。对于晚期复发患者，在常规治疗失败的情况下，可以进行基因检测，尝试个体化靶向治疗，并鼓励患者参加临床试验。

（4）治疗方案选择：

【全身系统性治疗】

◆雌激素阻断剂

雌激素阻断剂主要用于 LGESS，首选芳香化酶抑制剂（来曲唑、阿那曲唑或依西美坦等），也可使用竞争性雌激素受体拮抗剂（氟维司群）、高剂量孕酮或促性腺激素释放激素类似物（亮丙瑞林、曲普瑞林等），目前已不再使用他莫昔芬。此外，一些 ER 和 PR 阳性的 uLMS、HGESS、腺肉瘤也可选用雌激素阻断剂治疗。雌激素阻断剂的使用方法并未达成共识，如芳香化酶抑制剂或孕激素的最佳剂量、给药方案及治疗持续时间等均不明确。有学者认为需用 2 年，也有学者认为需终身使用。

◆化疗

化疗主要用于 uLMS、USS 或 HGESS，首选多柔比星单药化疗，也可选择联合化疗方案。

【放射治疗】

放射治疗不作为子宫肉瘤治疗的首选，主要用于有肿瘤残留或有亚临床转移区域的补充治疗，以及复发 / 转移病灶的姑息性治疗。包括外照射放疗和近距离放疗。影像学检查可以评估局部肿瘤累及的范围，并可排除远处转移。盆腔或腹主动脉旁淋巴引流区域一般选用外照射放疗。亚临床病灶一般给予 45~50Gy；对于明确的病灶，至少需给予 60Gy；对于部分较大病灶，可采用精准放疗技术（如调强放疗、立体定向放疗），总剂量达到 70Gy 以上，应注意保护危及器官。近距离放疗多用于子宫切除术后阴道局部的放疗、阴道复发病灶的放疗或者用于子宫切除前的新辅助放疗。新辅助放疗有助于降低术后切缘不足或切缘阳性的风险。

◆外照射靶区

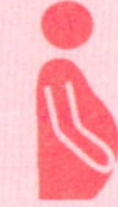

盆腔外照射的靶区应包括肿瘤原发 / 复发病灶、盆腔淋巴结引流区（髂总、髂外、髂内、闭孔淋巴结区）、子宫旁、阴道上段（包含阴道旁组织）和骶前淋巴结区。腹主动脉区延

伸野应包括整个腹主动脉旁淋巴引流区域，其上界取决于肿瘤波及的范围，至少应达左肾血管水平并位于肿瘤上 2 ～ 3cm。建议采用适形放疗或调强放疗以减少对正常组织的损伤。

◆近距离放疗

近距离放疗作为术后辅助治疗可在阴道切口痊愈后开始实施，一般应于术后 6 ～ 8 周开始，不应晚于术后 12 周。术后近距离放疗范围为阴道上段。照射剂量参考点一般选阴道黏膜面或黏膜下 0.5cm，阴道黏膜面给予 6Gy × 5 次，或阴道黏膜下 0.5cm 处给予 7Gy × 3 次或 5.5Gy × 4 次。对于术后阴道切缘阳性或安全边界不足的情况，应采用外照射联合近距离放疗的方式。除了外照射的剂量外，再用高剂量近距离放疗给予阴道黏膜面 4~6Gy × 2 ～ 3 次的补充量。

◆手术无法切除的肿瘤

对手术无法切除的肿瘤应根据部位采用外照射和（或）近距离放疗。如果条件允许，宜采用图像引导的放射治疗（特别是图像引导下的近距离放疗）。如果单独使用近距离放疗，子宫体、子宫颈、阴道上段 1 ～ 2cm 的 90% 体积至少照射 48Gy（等效剂量 EQD2）。如果近距离放疗联合外照射，剂量则必须增加至 65Gy（等效剂量 EQD2）。如果采用 MRI 做近距离放疗计划，可见肿瘤区的 D90 剂量应大于或等于 80Gy（等效剂量 EQD2）。

3. 随访和预后

（1）随访计划：

前 2~3 年每 3 个月随访 1 次，以后每 6 ～ 12 个月随访 1 次；复查内容包括全身体检及妇科检查、影像学检查和健康宣教。影像学检查主要包括胸部、腹部和盆腔 CT 检查（也可选择胸部 CT 结合腹部和盆腔 MRI），前 3 年内每 3 ～ 6 个月 1 次，第 4 ～ 5 年每 6 ～ 12 个月检查 1 次，第 6 ～ 10 年根据肿瘤初始分期和病理学分级，每 1 ～ 2 年检查 1 次。当上述检查不能排除肿瘤转移时，宜行全身 PET/CT 检查。

（2）预后：

复发率高，预后差，5 年生存率为 20% ～ 30%。预后与肉瘤类型、恶性程度、肿瘤分期、有无转移及治疗方法有关。继发性子宫平滑肌肉瘤及低级别子宫内膜间质肉瘤预后相对较好；高级别子宫内膜间质肉瘤和未分化子宫肉瘤预后差。

五、思考题

1. 子宫肉瘤的病理诊断及分子检测原则。

2. 晚期复发患者的治疗。

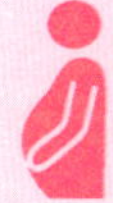

六、科普小常识

沉默的杀手——子宫肉瘤。

（1）起源于子宫内膜间质的恶性肿瘤，多见于40~60岁以上的妇女，病因可能与基因表达、雌激素受体有关，有部分子宫肉瘤是继发于子宫平滑肌瘤。子宫肉瘤的可怕之处：①少见，难诊断；②恶性程度高；③预后差。

（2）出现以下症状需警惕：

①阴道不规则出血；②腹部包块；③腹痛；④压迫症状。

（编者　张素玉）

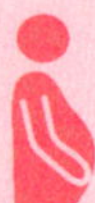

第五节　卵巢癌（案例 49）

核心提示

❖卵巢癌的诊断。

❖卵巢癌的全程治疗管理。

❖复发性卵巢癌的治疗。

一、病历资料

1. 现病史

霍某，女性，43 岁，主因“下腹部隐痛伴腹胀 2 月”就诊。今年 9 月无明显诱因出现下腹部隐痛，伴腹胀，伴腰骶部酸困，不伴头晕等，无不规则阴道流血，10 月 24 日就诊于当地医院行盆腔彩超提示：左附件区囊肿 7.2cm × 6.0cm × 7.1cm，建议手术治疗，求进一步诊治就诊于我院，复查盆腔超声结果提示，左附件区可见大小约 8.1cm × 4.4cm 囊实性肿物，以囊性为主，囊内壁可见多个低回声乳头状突起，较大的约 2.7cm × 1.5cm，囊壁及突起上均可见较丰富血流信号，右附件区可见大小约 6.4cm × 5.9cm 囊实性肿物，形态尚规则，以囊性为主，囊内壁可见多个低回声乳头状突起，较大的约 24.2mm × 14.4mm，囊壁及突起上均可见较丰富血流信号，盆腹腔积液，考虑“盆腔肿物性质待查：卵巢癌？”收住院。

2. 既往史

既往体健，否认家族遗传病史，配偶及子女、兄弟姐妹均健康。

3. 专科检查

外阴：已婚经产式；阴道：畅；宫颈：光、触血（–），腹部膨隆，子宫大小约

8.0cm × 6.0cm，活动差，子宫后方可触及巨大肿物，上界达脐上 2 横指，双侧达腋前线，不活动，与周围分界欠清，压痛（–）；余触诊不满意。三合诊：直肠黏膜光滑。

4. 实验室和辅助检查

盆腔彩超：子宫位置：前位，形态：不规则，宫体大小：6.0cm × 5.6cm × 4.7cm，宫内膜厚度 3.7mm，左附件区可见大小约 8.2cm × 4.5cm 囊实性肿物，形态尚规则，以囊性为主，囊内壁可见多个低回声乳头状突起，较大的约 2.7cm × 1.4cm，囊壁及突起上均可见较丰富血流信号可探及动脉血流频谱，RI：0.43，右附件区可见大小约 6.4cm × 6.0cm 囊实性肿物，形态尚规则，以囊性为主，囊内壁可见多个低回声乳头状突起，较大的约 2.4cm × 1.5cm，囊壁及突起上均可见较丰富血流信号，可探及动脉血流频谱，RI：0.51，直肠窝可见深约 4.7cm 液性暗区，右髂窝可见深约 1.4cm 液性暗区，左髂窝可见深约 1.5cm 液性暗区。提示：双附件区囊实性肿物、盆腹腔积液。

肿瘤标志物：糖类抗原199：161.00U/mL，糖类抗原125：2292.00U/mL，人附睾蛋白4：349.00pmol/L。

盆腹腔 CT：双侧附件囊实性占位，腹膜后淋巴结未见肿大，腹部及胸部未见明显异常。

二、诊治过程

（1）初步诊断：

腹水待查：卵巢癌晚期？

（2）诊治经过：

①完善术前化验检查；

②行卵巢癌减灭术（切除子宫 + 双附件 + 盆腔淋巴结切除 + 大网膜切除 + 肠系膜肿物切除）；

③术后紫杉醇 + 卡铂方案化疗；

④行基因检测为后续维持治疗提供方案。

三、各类卵巢癌的治疗方案及原则

卵巢癌病理类型较多，包括上皮性卵巢癌、性索间质恶性肿瘤、生殖细胞肿瘤等，上皮性卵巢癌占大多数。目前上皮性卵巢癌主要采用综合治疗的全程化管理方式，手术—化疗—维持治疗。

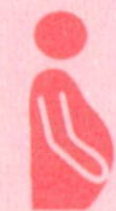

（1）诊断依据：发现盆腔可疑包块和（或）腹水、腹胀和（或）其他明显恶性相

关症状的患者，在行腹部/盆腔体格检查后行超声和（或）腹部/盆腔 CT、磁共振成像（MRI）或正电子发射计算机断层显像（PET-CT）、必要的实验室检查和肿瘤标志物测定，包括糖类抗原（CA）125、HE4、ROMA 指数、CA19-9、癌胚抗原（CEA）、抑制素、甲胎蛋白（AFP）、β-人绒毛膜促性腺激素（人绒毛膜促性腺激素）和乳酸脱氢酶（LDH）。胸部影像学检查是必须检查项目。拟诊早期卵巢癌应避免细针穿刺进行诊断，以防止肿瘤破裂导致肿瘤在腹腔内播散。对于晚期巨块型不适合手术患者，细针穿刺术是获得明确病理诊断的必要手段。必须排除来源于胃肠道、子宫、胰腺肿瘤和淋巴瘤。同时排除卵巢良性病变和非卵巢病变。了解家族史。

（2）初始治疗：包括规范的手术分期、减瘤术，大部分患者术后需要化疗。希望保留生育功能的年轻患者，Ⅰ A 期可行患侧附件切除 + 全面分期手术；Ⅰ B 期可行双侧附件切除（保留子宫）+ 全面分期手术。不需保留生育功能的患者，行全子宫双附件切除 + 全面分期手术或减瘤术。术后进行胚系和体细胞的 BRCA1/2 和 HRD 检测及相应的辅助治疗。身体状态不适合立即手术或初次减瘤术达到满意减瘤术可能性较低者，可行新辅助化疗。新辅助化疗方案须由妇科肿瘤专科医生确定。化疗前最好有组织学证据。若不能活检取得病理标本，则需取腹水或胸水细胞学找到癌细胞结合 CA125/CEA 的比值 > 25。也可以用腹腔镜评估。化疗 3 ~ 4 疗程后缓解者可行 IDS，手术后继续完成至少 3 疗程的化疗。化疗 3 ~ 4 疗程后稳定者可选择立即行 IDS，也可以继续化疗至 6 疗程再行 IDS，术后继续化疗。

（3）术后辅助治疗：除了Ⅰ A 和Ⅰ B 期黏液性癌、低级别浆液性癌和 G1 子宫内膜样癌不需化疗，Ⅰ A ~ Ⅰ C1 期透明细胞癌、Ⅰ C 期黏液性癌、Ⅰ C 期低级别浆液性癌和 G1 子宫内膜样癌可选择化疗或观察外，其他患者术后均需接受化疗。Ⅰ期高级别浆液癌推荐 6 疗程化疗，Ⅰ期其他组织类型推荐 3 ~ 6 疗程化疗。Ⅱ ~ Ⅳ期推荐 6 疗程化疗。一般状态差、有内科合并症、> 70 岁患者可以选择紫杉醇（60mg/m^2）/卡铂（AUC2）化疗方案。

（4）初始治疗后维持治疗：一线维持治疗适用于Ⅱ ~ Ⅳ期治疗后 CR/PR 的患者，但用于Ⅱ期患者数据有限，Ⅱ期治疗后达 CR 者可首选观察。需根据化疗是否联合贝伐珠单抗和患者的基因状态而定。主要维持治疗药物是 PARP 抑制剂和贝伐珠单抗。

（5）随访：初始治疗后前 2 年每 2 ~ 4 个月、第 3 ~ 5 年每 3 ~ 6 个月随访 1 次，5 年后每年随访 1 次。随访内容包括盆腔检查、肿瘤标志物及完善基因检测。对于初始治疗没有化疗的患者，不论是 CA125 升高或临床复发，均按初治患者处理。若初始治疗接受过化疗，目前为临床复发，按持续性或复发性疾病处理；若仅为 CA125 升高，

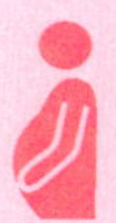

可选择推迟到临床复发再治疗或立即按复发性疾病治疗（2B 类）或参加临床试验。从 CA125 升高到出现临床复发征象的中位时间是 2 ～ 6 个月，现有的数据显示生化复发后立即进行治疗并无生存获益，他莫昔芬、其他激素类药物都可作为推迟治疗期间可接受的治疗方式。

（6）持续性或复发性疾病的治疗：①初始治疗或维持治疗后进展、或持续性或稳定性疾病、或完全缓解停化疗 < 6 个月复发：可选择参加临床试验、支持治疗或按顺铂耐药复发治疗。②完全缓解停化疗≥ 6 个月复发：影像学和（或）临床复发者，选择合适的案例考虑二次减瘤术。术后首选以铂为基础的联合化疗、或参加临床试验、或按复发治疗和（或）支持治疗。专家组认为贝伐珠单抗是复发患者的首选（特别是合并腹水者），在铂敏感或铂耐药的患者中都有效。贝伐珠单抗单药的反应率为 20%，不良反应有高血压、动脉血栓形成和肠穿孔，禁用于有胃肠穿孔高风险的患者。另外，对于复发患者也可考虑姑息性局部放疗。持续性或复发性疾病治疗后，可选择参加临床试验或维持治疗（CR/PR 者）或观察。对于 MSI-H 或 MMRd 或 TMB ≥ 10 突变 / 百万碱基，可以考虑使用帕博利珠单抗。BRAFV600E 阳性肿瘤可使用达拉非尼 + 曲美替尼；RET 基因融合阳性肿瘤可使用塞尔帕替尼；FR-α 阳性肿瘤可使用 mirvetuximabsoravtansine+ 贝伐珠单抗。铂耐药复发且 HER-2 表达阳性（IHC++ ～ +++），可以使用 fam-trastuzumabderuxtecan-nxki（T-DXd）。铂耐药复发可以环磷酰胺（口服）/ 帕博利珠单抗 / 贝伐珠单抗方案治疗。

（7）复发缓解后的维持治疗：复发治疗后缓解者，化疗联合贝伐珠单抗者停化疗后可继续使用贝伐珠单抗进行维持治疗，如果使用 PARP 抑制剂维持治疗，可以在使用 PARP 抑制剂前停用贝伐珠单抗。对于铂敏感复发完成≥二线含铂化疗、有 BRCA 突变者，以前没用过 PARP 抑制剂者可使用尼拉帕利、奥拉帕利、卢卡帕利维持治疗。鉴于 Study-19，NOVA，ARIEL-3 等临床研究的总生存时间（OS）数据，在 BRCAwt 队列中使用 PARP 抑制剂并无 OS 获益，因此，指南不再推荐奥拉帕利、尼拉帕利和卢卡帕利用于 BRCAwt 铂敏感复发患者的维持治疗。使用 PARP 抑制剂维持时间超过 24 个月时应谨慎。PARP 抑制剂复发后的再次应用，2024 年 NCCN 指南推荐若患者有 BRCA 突变、之前使用 PARP 抑制剂维持治疗期间疾病无进展，复发时含铂化疗后缓解者仍可使用 PARP 抑制剂维持治疗。

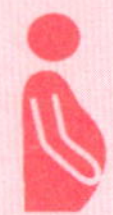

四、思考题

使用 PAP 抑制剂的患者，为什么在复发维持治疗时需要更换药物?

五、科普小常识

卵巢癌发病隐匿，70% 患者发病时已是晚期，预后较差。目前，尚无特异的筛查办法，需定期进行妇科检查。常见有腹部超声等相关检查。

（编者 王晓妮）

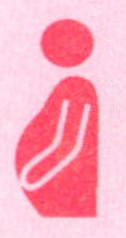

第六节　非上皮性卵巢肿瘤（案例50）

核心提示

❖卵巢非上皮性肿瘤分为生殖细胞肿瘤和非生殖细胞肿瘤。

❖治疗原则为手术为主，手术以化疗、放疗等综合治疗。

一、病历资料

1. 现病史

患者董某，女，29岁，已婚未孕，患者主因“腹胀3⁺月”入院，患者3 +月前开始自觉腹胀，腹围增大，不伴尿频、尿急，大便正常，正常进食，未重视；期间腹胀进行性加重，进食较前减少，无尿频、尿急等不适，无恶心、呕吐等不适，2024-02-29就诊于我院门诊行盆腔彩超示，右侧附件区可见8.8cm×6.4cm实性肿物，考虑“盆腔肿物性质待查”，收住我科。自发病以来，精神尚可，食欲减退，睡眠一般，大便正常，小便次数增加，体重无变化。

2. 既往史

2023年于忻州市医院确诊“甲状腺功能亢进症”，未服药。否认传染病病史，否认高血压病史，否认糖尿病病史，否认冠心病史，否认其他疾病史。否认手术史，否认外伤史，否认输血史，否认食物过敏史，否认药物过敏史。

3. 专科检查

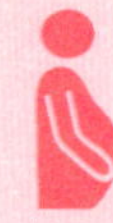

外阴：已婚式；阴道：畅，可见少量分泌物，无异味；宫颈：光，触血（–）；宫体：前位，大小约6.0cm×5.0cm，活动欠佳；盆腔内可触及大小约10.0cm×8.0cm肿物，质偏硬，

边界欠清。三合诊：直肠黏膜光滑，指套无血染。

4. 实验室和辅助检查

盆腔 CT（平扫 + 增强）：

①盆腔囊实性占位，考虑附件来源可能，性索间质肿瘤（无性细胞瘤）或生殖细胞肿瘤不除外，请结合临床。

②腹盆腔积液并引流术后，腹膜局部略增厚。

③腹腔及腹膜后轻度肿大淋巴结。

④胸部 CT 扫描未见明显异常。

经阴道盆腔超声：子宫位置：前位，形态：规则，宫体大小：4.9cm × 4.4cm × 3.0cm，宫内膜厚度 0.53cm，肌壁回声：尚均，彩色多普勒血流成像：可见星点状血流信号，附件区：左卵巢 2.2cm × 1.3cm，右附件区可见大小约 8.8cm × 6.4cm 囊实性肿物，形态规则，边界清，以实性为主，实性部分为类圆形高回声，囊性部分透声尚可，彩色多普勒血流成像，可见条状血流信号，右髂窝可见深约 3.6cm 液性暗区，左髂窝可见深约 3.6cm 液性暗区肝肾间隙可见深约 3.8cm 液性暗区，肝前间隙可见深约 1.8cm 液性暗区脾肾间隙可见深约 4.7cm 液性暗区，直肠窝可见深约 3.8cm 液性暗区，超声提示：右附件区囊实性肿物（来源于右卵巢？）盆腹腔积液。

肿瘤标志物：AFP：41448ng/mL；CA125：85.8U/mL；

HCG：21.74mIU/mL。

二、诊治经过

1. 初步诊断

①盆腔肿物性质待查：卵巢肿瘤？转移瘤？②甲状腺功能亢进症。

2. 诊治经过

①完善术前相关化验检查，腹部穿刺引流缓解腹胀症状，完善胃肠镜检查。

②腹腔镜下左侧附件切除术 + 右侧卵巢囊肿剥除术 + 盆腔淋巴结切除术 + 腹主动脉旁淋巴结切除术 + 大网膜切除术 + 盆腔粘连松解术 + 腹膜活检术 + 开腹取出术 + 诊刮术。

③术后抗感染、补液、抗凝、支持治疗。

3. 病理及分期

①冰冻组织 2 块（左侧附件）卵巢内见多量片状弥漫异型细胞，核分裂象易见，伴多量坏死，符合恶性肿瘤，具体分型待定。

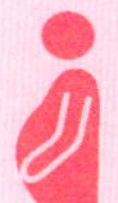

②术后石蜡病检：（左侧附件）卵巢混合性生殖细胞肿瘤，以卵黄囊瘤为主，另见少量无性细胞瘤成分，伴大片坏死；输卵管未见显著变化。免疫组化：2413241-6：AFP（灶+），CD117（+），CD30（-），D2-40（部分+），GATA-3（部分+），OCT3/4（部分+），PLAP（灶+），SALL4（++），Ki-67（+约65%），CK-pan（部分+），CK7（-），EMA（-）；2413241-1，2，3，4，5，7，8，9，10：CD30（-）。

（大网膜）未见肿瘤性病变。（宫腔）送检分泌期子宫内膜，腺体增生密集，小灶伴息肉样结构。请结合临床。（盆腔腹膜）送检纤维脂肪组织。（右侧部分卵巢）送检为黄体组织。（右侧卵巢囊肿）符合黄体囊肿。（左盆腔，右盆腔，腹主动脉旁淋巴结）送检淋巴结未见肿瘤转移，分别为0/12、0/8、0/8。

三、案例分析

1. 病史特点

（1）患者，女性，育龄期女性，因“腹憋3+月”就诊。

（2）既往：“甲状腺功能亢进症”病史，未服药。

（3）专科查体：盆腔内可触及大小约10cm×8cm肿物，质偏硬，边界欠清。三合诊。

（4）实验室及辅助检查：肿瘤标志物升高，盆腹腔积液，附件区囊实性肿物。

2. 诊断和诊断依据

（1）诊断：左卵巢混合生殖细胞恶性肿瘤（卵黄囊瘤-无性细胞瘤）IC2期。

（2）诊断依据：①育龄期女性，腹憋3月余。②辅助检查提示附件区肿物，标志物升高，HCG轻度升高。③胃肠镜检查腹腔CT未见消化道占位性病变。④手术病检确诊。

（3）鉴别诊断：

①子宫内膜异位症：子宫内膜异位症可有粘连性肿块及直肠子宫陷凹结节，子宫内膜异位症有进行性痛经、月经改变。②结核性腹膜炎：有发热、盗汗等症状，结核菌素试验阳性。③生殖道以外的肿瘤：腹膜后肿瘤、直肠癌、乙状结肠癌等，有胃肠道症状，如腹泻、便血等。

四、临床特点及治疗基本原则、预后

1. 临床特点

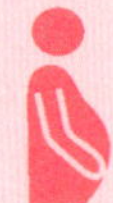

（1）多发生于年轻的妇女及幼女。

（2）多数生殖细胞肿瘤是单侧的。

（3）即使复发也很少累及对侧卵巢和子宫。

（4）肿瘤标志物（AFP、HCG）升高。

（5）对化疗敏感。近年来，由于找到有效的化疗方案，使其预后大为改观。卵巢恶性生殖细胞肿瘤的5年存活率分别由过去的10%提高到目前的90%。大部分患者可进行保留生育功能的治疗。

（6）病理分类主要的组织病理分类：①未成熟畸胎瘤；②无性细胞瘤；③卵黄囊瘤；④胚胎瘤；⑤绒癌；⑥混合型恶性生殖细胞肿瘤。

2. 治疗原则

（1）治疗的目标：治愈。

（2）主要的治疗方式：手术（剖腹探查进行手术分期、保守性单侧卵巢切除、切除容易切除的转移灶）和化疗（IA期的无性细胞瘤和IA期1级的未成熟畸胎瘤除外）。

（3）保留生育功能是治疗的原则。

①手术治疗：由于绝大部分恶性生殖细胞肿瘤患者是希望生育的年轻女性，常为单侧卵巢发病，即使复发也很少累及对侧卵巢和子宫，更为重要的是卵巢恶性生殖细胞肿瘤对化疗十分敏感。因此，手术的基本原则是无论期别早晚，只要对侧卵巢和子宫未受肿瘤累及，均应行保留生育功能的手术，即仅切除患侧附件，同时行全面分期探查术。对于复发的卵巢生殖细胞肿瘤仍主张积极手术。

②化疗：恶性生殖细胞肿瘤对化疗十分敏感。

根据肿瘤分期、类型和肿瘤标志物的水平，决定术后化疗。常用化疗方案：BEP（博来霉素依托泊苷顺铂）、BVP（博来霉素长春新碱顺铂）、VAC（长春新碱放线菌素D环磷酰胺）。生殖细胞肿瘤最有效的化疗方案是博来霉素依托泊苷和顺铂（BEP）。所有的生殖细胞肿瘤，除了IA期无性细胞瘤和IA期1级未成熟畸胎瘤，都应该进行术后3~4个疗程的BEP化疗，4个疗程是标准方案，对于低危或I期肿瘤可考虑3个疗程（2B证据）。有肿瘤标志物升高的患者，化疗应持续至肿瘤标志物降至正常后2个疗程。

③放疗：为手术和化疗的辅助治疗。无性细胞瘤对放疗最敏感，但由于无性细胞瘤的患者多年轻，要求保留生育功能，目前放疗已较少应用。对复发的无性细胞瘤，放疗仍能取得较好疗效。

3. 随访和预后

与卵巢上皮性肿瘤类似，内容包括盆腔检查、肿瘤标志物和影像学检查（CT、USG、PET）。预后情况：5年存活率：I期95%，Ⅱ期70%，Ⅲ期60%，Ⅳ期30%。

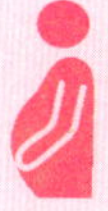

五、思考题

患者董某的后续治疗方案是什么？

六、科普小常识

卵巢生殖细胞肿瘤多发于年轻妇女及幼女。临床多以腹痛、腹部包块就诊，约 1/3 卵巢肿瘤是以急腹症就诊，对于儿童常见急腹症除外常见急性阑尾炎、肠套叠等消化道急症外（特别对于女性儿童），卵巢病变也不能忽略。

（编者　范静静）

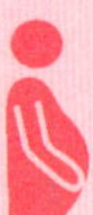

第七节　妇科肿瘤外阴癌和阴道癌

核心提示

❖什么是外阴癌?

❖什么是阴道癌?

❖外阴癌及阴道癌的治疗和预防?

一、外阴癌

外阴恶性肿瘤是一种少见的妇科恶性肿瘤，占所有女性生殖系统恶性肿瘤的2%~5%，多发生于绝经后妇女。肿瘤可发生于外阴的皮肤、黏膜及其附件组织。诊断时的平均年龄约为70岁；发病率随年龄增加而增加。外阴恶性肿瘤的发病率呈上升趋势，尤其是在75岁及以上的老龄妇女中，可能与外阴的硬化苔藓病变等非肿瘤性上皮病变和高龄导致上皮细胞出现非典型性增生有关。50岁及以上的妇女外阴上皮内瘤变（VIN）发病率也呈上升趋势。在与人乳头瘤病毒（HPV）感染（主要是HPV16和HPV18型）相关的外阴癌中，VIN是其癌前病变。外阴高级别上皮内瘤变若未治疗，约80%可进展为外阴浸润癌，高危因素包括人乳头瘤病毒（HPV）感染、外阴上皮内瘤变（VIN）、吸烟、苔藓样硬化、免疫缺陷、鳞状增生、阴道、宫颈或肛门的鳞状癌或上皮内瘤变、慢性肉芽肿性疾病。

1. 诊断

（1）详细询问病史：了解外阴癌相关症状出现的时间、部位及其他的伴随症状。常见症状为外阴瘙痒、局部肿块或溃疡，合并感染。晚期可出现疼痛、渗液和出血。

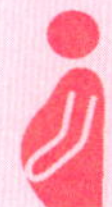

（2）全身体格检查：进行详细的全身体格检查，特别注意检查浅表淋巴结（尤其

是腹股沟淋巴结）有无肿大。若肿瘤转移至腹股沟淋巴结，可扪及增大、质硬、固定的淋巴结。

（3）妇科检查：外阴病灶位于大阴唇最为多见，其次是小阴唇、阴蒂、会阴、尿道口、肛门周围等。妇科检查应明确外阴肿物或病变的部位、大小、质地、活动度、色素改变、形态（丘疹或斑块、结节、菜花、溃疡等）、皮下浸润的深度、距外阴中线的距离等，肿瘤是否累及尿道（口）、阴道、肛门和直肠，检查外阴皮肤有无增厚、色素改变及溃疡情况。

（4）组织病理学检查：组织病理学检查是确诊外阴恶性肿瘤的金标准。

◆术前确诊

对有多年外阴瘙痒史并伴有外阴白斑或经久不愈的糜烂外阴结节、乳头状瘤、尖锐湿疣及溃疡等可疑病变，应及时取活体组织行组织病理学检查。必要时在阴道镜指导下行病变部位活检。肿瘤直径 > 2cm 的外阴癌可直接取活检。对肿瘤直径 ≤ 2cm 的早期外阴恶性肿瘤可在局部麻醉下行肿物完整切除活检，包括肿瘤、肿瘤周围皮肤和皮下组织，或采用活检器，经连续病理学切片检查，准确评价肿瘤的浸润深度，以指导早期外阴恶性肿瘤的个体化治疗。

◆术后病理学诊断

病理学报告需包括：肿瘤的病理学类型、组织分级、浸润深度、有无淋巴脉管间隙浸润（LVSI）、手术切缘和肿瘤基底切缘有无病灶、手术切缘和肿瘤基底切缘与肿瘤边缘的距离、淋巴结转移的部位和数目及是否扩散到包膜外等，以明确肿瘤期别，并指导术后辅助治疗。外阴恶性肿瘤的主要病理学类型为鳞癌，占 80%~90%，疣状癌体积较大，呈菜花状，多数与 HPV 感染相关；黑色素瘤为外阴第二常见恶性肿瘤，占 2%~4%；基底细胞癌和腺癌少见；腺癌主要来源于前庭大腺；外阴佩吉特病也属于外阴恶性肿瘤的一种病理学类型。

（5）辅助检查：

◆常规检查

治疗前应进行血、尿、粪常规检查，此外，还需检查肝、肾功能和血清肿瘤标志物［如鳞癌需检查鳞状上皮细胞癌抗原（SCCA），腺癌需检查癌胚抗原（CEA）、糖类抗原 19-9（CA19-9）］等指标。

◆影像学检查

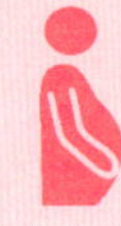

常规行胸部 X 线 /CT 检查排除肺转移；晚期肿瘤需行外阴、腹股沟区和盆腔增强 CT、MRI 或 PET/CT 等影像学检查。

◆ HPV 检测及细胞学检查

外阴 HPV 阴性者多为单一病灶或为大、小阴唇表面溃疡，HPV 阳性者常为多点病灶或同时存在宫颈肿瘤。HPV 阳性者需进行宫颈 HPV 和细胞学检查，有助于发现宫颈、阴道同时存在的病灶。

◆超声指引下细针穿刺活检

该检查是诊断腹股沟淋巴结转移的方法，诊断的灵敏度可达 77%~93%。

◆其他检查

对于晚期外阴癌患者，应行膀胱镜和（或）直肠镜检查，了解尿道、膀胱和直肠黏膜侵犯情况。

外阴癌转移途径：直接蔓延（例如进入尿道、膀胱、阴道、会阴、肛门或直肠）、血行转移、经腹股沟淋巴结转移、从腹股沟淋巴结到盆腔和腹主动脉旁淋巴结。

外阴癌的分期取决于肿瘤的大小和位置，以及通过淋巴结清扫或前哨淋巴结（SLN）活检（作为初始手术治疗的一部分）确定的区域淋巴结扩散。（表 7-7-1）

表 7-7-1　外阴癌分期

分期	描述	5 年生存率
I	局限于外阴	
IA	所有尺寸≤ 2cm 并且≤间质侵犯	> 90%
IB	所有尺寸 > 2cm 或间质浸润 > 1mm	
II	任何大小的肿瘤侵犯邻近组织（尿道下三分之一，阴道下三分之一或肛门），无淋巴结转移	80%
III	任何大小的肿瘤，扩散到邻近结构的上部或具有任意数量的非固定、非溃疡淋巴结	
IIIA	延伸至尿道上三分之二或阴道上三分之一，或膀胱黏膜或直肠黏膜，或局部淋巴结转移≤ 5 毫米	50% ～ 60%
IIIB	区域（腹股沟和股骨）淋巴结转移 > 5mm	
IIIC	区域（腹股沟和股骨）淋巴结转移伴囊外扩散	

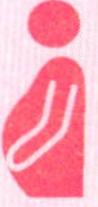

（续表）

分期	描述	5 年生存率
IV	任何大小的肿瘤固定在骨上或固定的、溃疡的淋巴结转移或远处转移	15%
IVA	肿瘤固定于骨盆的骨骼或固定或溃疡的区域淋巴结转移	
IVB	远处转移	
* 该分期系统是针对大多数外阴癌的国际妇产科学联合会（FIGO）2021 分期系统，不包括外阴恶性黑色素瘤。		
根据国际妇产科学联合会（FIGO）确定的分期：Olawaiye AB, Cuello MA, Rogers LJ：外阴癌：2021 更新。Int J Gynaecol Obstet 155 Suppl 1:7–182021.doi: 10.1002/ijgo.13881.		

2. 治疗

外阴恶性肿瘤的主要病理学类型为鳞癌，以下推荐主要针对鳞癌（简称外阴癌）。外阴癌的治疗以手术治疗为主。随着对外阴癌生物学行为的认识，外阴癌的手术治疗模式发生了很大改变，对早期外阴癌推荐个体化手术治疗，而局部晚期（或）晚期外阴癌则推荐手术 + 放疗 + 化疗的综合治疗。

◆手术治疗　手术前需明确病理学类型。肿瘤直径≤ 2cm 的患者需明确浸润深度以确定是否行腹股沟淋巴结切除术。手术范围包括外阴肿瘤切除和腹股沟淋巴结切除，必要时切除增大的盆腔淋巴结。外阴肿瘤切除术式包括单纯部分外阴切除术、根治性部分外阴切除术和根治性全外阴切除术；腹股沟淋巴结切除术式包括腹股沟淋巴结根治性切除术（腹股沟淋巴结清扫术）、前哨淋巴结活检和淋巴结活检术。外阴和腹股沟分开的“三切口”术式已成为目前大多数医师采用的术式。目前，根治性部分外阴切除术已成为外阴癌外阴切除术的最基本术式。

（1）单纯部分外阴切除术：适用于外阴癌前病变、Ⅰ A 期患者，皮肤切缘离肿瘤病灶边缘的宽度至少 1cm，切除深度比较表浅，超过皮下 1cm 即可。对术后病理检查报告显示手术切缘阳性的患者，可以再次行手术切除，也可以直接补充放疗。

（2）手术切缘：手术切缘状态是外阴癌复发的重要预测因素。初次手术必须达到足够的大体手术切缘（至少 1cm），以保证镜下 8mm 以上的安全切缘。越来越多的研究表明，为了保留外阴敏感部位及维持性功能，小于 8mm 的病理阴性切缘也是可以接受的。初始手术时切缘靠近浸润癌者可密切随访。切缘阳性者考虑再次手术切除，也可辅助性局部放疗。当切缘阳性累及尿道、肛门或阴道时，切除过多组织可能会导致较多

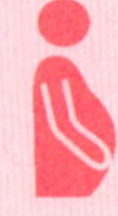

的并发症和功能障碍，建议选择辅助放疗。另外，切缘阳性或切缘邻近病灶是否选择再次手术需考虑淋巴结状态，当合并腹股沟淋巴结转移时，术后已有需要补充外照射放疗 ± 同期化疗的明确指征，不宜选择再次手术。

（3）腹股沟淋巴结切除术：外阴癌除 I A 期外，其他采用手术治疗的各期患者均需要行腹股沟淋巴结切除。分为腹股沟浅淋巴结切除术和深淋巴结切除术。术后会出现下肢回流障碍、淋巴水肿等并发症，尤其是术后辅助放疗的患者。

3. 预后

总体 5 年生存率约为 70%。淋巴结转移风险与肿瘤大小和浸润深度呈正相关。黑色素瘤常有转移，多数取决于浸润深度，但也和肿瘤的大小有关。

二、阴道癌

原发性阴道恶性肿瘤指癌灶局限于阴道壁，无子宫颈癌、外阴癌的组织学证据。原发性阴道恶性肿瘤是少见的妇科恶性肿瘤，其人群发病率仅为 0.6/10 万，占妇科恶性肿瘤的 1%~2%，阴道恶性肿瘤的 10%。阴道恶性肿瘤可分为原发性和继发性肿瘤。阴道癌大多数（95% 以上）是鳞状细胞癌，其他包括原发或继发性腺癌、继发性鳞癌（老年妇女）、透明细胞腺癌（年轻的妇女）和黑色素瘤。原发性阴道癌很少见。阴道转移或邻近妇科结构的局部扩散比阴道原发肿瘤更常见。平均诊断年龄为 60 ~ 65 岁。大多数阴道癌发生在阴道后壁上 1/3。阴道鳞癌和黑色素瘤多见于老年或绝经后妇女。近年来由于高危型人乳头瘤病毒（HPV）持续感染增多，年轻的阴道鳞癌患者也在逐渐增多。腺癌好发于青春期，内胚窦瘤和葡萄状肉瘤则好发于婴幼儿。继发性阴道恶性肿瘤多来自相邻器官恶性肿瘤的直接蔓延、浸润以及淋巴转移，来自远隔器官的血行转移较少。

阴道恶性肿瘤 HPV 感染率为 65%~70%，HPV16 是阴道癌患者中最常见的类型。其发病确切原因不明，除了可能与高危型 HPV 持续感染相关外，还与阴道壁反复损伤、免疫抑制治疗、吸烟、子宫颈放射治疗史、长期异常阴道分泌物刺激、阴道上皮内瘤变（VAIN）、宫颈、外阴或者肛门上皮内瘤变或癌症、宫内暴露于乙烯雌酚等有关。

大多数阴道癌早期可呈阴道分泌物增多或不规则流血、接触性阴道出血。晚期症状与子宫颈癌相似。晚期可累及阴道旁，肿瘤侵犯附近组织器官如神经、骨质、尿道、膀胱和直肠等，可出现下腹部、腰骶部疼痛、排尿痛、血尿、肛门坠胀、排便困难、排便时疼痛等，以及出现腹股沟、锁骨上淋巴结肿大和远隔器官转移。

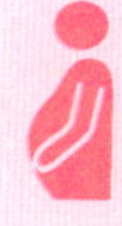

1. 诊断

根据国际妇产科联盟（FIGO）制定的原发性阴道癌诊断标准：①子宫颈和外阴未见肿瘤；②距子宫颈原位癌手术 2 年后，距浸润性子宫颈癌的手术治疗 5 年后，距接受放射治疗的子宫颈癌 10 年后。

2. 查体

全身查体：明确有无浅表淋巴结特别是腹股沟淋巴结、锁骨上淋巴结转移。有无骨质转移体征，尤其是盆骨的叩击痛，有无肾区的叩击痛。若合并感染，可有腹部压痛等炎症体征。妇科查体：早期病变外阴无肿瘤征象，可以窥见或扪及阴道壁病灶，呈结节状、菜花状、溃疡状或浅表糜烂状，也可以是阴道白斑或息肉状病变，但子宫颈外观无肿瘤性病变。晚期病变阴道可完全被肿瘤填塞、阴道旁组织浸润甚至形成冰冻骨盆。浸润较深的阴道前壁、后壁肿物若侵透尿道、直肠前壁，则可因尿瘘、肠瘘出现经阴道漏尿、漏便。阴道前壁病变因窥器遮挡容易漏诊。

3. 主要的辅助检查

（1）病理学诊断：可以在直视下行病理学活检，也可以借助阴道镜定位活检。对不能耐受疼痛、阴道口狭窄的患者可在镇静或全麻后进行充分检查和活检，病灶位于阴道上 1/3 阴道壁居多。最常见的大体分型为菜花型或结节型，其次为溃疡型、浅表糜烂型。从组织病理学上看，85%~95% 的原发性阴道恶性肿瘤为鳞癌，其次为腺癌，而腺鳞癌、黑色素瘤、肉瘤、生殖细胞肿瘤、小细胞神经内分泌癌等更为罕见。经病理学检查除外子宫颈癌、外阴癌后，阴道癌的病理学诊断才能确定。

（2）血液学检查：完善血常规、肝肾功能、电解质等血液学检查，明确有无感染、贫血、低蛋白血症、糖尿病等合并症，有无肝肾功能不全。

（3）肿瘤标志物检查：鳞癌可行鳞状细胞癌抗原（SCCA）检查。非鳞癌应进行糖类抗原（CA）125、CA19-9、癌胚抗原（CEA）、甲胎蛋白（AFP）和神经元特异性烯醇化酶（NSE）等检查。

（4）影像学检查：包括超声、X 线胸片、CT、MRI、静脉肾盂造影、PET/CT 检查等。如果没有禁忌证，CT、MRI 应为增强扫描。盆腔 MRI 增强扫描可评估局部病灶范围及膀胱、直肠的浸润程度；静脉肾盂造影可以评估输尿管的受压 / 浸润程度。全身 PET/CT 检查可以评估转移情况。可根据临床症状及可疑转移部位选择其他影像学检查。

（5）内镜检查：阴道镜下阴道病变评估，同时可以做子宫颈细胞学检查以排除子宫颈原发病变的可能。凡期别较晚者，均需行尿道 – 膀胱镜、直肠 – 乙状结肠镜检查，以排除癌灶侵犯这些器官。

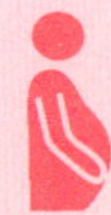

（6）高危型 HPV 检测：阴道癌与高危型 HPV 持续感染相关。

4. 鉴别诊断

阴道恶性肿瘤需与阴道上皮萎缩、阴道 HPV 感染引起的阴道尖锐湿疣、阴道结核性溃疡、子宫内膜异位结节等鉴别，病理学检查是主要鉴别诊断方法。确诊原发性阴道恶性肿瘤还需排除子宫颈癌、外阴癌、子宫内膜癌、卵巢癌 / 输卵管癌、绒癌阴道转移、泌尿系 / 肠道来源恶性肿瘤等。

阴道癌临床分期，依据体格检查、内镜检查（如膀胱镜、肠镜），胸部 X 线摄片（有无肺转移）或 CT（有无腹部或盆腔转移）。（表 7-7-2）

表 7-7-2　FIGO 阴道癌分期

分期	描述	5 年生存率 *
I	局限于阴道	75% ～ 95%
II	侵入阴道旁组织，但不侵入盆腔侧壁	50% ~ 80%
III	延伸到盆腔壁和 / 或阴道的下三分之一和 / 或引起肾积水或肾功能不全；伴或不伴腹股沟淋巴结转移	30% ～ 60%
IV	超出真骨盆和 / 或涉及膀胱或直肠黏膜和 / 或远处转移（肺或骨）；伴或不伴转移到附近淋巴结	15% ～ 50%

* 肿瘤大或分化差者预后差。

根据国际妇产科联合会（FIGO）建立的分期： Adams TS, Rogers LJ, Cuello MA：阴道癌：2021 年更新。国际妇产科学杂志第 155 期增刊 1：19-27，2021。doi：10.1002/ijgo.13867.

5. 治疗

局限于阴道上 1/3 的 I 期肿瘤可做根治性子宫切除、上段阴道切除及盆腔淋巴结切除术，有时候再加放疗。

其他大多数原发肿瘤用放疗，常用外照射和近距离放疗联合治疗。膀胱阴道瘘或直肠阴道瘘被视为放疗的禁忌证，可行盆腔脏器祛除术。

6. 预防

一级预防（疫苗）：阴道癌与高危型 HPV 持续感染相关，尤其是 HPV16 亚型。作为子宫颈癌一级预防措施，HPV 疫苗可减少子宫颈癌前病变的发生。美国食品药品管理局于 2018 年批准了 HPV9 价疫苗（重组疫苗）Gardasil9 的补充申请，扩大了疫苗的使

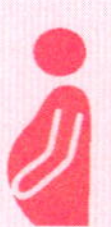

用范围，用于预防由 9 种 HPV 类型导致的包括阴道癌和阴道上皮内瘤变 2 级和 3 级在内的癌症与疾病。二级预防（筛查）：①尚无证据支持常规筛查阴道癌。②多次锥切术后仍持续有 HSIL 或持续高危型 HPV 阳性的女性，注意阴道癌筛查；若因宫颈癌及其癌前病变已切除子宫，术后建议长期随访，行阴道残端细胞学检查。③有阴道癌发生高危因素者，筛查方法以 HPV 联合细胞学更准确。

7. 预后

阴道癌预后与分期、病理学类型、组织分级、病灶部位及治疗方法相关，其中分期最为重要。鳞癌的不良预后因素还包括肿瘤大小（＞4cm）、病灶超出阴道上 1/3、HPV 感染状态和 MIB-1 指数（Ki-67 增殖指数）。病理学类型、年龄、生育和性功能、一般状态都可影响治疗选择，从而可能影响预后。阴道癌Ⅰ～Ⅳ期患者 5 年生存率分别为 73%、48%、28% 和 11%。鳞癌患者的预后优于非鳞癌患者。

三、思考题

阴道癌的病理学诊断要点有哪些?

四、科普小常识

阴道癌随访

阴道癌随访第 1 年，每 1~3 个月 1 次；第 2、3 年，每 3～6 个月 1 次；3 年后，每年 1 次。随访时行阴道细胞学涂片检查，必要时行阴道镜检查和必要的影像学检查。

（编者　宋菊香）

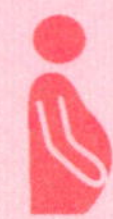

第八节　化疗（案例51）

复发性输卵管癌化疗

核心提示

❖化疗方案的选择。
❖化疗的适应证及禁忌证。
❖化疗前的评估及准备。
❖化疗间期的监测。
❖化疗后的注意事项。
❖化疗常见不良反应的处理。

一、病历资料

1. 现病史

于某，女，70岁，主因“右侧输卵管癌减灭术后、化疗后4年，阴道不规则出血6天”入院。患者2019年2月2日因“盆腔肿物”于我院行肿瘤细胞减灭术，根据术后病理结果诊断为“右侧输卵管高级别浆液性癌IIIA1期”，行TC方案VII程化疗，化疗后建议奥拉帕尼维持治疗，每3月妇科门诊复查，未遵嘱；2023-07-05无明显诱因出现阴道出血，伴尿频，尿急，不伴腹痛、腰困等不适，2023-07-11就诊于我院妇科门诊，专科检查：盆腔可扪及范围约10.0cm×8.0cm包块，质硬，考虑“复发性输卵管癌”，建议住院治疗，收住我科。G2P2顺产。

2. 既往史

2017年12月29日在我院行宫腔镜检查+宫腔占位电切术，术后病理示子宫内膜内膜息肉；2019年2月2日于我科在全麻下行宫腔镜检查术+腹腔镜下全子宫切术－双侧附件切除术+大网膜切除术+盆腔淋巴结清扫术+腹主动脉旁淋巴结切除术+肠粘连松解术+盆腔粘连松解术+右侧输尿管D-J管置入术；2019年2月9日因“小肠瘘，急性弥漫性腹膜炎”于我科在全麻下行剖腹探查术+小肠修补术；否认高血压、糖尿病、心

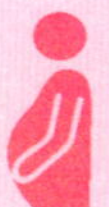

脏病等病史，否认家族遗传史。

3. 体格检查

体温 36.5℃，脉搏 80 次 / 分，呼吸 20 次 / 分，血压 119/68mmHg，一般情况可，神志清楚，言语流利，全身皮肤、黏膜无苍白、黄染及皮下出血，浅表淋巴结未触及，双肺呼吸音清，未闻及干，湿性啰音，心音有力，律齐，各瓣膜听诊区未闻及病理性杂音，腹软，肝脾肋下未触及，无压痛及反跳痛，肠鸣音正常，双下肢无水肿，双下肢活动可，生理反射正常，病理反射未引出。

4. 专科检查

外阴：婚产型，阴道：畅，阴道断端愈合良好，触血（+）；三合诊盆腔可扪及范围约 10cm × 8cm 包块，质硬，固定，压痛（–）。

5. 实验室和辅助检查

肿瘤标志物（2023–07 我院）：糖类抗原 15341.50U/mL，人附睾蛋白 4281.00pmol/L。

盆腔超声（2023–07 我院）：子宫及双附件切除术后阴道断端上方可见大小约 10.2mm × 7.1mm 的低回声实性肿物，形态欠规则，边界尚清，彩色多普勒血流成像：可见较丰富血流信号。双髂窝（–）；印象：术后盆腔阴道断端上方实性肿物请结合临床。

胸部、腹盆腔 CT：①右侧输卵管癌术后改变；纵隔及腹腔、腹膜后多发淋巴结转移可能。②双肺多发转移可能。③慢性甲状腺炎伴右侧叶小结节，左侧叶钙化灶，结节性甲状腺肿的可能性大，建议完善超声检查。④慢性胆囊炎。⑤膀胱壁增厚，炎性可能。⑥左侧股骨头及股骨颈局部骨皮质增厚、密度增高，结合临床。

二、诊治经过

1. 初步诊断

复发性输卵管癌、骨转移、肺转移、输卵管癌减灭术后、化疗后；小肠修补术后。

2. 诊治经过

见现病史。

三、案例分析

1. 病史特点

（1）患者为绝经期女性，因“右侧输卵管癌减灭术后、化疗后 4 年，阴道不规则出血 6 天”就诊。

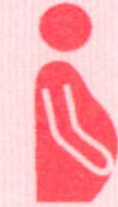

（2）4 年前因“右侧输卵管高级别浆液性癌 IIIA1 期”行满意的肿瘤细胞减灭术，

术后行 TC 方案 VII 程化疗，此后无维持治疗史，未遵嘱定期复查。

（3）入院生命体征平稳，一般情况可，腹部可见手术瘢痕愈合良好，专科检查示阴道畅，阴道断端愈合良好，触血（+）；盆腔可扪及范围约 10.0cm × 8.0cm 包块，质硬，固定，压痛（-）。

（4）实验室及辅助检查：肿瘤标志物 CA153 及 HE4 均高于正常；盆腔彩超提示：阴道断端上方可见大小约 1.0cm × 0.7cm 的低回声实性肿物，形态欠规则，边界尚清，彩色多普勒血流成像：可见较丰富血流信号，胸腹盆 CT 示：纵隔及腹腔、腹膜后多发淋巴结转移可能；肺多发转移可能；左侧股骨头及股骨颈局部骨皮质增厚、密度增高。

2. 诊断和诊断依据

①该病历为右侧输卵管高级别浆液性癌 IIIA1 期，行满意的肿瘤细胞减灭术，术后经规范、足量的化疗达到临床缓解，停药 6 月以后患者出现阴道不规则出血，检查发现盆腔肿物入院；②化验肿瘤标志物升高；③盆腔彩超及胸腹盆 CT 均提示盆腔肿物，且发现肺转移，骨转移。综上所述，符合复发性输卵管癌诊断。

3. 处理方案及基本原则

复发性输卵管癌的治疗尚无标准方案，主要是手术和化疗，以控制症状、改善生活质量及延长生存时间为主要治疗目的。能否再次手术，主要看复发病灶能否切除干净及患者的身体状况能否耐受手术。该患者年龄大，除盆腔复发灶外，肺及骨骼也有转移灶，故选择姑息性化疗。

复发性输卵管癌分为铂敏感型、铂耐药型及难治型，该患者属于铂敏感型。根据逸仙妇瘤 II ~ IV 期上皮性卵巢 / 输卵管 / 原发性腹膜癌初治化疗方案及铂敏感复发上皮性卵巢 / 输卵管 / 原发性腹膜癌化疗方案选择原则：初治一线方案均可选择；首选含铂联合方案；一般化疗 6 疗程。化疗方案选择时主要考虑毒性、以前是否用过及患者的生活质量，故最后确定白蛋白紫杉醇化疗 / 洛铂 3 周化疗方案。

四、要点与讨论

1. 化疗的适应证和禁忌证

（1）化疗适应证（表 7-8-1，表 7-8-2，表 7-8-3，表 7-8-4）：

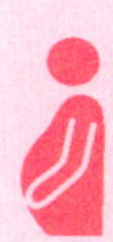

表 7-8-1　上皮性卵巢癌、输卵管癌和腹膜癌化疗指征

病理类型 / FIGO分期	浆液性癌	子宫内膜样癌	癌肉瘤和透明细胞癌	粘液性癌	交界性肿瘤
IA/IB 期	组织分级高级别者	不要求保留生育功能的 G2 可化疗或内分泌治疗；所有 G3 可观察，化疗或内分泌治疗	均需化疗	可观察	术后有残留病灶或有浸润性种植可随访，或按低级别卵巢浆液性癌处理
IC 期	可观察、化疗或内分泌治疗	可观察，化疗或内分泌治疗		可观察或化疗	
II–IV 期	均需化疗	均需化疗		均需化疗	

表 7-8-2　卵巢恶性生殖细胞肿瘤化疗指征

病理类型 / 年龄	无性细胞瘤	未成熟畸胎瘤	胚胎癌	卵黄囊瘤
成人	≥ IC 期	IA/IB 期中 G2 ~ G3 者；≥ IC 期	均需化疗	均需化疗
儿童 / 青少年	≥ IC 期	IA/IB 期中 G2 ~ G3 者可加或不加化疗；≥ IC 期	≥ IC 期	≥ IC 期

注：设定 0 ~ 14 岁为儿童，15 ~ 19 岁为青少年，超过 19 岁为成人。

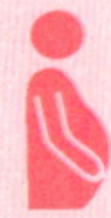

表 7-8-3　子宫内膜癌术后辅助化疗指征

组织分级 / FIGO分期	IA 期	IB 期	II 期			III 期	IV 期
			筋膜外子宫全切	广泛性全子宫切除			
				切缘阴性，淋巴结阴性	切缘阳性和（或）淋巴结阳性		
G1	–	–	–	观察或按颈膜外子宫全切术处理	已升级为 III 期，按 III 期处理	IIIA 及 IIIC 期，化疗和（或）外照射 ± 阴道后装；IIIB 化疗和（或）外照射 + 阴道后装	均需化疗
G2	–	–	–				
G3	有高危因素者，后装和(或)外照射 ± 化疗	不管有无高危因素，后装和（或）外照射 ± 化疗	外照射 ± 后装 ± 化疗				

注：1. 高危因素包括：年龄 > 60 岁；淋巴脉管间隙（LVSI）阳性；肿瘤直径 > 2cm 和肿瘤侵犯子宫峡部或宫颈腺体。2. 高危病理组织类型子宫内膜癌包括：浆液性腺癌、透明细胞癌、未分化 / 去分化癌和癌肉瘤，仅在 IA 期且子宫切除标本没有肿瘤残留时可考虑不化疗，其余患者均需化疗，必要时补充放疗。对于晚期和复发的子宫内膜癌，化疗则是主要治疗手段。

表 7-8-4　子宫肉瘤化疗指征

病理类型 / FIGO分期	子宫平滑肌肉瘤	子宫内膜间质肉瘤		子宫癌肉瘤
		低级别	高级别及未分化	
I 期	观察或化疗	观察或去雌激素治疗	观察或化疗	均需化疗
II 期	化疗和（或）外照射治疗	去雌激素治疗 ± 盆腔外照射放疗	化疗和（或）盆腔外照射治疗	
III 期	化疗和（或）外照射治疗	去雌激素治疗 ± 盆腔外照射放疗	化疗和（或）盆腔外照射治疗	
IV 期	IVA 期行化疗和（或）外照射治疗；IVB 期行化疗 ± 姑息性外照射治疗	IVA 期行去雌激素治疗 ± 盆腔外照射放疗；IVB 期行去雌激素治疗，根据情况行姑息性盆腔外照射放疗	IVA 期行化疗和（或）盆腔外照射放疗；IVB 期行化疗 ± 姑息性外照射治疗	

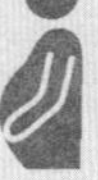

子宫颈癌主要治疗方法为手术和放疗，化疗主要用于以下几方面：①同期放化疗；②晚期、转移患者的全身治疗；③复发患者的治疗；④新辅助化疗。

其他类型妇科恶性肿瘤，因发生率低，在此不再赘述。

（2）化疗禁忌证：

①恶病质；

② PS 评分≤ 3 分，KPS 评分 < 70 分；

③活动性感染或出血；

④重要脏器的严重功能异常，如心肺功能不全；

⑤完全性肠梗阻；

⑥血象及肝肾功能不符合化疗的要求；

⑦未控制的精神疾病；

⑧妊娠或哺乳妇女。

2. 化疗间期监测

（1）血常规：每周 2 次，必要时增加频率。

（2）肝、肾功能监测：每疗程前复查，必要时增加频率。

（3）血清学肿瘤标志物测定：每疗程前复查，必要时增加频率。

（4）尿常规：每疗程前复查，必要时增加频率。

（5）心电图：每疗程前复查。

（6）影像学检查：根据具体疾病选择，通常 B 超每疗程前需要检查，CT 或核磁需要化疗开始前，和化疗完全结束各检查一次，中间为了评估疗效必要时可每三个疗程检查一次。

3. 化疗常见不良反应处理

（1）骨髓抑制：最常见，白细胞下降通常在接受化疗后 7 ~ 10 天开始，9 ~ 11 天达到最低点，通常一周恢复正常；当出现白细胞 III 度骨髓抑制时需使用粒细胞集落刺激因子（G-CSF 治疗性应用剂量 5 ~ 7ug/kg.d），或对于前次化疗出现 IV 度骨髓抑制需在再次化疗结束后 48 ~ 72 小时后开始使用粒细胞集落刺激因子（G-CSF 预防性应用剂量 3 ~ 5ug/kg.d）。出现 IV 度骨髓抑制，无论是否伴发热，均需要预防性应用广谱抗生素，或根据药敏结果用药。

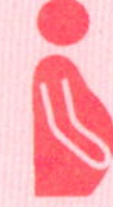

血小板下降通常出现较晚，10 ~ 14 天达到最低点，一般维持 2 ~ 3 天后迅速回升；当出现 III 度和 IV 度血小板下降时则需积极处理。

贫血的患者，一般建议血红蛋白低于 10g/dL 时治疗，血红蛋白达到 12g/dL 时停药，可给予口服铁剂，加强营养；严重者给予促红细胞生成素、输血、输注铁剂等治疗。

（2）恶心、呕吐：急性呕吐常发生于给药后数分钟到几小时，一般在 24 小时内缓解，迟发性呕吐常发生在化疗后 24 小时后，在 48 ～ 72 小时达到高峰，可持续达 7 天。止吐治疗在化疗开始前就应进行，因为一旦出现严重呕吐，就难以有效镇吐。止吐药物选择可根据化疗药物致吐程度选择，具体详见《美国临床肿瘤协会（ASCO）指南》推荐。

（3）脱发：一般始于化疗开始后2 ～3 周，几乎所有患者头发均能在治疗结束后再生，头发全部覆盖头部需在治疗结束后3 ～6 月。

（4）周围神经病变：常见于铂类和紫杉醇类药物，可发生在化疗过程中或化疗结束后，常见症状包括疼痛、麻木 / 刺痛、感觉丧失和功能障碍。仅有部分周围神经可以逆转，神经元的损失难以恢复。可予以营养神经的药物如 B 族维生素、维生素 B_1 和维生素 B12 肌内注射。

（5）其他：如肝肾毒性、性功能障碍、生育和妊娠、心脏毒性、肺毒性、口腔溃疡、假膜性肠炎等。

六、思考题

1. 化疗过程中骨髓抑制的分度及处理原则？

2. 复发性卵巢癌及输卵管癌治疗原则及治疗方法的研究进展？

七、科普小常识

1. 什么是输卵管癌？

输卵管癌是起源于输卵管上皮的恶性肿瘤，占女性生殖道恶性肿瘤的 5% 左右。通常好发于 40 ～ 60 岁女性，但近年年轻女性的发病率也有所上升。输卵管癌的发病原因尚未完全明确，但可能与遗传、内分泌、环境等多种因素有关。

2. 输卵管癌的病态有哪些？

输卵管癌的早期症状较为隐匿，很容易忽视。常见的早期症状包括阴道排液、腹痛、盆腔包块等。随着病情进展，患者可能出现腹胀、腹水、消瘦等全身症状，当肿瘤侵犯邻近器官时，还可能引起相应的症状，如尿频、尿急、尿痛等。

3. 如何预防输卵管癌？

输卵管癌发病原因尚未明确，但可以通过以下几方面来降低发病风险：

（1）保持健康的生活方式：均衡饮食、多吃新鲜的蔬菜水果，避免过度油腻和刺激性食物；适量运动，保持身体健康；戒烟戒酒，减少不良生活习惯对身体的伤害。

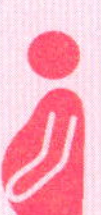

（2）定期妇科检查：建议女性每年进行一次妇科检查，以便及早发现潜在问题，对于有高危因素的女性，如家族遗传史，长期不孕等，应增加检查频率，必要时进行遗传咨询，相关恶性肿瘤基因检测，早发现，早预防，早诊治。

（3）注意个人卫生：保持外阴清洁干燥，避免感染，避免不洁性生活，减少性传播疾病的风险。

（4）积极治疗慢性疾病：如内分泌失调、妇科炎症等慢性疾病可能增加输卵管癌的风险，因此应积极治疗这些疾病。

（编者　马语红）

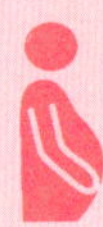

第九节 靶向治疗、免疫治疗

核心提示

❖妇科恶性肿瘤的综合治疗？

❖靶向治疗的适应证？

❖免疫治疗的适应证？

一、分子靶向药物治疗（靶向治疗）

靶向治疗是近年一种新兴的肿瘤治疗方式，是在分子水平上，应用针对明确生物标志物设计的药物，更有针对性地杀伤肿瘤细胞，其中的部分药物在妇科肿瘤中也取得了一定效果。

与抑制DNA合成和有丝分裂的细胞毒化疗药物不同，分子靶向药物作用于肿瘤组织中癌细胞、间质和脉管系统的信号转导途径。相对于放、化疗，靶向治疗特异性强、毒副作用小、耐受性好。多数靶向药物是小分子药物或单克隆抗体药物。小分子药物是可以口服药丸或胶囊，单克隆抗体通常通过静脉注射。按照作用机制，主要包括以下几类：①抗血管生成剂；②聚腺苷二磷酸核糖聚合酶（PARP）抑制剂；③雷帕霉素靶蛋白（mTOR）抑制剂；④表皮生长因子（EGFR）阻断剂；⑤其他：包括叶酸受体抗体等。

目前常用于妇科恶性肿瘤的分子靶向药物：

1.抗血管生成剂：目前获美国食品药品监督管理局（FDA）批准用于妇科恶性肿瘤的两种制剂：贝伐单抗和帕唑帕尼。

（1）贝伐单抗：是一种重组的人源性单克隆IgG1抗体，可通过与肿瘤细胞分泌的

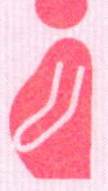

血管内皮生长因子（VEGF）特异结合，阻断 VEGF 经由酪氨酸激酶血管内皮生长因子受体 -1（VEGFR-1）和 VEGFR-2 进行的信号转导，从而抑制肿瘤血管生成。2004 年美国食品药品监督管理局批准应用于妇科恶性肿瘤的适应证包括：持续性、复发性或转移性宫颈癌，与紫杉醇、顺铂或紫杉醇、拓扑替康联用；先前接受不超过两种化疗方案治疗的铂类耐药复发性卵巢上皮癌、输卵管癌或原发性腹膜癌，与紫杉醇、聚乙二醇化多柔比星脂质体或拓扑替康联用；对铂类药敏感的复发性卵巢上皮癌、输卵管癌或原发性腹膜癌，与卡铂和紫杉醇或卡铂和吉西他滨联用，随后单用维持治疗；治疗复发性或持续性子宫内膜癌。

卵巢癌维持治疗：一线维持治疗在含贝伐珠单抗的联合化疗结束后，继续使用贝伐珠单抗单药，推荐剂量：7.5mg/kg 或 15.0mg/kg（静脉滴注，30 分钟以上）间隔 3 周一次，或 10.0mg/kg（静脉滴注，30 分钟以上）间隔 2 周一次，根据患者的耐受情况，初始治疗持续 15 个月（IB 级证据）。二线维持治疗即复发性卵巢癌治疗达到部分或完全缓解后继续贝伐珠单抗单药维持治疗，推荐剂量：15.0mg/kg（静脉滴注，30 分钟以上）每 3 周一次，持续至疾病进展或不可耐受毒性（IB 级证据）。

（2）帕唑帕尼：是泛血管内皮生长因子受体酪氨酸酶抑制剂（TKI），可作为单一用药，用于接受过蒽环类药物化疗的晚期软组织肉瘤患者。2019 年美国国家癌症综合网络（NCCN）不再推荐帕唑帕尼作为卵巢癌初始治疗后维持治疗。

（3）抗血管生成剂的主要副作用处理：

1）心血管毒性：包括高血压、左心室功能障碍和充血性心力衰竭、急性血管事件如心肌梗死、心绞痛及出血异常。高血压是贝伐单抗相关最常见的不良反应。建议在开始任何抗血管生成剂治疗之前进行心血管风险评估和血压评估。预测高血压发生不良后果危险因素，包括收缩压≥ 160mmHg 或舒张压≥ 100mmHg、糖尿病、既往已确定的心血管疾病、确定的或亚临床肾病、亚临床器官损伤，以及同时具备≥ 3 项以下危险因素：年龄（男性 > 55 岁和女性 > 65 岁）、吸烟、血脂异常、空腹血糖 > 100mg/dL、早发心血管疾病家族史和腹型肥胖。在抗血管生成剂治疗期间应经常监测血压，并在第一个疗程期间严密监测。血压应控制在 <140/90mmHg，对于既往有心血管危险因素的患者目标可略宽松。

2）胃肠道穿孔：胃肠道穿孔是抗血管生成剂治疗中最严重的并发症之一，对于腹痛患者应高度警惕胃肠道穿孔的发生。美国食品药品监督管理局警告，对任何等级的胃肠道穿孔都要进行彻底评估，并立即停用抗血管生成剂，具体处理需要综合考虑患者的整体状况、治疗目标、期望值和疾病总体预后。

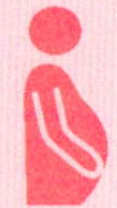

3）肾毒性：抗血管生成剂治疗期间建议监测尿蛋白。接受贝伐单抗治疗的患者若尿蛋白≥ 2+ 应接受 24 小时尿蛋白评估。对于 24 小时尿蛋白≥ 2g 的患者应停药。如果发生肾病综合征（每 24 小时尿蛋白≥ 3g），应永久停用贝伐单抗。

2. 聚腺苷二磷酸核糖聚合酶抑制剂（PARP 抑制剂）：目前临床应用的主要包括奥拉帕利、尼拉帕利和鲁卡帕利。

（1）奥拉帕利：目前在妇科肿瘤的适应证包括：既往接受过≥ 3 线化疗的 BRCAm 突变型晚期卵巢癌、铂敏感复发性卵巢癌患者的维持治疗和含铂化疗完全缓解（CR）或部分缓解（PR）的 BRCAm 晚期卵巢癌患者的一线维持治疗。

（2）尼拉帕利：目前适用于铂敏感复发性（PSR）卵巢癌维持治疗。适用于已经接受过常规化疗并出现缓解的患者，不受乳腺癌易感基因（BRCA）突变及 HRR 缺陷的限制，适用于所有铂敏感患者。

（3）鲁卡帕利：用于 BRCAm 且经 2 线及以上化疗后的晚期卵巢癌患者的单药治疗以及铂敏感复发性（PSR）卵巢癌的维持治疗。

（4）PARP 抑制剂在卵巢癌中的维持治疗用法：适用于：①铂敏感复发的卵巢癌患者，无论患者既往是否接受贝伐珠单抗治疗，当含铂化疗达到 CR 或 PR，维持治疗直至疾病进展（影像学复发）或不可耐受毒性；②初始含铂方案化疗后达到 CR/PR、FIGO Ⅲ、Ⅳ期的 g/sBRCA 突变的卵巢癌患者。

推荐适合 PARP 抑制剂维持治疗患者尽早开始维持治疗。在含铂方案化疗至少 4 个疗程，评估疗效达到 CR/PR，患者体能状态得以恢复后立即进行 PARP 抑制剂维持治疗。尽可能在化疗结束后 8 周内开始，尤其对于复发人群。

对于一线（初治）PARP 抑制剂维持治疗的患者，可以考虑维持治疗持续至 2 年，若仍存在残余病灶的高危患者可考虑持续治疗至复发进展或不可耐受毒性。对于铂敏感复发型卵巢癌患者，维持治疗应持续治疗至疾病进展（影像学复发）或不可耐受毒性。

（5）PARP 抑制剂的主要不良反应包括：恶心、呕吐；消化不良或味觉障碍；乏力；骨髓抑制。目前 3 种 PARP 抑制剂均属于中 – 高度致吐剂。美国国家癌症综合网络 NCCN 建议在 PARP 抑制剂应用前每天预防性应用 5–HT3 拮抗剂，且持续使用。消化不良或味觉障碍在奥拉帕利中更常见，应尽早应用质子泵抑制剂。三种 PARP 抑制剂均有不同程度的骨髓抑制，应用者应每月复查血常规。当出现骨髓抑制时应减量或停药，如果血常规 28 天内无法恢复，应考虑转诊至血液科进一步评估。

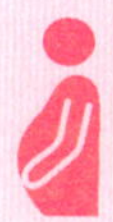

二、免疫治疗

近年来，随着对免疫调节因子等在免疫系统和肿瘤微环境中作用的深入研究，肿瘤免疫治疗也再次成为临床研究的热点。目前在肿瘤领域应用的免疫治疗包括多种方案，如细胞免疫治疗、抗体/细胞因子免疫治疗和肿瘤疫苗等。目前临床研究多为免疫检查点抑制剂，如细胞毒性T淋巴细胞相关抗原4（TLA-4）、程序性死亡受体-1（PD-1）及其配体（PD-L1）的抑制剂已被应用到多种肿瘤临床治疗。

2018年美国食品药品监督管理局FDA批准PD-1抑制剂派姆单抗用于PD-L1阳性的晚期及复发性宫颈癌的二线治疗。2019年美国国家癌症综合网络NCCN发布的宫颈癌、子宫肿瘤、卵巢癌及滋养细胞肿瘤的临床实践指南中，推荐派姆单抗可用于高度微卫星不稳定性（MSI-H）或错配修复缺陷（dMMR）的复发性宫颈癌、子宫内膜癌、卵巢癌及耐药性绒癌的补救治疗。

免疫检查点抑制剂相关的毒副作用及处理：免疫检查点抑制治疗可引起与免疫相关的不良事件（irAE）通常为暂时性，但有时可为重度或致死性。最常见、最重要的irAE是皮肤病、腹泻/结肠炎、内分泌疾病、肝和肺毒性，其他可累及部位包括：免疫性肾炎、免疫性心肌炎和神经系统症状，如吉兰-巴雷综合征及重症肌无力等。另外，疲乏与恶心也是常见症状。临床irAE发生相对较早，多数在免疫治疗开始后的数周到3个月出现。治疗中或重度irAE需中断免疫检查点抑制剂并使用糖皮质激素进行免疫抑制。

三、思考题

1. 靶向治疗与免疫治疗的适应证？
2. 靶向治疗与免疫治疗的不良反应？

四、科普小常识

卵巢上皮性癌的一线维持治疗药物包括哪些？

主要包括抗血管生成药物和PARP抑制剂。抗血管生成药物主要有贝伐单抗、阿柏西普等，PARP抑制剂主要包括奥拉帕利、尼拉帕利、氟唑帕利以及帕米帕利。

（编者　张文君）

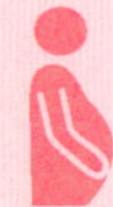

第八章

基本手术技能

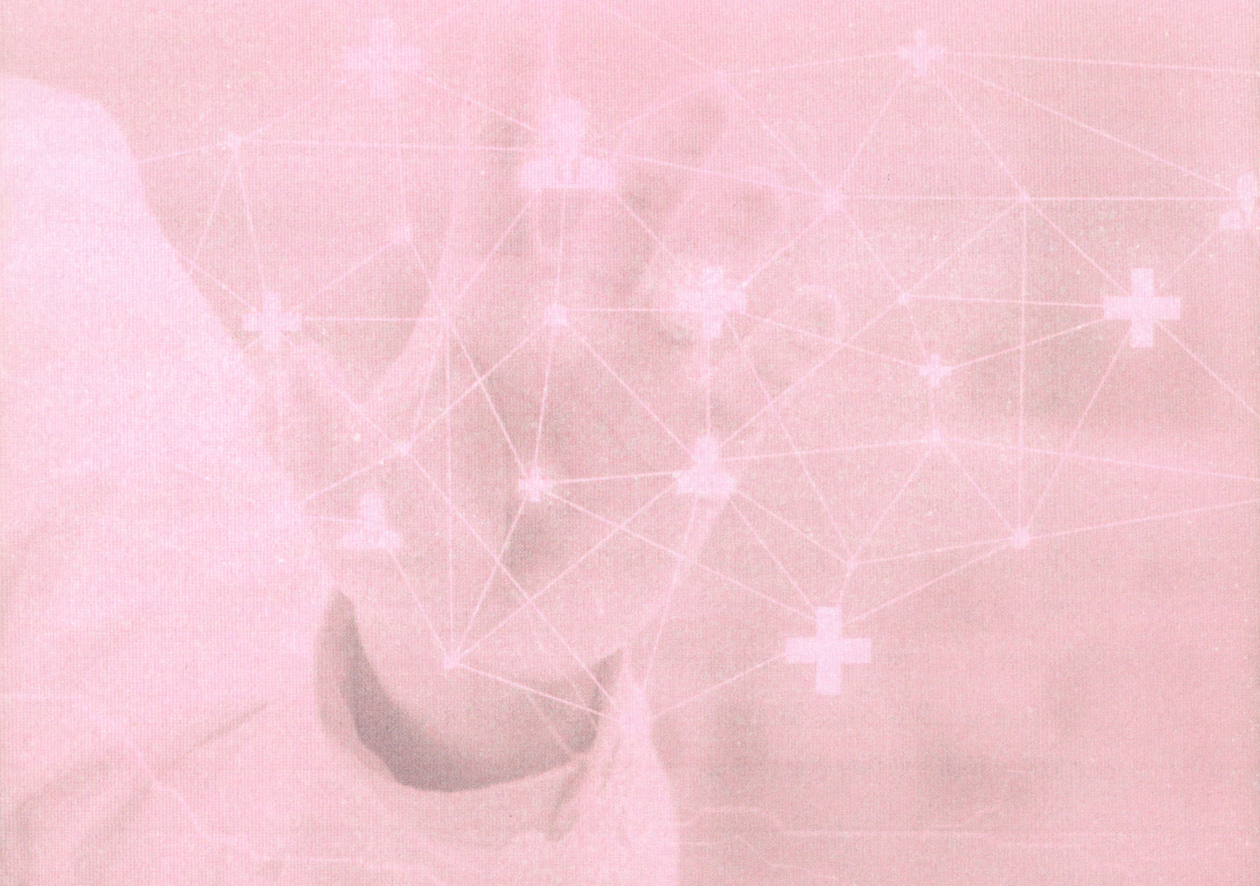

第一节　围手术期管理

核心提示

❖围手术期的定义。

❖围手术期管理的内容。

·术前准备　·术中保障　·术后处理

一、定义

围手术期：指从确定手术治疗时起，至与本次手术有关的治疗基本结束为止的一段时间。包括手术前、手术中、手术后三个阶段。

围手术期管理：指以手术为中心而进行的各项处理措施。

二、围手术期管理的内容

术前准备、术中保障、术后处理。

1. 术前准备

术前准备是综合患者术前检查结果及预期实行的手术方式所采取的一系列处理措施，其目的是使患者尽可能具备良好的心理和生理条件，更好地耐受手术。包括一般准备和特殊准备。

一般准备：心理准备、生理准备。

特殊准备：营养不良、脑血管病、心血管疾病、肺功能障碍、肾脏疾病、糖尿病、凝血障碍、预防下肢深静脉血栓形成。

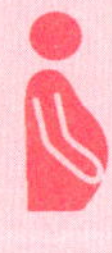

（1）术前宣教：

利用语言、图示、多媒体等材料对患者及其家属解释治疗、手术过程及可能的风险有助于减轻术后疼痛、恶心及焦虑等症状。

（2）一般准备：

心理准备：

缓解精神紧张和焦虑，沟通病情及诊治情况。

如：为什么必须手术？手术方式的选择及原因？手术可能的并发症发生及对性生活质量的影响？

充分沟通后签署知情同意书。

生理准备、生活习惯管理：

吸烟与肺康复锻炼：吸烟是造成术后并发症的高危因素，戒烟 4 周可改善肺功能。

酗酒：在围术期，酒精对心功能、凝血和免疫功能及术后应激反应的影响可显著增加术后并发症的发生率。

（3）输血和补液：

术前尽早识别贫血并应用铁剂治疗有助于减少术中输血或应用促红细胞生成剂。

围术期输血和应用促红剂均与癌症患者不良预后相关，特别是围术期输血可能与癌症复发有关。

（4）预防感染：

1）避开月经期手术；2）适当营养，提高患者体质；3）及时处理已经存在的感染；4）禁止罹患感染者与患者接触；5）严格遵守无菌技术原则。

预防性使用抗生素：

大部分妇科恶性肿瘤手术涉及全子宫切除术，为 II 类切口，推荐在手术前 1 小时常规使用头孢类抗生素预防感染。

出现以下情况考虑重复应用抗生素：

1）手术时间长（ > 3 小时）；2）大出血（失血量 > 1500mL）；3）患者肥胖（体重指数 > 35 或体重 > 100kg）。

（5）合理营养：

注重营养不良的筛查和治疗：营养不良是术后并发症的独立预后因素，欧洲营养与代谢协会筛查建议用以下标准判断患者是否存在重度营养不良风险：

1）6 个月内身体质量下降 > 10%~15%；2）患者进食量为推荐摄入量的 60%，且 > 1 天；3）体重指数 <18.5kg/m^2；4）血清 Alb<30g/L（无肝肾功能不全）。

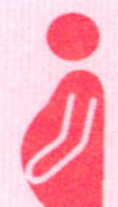

（6）胃肠道及阴道的准备：

胃肠道准备：在妇科微创手术前常规行肠道准备对改善手术视野，控制肠管或易化手术操作无意义。良性疾病手术可取消机械性肠道准备如直肠灌洗。复方聚乙二醇电解质散具有安全、有效、患者耐受性较好、实施简单、不会引起电解质紊乱等优点，已在国内广泛应用于妇科手术前的肠道准备。

阴道准备方式：

坐浴：阴道脱垂患者可用高锰酸钾坐浴。

阴道上药：预防炎症或为宫腔镜做术前准备。

阴道擦洗：为了减少阴道分泌物，缓解局部充血，用以控制和治疗阴道炎、宫颈炎。

阴道冲洗：术前清洁阴道及后穹窿的方法，根据患者状况和手术方式灵活选择方式和洗液。

（7）特殊准备：控制基础疾病。

（8）凝血障碍：

长期口服抗凝剂后再次接受手术的患者可采用“桥接”治疗方案，即在围手术期临时过渡性地替代使用低分子量肝素替代进行抗凝治疗。是否需要桥接治疗，主要取决于发生血栓栓塞的风险。

危险因素：

患者年龄大于 40 岁，肥胖，血栓病史，静脉曲张，吸烟，恶性肿瘤，复杂性手术，化疗，长时间卧床和长期口服避孕药。

2. 术中保障

（1）合理禁食：

妇科手术患者：

至麻醉前 2 小时可饮清流质；

至麻醉前 6 小时可食用固体食物。

术前通过饮用碳水化合物饮料增加糖原负荷有助于减少术后胰岛素抵抗的发生，缓解患者术前紧张和焦虑。

（2）优化麻醉管理：

麻醉前评估和处理：

a. 心血管系统和呼吸系统功能评估；

b. 外科术后急性肾功能不全的预后因素：年龄 > 56 岁，急症手术，需要口服药物或胰岛素治疗的糖尿病，充血性心力衰竭，腹腔积液，高血压，术前轻、中度肾功能不

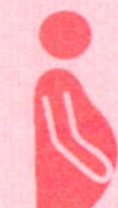

全等；

c. 贫血：是术后并发症和死亡的独立预后因素；

d. 治疗的优化：患者戒烟，戒酒，积极配合治疗；

e. 麻醉前用药：镇静剂会影响术后康复，妇科手术前不建议常规应用镇静剂缓解患者焦虑情绪。

（3）善用微创技术。

（4）预防术中低体温：

大量输注液体和灌洗腹腔液体需预热；

注意保暖；

体温监测贯穿手术全程，维持患者核心体温 > 36℃。

3. 术后处理

（1）预防术后恶心、呕吐：

预后因素：晕动症病史，高度紧张焦虑，偏头痛，使用吸入麻醉药，使用氧化亚氮及阿片类药物，手术时间长，腹腔镜手术等。

病理因素：

颅内高压，糖尿病酸中毒，尿毒症，低钾，低钠；腹部手术后的反复呕吐，有可能是急性胃扩张后肠梗阻。

处理原则：由麻醉引起者，停药后一段时间症状即可消失。其他原因需查明后做针对性处理。

（2）引流管的留置与拔除：

腹腔引流不推荐常规留置引流管，在手术创面存在感染，吻合口存在血运不佳，张力过大等可能导致愈合不良的其他因素等情形下，建议留置引流管。

导尿管应避免使用或尽早拔除，因其可影响患者术后活动，增加感染风险，是住院时间延长的独立预后因素。

如无特殊因素，术后 1~2 天即可拔除导尿管；

预计留置时间 > 4 天的盆腔手术，可选择耻骨上膀胱穿刺引流术。

（3）术后营养支持治疗：

尽快恢复经口进食，推荐在妇科 / 肿瘤术后 24 小时内开始恢复普通饮食。

a. 局部麻醉：术后即可进食：

b. 硬脊柱膜外腔麻醉：术后 3~6 小时方可进食；

c. 全身麻醉：待病人清醒、无恶心呕吐时即可进食。

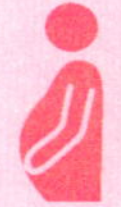

补充口服营养制剂：仅针对存在营养不良的患者，推荐在恢复进食早期使用。

管饲营养及肠外营养：ERAS 不作为常规推荐。仅在合并感染，吻合口瘘等情况下考虑实施。

（4）术后液体治疗：

原则上应在术后 24 小时内停止静脉补液。平衡晶体盐溶液较 0.9% 生理盐水补液效果好。

（5）术后镇痛：

经腹妇科手术常伴重度疼痛，如不给予有效控制，可能引发多种术后并发症，甚至发展为慢性疼痛。

术后镇痛原则：不影响患者术后及早活动和恢复正常饮食。

吗啡是术后常用镇痛药，其副作用为恶心，乏力，不利于患者术后早期活动，阿片类药物可能导致术后肠梗阻。

疼痛是造成患者术后应激的主要因素，可能导致患者下床活动时间延迟，阻碍外科患者术后康复，影响生命质量。

（6）多模式镇痛：

多模式镇痛以减少阿片类镇痛药的用量为目的。应用阿片类药物进行术后镇痛首选口服制剂，不能进食者可以应用含阿片类药物的静脉镇痛泵。

除外禁忌证，对乙酰氨基酚联合非甾体类抗炎药（NSAIDs）应作为术后镇痛的常规方案。地塞米松可用于预防术后恶心呕吐（PONV）和镇痛，糖尿病患者用药需谨慎。

（7）术后血糖控制：

保持围术期血糖值稳定在 180~200mg/dL，可有效减少围术期并发症。

静脉补液葡萄糖与胰岛素之比为 4：1，适当补钾。

（8）预防术后肠梗阻：

术后早期腹胀是由于胃肠道蠕动功能受到抑制，肠腔内积气不能排出所致，一般腹部手术后 48~72 小时肠道功能恢复，排气后腹胀自行缓解。

如手术后数日仍未排气，兼有腹胀、肠鸣音弱或无，可能是腹膜炎或其他原因所致的肠麻痹。

阿片类药物可能导致术后肠梗阻。

高度怀疑肠梗阻需做持续性胃肠减压，机械性肠梗阻必须手术治疗。

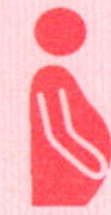

对妇科恶性肿瘤患者，围手术期咀嚼口香糖有助于预防术后肠梗阻，缩短住院时间。

4. 术后并发症的处理

（1）术后出血：

原因：术中止血不完善，创面渗血未完全控制；原痉挛的小动脉断端舒张：结扎线脱落；凝血障碍。

出血征象：血压下降、休克；病人烦躁：术后引流管出现大量新鲜血液；每小时尿量小于 25mL；经阴手术术后阴道流出大量新鲜血液。

预防：改善凝血机制，手术时务必严格止血，结扎务必规范牢靠，切口关闭前认真检查术野。

处理：一旦确诊，需再次手术探查止血。

（2）术后发热与低体温：

术后发热：发热是术后最常见的症状，术后 24 小时内变化幅度在 0.5~1.0℃，一般为术后吸收热。超过 1℃者可能为感染、致热原、脱水等，应注意寻找原因。术后 3~6 天的发热，应警惕感染可能。处理：对症处理。

低体温：低体温与麻醉药阻断体温调节、手术散热、大量输注低温液体和库存血液有关，腹腔镜手术多见。

处理：大量输注液体和灌洗腹腔液体需预热，注意保暖。

（3）术后感染：

手术部位感染：围手术期发生在切口或手术深部器官或腔隙的感染，通常出现在术后 30 天。有植入物者术后 1 年内发生的累及深部软组织（如筋膜和肌层）的感染。

危险因素：全子宫切除术、经阴手术、手术时间长、范围大、糖尿病、贫血、合并其他基础疾病、手术部位放疗等。

防治策略：

术前评估，纠正易感因素；术中严格无菌操作；术后针对具体病情积极处理。

切口并发症：

术后需注意切口的清洁及监测，及时发现并处理切口并发症，如血肿，伤口裂开及感染等，个体化选择缝线拆除时间。

拆线时间：

a. 下腹部、会阴部：6~7 天；

b. 减张缝线：14 天；

c. 青年女性时间可适当缩短；年老、营养不良者时间可延迟。

d. 腹部长切口可先间隔拆线，1~2 天后再将剩余缝线拆除。

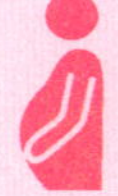

切口感染：

高危因素：患者年龄大、体质弱、手术时间过长、合并基础疾病等。

临床表现：切口局部红、肿、热、痛，触痛明显，浅表切口感染可见分泌物，伴或不伴有发热和白细胞增加。

处理：针对具体原因处理已感染时，在切口红肿处拆除伤口缝线，使脓肿液流出，同时进行细菌培养。

（4）脂肪液化：

原因：

a. 肥胖是主要原因；

b. 营养不良、贫血、低蛋白血症，局部水肿；

c. 术中对脂肪的反复切割、钳夹、挤压等，使脂肪组织发生缺血、无菌性坏死，产生较多渗液，影响切口愈合；

d. 缝合技术不当、止血不全、渗血、血肿、未缝合造成死腔；

e. 术后咳嗽、腹胀；

f. 曾应用糖皮质激素等。

诊断：

a. 术后 4 ～ 7 天切口愈合不良，有淡黄色渗液；

b. 切口无红、肿、热、痛及坏死现象；

c. 渗出液连续 3 次培养无细菌生长，镜下可见大量脂肪滴：

d. 体温、血象不高。

处理：

a. 积极治疗原发病，调节血糖、纠正贫血；

b. 术中应谨慎操作，慎用电刀，避免反复切割脂肪层，止血要彻底，缝合时对应良好，避免形成死腔；

c. 术后严密观察切口愈合情况，注意敷料上渗液的颜色和量；

d. 对于切口已发生脂肪液化的患者应及时在无菌条件下对切口进行处理，注意预防感染，另外可补充营养，静脉输注白蛋白，对全身情况给予纠正。

（5）泌尿系统并发症：

尿潴留：

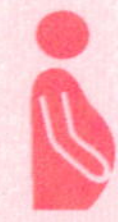

原因：子宫广泛切除术中支配膀胱的神经不可避免地被伤及，使得子宫主韧带和子宫骶韧带中的交感神经和副交感神经受损，导致膀胱逼尿肌功能减弱。

阴道、子宫和宫旁组织切除范围较广，导致膀胱失去支撑而引起后屈，从而向骶骨窝过度伸张，尿道后段与膀胱底部形成锐角，促使尿液积聚于膀胱不易排泄。

长期留置导尿管，膀胱长时间处于空虚状态，使膀胱肌肉的放松与收缩功能受到抑制，造成膀胱麻痹。

诊断：术后 2 周以上仍未能自行排尿，或虽能自行排尿但残余尿 > 100mL。

防治策略：

a. 术中尽量避免神经损伤；

b. 膀胱功能恢复锻炼；

c. 水流声诱导；

d. 热气熏浴；

e. 膀胱热敷或理疗。

泌尿系统感染：

危险因素：长期留置导尿管、大小便失禁、不能自理、糖尿病等慢性疾病、术前阴道炎、放化疗、绝经等。

防治策略：

a. 手术后缩短留置尿管时间；

b. 防止尿潴留；

c. 保证留置尿管期间引流系统的密闭性；

d. 做好会阴部清洁护理；

e. 合理使用抗菌药物。

泌尿系统损伤：

危险因素：恶性肿瘤、子宫内膜异位症、盆腔粘连、腹腔镜热灼伤、经阴手术、盆腔手术史。

诊断：

a. 术中出现不明来源液体、尿量明显减少、腹腔镜术中尿袋膨胀；

b. 术后腹胀、腰痛、阴道排液、腹腔镜术后引流增多。

防治策略：

a. 术前评估手术风险；

b. 术中、术后及早发现，及时处理。

（6）淋巴囊肿：

原因：手术区域淋巴回流障碍。

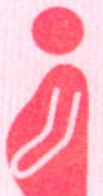

临床表现：多数见于术后 1 ~ 2 周，约有 20% 的盆腔淋巴囊肿无症状，常见症状包括腹胀、下腹痛、下腹部包块、下肢疼痛、下肢水肿以及压迫症状等。

处理：

a. 无临床症状、体积小，可以自行吸收；

b. 若淋巴囊肿体积大、囊肿存在时间长、出现压迫症状、下肢肿胀影响活动时，需要及时处理；

c. 通常采用直接或超声引导下局部穿刺引流。

5. 出院标准及随访管理

允许患者出院的基本标准：

无需液体治疗；

恢复固体饮食；

经口口服镇痛药物可良好止痛；

伤口愈合佳，无感染迹象；

器官功能状态良好；

自由活动。

三、思考题

1. 围手术期的定义。

2. 出院标准。

四、科普小常识

拆线时间：

①下腹部、会阴部 6 ~ 7 天；②减张伤口：14 天拆线；③青年女性时间可适当缩短；老年营养不良时间可推迟；④腹部长切口可先间隔拆线，1 ~ 7 天后再将剩余缝线拆除。

（编者　王玉兰）

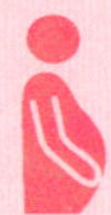

第二节　基本手术技能和培训

核心提示

❖任何手术操作均需评估手术适应证和禁忌证；

❖操作过程中严格遵守无菌原则；

❖活检组织均需送病理检查。

妇产科基本手术技能包括各种手术程序，用于处理妊娠、分娩、妇科疾病和相关的妇女健康问题。医生在妇产科手术中需要具备一系列的技能和培训，以确保安全和有效的手术过程。以下是妇产科基本手术技能和培训的一部分。

一、诊断性刮宫术

诊断性刮宫简称诊刮，其目的是刮取宫腔内容物做病理检查协助诊断，如果怀疑有宫颈病变时，需要对宫颈管及宫腔分步进行，称为分段诊刮。

诊断性刮宫通过刮取子宫内膜做病理检查，来判断卵巢有无排卵、卵巢激素水平如何。子宫异常出血时，诊刮不仅能起到诊断作用，而且还能起到治疗作用。分段诊刮指操作时先刮颈管再刮宫腔，将刮出物分别送病理检查，适用于诊断子宫颈癌、子宫内膜癌及其他子宫恶性肿瘤，并可了解癌灶范围。

◆适应证

（1）子宫异常出血，须证实或排除子宫内膜病变，如结核、息肉、增生、癌前病变及子宫内膜癌、宫颈癌等。

（2）功能失调性子宫出血，除了观察子宫内膜的变化及对性激素的反应外，刮宫

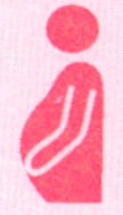

还可起到止血的作用。

（3）闭经，疑有卵巢功能不佳、宫腔粘连或排除子宫内膜结核等。

（4）不孕症。

◆禁忌证

（1）生殖道急性炎症，如急性外阴炎、阴道炎、宫颈炎、急性子宫内膜炎、宫腔积脓、急性盆腔炎等。

（2）严重的心、脑、肾等主要器官疾病，血液病等患者。

（3）发热，术前体温 >37.5℃。

操作过程：

（一）物品准备

治疗车、碘伏消毒液、一次性垫单、标本瓶、10% 甲醛固定液、标记笔（或标签纸）、无菌手套。无菌诊断性刮宫包：内有治疗碗1 个、小药杯1 个（内有棉球数个），纱布3 块，卵圆钳 2 把，阴道窥器 2 个（长短各一），宫颈钳 1 把，宫腔探针 1 个，宫颈扩张器 4 至 6 号各一，刮匙 2 个（大小各一）。所有物品包装完好，在有效期内（包括总有效期和开封后有效期）。

（二）环境准备

环境温度适宜、关窗拉帘。

（三）操作前准备

（1）明确需要诊断性刮宫术的临床情况（适应证）。

（2）判断患者是否可以进行诊断性刮宫术（禁忌证）。

（3）自我介绍，核对患者，与患者和家属沟通，签署手术同意书，告知可能的并发症，如出血、感染、损伤周围脏器、子宫穿孔、宫颈裂伤及其他不可预料的意外。

（4）患者需排空膀胱。

（四）操作方法与步骤

（1）术者戴好帽子、口罩，洗手（七步洗手法），注意隐私保护。

（2）与患者沟通，介绍自己，核对患者姓名、性别、床号等，询问有无药物过敏史，同时交代患者操作前注意事项（是否排空膀胱等）。

（3）再次确认患者的病情、体征，测量脉搏和血压，检查报告（血常规、凝血功能、妇科 B 超），确认需要的操作无误。准备操作用物并检查是否在有效期内。

（4）根据患者具体情况建立静脉通路、心电监护等。

（5）患者排尿后臀下垫一次性垫单，取截石位。

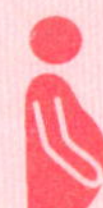

（6）打开诊刮包，检查灭菌指示卡及包内器械是否齐备，将碘伏消毒液倒入相应容器。

（7）戴无菌手套，外阴常规消毒2遍（注意消毒顺序：小阴唇→大阴唇→阴阜→大腿内上1/3→肛门），铺无菌巾。阴道窥器暴露宫颈阴道，消毒阴道2遍，行双合诊，了解子宫大小及位置。

（8）更换无菌手套。用阴道窥器暴露宫颈，钳夹宫颈，再次消毒宫颈及阴道。

（9）阴道后穹窿处放置一块纱布。为区分子宫内膜癌及宫颈管癌，应做分段刮宫，先不要探查宫腔，以免将宫颈管组织带入宫腔混淆诊断。以小刮匙自宫颈内口至外口顺序刮一周，刮取宫颈管组织。

（10）取出纱布，置于操作台治疗碗内（避免污染其他器械）。

（11）探针探宫腔位置及深度，依次扩张宫颈管至6号，另取一块纱布，置于宫颈后方穹窿处，刮取子宫内膜（刮宫腔四壁、宫底、宫角1～2周）。

（12）取出纱布，擦拭阴道内血液，查无异物残留，再次消毒宫颈、阴道，取出宫颈钳和阴道窥器。

（13）将宫颈管及宫腔内刮出的组织分别装瓶，用10%甲醛固定，标记后送病理检查。

（14）操作后处理

①术后复测患者生命体征，交代注意事项，送返病房，注意查看患者有无不适、有无腹痛及阴道流血等情况。

②患者术后2周内禁止性生活及盆浴，以防感染。

③标本及时送检。

④整理用物，医疗垃圾分类处理。

⑤及时完成手术记录的书写（包括手术时间、名称，麻醉方式，手术步骤，术中病情变化和处理，术后医嘱，标本送检情况等）。

⑥术前、术后给予抗生素预防感染。

◆注意事项

（1）诊刮时间的选择：

①对不孕症和功能失调性子宫出血的患者，为排除子宫内膜病变，并了解卵巢有无排卵和黄体功能状态，刮宫日期应选择在月经来潮前3天至来潮后6小时内进行。

②为确定黄体萎缩不全，应在月经第5～6天刮宫。

（2）诊刮的方式：

①对于良性病变，应尽量全面刮宫，达到诊断和治疗的目的。

②对疑有癌变的患者，如刮出的组织经肉眼检查高度疑为癌组织，且所取的组织够

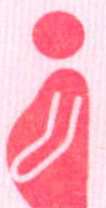

做病理检查时，不必再全面刮取，以防出血及癌症扩散。若未见明显癌组织，则应全面刮宫。

③疑为子宫内膜结核者，应特别注意刮取两侧宫角部，以提高诊断的阳性率。

④如怀疑宫颈管癌，应做分段刮宫。先不要探查宫腔深度，以免将宫颈管组织带入宫腔混淆诊断。先以小刮匙自宫颈内口至外口顺序刮一周，刮取宫颈管组织后再探宫腔深度并刮取子宫内膜。刮出宫颈管及宫腔组织分别装瓶、固定，送病理检查。

（3）出血、子宫穿孔、感染是刮宫术的主要并发症。有些疾病可能导致术时大出血，术前应输液、配血并做好开腹准备，哺乳期、绝经后及患子宫恶性肿瘤者，均应查清子宫位置并仔细操作，以防子宫穿孔。

（4）术者应注意避免在操作时唯恐不彻底，反复刮宫，不仅损伤宫内膜基底层，甚至刮出肌纤维组织，造成子宫内膜炎或宫腔粘连，导致闭经。

（5）若刮出物肉眼观察高度怀疑为癌组织时停止刮宫，以防出血及癌扩散若肉眼观察未见明显癌组织时，应全面刮宫，尤其注意宫角及宫底部，以免漏诊。

（6）为了解卵巢功能而行诊刮时，术前 1 个月应禁用性激素及避孕药。

◆并发症及处理

（1）子宫穿孔是严重的并发症，应及时发现，立即处理。手术时突然出现“无底”的感觉，或刮匙进入宫腔的深度超过测量的深度，要考虑子宫穿孔的可能。多发生于哺乳期、绝经后、患子宫恶性肿瘤，或子宫位置不明、操作不慎等情况下。处理：立即停止手术，观察有无内出血和脏器损伤的征象，如破裂口小，生命体征稳定，可保守治疗；如破裂口大，有内出血、脏器损伤等，应立即剖腹探查，针对损伤情况处理。

（2）出血对可疑子宫内膜癌、黏膜下肌瘤、稽留流产等患者，常因子宫收缩不良而出血过多。术前应配血、开放静脉。术中应在扩张宫颈后，尽快刮取宫腔内容物。除了怀疑恶性肿瘤或取活检外，应全面刮宫。必要时备皮，做好开腹手术准备。

（3）感染对于出血时间长，合并贫血、糖尿病，可疑结核或应用免疫抑制剂者，术前及术后应使用抗生素预防感染。术中应严格无菌操作。

（4）宫腔粘连发生的部位在宫颈管、宫腔，如粘连阻断经血排出，可以造成闭经、周期性疼痛。处理：根据粘连的部位，采用扩张宫颈或分离宫腔粘连的处理。如宫颈粘连，用探针或小号扩张器缓慢扩张宫颈。如宫腔粘连，建议宫腔镜下行分离术。术后可以放置宫内节育器，预防再次粘连，人工周期 2~3 个周期，促进子宫内膜生长。

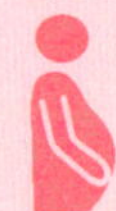

※ **考试例题**

题目：患者，女性，54岁，绝经后水样白带半年，阴道少量流血2周。患者绝经5年，半年前开始出现水样白带、无臭味，未做任何诊治。2周前无明显诱因出现少量阴道流血，色暗红，G1P1。平素身体健康，否认其他病史。

体格检查：体温36.4℃，脉搏80次/分，呼吸20次/分，血压135/80mmHg，体型较胖，一般情况可，神志清，心肺未见异常，妇科检查阴道内少量血迹，余未见明显异常。超声示子宫内膜厚度1cm，回声不均质。血常规未见明显异常。

要求：请为该患者完成相关操作。（表8-2-1）

表8-2-1　分段诊刮考核评分表

科室：　　　　　　　　　姓名：　　　　　　　　　　　日期：　　　年　　月　　日

评分标准		满分	扣分原因	实际得分
操作前准备（15分）	a. 与患者沟通，说明检查的必要性，签手术知情同意书，嘱患者排空膀胱	5		
	b. 物品：诊刮包、消毒棉球及纱块、无菌手套、标本瓶2个、10%甲醛溶液、消毒液	5		
	c. 穿工作服，戴口罩、帽子	5		
操作（75分）	a. 患者取膀胱截石位，暴露外阴，检查者戴无菌手套进行双合诊检查子宫及附件情况，脱去手套	5		
	b. 消毒外阴、阴道，铺无菌孔巾，放置窥阴器暴露宫颈固定，消毒阴道壁及宫颈	8		
	c. 于宫颈后唇与窥器后叶之间放置一块无菌纱布，纱布顶端达后穹窿顶端，操作者左手持宫颈钳夹持宫颈前唇，右手用小刮匙自宫颈内口至外口顺序搔刮一圈，将刮出物置于所垫纱块上，取出纱块	20		
	d. 子宫颈与窥阴器后叶之间重置一纱块	5		
	e. 左手固定宫颈，右手持子宫探针探测子宫方向及宫腔深度，然后更换刮匙进入宫腔，自上而下搔刮宫腔一圈，刮出物置于所垫纱块上，取出纱块	20		
	f. 取下宫颈钳，如宫颈有出血压迫片刻，取出窥阴器	7		
	g. 将宫颈管及宫腔刮出物分装标本瓶，10%甲醛溶液固定，贴标签，整理物品，填写病理检查申请单	10		
整体性（10分）	操作熟练程度，操作轻柔	10		
总分		100		

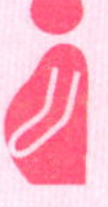

二、宫内节育器放置术

宫内节育器（IUD）是一种易被育龄妇女接受的安全、简便、经济、有效的避孕方法，我国育龄妇女使用率占世界 IUD 避孕总人数的 80%。

◆适应证

（1）育龄妇女，自愿放置且无禁忌证者均可放置。

（2）某些疾病的辅助治疗（如宫腔粘连分离手术后，子宫腺肌症治疗等）。

（3）紧急避孕，于性交后 5 日内放置。

◆禁忌证

（1）妊娠或妊娠可疑。

（2）生殖器急性炎症。

（3）人工流产出血多，怀疑有妊娠组织物残留或感染可能；中期妊娠引产、分娩或剖宫产胎盘娩出后，子宫收缩不良，有出血或潜在感染可能。

（4）生殖器官肿瘤。

（5）生殖器官畸形如纵隔子宫、双子宫等。

（6）宫颈内口过松、重度陈旧性宫颈裂伤或子宫脱垂者。

（7）严重全身性疾病。

（8）宫腔 <5.5cm 或 >9.0cm（除外足月分娩后、大月份引产后或放置含铜无支架 IUD）。

（9）近 3 个月内有月经失调或阴道不规则流血病史。

（10）有铜过敏史。

◆操作过程

（一）物品准备

治疗车，碘伏消毒液、一次性垫单、无菌手套、节育器等。宫内节育器放置手术包：有治疗碗 1 个、小药杯 1 个（内有棉球数个）、纱布若干块、卵圆钳 2 把、阴道窥器 2 个（长短各一）、宫颈钳 1 把、宫腔探针 1 个、宫颈扩张器 4~6 号各一、上环叉 1 个（放置宫内节育器用）、剪刀（上“T”形节育器用）。

（二）环境准备

环境温度适宜、关窗拉帘。

（三）操作前准备

（1）明确需要宫内节育器放置术的临床情况（适应证）。

（2）判断患者是否可以进行宫内节育器放置术（禁忌证）。

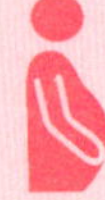

（3）自我介绍，核对患者，与患者和家属沟通，签署手术同意书，告知可能的并发症，如出血、感染、损伤周围脏器、子宫穿孔、宫颈裂伤、节育器异位、节育器嵌顿或断裂、节育器下移或脱落、带器妊娠，其他不可预料的意外等。

（4）患者需排空膀胱。

（四）操作方法与步骤

（1）着装和环境。术者戴好帽子、口罩，洗手（七步洗手法），注意隐私保护。

（2）与患者沟通，介绍自己，核对患者姓名、性别、床号等，询问有无药物过敏史，同时嘱咐患者操作前注意事项（是否排尿等）。测量体温，当天两次体温 37.5℃以上者不宜放置。

（3）再次确认患者的病情、生命体征、检查报告（血常规、白带常规、妇科 B 超），确认需要的操作无误。准备操作用物并检查是否在有效期内。

（4）患者排尿后臀下垫一次性垫单，取膀胱截石位。

（5）打开宫内节育器放置术包，检查灭菌指示卡及包内器械是否齐备。将碘伏消毒液倒入相应容器。

（6）戴无菌手套，碘伏棉球消毒外阴 2 遍，注意消毒顺序：小阴唇→大阴唇→阴阜→大腿内上 1/3 →肛门，铺无菌巾。阴道窥器暴露宫颈、阴道，消毒阴道 2 遍。

（7）行双合诊，了解子宫大小及位置。

（8）更换无菌手套，使用阴道窥器暴露宫颈、固定，再次消毒阴道，宫颈钳夹持宫颈。宫颈过紧者可用 1% 的利多卡因棉签置入宫颈管内约 2 分钟，或 1% 的利多卡因于宫颈 4 点或 8 点处黏膜下注射各 1 ~ 2mL，5 分钟后实施手术。

（9）探查宫腔（探查宫腔时确认探到宫底），了解子宫位置及宫腔长度。选择大小合适的节育器。

（10）根据宫颈口松紧或节育器体积决定是否扩张宫颈，扩张宫颈时，以执笔式持宫颈扩张器沿宫腔方向慢慢扩张宫颈内口，扩张器通过宫颈内口即可，不可深入，一般由 4 号扩至 6 号即可。

（11）由上环叉放置宫内节育器；或节育器自带的上环系统放置。

（12）观察宫腔内无出血，取下宫颈钳，撤出窥器。

（13）观察有无腹痛、阴道流血，有无面色苍白、呼吸困难，生命体征是否平稳。

（14）嘱咐病人注意事项，做好记录。

（五）并发症

（1）感染：放置节育器时，如未严格按照无菌操作，或生殖道存在感染灶、节育器尾

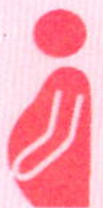

丝过长致上行性感染，均可能引发盆腔感染。如出现感染，应抗感染治疗，必要时取出节育器。

（2）不规则阴道出血：是节育器放置后的常见并发症，多表现为月经量增多或经期延长，多发生于放置后1年内。放置前应合理掌握节育器放置的适应证及禁忌证，选择合适类型的节育器。如出现该症状，可适当选用抗纤溶活性药物、前列腺合成酶抑制剂及抗生素治疗，治疗无效者可考虑取出节育器。

（3）疼痛：多为腰腹坠胀痛，可能是由于节育器刺激子宫收缩所致，也可因节育器型号偏大或位置异常引起。疼痛较轻者无须处理，症状明显者需除外感染，并需检查节育器大小及位置是否正常。如疼痛持续无缓解且治疗无效应考虑取出节育器。

（4）子宫穿孔：属于较严重的并发症，一般由于操作不慎、子宫前倾前屈明显，导致术中穿孔，极少由于术后节育器压迫子宫壁致使子宫穿孔。如破口较小，无组织嵌顿及活动性出血，生命体征平稳，可严密观察下保守治疗，并适当使用抗生素避免感染。如有腹腔内出血、邻近脏器损伤、节育器穿至子宫外，则需剖腹探查或在腹腔镜下进行相关处理。

（5）节育器脱落：如宫内节育器放置时操作不规范，或者节育器大小、类型与子宫不匹配，易发生节育器脱落，多在放器后的半年内与经血一起排出，不易察觉。

（6）带器妊娠：如节育器未置于宫底或者出现移位，均可导致带器妊娠。确诊后原则上应终止妊娠并取出节育器。

※ 考试例题

题目：患者，女性，34岁，G2P2，顺产后1年，已恢复月经，目前月经干净第5天，要求上环避孕。

体格检查：体温36.5℃，脉搏78次/分，呼吸20次/分，血压115/75mmHg，一般情况可，神志清，心肺未见异常，妇科检查阴道无异常分泌物，余未见明显异常。超声示子宫双附件未见异常。白带常规未见明显异常。

要求：请为该患者完成相关操作。（表8-2-2）

表8-2-2　宫内节育器放置术评分表

科室：　　　　　姓名：　　　　　日期：　　年　　月　　日

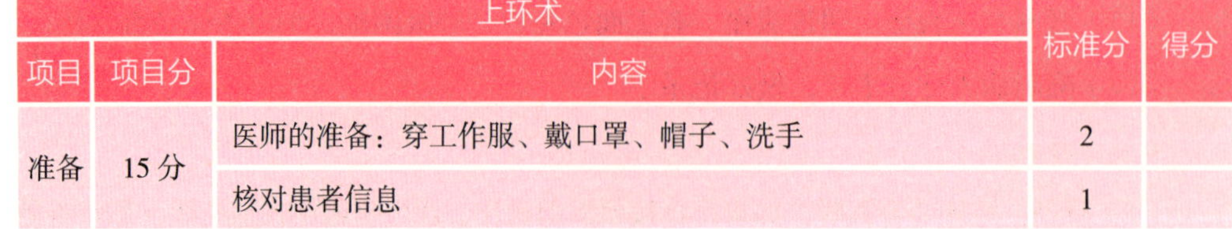

上环术			标准分	得分
项目	项目分	内容		
准备	15分	医师的准备：穿工作服、戴口罩、帽子、洗手	2	
		核对患者信息	1	

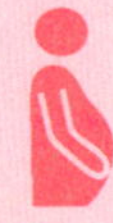

（续表）

上环术			标准分	得分
项目	项目分	内容		
准备	15 分	知情并签字，测量生命体征，术前无禁忌证（可口述）	2	
		嘱患者排尿并清洗外阴；	2	
		用物准备：上环包，宫内节育器、络合碘、无菌棉签、石蜡油、臀下巾，手套等，检查包装是否完好，是否在有效期内；	4	
		评估环境，保护患者隐私；	2	
		男选手需一名女医务人员在场（可口述），女选手直接得分	2	
操作过程	70 分	垫好臀下巾	2	
		协助患者取膀胱截石位	2	
		打开上环包，检查灭菌指示卡	2	
		将此次操作需要的棉球取出，络合碘及石蜡油倒入相应容器，包布无渗湿	3	
		正确戴手套	3	
		常规消毒外阴，顺序正确	2	
		方向：从内到外，从上到下	3	
		消毒次数 3 次，不留空隙	3	
		铺孔巾	1	
		正确选择阴道窥器	2	
		消毒阴道（转动窥器 1 分、消毒 3 次 1 分）	2	
		阴道窥器暴露宫颈、固定窥器	2	
		消毒宫颈及阴道侧壁 1 次	2	
		宫颈钳夹持宫颈前唇	3	
		消毒宫颈管 2 次	2	
		探宫，探针弯曲方向正确（2 分）及深度（2 分）	4	
		要求助手打入宫内节育器	2	
		宫内节育器大小合适	4	
		调整节育器前端长度与宫腔深度一致	4	
		将节育器送至宫底	4	
		检查宫口无活动性出血，再次消毒	2	
		阴道内无异物残留后取下宫颈钳、窥器	4	
		撤臀下巾，脱手套	2	
		协助患者复位，复原患者衣物、被褥	2	
		交代术后注意事项：禁房事盆浴 2 周，定期复查，节育器有效期，大量流血前来复查	4	
		做好操作记录	4	
注意事项	15 分	手套未碰触非无菌区	5	
		器械未碰触非无菌区	5	
		操作熟练，操作过程中注意询问患者感受	5	
总分	100 分			

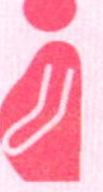

三、宫内节育器取出术

◆适应证

（1）节育器放置期已到，需要更换者；

（2）有生育要求，计划妊娠者；

（3）放置后出现较重的副反应，如严重腰腹痛、不规则子宫出血等；

（4）出现并发症，如异位、嵌顿、节育器变形、感染等；

（5）闭经半年或绝经 1 年以上者。

◆禁忌证

各类疾病的急性期暂不宜取环，如发热、生殖道炎症等，待病情好转后再考虑取出。

◆操作过程

（一）物品准备

治疗车，碘伏消毒液、一次性垫单、无菌手套、节育器等。宫内节育器放置手术包：有治疗碗 1 个、小药杯 1 个（内有棉球数个）、纱布若干块、卵圆钳 2 把、阴道窥器 2 个（长短各一）、宫颈钳 1 把、宫腔探针 1 个、宫颈扩张器 4 ~ 6 号各一，取环钩 1 个、弯钳 1 把。

（二）环境准备

环境温度适宜、关窗拉帘。

（三）操作前准备

（1）明确需要宫内节育器取出术的临床情况（适应证）。

（2）判断患者是否可以进行宫内节育器取出术（禁忌证）。

（3）自我介绍，核对患者，与患者和家属沟通，签署手术同意书，告知可能的并发症，如出血、感染、损伤周围脏器、子宫穿孔、宫颈裂伤、节育器嵌顿或断裂、节育器残留、取环失败，其他不可预料的意外等。

（4）患者需排空膀胱。

（四）操作方法与步骤

（1）着装和环境。术者戴好帽子、口罩，洗手（七步洗手法），注意隐私保护。

（2）与患者沟通，介绍自己，核对患者姓名、性别、床号等，询问有无药物过敏史，同时嘱咐患者操作前注意事项（是否排尿等）。测量体温，当天两次体温 37.5℃以上者不宜取环。

（3）再次确认患者的病情、生命体征、检查报告（血常规、白带常规、妇科 B 超），确认需要的操作无误。准备操作用物并检查是否在有效期内。

（4）患者排尿后臀下垫一次性垫单，取膀胱截石位。

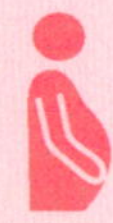

（5）常规消毒同节育器放置术，行双合诊检查。

（6）宫颈钳钳夹宫颈前唇，轻轻向外牵拉。

（7）持探针沿子宫倾屈方向轻轻进入，探测宫腔深度；必要时扩宫。

（8）取环钩取出宫内节育器；如为有尾丝环，弯钳牵引尾丝缓慢牵出。检查节育器是否完整。

（9）取出节育器后观察有无腹痛、阴道流血等，注意：有无面色苍白、呼吸困难，生命体征是否平稳等可能出现的副反应及并发症；

（10）嘱咐病人注意事项，做记录并离开。

※ **考试例题**

题目：患者，女性，51 岁，绝经半年，要求取环。

体格检查：体温 36.5℃，脉搏 78 次 / 分，呼吸 20 次 / 分，血压 135/75mmHg，一般情况可，神志清，心肺未见异常，妇科检查阴道无异常分泌物，余未见明显异常。超声示宫内节育器位置正常。白带常规未见明显异常。

要求：请为该患者完成相关操作。（表 8-2-3）

表 8-2-3　节育器取出术评分表

科室：　　　　　　姓名：　　　　　　　　　日期：　　　年　　　月　　　日

项目	项目分	内容	标准分	得分
准备	15 分	医师的准备：穿工作服、戴口罩、帽子、洗手	2	
		自我介绍，核对患者信息	1	
		知情并签字，测量生命体征，术前无禁忌证（可口述）	2	
		嘱患者排尿并清洗外阴	2	
		用物准备：下环包，络合碘、无菌棉签、石蜡油、臀下巾，手套等，检查包装是否完好，是否在有效期内	4	
		评估环境，保护患者隐私	2	
		男选手需一名女医务人员在场（可口述），女选手直接得分	2	
操作过程	70 分	垫好臀下巾	2	
		协助患者取膀胱截石位	2	
		打开下环包，检查灭菌指示卡	2	
		将此次操作需要的棉球取出，络合碘及石蜡油倒入相应容器，包布无渗湿	3	

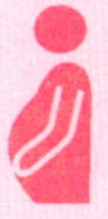

（续表）

项目	项目分	内容	标准分	得分
操作过程	70分	正确戴手套	3	
		常规消毒外阴，顺序正确	2	
		方向：从内到外，从上到下	2	
		消毒次数3次，不留空隙	2	
		铺孔巾	1	
		正确选择阴道窥器	2	
		消毒阴道（转动窥器1分、消毒3次1分）	2	
		双合诊了解子宫及附件情况	2	
		更换手套（可口述）	2	
		阴道窥器暴露宫颈、固定窥器	2	
		消毒宫颈及阴道侧壁1次	2	
		宫颈钳夹持宫颈前唇	2	
		消毒宫颈管2次	2	
		探宫，探针弯曲方向正确（1分）及深度（1分）	2	
		取环钩顺子宫屈向深入宫腔底部，勾出节育器	2	
		节育器给患者过目	2	
		再次探宫，探针弯曲方向正确，注意深度有无改变	2	
		检查宫口无活动性出血，再次消毒	1	
		阴道内无异物残留后取下宫颈钳、窥器	2	
		撤臀下巾，脱手套	1	
		协助患者复位，复原患者衣物、被褥	1	
		交代术后注意事项：禁房事盆浴2周，大量流血前来复查	2	
		取出环得20分，未取出不得分	20	
注意事项	15分	手套未碰触非无菌区	5	
		器械未碰触非无菌区	5	
		操作熟练，操作过程中注意询问患者感受	5	
总分	100分			

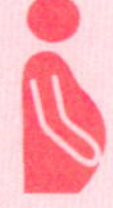

四、经阴道后穹窿穿刺术

子宫直肠陷凹是盆腔最低部位。腹腔中游离的血液、渗出液、脓液等常积聚在此处。它与阴道后穹窿仅一层之隔。临床常通过阴道后穹窿穿刺以辨明子宫直肠陷凹有无积液或邻近肿块的性质及原因，如异位妊娠或卵泡破裂等所引起的内出血、盆腔炎性积液和积脓等，借以明确诊断。

◆适应证

（1）疑有腹腔内出血，如异位妊娠、卵巢破裂等。

（2）疑盆腔内有积液、积脓时，可做穿刺抽液检查，以了解积液性质，以及盆腔脓肿的穿刺引流及局部注射药物。

（3）盆腔肿块位于直肠子宫陷凹内，经后穹窿穿刺直接抽吸肿块内容物做涂片，行细胞学检查以明确性质。若高度怀疑恶性肿瘤，应尽量避免穿刺。一旦穿刺诊断为恶性肿瘤，应及早在短期内手术。

◆禁忌证

（1）盆腔严重粘连，直肠子宫陷凹被较大肿块完全占据，并已凸向直肠。

（2）疑有肠管与子宫后壁粘连。

（3）临床高度怀疑恶性肿瘤。

（4）异位妊娠准备采用非手术治疗时，尽量避免穿刺，以免引起感染，影响疗效。

◆操作过程

（一）用物准备

妇科检查器械和用物，阴道后穹窿穿刺包（内有 22 号腰椎穿刺针头、10mL 注射器、弯盘、孔巾、纱布及棉签）。

（二）环境准备

环境温度适宜、关窗拉帘。

（三）操作前准备

（1）明确需要经阴道后穹窿穿刺的临床情况（适应证）。

（2）判断患者是否可以进行经阴道后穹窿穿刺（禁忌证）。

（3）自我介绍，核对患者，与患者和家属沟通，签署手术同意书，告知可能的并发症，如出血、感染、损伤周围脏器、其他不可预料的意外等。

（4）患者需排空膀胱。

（四）操作方法与步骤

（1）排空膀胱后，取膀胱截石位。

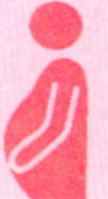

（2）消毒外阴、阴道，铺无菌孔巾。用窥器暴露宫颈及阴道后穹窿部，并再次消毒，然后将宫颈钳夹持宫颈后唇向前牵引，充分暴露阴道后穹窿，再将注射器接上腰椎穿刺针头，在后穹窿中央部采取与宫颈平行稍后的方向刺入 2 ~ 3cm，开始抽吸 5 ~ 10mL 标本。

（3）拔出针头后观察有无渗血，若有渗血可用无菌纱布填塞压迫止血后，取出窥器。

（五）注意事项

（1）穿刺过程中应严格观察病情变化，有无面色苍白、血压下降及剧烈腹痛等。

（2）穿刺时注意进针方向、深度，避免误伤子宫及直肠。

◆穿刺液性质和结果判断（表 8-2-4）

（1）血液：

①新鲜血液：放置后迅速凝固，为避免刺伤血管应改变穿刺针方向，或重新穿刺。

②陈旧性暗红色血液：放置 10 分钟以上不凝固表明有腹腔内出血。多见于异位妊娠流产或破裂、卵巢黄体破裂、急性输卵管炎或其他脏器如脾破裂等。

③巧克力色黏稠液体：镜下见不成形碎片，多为卵巢子宫内膜异位囊肿破裂。

（2）脓液呈黄色、黄绿色、淡巧克力色，质稀薄或浓稠，可有臭味。提示盆腔及腹腔内有化脓性病变或脓肿破裂。脓液应送细胞学涂片、细胞培养、药物敏感试验。必要时需切开引流术。

（3）炎性渗出物呈粉红色、淡黄色浑浊液体。提示盆腔及腹腔内存在炎症。应行细胞学涂片、细胞培养、药物敏感试验。

（4）腹水有血性、浆液性、黏液性等。应送常规化验，包括比重、总细胞数、红细胞数、白细胞数、蛋白质定量、浆膜黏蛋白试验及细胞学检查。必要时检查抗酸杆菌、结核杆菌培养及动物接种。肉眼血性腹水，多疑为恶性肿瘤，应行细胞学检查。

（5）无任何液体吸出多见于腹腔内液量极少、子宫直肠窝粘连、有机化血块等原因，也可能进针方向不对，未进入腹腔。

※ 考试例题

题目：患者，女性，23 岁，停经 44 天，阴道少量出血 7 天，腹痛 6 小时。

体格检查：体温 36.5℃，脉搏 102 次 / 分，呼吸 20 次 / 分，血压 95/75mmHg，急性病面容，神志清，心肺未见异常，超声示盆腔积液约 5cm，左侧髂窝积液 3cm。血 HCG 已查未报。

要求：拟诊异位妊娠破裂，请在模拟人上完成经阴道后穹窿穿刺。

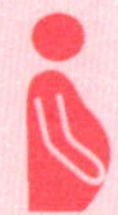

表 8-2-4　妇产科后穹窿穿刺评分标准

科室：　　　　　　　　姓名：　　　　　　　　日期：　　年　　月　　日

评分标准		满分	实得分	扣分原因
操作前准备（15 分）	a. 与患者沟通，告知穿刺目的，患者签知情同意书，排空膀胱	5		
	b. 准备物品：消毒穿刺包（孔巾、宫颈钳、窥阴器、棉球、纱块、长镊）、22 号穿刺针、10mL 空注射器、无菌手套、消毒液	5		
	c. 操作者洗手、戴口罩、帽子	5		
操作过程（75 分）	a. 患者取膀胱截石位，暴露外阴	5		
	b. 常规消毒外阴、阴道	5		
	c. 窥阴器进入阴道暴露宫颈，消毒宫颈及阴道	15		
	d. 操作者左手持宫颈钳钳夹宫颈后唇左侧方，略向前上方牵拉，暴露后穹窿，消毒后穹窿	15		
	e.10mL 空注射器接上穿刺针，检查有无堵塞，于宫颈后唇与阴道后壁交界处下方约 1cm 处，方向与宫颈平行，进针深度约 2cm，进针阻力消失抽吸注射器，抽出液体后拔出穿刺针；如做药物注射，回抽注射器无血液后注入药物	15		
	f. 如穿刺点出血用棉球压迫片刻，无出血后取下宫颈钳、窥阴器	10		
	g. 肉眼观察穿出液，必要时送检	10		
整体性（10 分）	操作熟练程度、回答问题	10		
总分		100		

五、羊膜腔穿刺术

超声介导下的羊膜腔穿刺术是目前应用广泛、相对安全的介入性产前诊断技术及引产方式。

◆适应证

（1）用于产前诊断：需抽取羊水，获得其中的胎儿细胞或胎儿 DNA，进行遗传学检查。

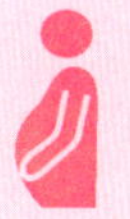

（2）用于引产：妊娠 14 ～ 27 周要求终止妊娠且无禁忌证者；因患某种疾病（包括遗传性疾病）不宜继续妊娠者；产前诊断胎儿畸形者。

◆禁忌证

（1）用于产前诊断的禁忌证：孕妇有流产征兆；有感染征兆；凝血功能异常。

（2）引产禁忌证：

①绝对禁忌证：

a. 全身健康状况不良，不能耐受手术者；

b. 各种疾病的急性阶段；

c. 有急性生殖道炎症或者穿刺部位皮肤有感染者；

d. 中央性前置胎盘；

e. 对依沙吖啶过敏者。

②相对禁忌证：

a. 子宫体上有手术瘢痕、宫颈有陈旧性裂伤、子宫颈因慢性炎症而电灼术后、子宫发育不良；

b. 术前 24 小时内两次（间隔 4 小时）测量体温，均为 37.5℃以上者。

◆操作过程

（1）术前准备：①术前复核手术指征，向孕妇及家属告知手术目的及风险，签署手术知情告知书；②完善术前检查，如监测孕妇生命体征，检查血常规、凝血功能，检查胎心等。

（2）操作方法：孕妇排空膀胱后取仰卧位，腹部皮肤常规消毒、铺巾，实时超声评估胎儿宫腔内方位及胎盘位置，确定穿刺路径，在持续超声引导下，使用带有针芯的穿刺针经皮穿刺进入羊膜腔，注意避开胎儿、胎盘和脐带。拔出针芯，用 5mL 针筒抽吸初始羊水 2mL，弃之，以避免母体细胞污染标本。换针筒抽取所需羊水，用于实验室检查。术后观察胎心变化，注意孕妇有无腹痛及阴道流血情况。

如为引产注药：穿刺成功后，准备好装有依沙吖啶药液的注射器，与穿刺针相接，注药前先往注射器内抽少许羊水，药液与羊水混合后呈絮状。确认针头在羊膜腔内，然后注入药液。一般注入 0.5% ～ 1% 依沙吖啶 10mL（药量≤ 100mg）。

注意事项：

（1）严格无菌操作，以防感染；

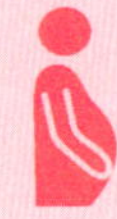

（2）不要在宫缩时穿刺，警惕发生羊水栓塞，注意孕妇生命体征变化，有无咳嗽、呼吸困难、发绀等异常；

（3）尽可能一次操作成功，避免多次操作，操作次数最多不超过 3 次；

（4）注意避开肠管和膀胱；

（5）Rh 阴性血型孕妇羊水穿刺术后需要注射 Rh 免疫球蛋白。

※ **考试例题**

题目：患者，女性，23 岁，停经 16 周，要求引产。

体格检查：体温 36.5℃，脉搏 82 次 / 分，呼吸 20 次 / 分，血压 115/80mmHg，一般情况可，神志清，心肺未见异常，超声示宫内妊娠符合 16 周，羊水深度 4cm，胎盘位于后壁。

要求：请在模拟人上完成羊膜腔穿刺注药术。（表 8-2-5）

表 8-2-5　羊膜腔穿刺术考核评分

评分标准		满分	得分
操作前准备（15 分）	医师的准备：穿工作服，戴口罩，帽子，洗手	2	
	核对床号、姓名，嘱患者排尿	2	
	知情同意并签字（2），询问麻药过敏史（2）	4	
	测血压、脉搏（可口述）（2），腹部触诊胎位（1），听胎心（2）	5	
	用物准备：穿刺包、络合碘、无菌棉签、手套、胶布、2% 利多卡因，5mL、20mL 注射器。检查物品是否在有效期内，包装是否完好	2	
操作过程（65 分）	体位：一般取仰卧位，月份较大者取头稍高足低位	2	
	穿刺点选择：彩超定位下穿刺，准确判断穿刺点并标记	3	
	消毒顺序：以穿刺点为圆心，由内向外	1	
	消毒范围：半径 10cm 以上	1	
	消毒三次，消毒不留空隙，每次范围小于前一次，最后一次消毒大于孔巾直径	1	
	取穿刺包，检查包的有效期	1	
	打开穿刺包的外层 3/4	1	
	戴无菌手套 + 打开穿刺包的外层 1/4 及内层	2	
	清点物品 + 铺孔巾	2	
	检查穿刺针（针套、针芯配套、针尖有无倒钩、通畅）	2	

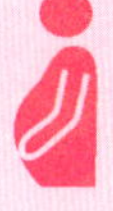

（续表）

评分标准		满分	得分
操作过程（65分）	核对麻醉药，正确开启	1	
	于穿刺点行皮丘注射，沿穿刺点垂直进针，边进针边回抽及推药，若抽到羊水则停止注药	4	
	取穿刺针，固定穿刺部位的皮肤	2	
	7 号无菌穿刺针垂直刺入，沿穿刺点进针，有 2 次突破感后停止进针	3	
	去除穿刺针心，见羊水流出，请助手连接注射器抽取羊水或直接注药	3	
	留取羊水标本送检（口述若做产前诊断用，丢弃前 2mL 羊水）	2	
	拔出穿刺针，覆以无菌干纱布，按压 3 分钟（可口述时间），胶布固定	3	
	操作完成后，为患者复原衣物	1	
	穿刺结果：第一次操作即成功得 30 分；第二次操作才成功得 20 分；第三次以上操作成功得 10 分；未抽出羊水不得分	30	
操作后观察（20分）	操作过程应该注意观察患者生命体征，有无腹痛、呼吸困难、发绀等，操作过程中注意询问患者的感受，动作轻柔，体现爱伤意识	5	
	术后嘱患者卧床休息（口述）	2	
	术后观察生命体征、有无腹痛、出血、感染、呼吸困难、发绀等（口述）	2	
	继续妊娠患者术后予以抑制宫缩治疗，监测胎心（口述）。若引产，则无需一致宫缩及监测胎心。	2	
	违反无菌原则每次扣 3 分，最多扣 10 分	9	
总分		100	

六、思考题

各项妇产科手术操作的禁忌证。

七、科普小常识

妇科操作手术医生一定要重视双合诊，目的在于扪清阴道、宫颈、宫体的方向及盆腔内其他器官有无异常，减少子宫穿孔及周围脏器操作风险。

（编者　张荣）

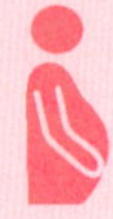

第三节　基本手术器械及使用

核心提示

❖常用手术器械有哪些?

❖不同器械使用过程中应该注意什么?

手术器械是外科手术操作的必备物品。正确掌握各种手术器械的结构特点和基本性能并能熟练运用，是施行外科手术的基本要求和保证。

一、手术刀

手术刀：由刀柄和可装卸的刀片两部分组成。

◆执刀方式

（1）执弓式是最常用的一种执刀方式，动作范围广而灵活，用力涉及整个上肢，主要在腕部。用于较长的皮肤切口和腹直肌前鞘的切开等。

（2）执笔式用力轻柔，操作灵活准确，便于控制刀的动度，其动作和力量主要在手指。用于短小切口及精细手术，如解剖血管、神经及切开腹膜等。

（3）握持式全手握持刀柄，拇指与示指紧捏刀柄刻痕处。此法控刀比较稳定。操作的主要活动点是肩关节。用于切割范围广、组织坚厚、用力较大的切开，如截肢、肌腱切开、较长的皮肤切口等。

（4）反挑式是执笔式的一种转换形式，刀刃向上挑开，以免损伤深部组织。操作时先刺入，动点在手指。

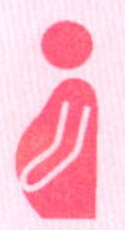

二、手术剪

手术剪：分为组织剪和线剪两大类。

组织剪刀薄、锐利，有直弯两型，大小长短不一，主要用于分离、解剖和剪开组织，通常浅部手术操作用直组织剪，深部手术操作一般使用中号或长号弯组织剪。线剪多为直剪，又分剪线剪和拆线剪，前者用于剪断缝线、敷料、引流物等，后者用于拆除缝线。结构上组织剪的刃较薄，线剪的刃较钝，使用时不能用组织剪代替线剪，以免损坏刀刃，缩短剪刀的使用寿命。拆线剪的结构特点是一页钝而凹，一页尖而直。

三、血管钳

血管钳：主要用于止血的器械，故也称止血钳，此外，还可用于分离、解剖、夹持组织；也可用于牵引缝线，拔出缝针或代镊使用。

（1）蚊式血管钳：有弯、直两种，为细小精巧的血管钳，可作微细解剖或钳夹小血管；用于脏器、面部及整形等手术的止血，不宜用于大块组织的钳夹。

（2）直血管钳：用以夹持皮下及浅层组织出血，协助拔针等。

（3）弯血管钳：用以夹持深部组织或内脏血管出血，有长、中、短三种型号。

（4）有齿血管钳：用以夹持较厚组织及易滑脱组织内的血管出血，如肠系膜、大网膜等，也可用于切除组织的夹持牵引。注意前端钩齿可防止滑脱，对组织的损伤较大，不能用作一般的止血。

四、手术镊

手术镊：用以夹持或提取组织，便于分离、剪开和缝合，也可用来夹持缝针或敷料等。

（1）有齿镊：前端有齿，齿分为粗齿与细齿，粗齿镊用于提起皮肤、皮下组织、筋膜等坚韧组织；细齿镊用于肌腱缝合、整形等精细手术，夹持牢固，但对组织有一定的损伤作用。

（2）无齿镊：前端平，其尖端无钩齿，分尖头和平头两种，用于夹持组织、脏器及敷料。浅部操作时用短镊，深部操作时用长镊。无齿镊对组织的损伤较轻，用于脆弱组织、脏器的夹持。尖头平镊用于神经、血管等精细组织的夹持。

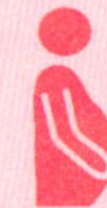

五、持针钳

持针钳：也叫持针器，主要用于夹持缝合针来缝合组织，有时也用于器械打结，其基本结构与血管钳类似。持针器的前端齿槽床部短，柄长，钳叶内有交叉齿纹，使夹持缝针稳定，不易滑脱。

（一）持针钳的传递

传递者握住持针钳中部，将柄端递给术者。在持针器的传递和使用过程中切不可刺伤其他手术人员。

（二）持针钳的执握方法

（1）把抓式：也叫掌握法，即用手掌握拿持针钳，钳环紧贴大鱼际肌上，拇指、中指、无名指及小指分别压在钳柄上，示指压在持针钳中部近轴节处。利用拇指及大鱼际肌和掌指关节活动维持、张开持针钳柄环上的齿扣。

（2）指扣式：为传统执法，用拇指、无名指套入钳环内，以手指活动力量来控制持针钳关闭，并控制其张开与合拢时的动作范围。

（3）单扣式：也叫掌指法，拇指套入钳环内，示指压在钳的前半部作支撑引导，其余三指压钳环固定手掌中，拇指可上下开闭活动，控制持针钳的张开与合拢。

（4）掌拇法：食指压在钳的前半部，拇指及其余三指压住一柄环固定在手掌中。此法关闭、松钳较容易，进针稳妥。

其他钳类器械

（1）布巾钳：简称巾钳，前端弯而尖，似蟹的大爪，能交叉咬合，主要用以夹持固定手术巾，并夹住皮肤，以防手术中移动或松开。注意使用时勿夹伤正常皮肤组织。

（2）组织钳：又叫鼠齿钳和 Allis 钳，其前端稍宽，有一排细齿似小耙，闭合时互相嵌合，弹性好，对组织的压榨较血管钳轻，创伤小，一般用以夹持组织，不易滑脱，如皮瓣、筋膜或即将被切除的组织，也用于钳夹纱布垫与皮下组织的固定。

（3）直角钳：用于游离和绕过重要血管及管道等组织的后壁，如胃左动脉、胆道、输尿管等。

六、缝合针与手术用线

（一）缝合针

缝合针：简称缝针，是用于各种组织缝合的器械，它由针尖、针体和针尾三部分组成。

无损伤缝针：主要用于小血管、神经外膜等纤细组织的吻合。

三角针：针尖前面呈三角形（三棱形），能穿透较坚硬的组织，用于缝合皮肤、韧带、软骨和瘢痕等组织，但不宜用于颜面部皮肤缝合。

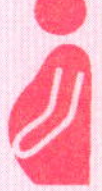

圆针：针尖及针体的截面均为圆形，用于缝合一般软组织，如胃肠壁、血管、筋膜、

腹膜和神经等。

（二）手术用线

手术用线：用于缝合组织和结扎血管。手术所用的线应具有下列条件：有一定的张力，易打结、组织反应小，无毒，不致敏，无致癌性，易灭菌和保存。手术用线分为可吸收线和不吸收线两大类。

1. 可吸收缝线主要有肠线及合成纤维线。

（1）肠线：

由绵羊的小肠黏膜下层制成。因属于异种蛋白，在人体内可引起较明显的组织反应，因此使用过多、过粗的肠线时，创口炎性反应较重。

（2）合成纤维线：

随着科学技术的进步，越来越多的合成纤维线被应用于临床。它们均为高分子化合物，其优点：组织反应轻，抗张力较强，吸收时间长，有抗菌作用。

2. 不吸收缝线

有桑蚕丝线、棉线、不锈钢丝、尼龙线、钽丝、银丝、亚麻线等数十种。根据缝线张力强度及粗细的不同亦分为不同型号。“0”数越多的线越细，最细显微外科无损伤缝线编号为 12 个“0”。以 3/0、0、4 和 7 号较常用。

七、牵开器

牵开器：又称拉钩，用以牵开组织，显露手术野，便于探查和操作，可分为手持拉钩和自动拉钩两类。有各种不同形状和大小的规格，可根据手术需要选择合适的拉钩。常用的拉钩有以下几种。

（1）甲状腺拉钩也叫直角拉钩，为平钩状，常用于甲状腺部位牵拉暴露，也常用于其他手术，可牵开皮肤、皮下组织、肌肉和筋膜等。

（2）腹腔拉钩也叫方钩，为较宽大的平滑钩状，用于腹腔较大的手术。

（3）皮肤拉钩也叫爪形拉钩，外形如耙状，用于浅部手术的皮肤牵开。

（4）S 形拉钩也叫弯钩，是一种 S 形腹腔深部拉钩，用于胸腹腔深部手术，有大、中、小、宽、窄之分。注意 S 形拉钩的正确使用方法。

八、吸引器

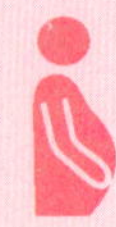

吸引器用于吸引手术野中的出血、渗出物、脓液、空腔脏器中的内容物、冲洗液，使手术野清楚，减少污染机会。吸引器由吸引头、橡皮管、接头、吸引瓶及动力部分组成。

九、敷料

敷料一般有纱布和布类制品。

（1）纱布块用于消毒皮肤，拭擦术中渗血、脓液及分泌物，术后覆盖缝合切口，进入腹腔应用温湿纱布，以垂直角度在积液处轻压，蘸除积液，不可揩擦、横擦，否则易损伤组织。

（2）小纱布分离球将纱布卷紧成直径 0.5 ~ 1cm 的圆球，用组织钳或长血管钳夹持作钝性分离组织用。

（3）大纱布垫用于遮盖皮肤、腹膜，湿盐水纱布可作腹腔脏器的保护用，也可用来擦血，为防止遗留腹腔，常在一角附有带子，又称有尾巾。

十、思考题

手术器械使用后怎么清洗及维护？

十一、科普小常识

器械维护与保养的注意事项。

（1）器械使用后务必及时预处理，如果污垢残留物留在器械上凝结后会使随后的清洁更困难，血液会腐蚀器械。

（2）避免精细器械和有刃的器械受到损坏。

（3）分工清洁时应使用软麻布、塑料刷等方法，不能使用金属刷，避免器械受损。

（4）清洁之后必须马上烘干。

（编者　杜永霞）

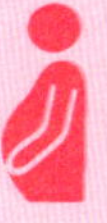

第四节　手术基本的缝合方式

核心提示

❖最常用的手术缝合方式有哪些？

❖不同缝合方式应注意哪些要点？

一、单纯缝合

1. 单纯间断缝合注意要点

（1）进针要垂直，即针与创面切口平面垂直，可以轻提起切口；

（2）针距 1cm 边距 0.5cm；

（3）收线时，两手用力均匀；

（4）一般要求全层穿透，特殊的时候可以选择非全层，如浆肌层缝合。

2. 内八字缝合外八字缝合注意要点

（1）多用于肌肉等一般对张力要求不高的组织缝合，缝合肌肉时，注意收线力度不能太大，以免所伤肌肉；

（2）其他同类单纯间断缝合。

3. 单纯连续缝合注意要点

（1）总是同一侧进针，同一侧出针，打结时，记得留回头线就行了；

（2）记得让助手收线；

（3）其他要点同单纯间断缝合。

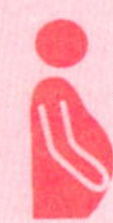

4. 锁边缝合注意要点

（1）同一侧进针，同一侧出针，与单纯连续缝合不同的是，出针的时候，要从上一针的内侧，穿出来；

（2）记得让助手收线；

（3）这个不用留回头线，要与双线打结；

（4）其他同单纯间断缝合。

二、内翻缝合

1. 垂直内翻缝合注意要点

（1）收线要有一定的力度，这样才有效果；

（2）一般用于缝合肠管等对创面外面要求高的切口；

（3）其他要点同单纯间断缝合。（图 8-4-1）

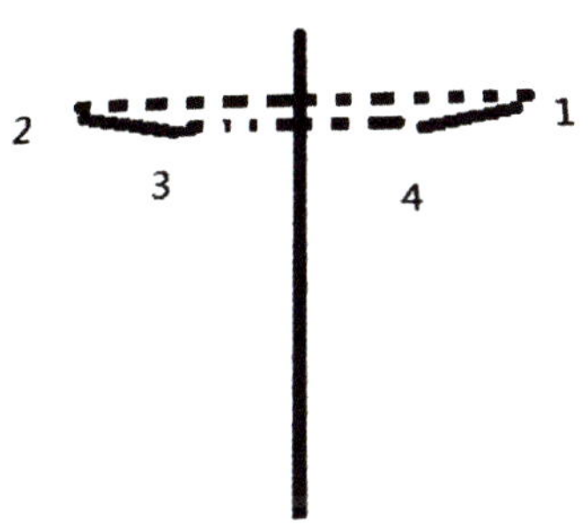

图 8-4-1　垂直内翻缝合示意图

2. 平行内翻缝合注意要点

（1）记得让助手收线；

（2）其他要点同单纯间断缝合。

三、外翻缝合

1. 垂直外翻（褥式）缝合注意要点

（1）注意 1.4 和 2.3 之间的距离，可以根据病人的状况进行调整 1 和 2 之间深度比 3 和 4 要厚；

（2）其他要点同单纯间断缝合。

2. 平行外翻（褥式）缝合注意要点

（1）最后打结可以把回头线留在 8 号位置，打结；

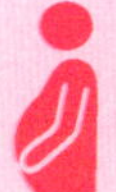

（2）记得让助手收线；

（3）其他要点同单纯间断缝合。（图 8-4-2）

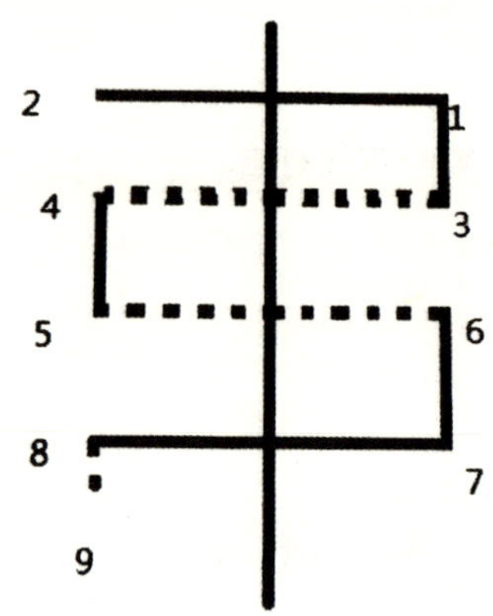

图 8-4-2　平行外翻缝合示意图

四、荷包缝合注意要点

1. 浆肌层缝合，不能全层缝合；

2. 一边收线，一边将断端向里面送；

3. 其他要点同单纯间断缝合。

五、思考题

妇科最常见的缝合方式有哪些？

六、科普小常识

缝合过程中的注意事项？

（1）严格无菌操作；

（2）止血和清创；

（3）缝合时垂直进针，按缝针的弧度出针；

（4）应按组织的解剖层次分层缝合，不能死腔；

（5）每一层次的缝合，在切口两侧所包含的组织多少要相等；

（6）为减少切口内置物，缝线的针数不宜过多，一般间距 0.5 ～ 1.0cm，保证加于组织的每一针张力相等。

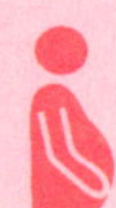

（编者　杜永霞）

第五节　打结

核心提示

❖结的种类有哪些?

❖打结的方法有哪些?

一、结的种类

（1）单结：是外科结扣的基本组成部分，易松脱、解开，仅用于暂时阻断，如胆囊逆行切除暂时阻断胆囊管，而永久结扎时不能单独使用单结。

（2）方结（平结）：由方向相反的两个单结组成，为手术中最常用的结扎方式。其特点是结扎线来回交错，着力均匀，打成后愈拉愈紧，不会松开或脱落，因而牢固可靠。用于结扎小血管和各种组织缝合的打结。

（3）三迭结（三重结、加强结）：是在方结的基础上再加上一个单结，共三个结，第三个结和第一个结的方向相同。以加强结扎线间的摩擦力，防止线松散滑脱，因而牢固可靠，常用于有张力的缝合、大血管、瘤蒂的结扎或羊肠线、尼龙线等的打结。注意第一结必须保持缚紧状态。缺点为遗留在组织中的结扎线较多。

（4）外科结：第一个结的线圈绕两次，使接触面扩大，摩擦面增加，打第二个结时不易滑脱和松散，比较牢固可靠，可用于结扎大血管。因打结比较麻烦及费时，临床较少使用。

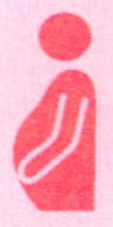

以下为不宜于手术中采用的结：

（5）假结（顺结、十字结）：为两个方向相同（两道动作相同）的单结，其张力仅为方结的 1/10，结扎后易自行松散、滑脱。

（6）滑结：二个单结的形式与方结相同，但由于在打结的过程中将其中一个线头拉紧，只用了另一个线头打结所造成。此结易滑脱。改变拉线力量分布及方向即可避免。

（7）松结：即第一个结或第二个结松弛，未扎紧而不牢固。

二、打结的方法

（1）单手打结法：常用，简便迅速。左右手均可打结。术中应用最广泛，应重点掌握和练习。（图 8–5–1）

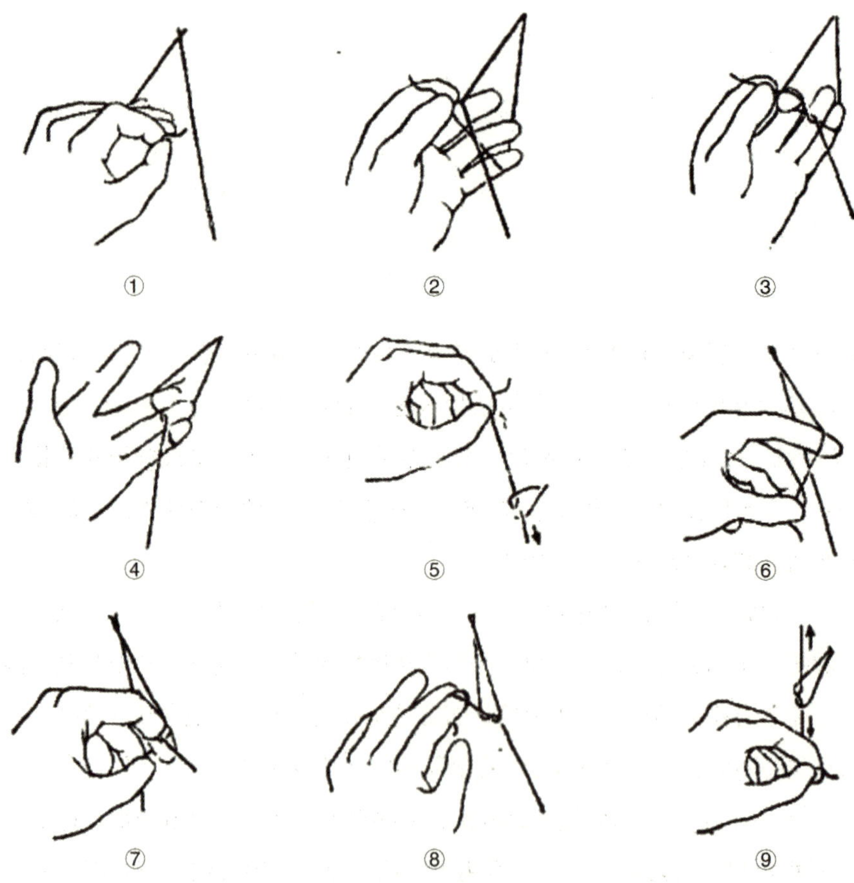

图 8–5–1　单手打结法示意图

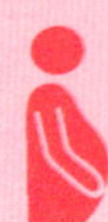

（2）双手打结法：分别以左右手用相同的方法打成两个交叉结，对深部或组

织张力较大的缝合结扎较为方便可靠。适于做外科结。但较为烦琐，浪费时间。（图8-5-2）

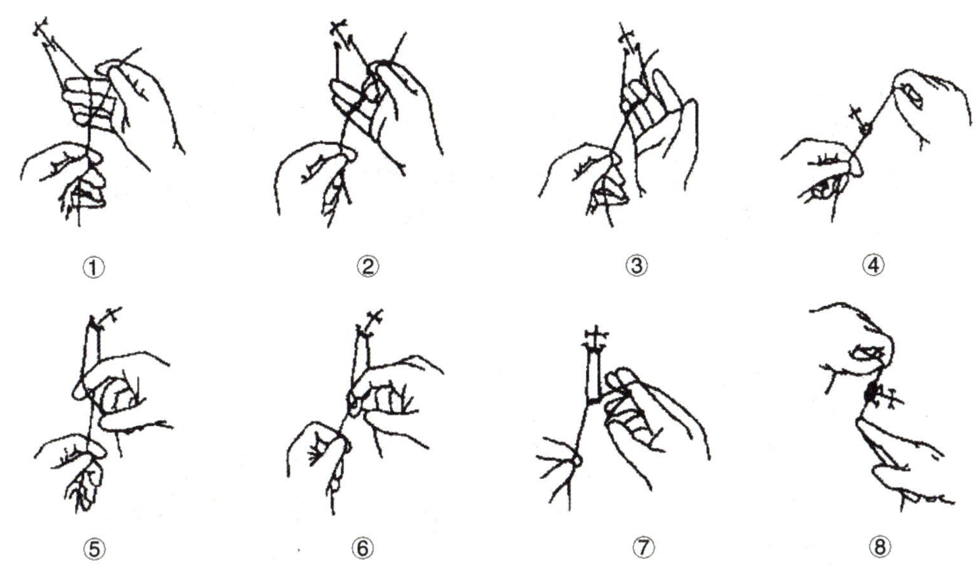

图 8-5-2　双手打结法示意图

（3）器械打结法（持钳打结法）：一般左手捏住缝合针线一段，右手拿持针器或血管钳打结，用于连续缝合、深部操作、线头较短以及一些精细手术时。此种方法不影响视野、节省时间，缺点是缝合有张力时不易扎紧。（图 8-5-3）

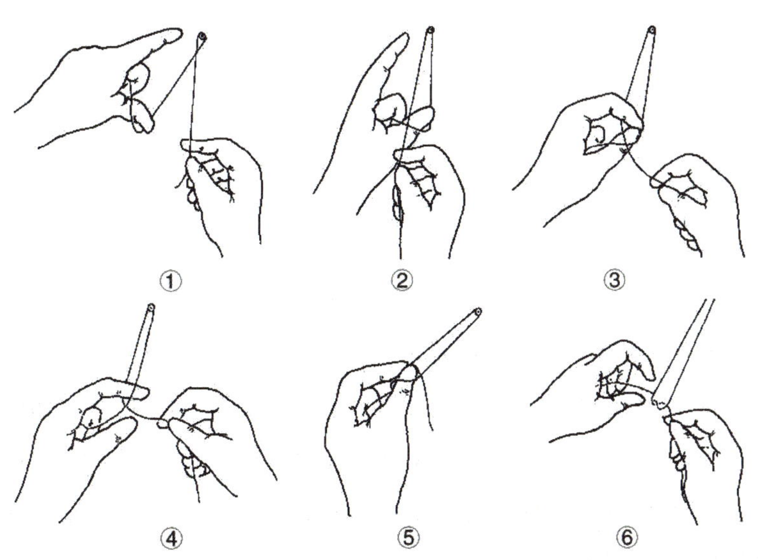

图 8-5-3　器械打结法示意图

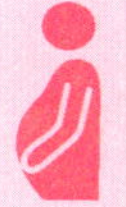

（4）深洞打结：盆腔深部常用，不论用手或止血钳，在第一道线结起后，将一线拉紧，用另一手将线结推下，同样以相反方向结扎第二个线结。（图 8-5-4）

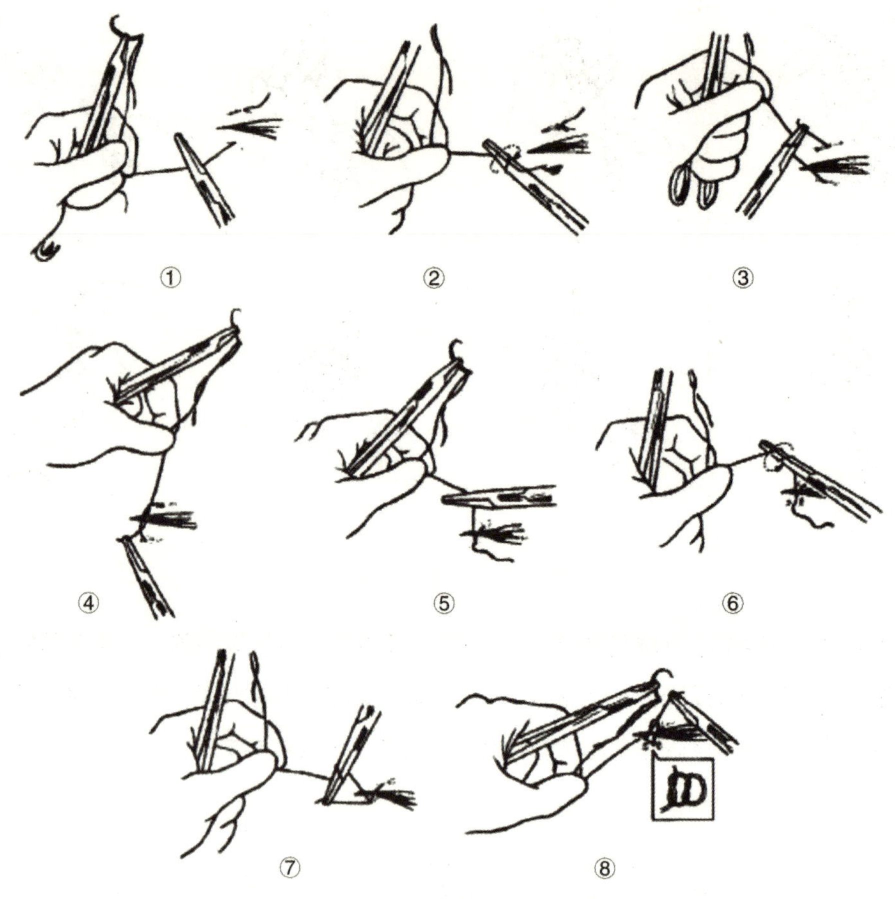

图 8-5-4　深洞打结法示意图

三、注意事项

（1）结扎之前，需将束线在生理盐水中浸湿，然后再进行结扎，以增加线的重量，便于操作，并增加摩擦力，使线结牢固。

（2）打结时，每个方结的第一个单结与第二个单结方向不能相同，否则就成假结，容易滑脱。两手用力应均匀，否则亦可成为滑结，应避免。深部打结时用一个手指按压线结附近，逐渐拉紧，要求两手用力点与结扎点成一直线。即三点一线，不可成角或向上提起，否则易组织撕脱或线结松脱。

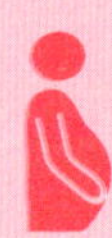

（3）打结时，每一个单结打完后线结不能有缠绕，否则，应交叉调整位置，如有缠绕，

打结后稍用力丝线容易断裂。

（4）打结时，用力应缓慢均匀，两手的距离不宜离线结太远，否则容易将线扯断或未扎紧而滑脱。

（5）遇张力大的组织结扎时，往往打第二结时第一结扣已松开，此时可在收紧第一结扣以后，助手用一把无齿镊或血管钳夹住结扣（线不松动但不扣紧，以免伤线），待第二结扣收紧时再移除器械。

（6）正确的剪线方法是：术者结扎完毕后，将双线尾并拢提起，助手将线剪微张，顺线尾向下滑至线结上端，再把剪刀略倾斜，将线剪断，留存线头 2~3mm。

四、腹腔镜缝合打结

（1）方结

体内打方结类似于开放手术中的器械打结。线的长度为 8~15cm，过长或过短的线都会使得器械绕线变得复杂困难，缝针和线经过多口径一次性戳卡、或反折后经可重复使用戳卡放入体内，缝过组织后，线尾最好留短并置于线结附近容易抓持到的地方。

有几种用线绕器械的方法，首先将线绕器械两圈，类似传统的外科结，打第一个半结时绕线两次有利于锁紧结头，无论绕一圈还是两圈，接下来用绕线的器械抓住短线尾并牵拉穿过线圈。

尽可能靠近末端抓持线尾有利于拖线过圈，然后用长线尾绕器械打第二个半结，但这时要反方向绕线才能打成方结，和前面一样，绕线的器械抓住短线尾并牵拉穿过线圈。后继的结也要交替方向绕线以保证打出方结。

腹腔镜下绕线的难度往往缘于器械进入腹腔的角度，以垂直于持针器轴方向抓持弯针末端可以改进角度，有利于绕线，增加一个戳卡或将镜头换个戳卡置入也可能会有所帮助，带角度的镜头以及三维视频腹腔镜技术可以改善视野和方向感，记住，改变线的长度、使用弯曲辅助抓钳器械、合适的戳卡位置规划都有利于体内器械打结。

另一种绕线办法是三捻结，持针器抓持缝针末端，再将持针器 360° 旋转四次让线绕在自身轴杆上，松开缝针让其垂下，接着持针器再抓住线尾将其穿过线圈，然后和平常一样拉开两线尾打成外科结，再多打几个结确保结头牢固。

但有时在特定角度的戳卡下这种方法很难操作。对于这种情况，可以将线摆放在临近组织表面做成一个线圈，然后用抓钳拾起缝线交叉处，否则线圈仍将留在组织表面，第二把抓钳穿过线圈抓住短线尾完成打结，第二个半结也用同样的方法，但方向相反。这种技术在带深度感的三维腹腔镜下更容易完成。

（2）邓迪挤塞结

可以在体外将线尾预制成一种特殊滑结用作连续缝合的起始，这样就无须用到体内打结。将线自身交叉并置于线环下方，便形成一个类似“8”字形的双环。再将线先后穿过两个环，留下 1.5cm 长的线尾，将该结经戳卡置入操作区域。

在完成第一针缝合后，将针线穿过该滑结的线圈，拉动缝线直至线圈紧贴组织，以与缝线相反方向拖拉线尾收拢邓迪结，从而挤紧该结，然后便可按照常规方式完成缝合。

（3）阿伯丁结

阿伯丁结用于连续缝合的结束，穿过之前的缝线下方形成第一个线环，再穿过第一个线环形成第二个线环并拉紧第一个线环，将线尾穿过第二个线环收紧结，助手需要保持缝线的张力但又不能夹断缝线，这也许需要用到带橡皮套的无损伤器械来避免对缝线的损害。

（4）总结

一旦结未打紧，则前功尽弃，故镜下应打外科结；“第一个结严禁交叉”；要熟悉拉线的方向，防止第一个结交叉；顺其自然———要顺着线的“性子”来；双手均要能够打结；镜下打结较难部分在于“夹线尾”。

五、思考题

1. 腹腔镜下如何熟练打结？

2. 不同部位伤口如何选择不同方式打结？

六、科普小常识

熟能生巧，要想打结又快又紧，需勤于练习！

（编者　石蕊）

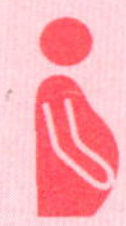

第六节　内镜手术

核心提示

❖熟悉掌握妇科常见的手术?

❖各种内镜适应证与禁忌证?

一、阴道镜

阴道镜是妇科的一个常用辅助诊断工具，由于其安全且操作简便，已被广泛应用于妇科门诊。阴道镜有近百年历史，1925 年德国 HansHinselmann 医生首先以单目放大镜观察子宫颈下生殖道，其仅限于放大观察；随着醋酸溶液的使用，阴道镜开始被广泛推广应用。但阴道镜检查判断受主观因素影响，不同的医生之间的阴道镜检查准确性不尽如人意，有必要规范阴道镜检查以提高阴道镜检查的准确性。

阴道镜通过放大直接观察子宫颈及下生殖道上皮和血管，识别癌前病变及早期癌。当子宫颈发生上皮内病变，将出现上皮细胞异常增生，细胞核肿胀增大，在醋酸溶液作用下，细胞出现可逆性蛋白凝固，上皮的透光性能下降，阴道镜的光源投照到上皮后致使光反射增加，正常上皮与异常上皮之间的界面会显露出来，放大观察视觉效果出现醋酸白色上皮，异常增生越严重，醋酸白色上皮显得越浓厚，且边界越清楚。阴道镜可及时发现各种肉眼难以观察的微小异常癌前病变并加以鉴别，通过活体组织病理学检查达到早期诊断、早期治疗的目的。

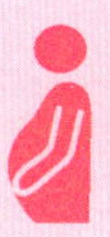

阴道镜主要用于评估子宫颈筛查异常的女性，根据筛查异常结果，结合阴道镜所见图像，在异常图像区域进行活体组织病理学检查，获得最终诊断并确定适宜的处理方案。

阴道镜检查是一项相对有创的临床检查，需要由经过专业培训的阴道镜医生操作。

阴道镜检查的适应证：①细胞学异常包括不能排除高级别鳞状上皮内病变的不典型鳞状细胞（ASC-H），低级别鳞状上皮内病变（LSIL），高级别鳞状上皮内病变（HSIL），不典型腺上皮细胞（AGC），腺原位癌（AIS）和癌，意义未明的不典型鳞状细胞（ASCUS），ASCUS 合并高危型人乳头瘤病毒（HPV）阳性或重复的 ASCUS。②高危型 HPV16/18 型阳性。③不能解释的下生殖道出血。④与子宫颈癌相关的溃疡、肿块等可疑癌症。⑤子宫颈阴道手术后的随访检查。⑥外阴阴道 HPV 相关的病变。

阴道镜检查的禁忌证：阴道镜检查没有绝对的禁忌证，对于患有急性子宫颈炎和严重阴道炎的女性在阴道镜检查前应先给予评估治疗处理，急性炎症容易导致出血和组织脆性增加，影响阴道镜的检查评估。至于月经期不建议进行阴道镜检查，尤其是月经量多的时候会影响阴道镜观察效果。

二、宫腔镜

宫腔镜是经阴道自然腔道对子宫腔及子宫颈管各类病变进行诊断与微创整复手术的治疗方法，以其直观观察、定位准确、保留器官与保护功能等优势，被誉为子宫腔疾病治疗的“典范”；宫腔镜手术是与开腹手术、经阴道手术和腹腔镜手术并列的妇科手术基本技能。

1. 操作时间选择

（1）对于月经周期规律的未绝经女性，子宫内膜增殖期是子宫腔的最佳观察时期。因为，分泌期时增厚的子宫内膜可能和子宫内膜息肉相似，容易误诊。月经期时不宜检查，则经血可能会干扰视野。最好选择在月经后一周内进行检查或者手术。因为这个时候子宫内膜处于增殖期早期，比较薄，不仅出血少，而且黏液分泌物也比较少，更有利于观察宫腔情况。

（2）对于有不规则阴道出血的育龄期女性，目前没有特定要求的手术操作时间，可根据患者情况随时手术，在宫腔镜手术过程中，通过膨宫液的冲洗，也可以将宫腔内的血块、黏膜碎片等组织物冲出，使术中视野更加清晰。

（3）绝经后女性随时可以进行宫腔镜检查。

2. 膨宫液的选择

宫腔镜时使用的膨宫液可以是电解质溶液，比如生理盐水，乳酸钠林格氏液，也可以是非电解质溶液，比如 1.5% 甘氨酸溶液、5% 甘露醇溶液、3% 山梨醇溶液。

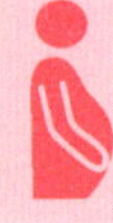

使用单极电外科器械进行手术操作时，需要采用绝缘液体（如甘氨酸）来避免热损

伤。采用双极电外科操作时可使用等渗液（如生理盐水或乳酸林格氏液），以免发生绝缘液体导致的电解质和渗透压失衡风险。但如果患者合并有糖尿病，也可以根据血糖情况选择 5% 的甘露醇溶液。

诊断性操作可使用生理盐水进行。有随机研究发现，诊断性操作时使用生理盐水，患者的疼痛减少，术中视野更好操作，操作时间相应缩短。

在手术过程中，膨宫泵的压力可以控制在 130 ~ 150mmHg，流速设制在 400 ~ 500mL/ 分钟，这样既可以很好地扩张宫腔，又有利于获得比较清晰的手术视野。

3. 适应证与禁忌证

◆诊断适应证

（1）各类子宫腔病变所致异常子宫出血的评估；

（2）评估不孕症的子宫、子宫颈因素；

（3）子宫内膜损伤所致宫腔粘连的形态学评估；

（4）子宫及下生殖道畸形的分类评估；

（5）子宫腔异物及宫内节育器异常的定位评估；

（6）各类子宫腔影像学异常的病因评估；

（7）子宫内膜癌早期诊断、保留生育功能治疗及随访的评估；

（8）各类子宫腔手术后的二次探查评估；

（9）各类子宫颈及子宫颈管病变的协助诊断；

（10）顽固性阴道排液的病因检查；

（11）幼女阴道异物及占位病变的病因检查。

◆手术适应证

（1）子宫内膜息肉引起各类临床症状；

（2）子宫肌瘤影响子宫腔形态并引起相应的临床症状；

（3）子宫内膜损伤所致宫腔粘连，患者有迫切的生育愿望，或由于粘连导致经血流出受阻；

（4）子宫及下生殖道畸形会影响生育或生理功能；

（5）子宫腔异物，包括宫内节育器取出、既往子宫手术残留缝线取出、残留妊娠组织取出等；

（6）特殊部位妊娠，如妊娠囊位于子宫颈、宫角、剖宫产术后子宫瘢痕部位及子宫肌壁等；

（7）剖宫产术后子宫瘢痕憩室（又称剖宫产术后子宫切口缺损）影响生育或生理

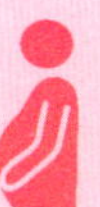

功能；

（8）子宫内膜不典型增生及早期子宫内膜样癌保留生育功能治疗；

（9）局灶或囊性子宫腺肌病病灶切除；

（10）各类子宫颈管赘生性病变切除；

（11）幼女阴道异物、阴道或子宫颈肿瘤活检。

◆禁忌证

（1）绝对禁忌证：严重内、外科合并症不能耐受手术操作。

（2）相对禁忌证：①盆腔炎症及阴道炎症急性期或体温 >37.5℃；②子宫活跃性大量出血、重度贫血；③正常妊娠状态；④ 3 个月内有子宫穿孔史；⑤浸润性子宫颈癌；⑥生殖道结核未经抗结核治疗；⑦子宫腔深度超过 12cm。

三、腹腔镜

腹腔镜检查的发展已有 100 多年历史，在妇科领域得到了广泛应用，过去许多需要经过剖腹才能确诊的疾病，现在基本已被腹腔镜检查所代替，而且，在腹腔镜检查的同时可以进行手术。广义的腹腔镜检查包括腹腔镜术前对盆、腹腔的全面探查，了解病灶的部位、大小、性质以及与脏器的相互联系，决定是否适合腹腔镜下手术及确定手术方案。狭义的腹腔镜检查是指对不明确原因的疾病进行明确诊断或鉴别诊断，在诊断的同时可以做治疗，如不孕患者的腹腔镜监视下输卵管通液术、异位妊娠的早期诊断及手术处理、盆腔粘连的分解等。目前妇科腹腔镜检查主要包括有气腹腔镜检查、无气腹腔镜检查两种，也有经阴道注水的腹腔镜检查，但临床应用较少。腹腔镜检查尽管是一种诊断手段，但属于有创检查，必须严格掌握适应证。

妇科腹腔镜手术适应证：

（1）妇科良性肿瘤：子宫肌瘤、卵巢囊肿等；

（2）妇科其他疾病：异位妊娠、生殖道发育异常、子宫内膜异位症等；

（3）女性不孕症：输卵管梗阻、输卵管积水、盆腔粘连等；

（4）盆腔脏器脱垂：子宫脱垂、阴道前后壁脱垂的网片治疗；

（5）不明原因的急慢性下腹痛腹腔探查：盆腔炎、子宫穿孔、节育器异位、黄体破裂等；

（6）妇科恶性肿瘤：宫颈癌、子宫内膜癌及卵巢癌的早期手术。

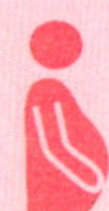

四、思考题

1. 阴道镜何时需要做？

2. 腹腔镜手术与宫腔镜手术相比优势有哪些？

五、科普小常识

腹腔镜手术能否做干净？

腹腔镜具有清晰的手术视野，还有放大作用，现代技术使腔镜具有 4K 超高清和 3D 显像功能，更清晰、立体、手术操作更精细，因此，可以做干净。

（编者　石蕊）

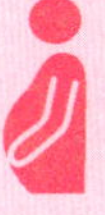

第九章
妇产科手术

第一节　剖宫产术

核心提示

❖剖宫产术是指妊娠 28 周及之后切开产妇腹壁及子宫壁取出胎儿及其附属物（胎盘、胎膜、脐带）的产科手术，是全球数量最多的外科手术之一；

❖在必要情况下，实施剖宫产术可以降低孕产妇死亡、围产儿死亡以及相关疾病的发生风险。临床医护工作者需要掌握剖宫产术的近远期母儿影响、手术医学指征、紧急剖宫产术管理、麻醉方式和抗菌药物的使用等临床和围手术期管理方案。

剖宫产是解决阴道难产、某些孕期并发症和合并症的一种相对安全的常用手术。但若轻率施行此术，对孕妇及（或）胎儿并非无害，且临床已证实，围产儿死亡率的下降与剖宫产率升高并不呈正相关，剖宫产儿呼吸系统并发症比阴道产儿多，因此，产科工作者要严格、正确掌握剖宫产的临床指征，它是衡量产科质量的重要标准之一。剖宫产术指征能否正确掌握，实际上是与产科工作者的理论水平、临床经验、对产科的责任心以及系统临床观察后及时正确判断水平有关。剖宫产指征可以是单一母体的或胎儿的，也可以是多因素的。母体、胎儿与母儿多项指征可以是绝对的，也可以是相对的。

复杂的剖宫产指征，为便于掌握应用，临床有几种分类方法：

一、按来源分类

（一）母体指征

（1）骨盆狭窄严重或轻度狭窄试产失败等骨盆严重狭窄或畸形可以及早发现而决定剖宫产术。对于骨盆狭窄或因枕后位、枕横位、胎儿过大、产力不佳所致的相对性头盆不称，此需试产。根据宫缩、宫颈扩张及胎头下降等因素，判断是否可能经阴道分娩，还是及早采取剖宫产术。

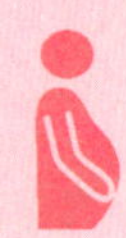

（2）滞产因宫缩乏力所致，且经处理无效。

（3）高危妊娠如重度妊高征（先兆子痫、子痫）；合并心脏病、心功能不全；合并妊高征与巨大儿；肾病或肝病；既往有多次难产、死胎、死产、习惯性流产、早产等。

（4）判断失误或经阴道助产手术失败而胎儿仍存活者。

（5）子宫先兆破裂者。

（6）妊娠合并严重尖锐湿疣或淋病者。

（7）产道畸形如双子宫未妊娠子宫阻塞产道；双子宫妊娠子宫扭转；高位阴道完全性横膈；阴道纵隔伴有胎位不正；双子宫畸形成形术后；人工阴道成形术后；子宫颈纤维化不扩张或宫颈瘢痕等。

（8）妊娠合并生殖器瘘管、直肠或盆腔良、恶性肿瘤梗阻产道，如合并子宫下段前壁或宫颈肌瘤、卵巢肿瘤嵌顿、子宫颈癌、骶骨畸胎瘤等。

（9）产道手术后如会阴I度裂伤修补术后、生殖道瘘修补术后、子宫脱垂修补术后、阴道损伤修补术后瘢痕狭窄。

（10）外阴或阴道静脉曲张严重、或外阴水肿严重，经治疗无效，选择剖宫产术可避免发生曲张静脉破裂，或导致水肿外阴重度裂伤者。

（11）孕妇年龄大于30岁，多年不孕，胎儿宝贵等。

（二）胎儿指征

（1）胎儿窘迫有时占剖宫产指征的首位。

（2）胎位异常如臀位、横位、额先露、颏后位、胎头高直位、枕横位伴胎头前不均倾等。

（3）多胎妊娠如双胎、三胎、四胎等。双胎一般可经阴道分娩，如临产后宫缩乏力、双胎第1个胎儿为臀位、横位或两头交锁、嵌顿等应行剖宫产术。

（4）巨大儿、珍贵儿。

（5）脐带脱垂或脐带先露。

（6）联体双胎。

（三）母儿指征

胎盘是联系母儿的纽带，胎盘病变需剖宫产者为母儿指征。

（1）前置胎盘、前置血管、胎盘边缘血窦破裂出血较多者。

（2）胎盘早期剥离。

（3）胎盘功能降低见于过期妊娠、胎儿宫内发育迟缓。

（4）胎膜早破并羊水污染或宫内感染。

（5）相对性头盆不称，也可列入母儿指征。经严格试产，胎头仍不下降，宫口扩张

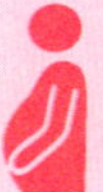

受阻者。

二、术前准备

（1）腹部准备与一般开腹手术相同。

（2）如为选择性剖宫产手术，术前晚进流质，手术当日晨禁饮食。

（3）术前放置保留导尿管。

（4）早期破膜或有感染的孕妇，术前应用抗生素。

（5）术前两小时禁用吗啡、杜冷丁、安定等呼吸抑制剂。

（6）术前备血。

（7）做好新生儿抢救准备，如氧气、吸引器及急救药品等。

三、麻醉

蛛网膜下腔阻滞麻醉、持续硬膜外麻醉、腰－硬联合麻醉或全身麻醉。国内最常应用硬膜外麻醉。

四、手术步骤

（一）切开腹壁

（1）体位取仰卧位，如麻醉后血压下降，则立即取左侧倾斜 30° 卧位或将手术床头部摇高 45° ，有利纠正和预防仰卧位低血压综合征。

（2）切口可取下腹正中纵切口或正中旁纵切口，或下腹横切口（Pfannenstiel 切口或 Joel-Cohen 切口），长 12 ～ 15cm。

（3）打开腹壁及腹膜腔。

（二）检查子宫位置

检查子宫有否右侧旋转，有则予以矫正，预防子宫下段横切口伤及子宫血管或输尿管。

（三）显露子宫下段

耻骨上拉钩将膀胱向耻骨方向牵拉，两侧用腹腔拉钩向外侧牵拉。此时可见子宫膀胱反折腹膜，它是子宫下段上缘的标志。此时应查明子宫下段的宽度和高度，以判断可否行子宫下段剖宫手术，选择子宫下段横切口（常用）或纵切口。如子宫下段形成不良，选纵切口需向上延及至部分宫体；选横切口，则切口两端应弧形向宫体部分延长。

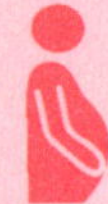

（四）剪开子宫膀胱腹膜反折

于子宫膀胱反折腹膜下 1.0 ～ 1.5cm 处横行切开腹膜，如此处不够疏松可先于其

间隙注射生理盐水后切开，并向两侧延长（两端略向上向外）达 10 ~ 12cm。（图 9-1-1、图 9-1-2）

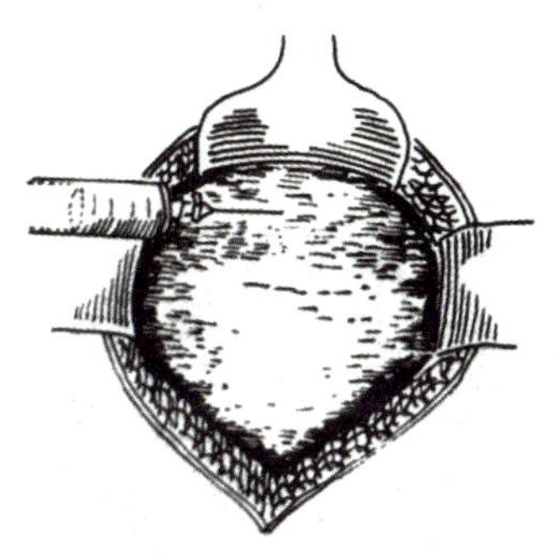

图 9-1-1　于子宫下段腹膜下注液使之疏松

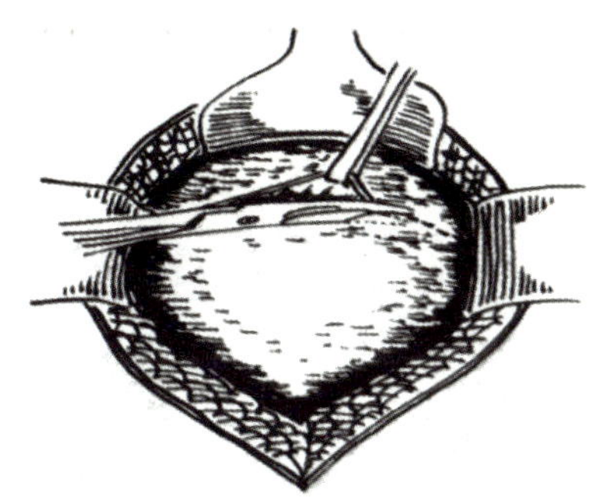

图 9-1-2　横行剪开下段腹膜

（五）下推膀胱

两把 Allis 钳牵提子宫下段腹膜至膀胱缘，术者右手示指钝性分离子宫下段与膀胱间隙（图 9-1-3），深达 3 ~ 4cm。注意膀胱两侧角部分离下推要充分。将耻骨上拉钩移至膀胱子宫下段间隙，并将膀胱向足端牵拉。

（六）切开子宫下段

于子宫下段腹膜反折切缘下 2cm 之中线处，横行切开子宫肌层 2 ~ 3cm（图 9-1-4）。注意切法应逐渐加深，不应切开羊膜囊。

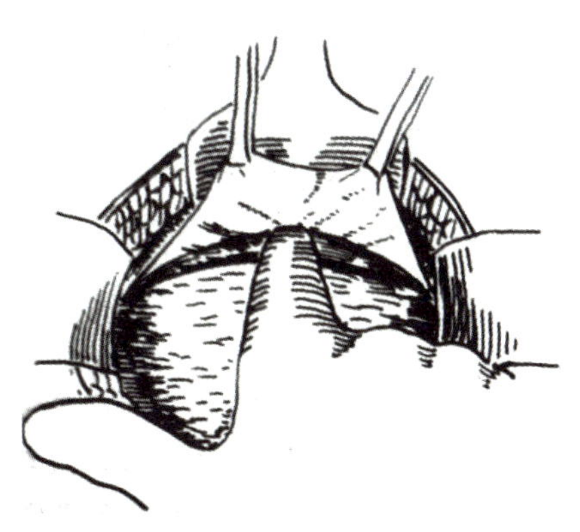

图 9-1-3　分离下段腹膜并推开膀胱

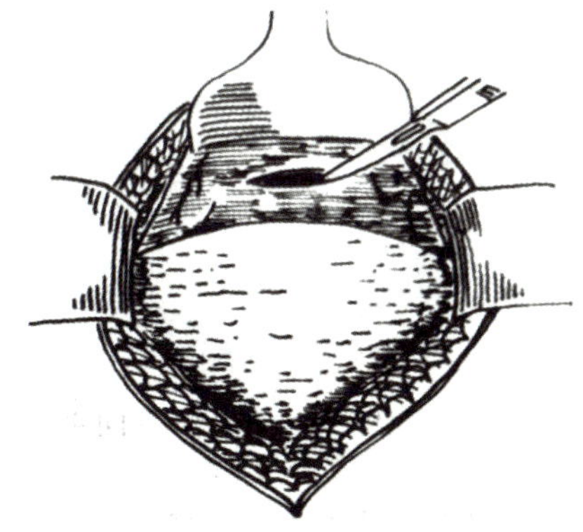

图 9-1-4　横行切开子宫下段

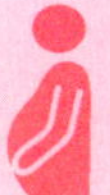

（七）扩大子宫下段切口

术者左、右示指伸入子宫切口两侧呈钝性、左右偏向上外侧撕拉至 10 ~ 12cm（图

9-1-5、9-1-6）。此法常用，注意用力适当，以防撕拉子宫血管。也可在示指引导下，用绷带剪刀向左右两侧扩大切口。（图 9-1-7）

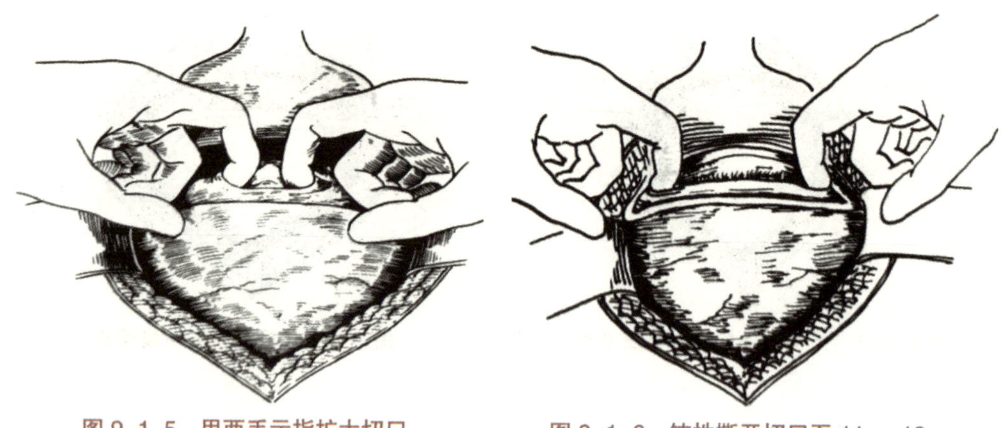

图 9-1-5　用两手示指扩大切口　　图 9-1-6　钝性撕开切口至 11 ~ 12cm

（八）娩出胎儿

准备好吸引器，刺破羊膜囊，吸尽羊水，去除耻骨上的拉钩。术者以左手（术者站在产妇左侧）四指沿切口下缘伸入宫腔置于胎头下方，向上捞起胎头并娩出。捞头同时，术者右手或助手用力推压宫底以助娩出。（图 9-1-8、9-1-9）

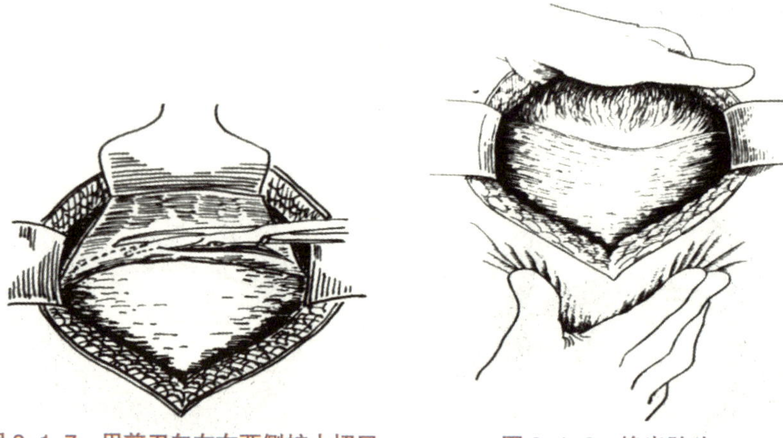

图 9-1-7　用剪刀向左右两侧扩大切口　　图 9-1-8　娩出胎头

胎头娩出子宫切口后，术者立即清理呼吸道黏液，接着再以双手牵引胎头娩出胎肩、躯干及肢体。

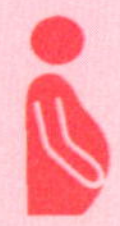

娩出困难者，可立即使用产钳将胎头撬出。（图9-1-10、9-1-11）

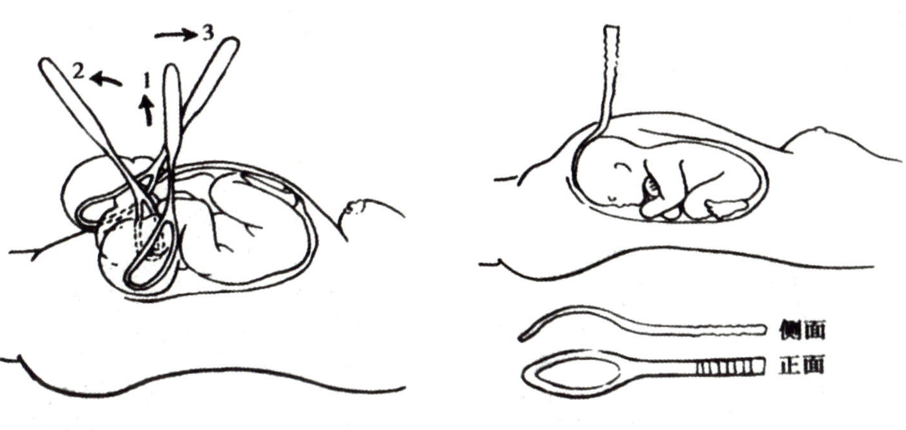

图 9-1-9　单叶产钳及放入

图 9-1-10　产钳娩出胎头

如为臀位按臀位分娩机转娩出胎儿。如为横位，先行内倒转，以臀位机转娩出。

娩出胎儿后断脐，台下接生者处理。

娩出胎儿时务必沉着、稳健，避免急躁、粗暴。在娩出前应吸尽羊水，预防羊水进入母血循环。手指伸入宫腔时，先进入示、中指置于胎头下方，触动胎头活动度，不高浮与深定，胎儿或枕骨恰位于切口之中，切口与胎头适当，则四指均伸入绕过儿头，于宫缩时，或另手推压宫底以娩出胎儿（图 9-1-11）。切口大小适当，娩头顺利，要避免心急、粗暴而致子宫切口撕裂、出血；如果胎头高浮或深定，则更要沉着，根据产妇具体情况，当机立断拿出对策。

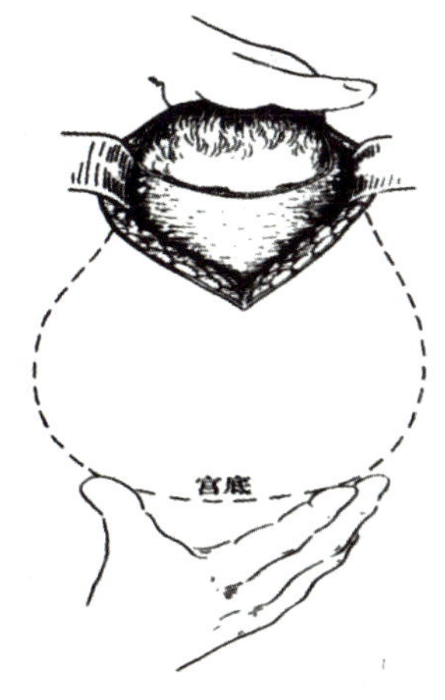

图 9-1-11　娩出胎头时，另手推压宫底

（九）娩出胎盘

胎儿娩出后，宫体立即注射缩宫素，用圆钳去钳夹子宫切口以止血。（图 9-1-12）

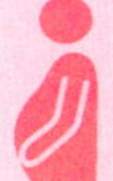

清理吸净或拭净子宫切口周围羊水、胎粪及血液。随后手伸入宫腔，从胎盘边缘处徒手剥离胎盘，并旋转取出胎盘胎膜。（图 9-1-13）

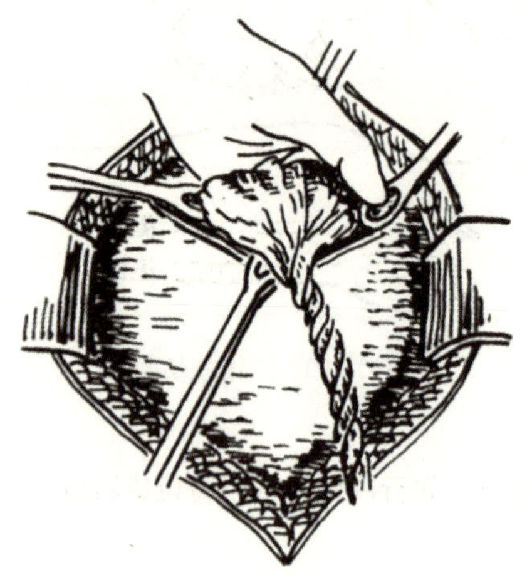

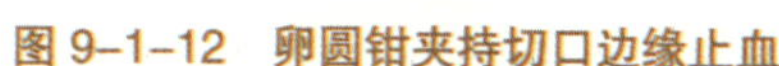

图 9-1-12　卵圆钳夹持切口边缘止血

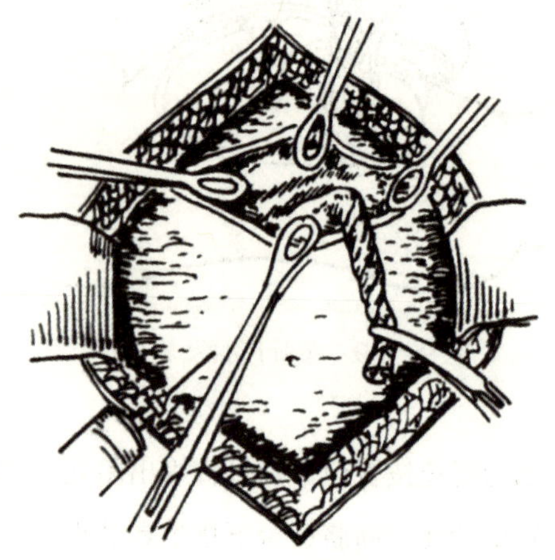

图 9-1-13　徒手剥离胎盘并娩出

检查娩出的胎盘是否完整，并用卵圆钳钳夹纱布垫拭净宫腔内残留的胎膜或胎盘组织。

（十）缝合子宫切口

胎盘胎膜娩出后，检查切口有无裂伤和出血。如子宫收缩欠佳，则可再给予缩宫素，并按摩子宫促进收缩。如子宫切口两侧角有裂伤或出血，应用 Allis 钳钳夹和提拉止血后，用 1 号可吸收缝线或肠线，自术者侧连续锁扣全层缝合子宫切口（图 9-1-14）。注意子宫切口两侧角的缝合，应于切口侧角外 0.5 ~ 1cm 处缝合，切口缝合后如有出血应再单独缝合止血。如未临产，在缝合子宫切口前，术者应用手指或宫颈扩张器扩张宫颈，以利于术后子宫缩复引流。

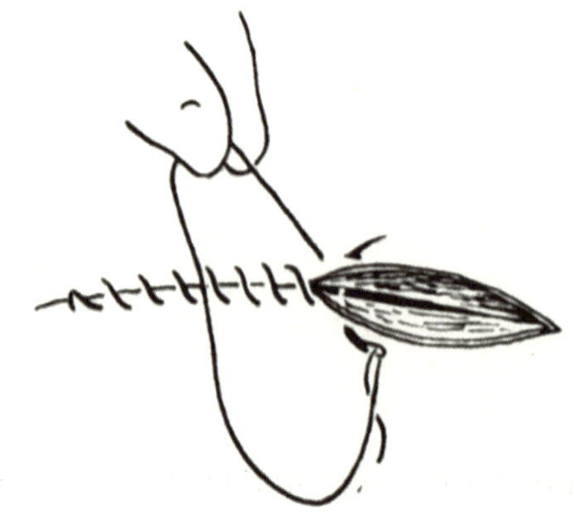

图 9-1-14　全层连续缝合子宫切口

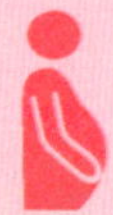

（十一）缝合子宫膀胱反折腹膜

将膀胱侧、子宫侧腹膜切缘用 1 号丝线连续缝合。（图 9-1-15）

（十二）探查结束关腹

清理腹腔内积血及羊水，探查双侧附件，将子宫扳成前位，并将肠管、大网膜推至子宫后部而使子宫保持前倾功能位（图 9-1-16），清点纱布器械无误后关腹。缝合腹壁切口。

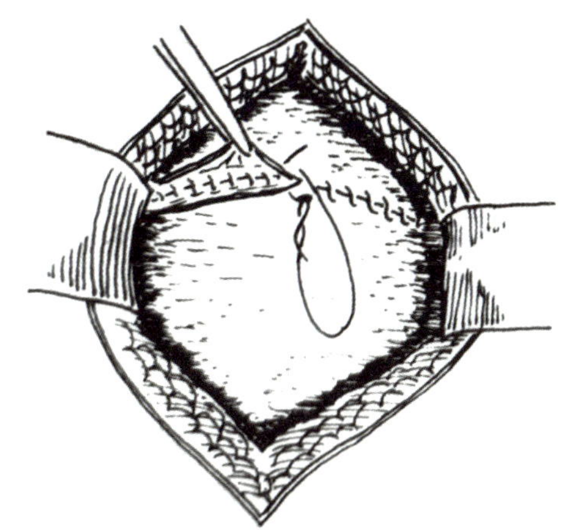

图 9-1-15 缝合子宫膀胱反折腹膜

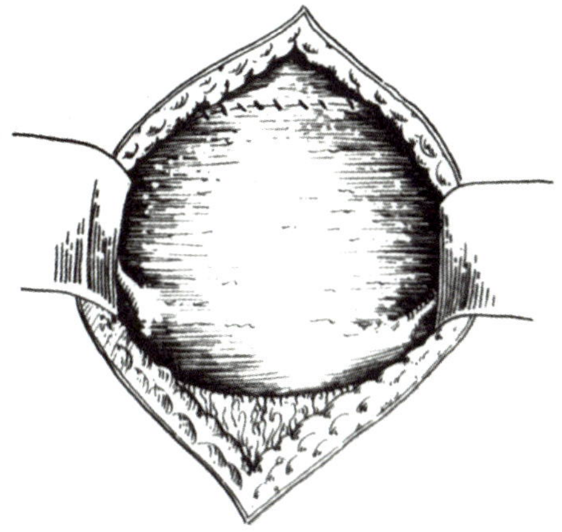

图 9-1-16 扳正子宫呈前倾位

五、思考题

1. 为何剖宫产 6 小时后才能饮水？

2. 为何剖宫产排气后才能进食？

六、科普小常识

一般来说，剖宫产手术选择的是硬膜外和腰麻的联合麻醉。这种情况下手术后要禁水至少 6 个小时。6 个小时以后，如果您感觉到很口渴，那么可以少量饮水。但是不建议一次喝很多水，可以慢慢喝。

剖宫产手术只是在子宫上操作，并没有损伤胃肠道，产妇只需要等待胃肠道功能性的恢复，而不需要等待它结构上的恢复。所以在产后一天的时候，一般在剖宫产术后 20 ~ 30 个小时会排气，它是胃肠道的功能恢复的信号。在排气以后，我们就可以进行正常的饮食了。

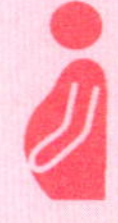

要特别注意的是，即使在排气以后，也不建议立刻吃特别油腻的食物，还是应该少吃多餐，从易消化的食物开始，逐渐过渡到普通的饮食，如果没有什么不适感的话，我们就可以正常进食了。

（编者 贺园园 王素琴）

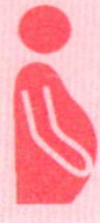

第二节 双胎妊娠剖宫产术

核心提示

❖随着辅助生殖技术日臻成熟，孕妇数量增加，双胎妊娠发生率明显增高。双胎妊娠的分娩仍是产科最具挑战性的事件之一。

❖总的来说双胎妊娠的分娩时机与分娩方式应根据孕周、当地的医疗条件及母胎的具体情况等综合考虑，制定适宜的个体化分娩方案。

❖对于无并发症及合并症的双绒毛膜双羊膜囊双胎，37 ~ 38 周分娩较适宜；对于无并发症及合并症的单绒毛膜双羊膜囊双胎，建议孕 36 ~ 37 周；

❖无并发症的单绒毛膜 - 单羊膜双胎可在 32 ~ 34 周分娩，复杂性双胎（双胎输血综合征、选择性胎儿生长受限、红细胞增多、贫血序列征、单绒毛膜双胎减胎或宫内治疗后），需结合孕妇及胎儿的具体情况制定个体化的分娩方案，分娩时机为 32 ~ 36 周。双胎择期剖宫产指征包括单羊膜囊双胎、连体双胎（晚孕期）、第一胎非头位、具有单胎的剖宫产指征者。

随着辅助生殖技术日臻成熟，孕妇增加，双胎妊娠发生率明显增高。双胎妊娠的分娩仍是产科最具挑战性的事件之一。总的来说双胎妊娠的分娩时机与分娩方式应根据孕周、当地的医疗条件及母胎的具体情况等综合考虑，制定适宜的个体化分娩方案。对于无并发症及合并症的双绒毛膜双羊膜囊双胎，37 ~ 38 周分娩较适宜；对于无并发症及合并症的单绒毛膜双羊膜囊双胎，建议孕 36 ~ 37 周；无并发症的单绒毛膜 - 单羊膜双胎可在 32 ~ 34 周分娩，复杂性双胎（双胎输血综合征、选择性胎儿生长受限、红细胞增多贫血序列征、单绒毛膜双胎减胎或宫内治疗后），需结合孕妇及胎儿的具体情况制定个体化的分娩方案，分娩时机为 32 ~ 36 周。双胎择期剖宫产指征包括单羊膜囊双胎、连体双胎（晚孕期）、第一胎非头位、具有单胎的剖宫产指征者。

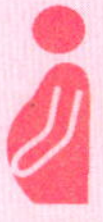

一、分娩前充分评估与沟通

（1）再次核实孕周及双胎绒毛膜性　以 5 ~ 12 周超声的头臀长（误差最小，± 3d）核实孕周，同时确定其绒毛膜性。若始终无法确定绒毛膜性，如果双胎性别相同、一个胎盘，则按高危双胎——“单绒毛膜（单绒）双胎”处理。双胎中采纳较大胎儿的数据可能比较小胎儿更实用，因为胎儿生长受限可能在早孕期已存在。

（2）充分评估孕妇及胎儿情况　孕妇的受孕方式（自然受孕或辅助生殖），有无并发症及合并症，胎儿是否为复杂性双胎，双胎的位置（上下胎或左右胎的区分，胎产式或胎方位）等。

（3）充分沟通　医护人员应与病人及家属充分沟通交流，使其了解双胎剖宫产过程中可能发生的风险及处理方案，剖宫产的近期和远期并发症，以及术后注意事项，同时夫妻双方签署手术同意书。

二、适宜的分娩时机

当子宫内环境明显不适应胎儿继续在其内生长发育时，就是终止妊娠的时机，在临床中如何找到胎儿与宫内环境不适宜生长的临界点——最适宜的分娩时机，显得尤为重要因此，尽量避免早产及过期产，降低围产儿病死率。2014 年美国妇产科医师协会指南推荐：①无并发症的双绒毛膜双羊膜囊双胎可在 38 周时分娩；②无并发症的单绒毛膜 – 双羊膜双胎可在 34 周至 37^{+6} 周分娩；③无并发症的单绒毛膜 – 单羊膜双胎可在 32 ~ 37^{+4} 周分娩。

三、适宜的分娩方式

双胎妊娠的分娩方式、晚孕期的联体儿和单羊膜囊双胎、第一胎非头位者，本身并存单胎妊娠的剖宫产指征推荐择期剖宫产。

四、剖宫产手术步骤

1. 切开腹壁

方式有中线纵切口、中线旁纵切口和耻骨联合上横切口。切口大小应以充分暴露子宫下段及顺利娩出胎儿为原则。耻骨联合上方 2 ~ 3cm 的横向皮肤切口，锐性切开皮下和筋膜，钝性扩大切口。

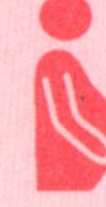

2. 探查腹腔

探查子宫旋转方向及程度、下段形成情况、胎头大小、先露高低，以估计子宫切口的位置及大小、手术的难易和准备做相应措施，必要时分别在宫体两侧与腹壁之间填入盐水纱垫，以推开肠管和防止羊水及血液进入腹腔。

3. 剪开膀胱返折腹膜

既往中等质量证据不推荐推开膀胱，省略打开膀胱反折腹膜显著减少了手术时间以及短期和长期膀胱症状。

4. 切开子宫

（1）常规取子宫下段横切口：

切口高度根据胎头位置高低而定，一般以胎头最大径线所在水平即下段最膨隆处为宜。

②头深嵌者宜低，最低距膀胱界不应短于 2cm。

②胎头高浮者宜高，在下段与宫体交界处下 2cm 为宜，若在交界处切开，宫壁厚薄相差悬殊，缝合困难，影响愈合。在子宫下段正中横行切开 2 ~ 3cm。然后用两手示指向左、右两侧钝性撕开延长切口。

阻力大时，切不可用暴力，应改用组织剪刀剪开，手指引导直视下弧形向两侧向上剪开，切口长度 10 ~ 12cm。

（2）子宫下段纵切口：

适用于下段已充分扩张，两侧有静脉曲张或胎头已深深嵌入盆腔的产妇。在子宫下段中部纵行切开 2 ~ 3cm，力求羊膜囊完整，以左手示中二指入切口下指引，右手持子宫剪刀向下剪至距离膀胱游离缘 2cm 处，以免娩出胎头时损伤膀胱。同法向上剪开下段，如切口不够大，体位延长，该术式只有在下段充分扩张时才能完成足够长的切口。

若下段形成不够，向宫体部延伸而成为下段 – 宫体剖宫产术，目前已极少采用。

5. 娩出胎儿

用血管钳刺破羊膜，吸净羊水后，以右手进入宫内，探查先露的方位及高低。如为头位，将手插至胎头前下方达枕额周径平面，按分娩机转向子宫切口处提捞旋转胎头，当胎先露已达切口处时，以左手向上牵拉子宫切口上缘，右手将胎头以枕前位向子宫切口外上方托出，同时助手在子宫底加压，协助娩出胎头。胎头娩出后立即用手挤出胎儿口、鼻腔中的液体，或用橡皮球及吸管吸出口、鼻腔中的液体。继而将胎儿颈部向一侧倾斜，两手牵拉胎儿下颌娩出一肩后，改向对侧牵拉，双肩娩出后立即向外提拉牵出胎体，断脐后，新生儿交台下处理。同法娩出第二胎儿。

6. 娩出胎盘

待子宫收缩胎盘自然剥离后，牵拉脐带娩出胎盘及胎膜。如子宫收缩后胎盘仍不剥离，可徒手剥离胎盘娩出。如有胎盘小叶残留，可用鼠圆钳夹取或大刮匙刮取，纱布拭之，并检查胎盘胎膜是否完整。用甲硝唑 100mL 冲洗宫腔预防感染。自发性胎盘剥离较手剥胎盘相比可显著降低失血量。推荐：胎盘自然剥离。目前没有足够证据支持胎盘娩出后宫腔擦拭。推荐：只有胎膜残留时才进行宫内擦拭。既往没有证据表明扩张宫颈是有益的。推荐：省略常规宫颈扩张。

7. 缝合子宫切口

考虑到可能减少失血量、医学上缓解患者症状以及附件检查，推荐外置单层子宫缝合，不增加再次妊娠时子宫破裂的风险。

8. 缝合腹壁

检查子宫及双侧附件有无异常，清点器械、敷料无误后分层缝合腹壁各层。不推荐常规腹腔内冲洗。腹腔冲洗一直被证明会增加术中和术后恶心，增加止吐药的使用，并且不会降低感染率。推荐：省略腹腔内冲洗

五、剖宫产手术需要注意哪些问题？

1. 术前准备

术前预防性使用抗生素、阴道准备和胎盘自发性剥离，手术部位的感染会出现明显下降。对胎膜破裂之后进行的剖宫产术，建议阴道准备，可应用聚维酮碘，以降低子宫内膜炎的风险。

2. 手术方法

（1）手术中尽量不要人工剥离胎盘，以降低子宫内膜炎的风险。

（2）子宫缝合应用单层或双层缝合均可，单层缝合不增加再次妊娠时子宫破裂的风险。

（3）不缝合腹膜，可以缩短手术时间，减少术后疼痛，但腹腔粘连会增加。

（4）腹直肌对合可能增加术后疼痛，增加镇痛需要。推荐腹直肌对合。

（5）研究未发现术中更换手套的益处，推荐：省略常规更换手套。

（6）生理盐水冲洗皮下可减少皮下血肿及积液，利于切口愈合。推荐：进行皮下冲洗。

3. 术后镇痛

与产妇讨论术后镇痛的问题，止痛药物的选择取决于疼痛严重程度、是否哺乳、麻醉方式等。可使用镇痛泵进行镇痛。

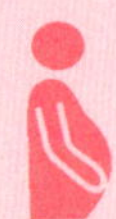

六、思考题

双胎妊娠在无并发症的情况下如何增加自然分娩的安全性?

七、科普小常识

（1）双胎妊娠属高危妊娠，要科学产检。

（2）多食用富含优质蛋白和纤维膳食的食物。

（3）注意调整情绪，减轻心理负担。

（4）注意休息，避免体力劳动。

（编者　韩爱珍）

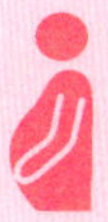

第三节　胎头吸引产术

核心提示

❖胎头吸引器助产手术是解决困难分娩的重要产科手术之一，能有效缩短第二产程，快速娩出胎儿，用于紧急情况下挽救母婴生命，是每个产科医生必须掌握的重要技能。

临床医护工作者应掌握胎吸助产的操作要点、严格掌握适应证，减少手术并发症。

一、胎吸助产的适应证

（1）出现或将要出现二产程延长（如产力减弱、胎头迟滞、胎儿过大等）；

（2）产妇因素需缩短二产程（如糖尿病、高血压、心脏疾病、呼吸疾病等）；

（3）胎儿因素需缩短二产程（如胎儿窘迫、胎心异常、胎儿状态不佳等）；

（4）胎位异常（如持续性枕后位或枕横位等）；

（5）其他因素（如 VBAC、分娩镇痛、高龄产妇、体弱产妇、肥胖产妇等）。

二、胎吸助产的禁忌证

（1）胎儿不宜从产道分娩者：如严重的头盆不称、产道畸形、产道阻塞、子宫颈癌、子宫脱垂手术后、尿瘘修补术后等；

（2）异常胎位：颜面位、额位、横位；

（3）臀位后出头；

（4）胎头未衔接；

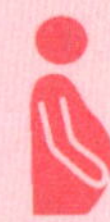

（5）胎膜未破；

（6）确诊巨大儿；

（7）极早早产，疑胎儿凝血功能异常，最近进行过头皮采血者。

三、胎吸助产的前提条件

（1）宫口开全；

（2）胎膜已破；

（3）胎头已衔接；

（4）胎方位可以确定；

（5）胎儿体重已经评估；

（6）骨盆评估适合阴道分娩；

（7）充分麻醉；

（8）产妇膀胱已经排空；

（9）手术的好处和风险已经与病人或家属充分沟通；

（10）已经做好准备，若手术失败则放弃并改用备用方案分娩。

四、胎吸助产的操作要点

（1）导尿排空膀胱。

（2）再次做阴道检查确定完全符合行胎头吸引术的条件。

（3）放置胎头吸引器：先取胎头吸引器，安好导管，检查是否漏气，以无菌液态润滑剂润滑吸引器顶端及外缘，查清胎头位置，在阴部神经阻滞麻醉下行会阴切开术，以左手食中指掌侧撑开阴道后壁，右手将硅胶软胎头吸引器开口端提成竖椭圆形，沿阴道后壁放置至胎头顶骨部后松开，让吸引器开口端圆形包绕胎头先露部，左手固定，右手检查周围有无阴道壁及宫颈组织夹于胎头吸引器及胎头间，检查无误后调整吸引器横柄，使之与胎头矢状缝一致，作为旋转胎头的标记。

抽吸负压至所需程度：用 50mL 注射器连接胎头吸引器导管，抽取空气形成负压，一般直径 6cm 吸引器头抽 30mL，直径 9cm 者抽 90mL，使负压在 300mmHg 左右，以血管钳钳夹，稍作停留，试牵感觉负压形成。

（4）牵引：待宫缩屏气时，顺骨盆轴方向牵引，头位不正者边牵引边旋转，使胎头转为枕前位，宫缩停牵引亦停，待下一次宫缩时再牵引，使胎头俯屈、仰伸、旋转娩出，当胎头仰伸时，松开吸引器上面的血管钳，吸引器成正压后自然脱落，不要强行拔下，

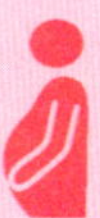

并保护会阴，时间一般限于 10 ~ 15 分钟。

（5）协助胎儿娩出：按正常分娩机转娩出胎儿。

五、胎吸助产的注意事项

（1）吸杯位置，吸杯中心尽可能接近俯屈点，以减小阻力；

（2）稳定负压，施加负压后稳定 10 秒钟再开始牵引；

（3）手指技术，左手拇指固定吸杯，食指放在胎头（感受宫缩，帮助旋转）；

（4）牵引方式，牵引的力量和角度的变化要缓慢、稳定、温和；

（5）关键阶段，胎头着冠前要减慢牵引速度和力量，此时最易发生滑脱。

六、思考题

胎头吸引术的适应证及禁忌证？

七、科普小常识

很多孕妈听到胎吸会觉得很可怕，其实使用胎吸是在特殊情况下的一种助产技术，能降低顺转剖的概率，帮助妈妈顺利分娩。胎头吸引术是利用负压的原理，把胎头吸引器置于胎头上，形成一定负压后，进行牵引或旋转，协助胎儿娩出的阴道助产术。

（编者　高审详）

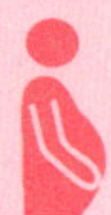

第四节　产钳助产术

核心提示

❖掌握好适应证，熟练而正确地施行产钳助产术，是比较安全而实用的助产方法，在一定程度上可降低剖宫产率，并在降低母儿发病率和新生儿死亡率方面起一定的作用。

❖产钳术技术要求高，较难掌握，临床医护者需掌握一定的经验和技术操作技巧，同时要熟悉其所用标准器械的适应性、安全性和有效性以及恰当的应用时机；

分娩过程中，有时需要使用到产钳，其具有剖宫产和胎儿吸引术不具有的独特优点，特别是第二产程胎头降至低位时，产钳助产是最合适的选择。

一、术前评估

1. 判断是否适合产钳助娩

产钳术和剖宫产术都有一定的潜在危险，故在决定使用两者中的哪一种手术时，首先应考虑的是哪种对母儿更安全。在现代产科手术中，很少使用对母体或胎儿构成危险的困难产钳术。同样，产科医生的训练和经验须重点掌握剖宫产术。

（1）难产：难产的原因有产道异常、胎儿异常和产力异常三种。但就难产的新分类是为头位难产、臀位、横位和复合先露难产及胎儿性难产。难产的三项异常因素，在难产中都不是孤立的、静止的，而是辩证统一的。这里提及的难产主要是指头位难产。头位难产中往往由于头盆不称引起胎儿通过产道的阻力增加而导致产力异常，产力异常发生后更难克服阻力，于是形成难产。

当第二产程停止进展或延长，可考虑使用产钳助娩。然而，是否适合产钳术还必须通过阴道检查，了解胎头双顶径、胎头先露（骨质部分）达坐骨棘的水平，排除头盆不称（现今，妊娠晚期多有超声检查，有明显头盆不称会早选剖宫产术）。如无明显头盆不称，应想到是否存在胎头先露取不利径线入盆还是胎头方位不能适应骨盆弯曲。经检查胎先露与坐骨棘的关系是属出口产钳或低位产钳可行产钳术，在胎儿宫内窘迫时更适合。当然，在城市大医院，不等第二产程达两小时，检查胎头位置不属低位出口产钳即早行剖宫产术。

（2）产钳助产的母儿指征：在产程中出现危及母儿情况，如分娩过程中，产妇有衰竭，或胎儿宫内窘迫时，选择产钳不能增加母儿危险性，否则选择剖宫产术。

2. 产钳助产应具备条件

无论分娩的急切程度如何，只有当满足如下所有条件时，方可允许使用产钳。

（1）宫口必须开全从未开全的宫颈牵出胎头，必然发生宫颈裂伤，甚至可累及子宫、阔韧带，子宫的支持组织也可能受损，日后导致子宫脱垂。

（2）必须破膜胎膜完整放置产钳，否则可能会滑脱。牵拉胎膜可致胎盘边缘剥离出血。

（3）胎头必须衔接达 + 2 水平以下，最好达 + 3 以下。衔接是指胎头双顶径已通过骨盆入口平面。如果胎头未变形，衔接时颅骨的顶部处于“O”位。

（4）必须明确胎方位面先露中的颏前位可行产钳助娩。额先露或面先露中的颏后位不能使用产钳术。如果胎头衔接是为枕前位、臀位后出头可应用产钳。

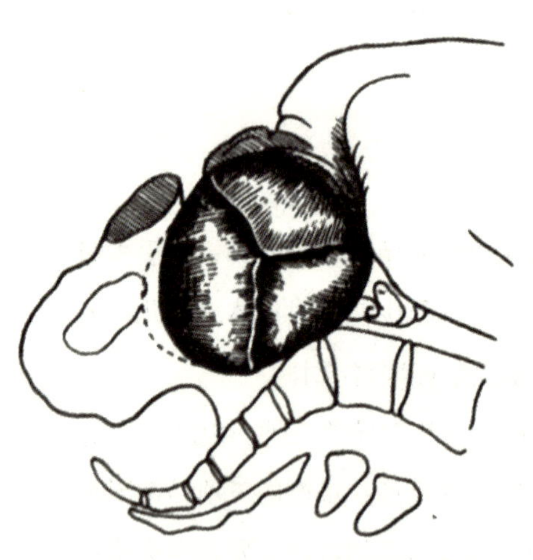

图 9-4-1　单顶入盆产钳很难成功

（5）无明显头盆不称在头盆不称产妇，若胎头双顶径已达坐骨棘水平以下 3cm 左右者，经阴道分娩当无困难。如双顶径在坐骨棘或以上，应警惕是否仅单顶入盆。在骨盆狭小程度较重的产妇，胎头仅被迫单顶入盆，胎颅最低部位可能到达坐骨棘水平，但当做阴道检查时，常感到骶骨凹部比较空虚，腹部触诊胎头大部分在骨盆入口平面以上。此种情况使用产钳不会成功（图 9-4-1）。双顶径真正通过骨盆入口平面，即表示无明显头盆不称。所以腹部检查极为重要。如确定单顶先露，虽已破膜、宫颈口开全、胎心正常也应即刻剖宫产。

（6）必须排空膀胱应用产钳前必须经导尿术排空膀胱。

必须强调，仅仅满足前述条件还不是产钳助产的正当理由。产钳助产需有特殊指征，且手术时机至关重要。不恰当地或过早地使用产钳，以及当其他分娩方式更恰当时，采用产钳分娩导致了许多不良后果。

3. 产钳如何选择和应用

对于处理难产，某些器械明显地优于其他器械。对于产科医师重要的是在训练中熟悉其所用标准器械，以及在特殊困难情况下用哪种手术，以及何种器械最为安全和有效。在选定出口产钳时，一种产钳（如 Simpson 产钳）用于枕前位牵拉娩出；一种产钳（如 Kielland 产钳或 Barton 产钳）用于枕横位牵引和旋转；一种产钳（如 Kiel-land 产钳）用于枕后位旋转至枕前位；而另一种产钳（如 Piter 产钳）用于臀位后出头。当然，产钳的种类很多，选择还取决于医疗单位的设备。有了适合的设备，关键是术者对可否应用产钳的正确判断、应用时机及技术操作水平，这是产钳术成败的关键。

4. 争取产妇与亲属的知情选择

产钳术的选择如同剖宫产术的选择一样，应用前应与产妇与家属谈话，介绍产钳术的优点与并发症，尤在紧急情况下如不选择产钳术（可行产钳术）对胎儿的危险性，争取其知情同意选择并签字。

二、Simpson 产钳术

1. 适应证

（1）第二产程延长。

（2）缩短第二产程：胎儿宫内窘迫；产妇情况需要缩短第二产程者。

（3）胎头吸引术失败者，再检查可行低位产钳者用产钳助娩，否则改行剖宫产。

（4）情况紧急而又熟悉产钳术，包括臀位后出头困难者、剖宫产娩头困难者。

2. 禁忌证

（1）不具备产钳助产条件者，详见术前评估。

（2）异常胎方位如颏后位、额先露、高直位或其他异常胎位。

（3）胎儿宫内窘迫，估计短时间不能结束分娩者。

3. 麻醉

行会阴切开者，应行局部浸润及会阴神经阻滞麻醉。否则不需麻醉。

4. 手术步骤

（1）低位产钳术步骤：

1）膀胱截石位。

2）消毒外阴，敷消毒巾。

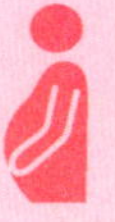

3）导尿胎头压迫膀胱尿道无法放入导尿管时，须用手向上推开胎头以利放入尿管。膀胱明显充盈时，导尿更为必要。

4）阴道检查进一步确诊宫颈业已开全。检查胎头方位及进展平面，应以骨质进展度为准。检查胎方位方法有二，一为用手指触摸胎头大小、囟门位置。如大囟（菱形骨质间隙柔软区）一触可及，则表示为枕后位；大囟位于产妇骨盆右前方者为枕左后位；大囟位于左前方者为枕右后位（图 9–4–2）。触囟门方法虽较简便，但当临产时颅骨重叠、头皮水肿，往往影响其准确性。另一方法为伸入全手触摸胎儿耳郭。用手在耳部前后摆动，仔细体会耳郭所指方向，即枕骨所在处。耳郭很软，必须仔细体会方能不误判。（图 9–4–3）

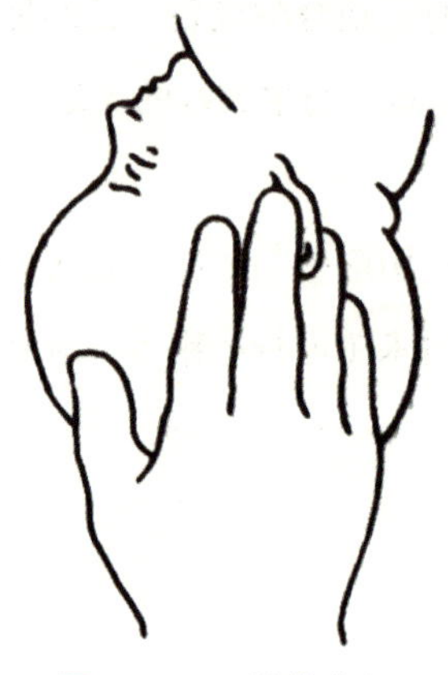

图 9–4–2　触摸囟门

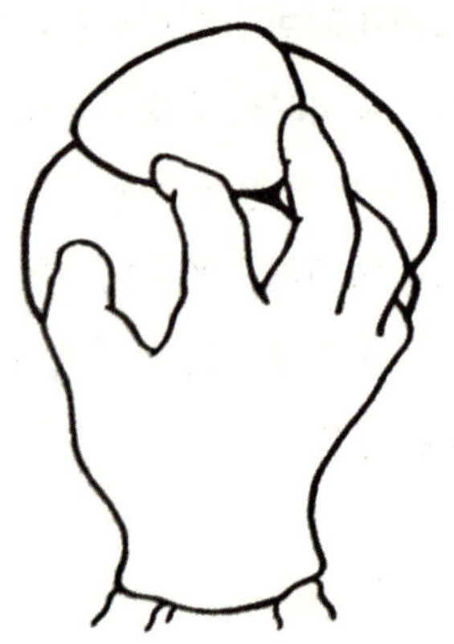

图 9–4–3　触摸耳郭

5）切开会阴。

6）放置左产钳左手握左钳柄使钳叶垂直向下，右手中、示指深入胎头与后阴道壁之间，右手掌向上。将左叶钳沿右手掌伸入掌与胎头之间，然后右手指徐徐向胎头左侧及向内移行，左钳叶随手掌向左向前移，而左钳柄逐渐向下微向逆时针方向旋转，最后左钳叶达胎头左侧顶颞部，钳叶与钳柄在一水平位，钳柄内面正向产妇左侧。（图 9–4–4、图 9–4–5）

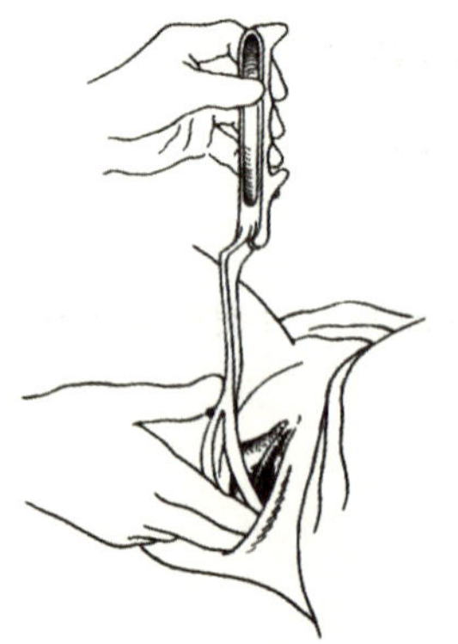

图 9–4–4　放置左下钳

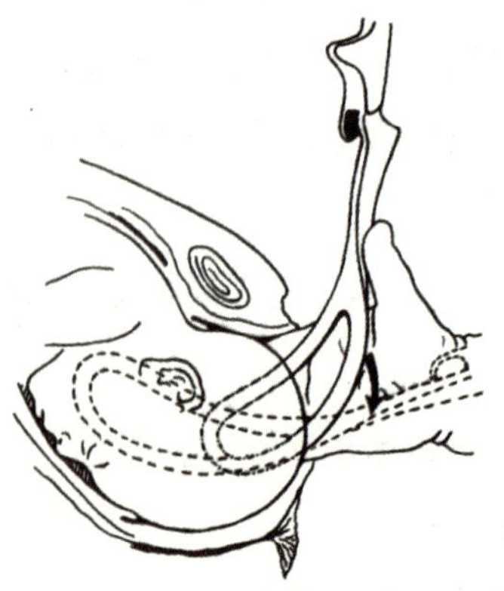

图 9–4–5　放置左下钳侧面观

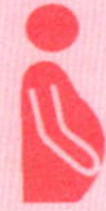

7）放置右产钳右手垂直握右钳柄如前，左手中、示指伸入胎头与阴道后壁之间，诱导右钳叶（在左产钳上面）徐徐滑向胎头右侧方到达与左侧对称的位置。（图 9–4–6）

8）合拢钳柄当两个产钳放置在正确位置后，左右产钳锁扣恰好吻合，左右钳柄内面自然对合（图 9–4–7）。如锁扣前后稍错开时，可移动钳柄使锁口合拢。

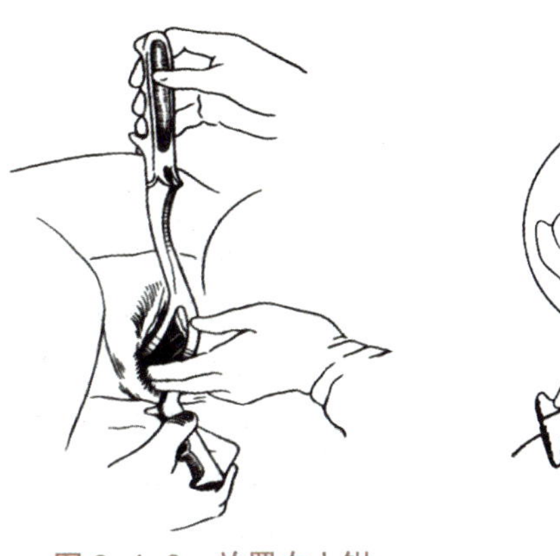

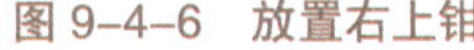

图 9–4–6　放置右上钳

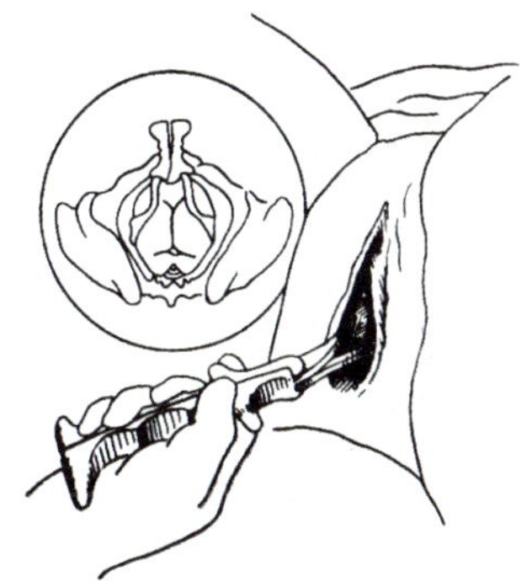

图 9–4–7　合拢钳柄

9）检查钳叶位置伸手入阴道内检查钳叶与胎头之间有无夹持宫颈组织。

10）牵拉如需迅速结束分娩时，合拢钳柄后立即牵拉产钳。即左手握合拢的钳柄，向外向下牵拉（图 9–4–8）。当先露部拨露时，应逐渐将钳柄向上旋转使胎头逐渐仰伸而娩出。这样可使胎头按自然机转而娩出。（图 9–4–9）

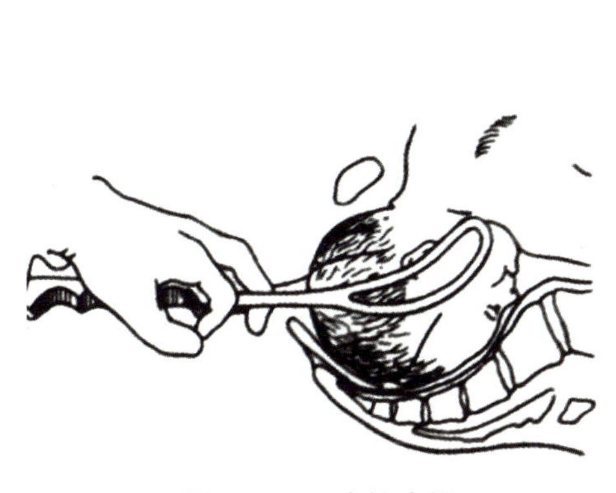

图 9–4–8　牵拉产钳

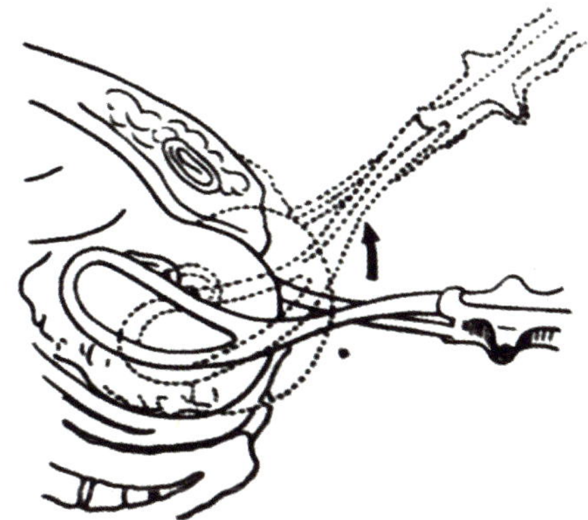

图 9–4–9　钳柄向上旋转使胎头仰伸

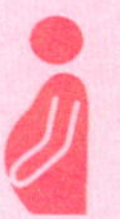

如情况不过于紧迫，应在阵缩时牵引，这样可使用较小牵引力。在一次阵缩期间不

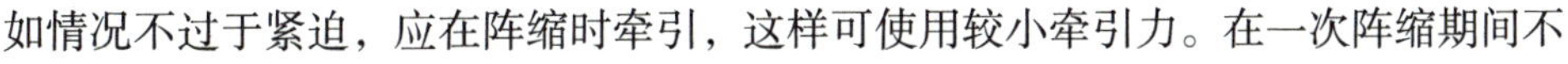

能牵出胎头时，待阵缩过后，松解钳锁扣，不使胎头受钳叶压挤。下次阵缩开始时，再扣紧钳柄牵拉。（图 9-4-10）

如为枕后位，会阴切口应大些，开始水平向外牵拉，前额或鼻根部抵达耻联下缘时，略抬高钳柄使枕部徐徐自会阴部娩出，然后稍向下牵拉，使前额、鼻、面颊相继娩出。枕后位牵拉较前位困难（图 9-4-11）。但在横径狭小，前后径稍长，类人猿骨盆时，以枕后位娩出，反而适宜。

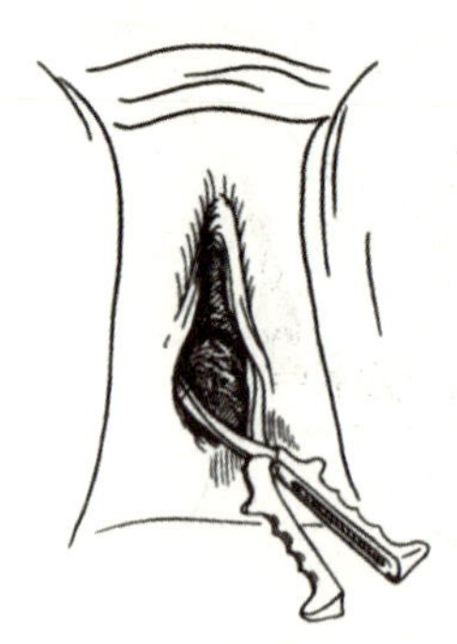

图 9-4-10　阵缩间隙松解钳锁扣

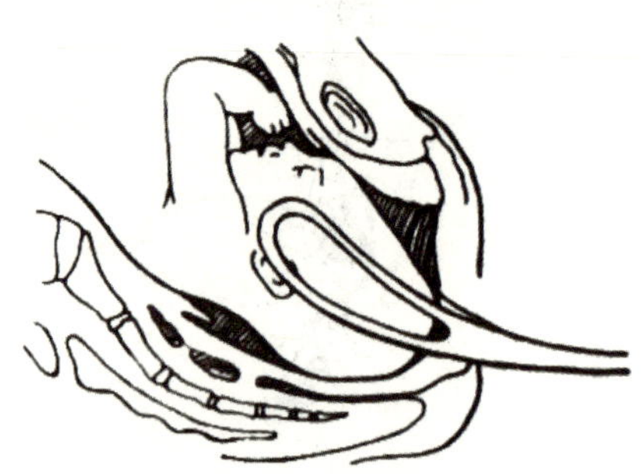

图 9-4-11　枕后位产钳

11）取出产钳当胎头牵出后，应取下产钳。先取右产钳，后取左产钳。有人主张在胎头额部外露后就取下产钳，以减少产钳对母体骨盆底软组织的损伤。我们主张缓慢牵出胎头后再取下产钳，不会增加软组织损伤，又可确保胎头娩出。不然当胎头未完全娩出时，取下产钳，胎头有可能一时不能娩出。

12）牵出胎体按自然分娩转用手牵拉胎头，使前肩、继而后肩及躯干娩出。

三、Kielland 产钳术

1.Kielland 双叶产钳

其产钳特点为只有胎头的钳叶弯曲，无向上的骨盆轴弯曲；钳叶瘦长而薄，对胎儿与母体骨盆软组织损伤小；左叶锁扣可与右叶产钳在任何部位扣合，上下滑动。如胎头在骨盆底不正时，可先用产钳旋转胎头，然后牵引娩出胎头。适用于出口或低位产钳。

（1）Kielland 产钳用于出口或低位产钳的优点：

1）一次上钳可完成放置、牵拉；若胎头位置不正时，上钳后可先旋转成枕前位或正枕后位后牵拉。而 Simpson 产钳必须先用手将胎头转成枕前位或正枕后位方可牵拉。

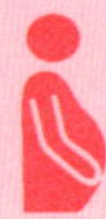

2）新生儿损伤小因钳叶着力点位于两颚部及双下颌骨，此处较硬，承受力较大，钳叶如“钢帽”，对颅内压影响较小而起保护作用。此比胎头吸引术仅以负压吸头皮，

对颅内的损伤相对均小。Simpson 产钳的叶间径是固定的，不论胎头大小，必须挤压成固定的径线方能使钳柄合拢，现胎儿平均体重均较以前较大。而 Kielland 产钳两钳叶间径可随胎头大小而分开或靠拢些，对颅内压力小，颅内出血比 Simpson 产钳低，这是当今部分医院使用 Kielland 产钳取代胎头吸引术的原因之一。

2. 手术步骤

（1）产钳放置 Kielland 产钳置钳方法有三：古典式、直接式和迂回法置钳。后者最常用。

古典式：安放法如Simpson 产钳，必须用手将枕左（右）前、枕左（右）横位或枕左（右）后位转成正枕前位或正枕后位后，方能上产钳。

直接式：胎头已为正枕前位或正枕后位，可直接以一手为引导，以另一手按放产钳。

迂回法置钳：以枕左横位为例。

1）置前叶：左手的拇、示、中三指握产钳的左叶柄，右手示、中指二指伸入阴道内的左侧做钳叶前进的引导，且手指应沿胎头呈弧形，保护阴道壁，直到钳叶完全进入阴道内位于胎头枕部（图 9-4-12）。然后将钳柄徐徐向下方及中央移动，使钳叶沿胎头滑向耻骨联合下方，胎头的侧方颞顶部（图 9-4-13、图 9-4-14），同时右手两指轻推钳叶的下缘使钳叶滑行。如耻骨后间隙小，钳叶滑行紧时，可考虑将胎头稍向上推，就会获得较多的空隙。前叶产钳安放正确时，钳柄应与水平面成 60° 角。

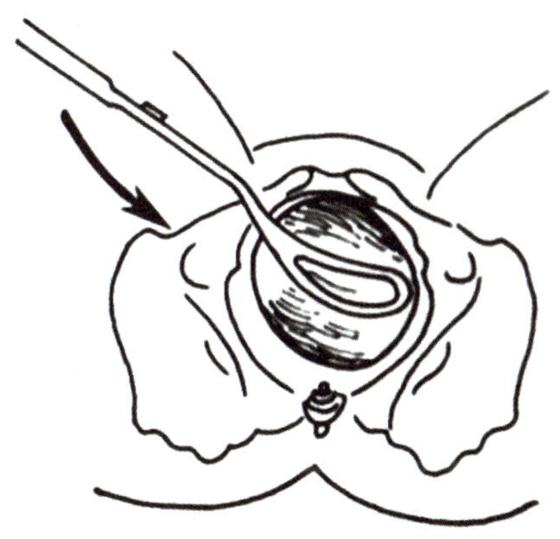

图 9-4-12　产钳左叶插入胎头与骨盆内

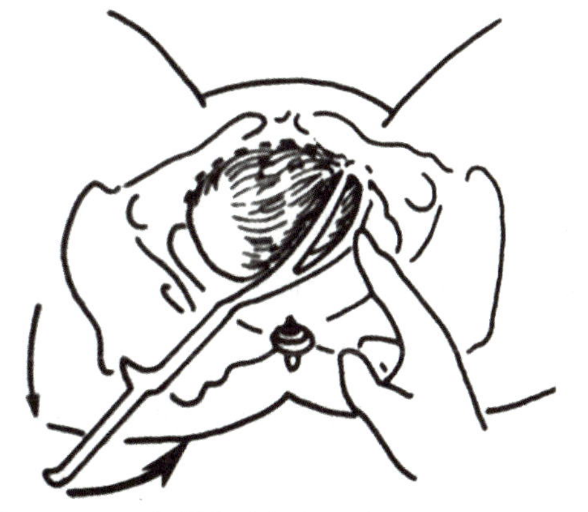

图 9-4-13　产钳左叶向上滑动，钳柄向下移动

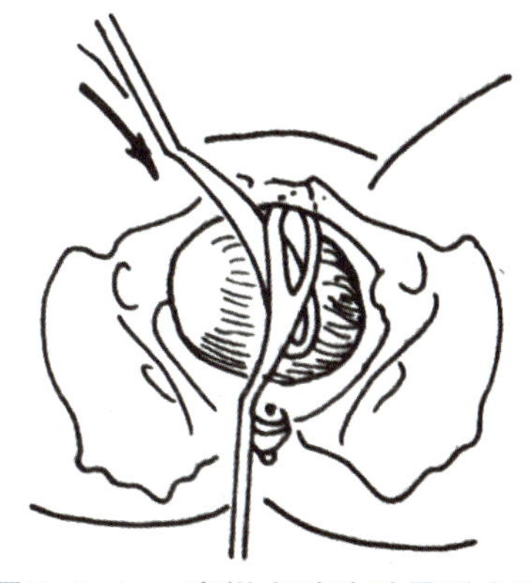

图 9-4-14　产钳左叶达耻骨联合下胎头颞部叶产钳

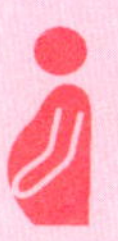

2）置后叶：右手握后叶产钳自前叶的内侧向骨盆后侧插入，以左手的示、中二指或全部手掌放入阴道后壁作引导，使后叶产钳顺胎头与手掌之间轻轻插入，使钳叶达胎头的另一侧颞顶部，钳柄逐渐向下。（图 9-4-15）

（2）产钳合拢锁扣因 Kielland 产钳锁扣的特点为无固定的锁扣位置，只要两叶均位于骨盆中线，钳肩即使不在同一高度（胎头不均倾入盆时），两钳也很易合拢（图 9-4-15、16）。注意检查勿夹住会阴组织，锁扣合拢后，钳锁扣一般均向下方，与水平线成 60° 角。

胎头有不均倾入盆时可致产钳两肩不在同一高度，应予纠正。必须先将高一侧的钳肩往下拉到与另一侧持平。

（3）旋转胎头先检查产钳放置是否准妥，无不妥则旋转，拇指推产钳前肩，示、中指钩后肩（只需三指），使胎头向所需方向旋转 90° 。一般一次即可完成。旋转动作要轻柔，使阴道壁有机会自产钳和胎头的表面滑移，否则易造成阴道壁撕裂。旋转遇阻力不成功，提示判断错误，不是使用 Kielland 产钳的对象，应放弃使用此种产钳。

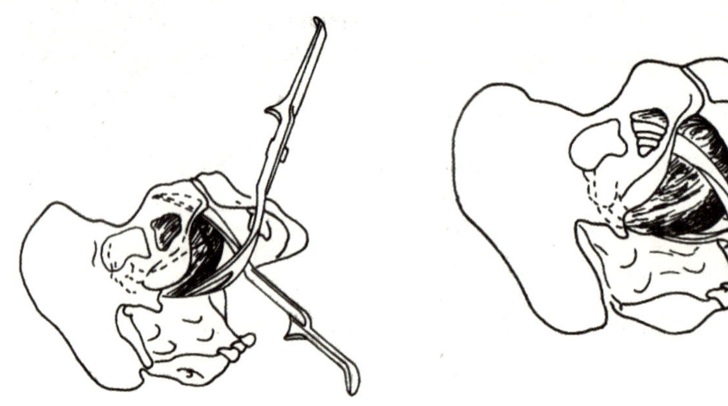

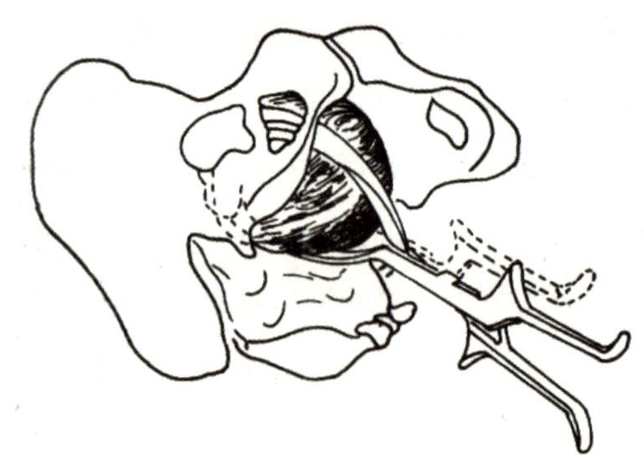

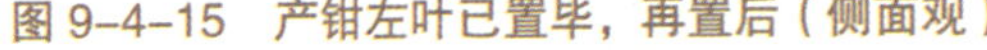

图 9-4-15　产钳左叶已置毕，再置后（侧面观）

图 9-4-16　锁扣

（4）牵引牵前重查胎头是否转正，核对是否系双叶握头。均正确者试牵引，证实产钳与儿头吻合不会滑脱即可。做旋转和牵引时，应绝对避免紧握钳柄，否则会夹伤胎头。术者取低坐位，脚蹬在产床的脚上，手持产钳。其方法是用一只手的示、中指分别放在产钳的两肩上施力，如一只手的力不够时，可将另一只手的中、示指叠在该手的手指上，但决不能用其他方法。牵引按产轴方向进行，先向水平线下 60° 方向牵引，当胎头拨露时改作水平方向，缓慢用力直至胎头娩出。

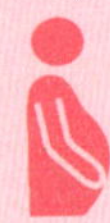

（5）取出产钳当胎头被牵引至着冠时，即应取下产钳。下钳顺序是先下右侧的一叶，当胎头右顶骨外露后，钳柄向对侧倾斜，有助于该叶取下。另一叶照此办理。动作应轻巧缓慢。取下产钳之后按自然分娩方式娩出胎儿。

3. Kielland 单叶产钳

（1）适应证、手术条件：

与其他双叶产钳助产术同。

（2）手术步骤：

1）持续性枕左横位时右手四指掌面朝前插入胎头与阴道壁之间。左手持左叶产钳，凹面向前，沿右手掌插入手与胎头之间。然后右手四指引导将钳叶沿逆时针向胎头枕部滑动，最终置于胎头枕部。以枕骨侧下方为支点，边向外牵引，边逆时针旋转，使胎头转成枕前位娩出。

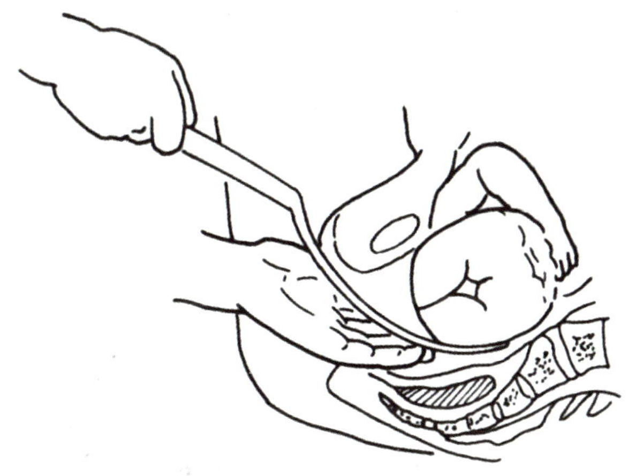

图 9-4-17　持续性右枕横位行 Kielland 单叶产钳术

2）持续性枕右横位时左手插入胎头与阴道壁之间，右手持右叶产钳置于胎头与左手掌之间，然后在四指的指引下将钳叶顺时针方向滑向胎头枕部。牵引时，边向外用力，边顺时针旋转，使胎头转成正枕前位娩出。（图 9-4-17）

3）正枕后位按术者习惯多以右手插入阴道内进一步确定胎位后，即以左手持左叶产钳插入右手掌与胎头之间，无需转动。按枕后位分娩机转牵出胎头。

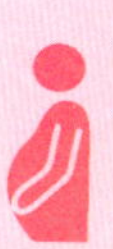

四、思考题

很多人会觉得害怕，这么大的不锈钢产钳会不会对产妇和胎儿带来损伤？

五、科普小常识

产钳处理难产时的注意事项。

产钳是处理难产的一个重要手段，可以让许多难产的孕妇避免剖宫产，顺利实现阴道分娩，减少危险和损伤，已在产科应用两百多年。产钳分为左叶和右叶，两叶之间形成头弯，将胎儿头环抱保护，助产者手扶钳柄，借助宫缩轻轻向外牵拉，帮助胎头娩出，完成分娩。

医生是需要接受严格的培训和考核才能使用产钳。产钳虽然看着很大，但在经验丰富的助产医生手中，用起来非常灵巧方便，对产妇和新生儿的损伤都会很小，不用感到担心害怕。总体来说，产钳在正规使用下是安全可靠的。

即使在使用产钳后造成面部压痕，出生后一段时间就会自行消失，不会有后遗症；更加不会对宝宝的智力造成影响。

（编者　贺园园）

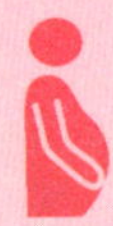

第五节　输卵管结扎术

核心提示

❖输卵管结扎术是通过切断、结扎、电凝、输卵管夹、环套输卵管，或采用腐蚀药物、高分子化合物形成栓子堵塞输卵管腔，达到阻断精子与卵子相遇的各类方法，称输卵管结扎术。

一、术前评估

（1）了解全身状况通过详细询问病史及全身检查，了解有无全身性疾病，对有严重心肝肾功能不良者，应予以纠正，能胜任手术时，准备实施。应排除盆腔结核，以免术后刀口不愈合。对肥胖腹壁较厚者，可考虑腹壁横切口，亦可应用腹腔镜手术或药物绝育术。

（2）了解盆腔内生殖器官情况通过妇科检查了解子宫及附件有无异常，盆腔内有无粘连，必要时行 B 超检查。

（3）输卵管绝育方法很多，如何选择则应根据受术者知情选择、施术者单位设备、技术条件及施术者本人的技术熟练程度，以选择适合个体受术者最佳方法。

二、经腹小切口输卵管结扎绝育术

输卵管结扎绝育术是一种较安全、可靠、长期有效的节育手术措施，它有经腹、经阴与经腹股沟三种手术途径。至目前，国内与多数发展中国家推崇经腹小切口输卵管绝育术，它与经阴道输卵管结扎具备突出的优点，如：①经腹操作方便，易于保持无菌，手术在直视下进行，易于掌握而安全；而经阴操作多不便，容易发生脏器损伤，术后盆

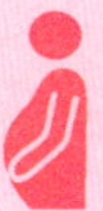

腔感染率高，甚至导致盆腔脓肿者。②经腹途径比经阴手术不受妊娠月份或产褥期的限制，可以与其他腹部手术同时施行，如剖宫产、剖腹取胎、卵巢肿瘤切除、子宫肌瘤剔除术等。当然，经阴手术也有自己的优势，如不受腹部皮肤感染的影响；腹部脂肪较厚者经阴道手术可能有利，尤其伴有阴道壁膨出、会阴陈旧性裂伤、轻度子宫脱垂时，经阴输卵管结扎可同时纠治这些合并症。由此不难看出，经腹输卵管结扎绝育术已取代了经阴途径输卵管绝育术。

1. 适应证

已婚妇女自愿接受绝育手术而无禁忌证者；某些疾病不宜妊娠和生育者。

2. 禁忌证

（1）感染存在如急性盆腔炎、输卵管炎、急性阴道炎和宫颈炎等。

（2）全身情况不良不能胜任手术者，如严重贫血、凝血功能障碍、心、肝、肾疾病的急性期或伴有明显的功能衰竭。

（3）各种急性传染病。

（4）腹部皮肤有感染灶或皮肤病者，不宜采用经腹手术或治愈后手术。

（5）严重的神经官能症。

（6）24 小时内有 2 次体温超过 37.5℃以上者。

3. 手术时机

（1）非孕期在非妊娠期随时都可作输卵管结扎，但是选择手术时间最好是在月经干净后 3 ~ 5 天，这时盆腔不充血，并且能肯定未受孕。如月经干净较长时间不能肯定有无受孕时，应行人绒毛膜促性腺激素酶联免疫试验或行 B 超检查，以免误认为手术后再孕。个别特殊情况也可在月经期实行。有些多子女妇女，因卵巢囊肿或其他疾病而进行手术，可同时结扎输卵管。

（2）人工流产时一般妊娠 12 周以内要求终止妊娠及绝育时，可以经阴道终止妊娠，经腹结扎输卵管。这样可以减少腹腔内操作，手术创伤小，手术后反应也小。先经阴道终止妊娠后再结扎。其优点为万一发生子宫穿孔，绝育时便于处理。但是应特别注意无菌操作，以免腹腔感染。一般手术熟练者，愿意先结扎后再流产，其优点：①妊娠子宫较大，便利于寻找输卵管；②术者完成腹部手术后，不必更换手术衣，可缩短手术时间。

（3）产后输卵管结扎目前大多数主张在产后 24 小时后再行结扎为宜，这样产妇可以得到充分休息时间，且此时子宫位置高而接近腹壁，手术操作方便。产假休息时间长，有利于手术后恢复是优点。如果产妇：①有严重疾病，如心力衰竭、肺气肿、肝硬化等；②产时操作过多有感染可能者；③产后流血；④严重妊娠高血压综合征等产科异常者，

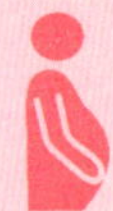

应列为禁忌证。

4. 术前准备

同一般腹部手术，询问病史、查体，年龄在30岁以上者常规作宫颈细胞刮片检查。由于手术时间短，不必放置持续导尿管，可于手术前自行排尿，平卧位，臀部略抬高。由于手术者提取输卵管方法改进，故一般不采用术前将后位子宫复为前位。

5. 麻醉

（1）局麻加静脉加强麻醉采用0.5%或1%普鲁卡因（过敏者改用0.5%利多卡因）进行局部浸润麻醉。静脉推入杜冷丁50 ~ 100mg＋非那根25 ~ 50mg+25% ~ 50%葡萄糖20mL，以达到满意的镇痛与镇静作用。

（2）腰硬联合或硬膜外麻醉用于腹壁较厚或既往盆腔有手术史可能粘连者；或同时行子宫肌瘤或卵巢肿瘤切除术者。

6. 手术步骤

（1）切口常规腹部消毒、铺消毒巾。其切口因子宫大小而选择不同，如非孕期与早孕期切口应在耻骨联合上3 ~ 4cm，产后期子宫大应在宫底下1 ~ 2cm，以腹中线为中心，行横切口或纵切口，即用尖刀片在中线刺入皮肤及皮下脂肪后，刀刃向两侧扩大至2~3cm。

（2）切开筋膜用Allis钳或小直角拉钩伸入切口，左、右、上、下分离脂肪层并暴露出腹直肌前鞘，用两把Allis钳提起前鞘两侧，在两钳中间纵行切开一小口，并用剪刀向上下延长切口至3 ~ 4cm。

（3）分离腹直肌用弯血管钳垂直插入两侧腹直肌中间，纵行上下分离至筋膜切口大小。

（4）切开腹膜用Allis钳或用有无齿小镊子提起腹膜，血管钳稍事分离腹膜前脂肪，证实为腹膜，且其下面未夹住肠管或大网膜后纵行切开3cm左右，用血管钳上、下、左、右钳夹腹膜切口。

（5）取出输卵管：

①卵圆钳取管法：术者左手示指沿耻骨后伸入腹腔，推离大网或肠管，触到子宫体，自子宫体前壁滑向右侧或左侧宫角，绕过圆韧带到达输卵管卵巢后侧。右手持略弯小头无齿卵圆钳，沿示指进入腹腔，稍在示指末端外侧，张开卵圆钳钳口，试夹提（不卡死钳扣）输卵管。如无压力，轻缓将输卵管提出切口外，需见到输卵管伞端。如夹提有阻力，应想到可能钳夹住圆韧带，应放弃，重新向外后移动卵圆钳。提出一侧输卵管后再提另一侧较易。

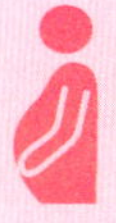

对于子宫后位，手指达不到子宫角部者，利用卵圆钳将子宫扶成前位，同时试夹提输卵管一次完成。步骤是扣和卵圆钳，贴切口伸入耻骨后达子宫膀胱陷凹，再沿子宫前壁滑向一侧（多右侧）子宫角部（同时推开了大网膜和肠管）。当绕过子宫角部达子宫后壁时卵圆钳有落空感，后滑至子宫后壁，缓缓将子宫扶成前位。卵圆钳逆行回到子宫角部后外侧，按前述方法提取输卵管。

②指板法取管：因手指触摸输卵管敏感，将其夹在指板与示指之间，安全易于取出，故是目前多用的方法。左手或右手示指伸入腹腔，先将子宫扶成前位而且贴近腹壁切口，使大网与肠管滑离子宫后，示指掌面沿一侧宫角滑至输卵管峡部后方，另一手将指板沿贴示指掌面伸入腹腔，并送至输卵管前方示指压向指板，从而使输卵管夹持在指板与示指之间。至此，将夹提输卵管牵出切口外，助手用 Allis 钳夹住输卵管系膜至显露伞端。如果腹壁厚、子宫前位，还可用小直角拉钩用指板法提出输卵管。

③输卵管吊钩取管法：用特制吊钩按子宫后位卵圆钳取管法钩取。因准确性差，应用为少。

无论用什么方法取管，必须将输卵管伞端拖至切口外，证实无误后方可结扎。否则，有可能误将圆韧带当成结扎输卵管而达不到绝育目的。

（6）结扎输卵管方法有多种，此处仅介绍 3 种。

①输卵管双折结扎切除法（Pomeroy 改良法）：用Allis 钳钳提输卵管峡部，使之折叠，在距输卵管折叠顶端 1.5cm 处，用血管钳钳夹压挫输卵管，在钳痕处，用 7 号丝线缝针自该处穿透系膜，先结扎一侧输卵管，然后再结扎另一侧输卵管，并于结线外 1cm 处剪除折叠输卵管。切断后保留输卵管断端可不处理，或用石炭酸烧灼或再分别结扎一次。同样处理对侧输卵管。此法操作简单，失败率在 1.5% 以下。

②抽芯近端包埋法：用两把 Allis 钳钳夹峡部系膜无血管区，间距达 2 ~ 3cm，并向两侧牵拉固定输卵管，于输卵管背侧浆膜下，注射麻药或生理盐水，使输卵管与其浆膜层分离，并使系膜血管远离输卵管。于输卵管背侧膨胀的浆膜处切开 1.5cm，用弯蚊钳避开系膜血管轻轻分离并游离出该段输卵管 2 ~ 3cm，然后，于两端用小蚊钳钳夹，剪去两钳之间 1 ~ 1.5cm 的一段输卵管，近端用 4 号丝线结扎，并用该丝线连续缝合切开的两层浆膜，并把近端严密包埋于系膜内，远端结扎留于浆膜外。检查切创无出血后取下 Allis 钳，将输卵管送回腹腔。同法处理对侧输卵管。此法的优点是两断端有浆膜隔离，以后复通机会少，输卵管系膜内血管基本无损伤，成功率高，失败率低（在 0.5% 以内），并发症少，故是国内普遍采用的方法。

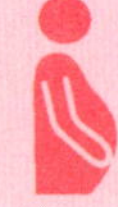

③套袖结扎法（Uchida's 法）：与抽芯包埋法基本相同，浆膜切口较抽芯包埋法小，

切口为环形，输卵管抽出、结扎、切除后缩回，再缝扎浆膜层，近端包埋更为稳妥，断端不露于浆膜外。

（7）逐层关腹。

三、经腹输卵管夹绝育术

为寻求一种安全、有效、操作简便、必要时易于复通的输卵管结扎术，近十几年来国内研制了银夹、钢夹、镍铁记忆合金夹、Filshie's 肽 / 硅胶垫夹，其阻断输卵管绝育术效果可靠、简便、可逆性好，深受使用者欢迎。

（1）银夹由白银特制成“π”形，臂长 6.2 ~ 7.2mm，宽 2.5mm，厚 0.6mm，其边缘圆钝，表面光滑，银夹内面有纵行的防滑结构。夹臂内间隙为 0.12 ~ 0.2mm，既可容纳压扁的输卵管，又不被压断或造成瘘管。使用时将银夹放置于特制置夹钳上，夹嘴朝外。

操作步骤基本同上，提出输卵管后，助手用两手的拇、示指固定输卵管拟钳夹处，手术者持已装好输卵管夹的置夹钳（除外镍钛记忆合金夹），钳嘴对准峡部，使输卵管的横径全部进入输卵管夹两臂包围之内。此时，缓缓扣紧钳柄，压迫夹的上下臂，然后松开置夹钳，输卵管夹即已紧夹其峡部。完成置夹后，检查所置夹是否准确，输卵管是否夹全，夹子两臂是否平整闭合。否则，应在银夹近子宫侧补放 1 只。夹毕将输卵管送回腹腔。

（2）镍钛记忆合金夹置法为将夹放于冰水内，待两臂自动张开后，用蚊钳将两臂分至 3mm 宽度，套于输卵管峡部。助手用 10mL、40℃左右盐水冲洗夹子，该夹两臂即自动关闭夹紧输卵管。检查完毕，将输卵管送还腹腔。

输卵管银夹法是所寻求的较理想的绝育术，表现在成功率高，失败率低（在1% 以内）；直视下操作很简单，手术时间短；仅阻夹输卵管，不损伤其系膜血管、神经和淋巴管，避免干扰卵巢功能，可减少月经紊乱等并发症；因不切断输卵管及其系膜，而对输卵管损伤少、瘢痕小，必要时有较高的复通率；凡输卵管周径适合于银夹（横径全部进入银夹）者均适用。

四、经腹腔镜下输卵管绝育术

这也是一种有效、安全、并发症少的绝育方法。具有麻醉简易、手术切口小、迅速、组织损伤小、术后恢复快、住院天数短等特点。在国外已应用了 30 多年，占腹腔镜手术的首位。我国从 20 世纪 70 年代末期引进了腹腔镜及其应用技术，已积累了经验。至目前，腹腔镜下绝育术也广为开展。用于输卵管绝育术的方法，通常是机械阻断和热效

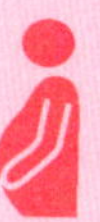

应烧灼输卵管两种。

1. 适应证

凡有子女自愿要求绝育而无禁忌证的育龄妇女；或某些疾病不宜妊娠且无禁忌证者。有腹腔镜设备与技术。

2. 禁忌证

（1）严重心肺疾患与心力衰竭者。

（2）弥漫性腹膜炎、肠梗阻、过度肠胀气、腹膜炎后或多次盆腹腔手术后有或疑有广泛粘连者。

（3）腹壁疝、脐疝、腹股沟疝等病史者。

（4）腹腔内巨大包块者。

（5）有血液病或出血倾向。

（6）严重神经官能症或癔病。

（7）过度肥胖。

3. 手术时机

一般选择月经干净后 3 ~ 7 天、早孕人工流产后、中孕引产后或生产后因输卵管不易暴露、充血、水肿及宫体大而不适此法绝育，如需要此法绝育者、应于产后 6 ~ 8 周施行。

4. 术前准备

（1）同经腹小切口输卵管结扎绝育术。

（2）器械与消毒除腹腔镜器械（为绝育术有专门的腹腔镜直镜装置）外，如用套环绝育术，则需准备硅胶套环、套环器及塑料圆锥扩张器。在特制圆锥扩张器尖端套上硅胶环,其底部套进装环器的内筒,将套环移至同一筒上。外筒较内筒短并推至与筒同平，内筒装有取输卵管的单抓钳，可伸出筒外和回缩筒肉。双极电凝绝育术尚需准备双极电凝器一把。

（3）清洁腹部皮肤，尤其脐窝部及脐周。

（4）术前解大、小便，必要时以肥皂水灌肠。

（5）术前须禁食。

（6）安装硅胶环将特制的塑胶圆锥扩张器套上硅胶环，送至底端，将扩张器底部套进装环器的内筒，将硅胶环移向套环器内筒上。

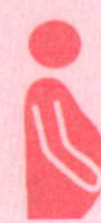

5. 麻醉

可选择局麻或全麻。

6. 手术步骤

绝育方法：

（1）套环绝育法是腹腔镜绝育的首选方法，因为它简便、价廉而可靠，对输卵管损伤小、复通性好。但失败率偏高约达 0.8%。

套环绝育法由 Yoon（1974）创用。硅胶绝育环（Falope 环）系利用特制硅橡胶制成，硅胶环内含 5% 硫酸钡，可在 X 光下显影，以便术后检查环的位置。环内径为 1mm，外径为 3.5mm，厚为 2.2mm，具有 100% 弹性记忆，可扩张至直径 6mm（超过此范围将导致圈受损或断裂）。

◆套环步骤

1）寻抓输卵管：将手术台摇成 30° 头低臀高位，使肠管大网上移，有利于暴露寻找输卵管。当找到辨明输卵管后，于子宫角部外 3cm 处之输卵管峡部用单抓提起，使输卵管形成双折。

2）套管：下推套环器外管，使输卵管峡部双折进入内套管，而此时硅胶环则紧紧套扎双折输卵管上。

3）取出外套管，松解单爪，抽回外套管。

同法做对侧输卵管套扎。

◆套环绝育法注意事项

1）施术时间：一般以月经间期最为合适，因输卵管往往较细，容易套入。人流后或引产后施术，输卵管充血而粗，套入硅胶环时，容易使输卵管断裂出血。产后需待子宫恢复正常恶露干净后方可施术。

2）套扎部位最好选择输卵管峡部段，然而可因牵提过紧用力使输卵管断裂（发生率约 0.5%），或其系膜血管撕裂。故在提夹输卵管时，勿夹其系膜，且动作要轻巧。一旦发生出血，可将 Falope 环套在出血断端上以止血或电凝止血。

3）套扎不应选壶腹部，此处输卵管较粗，不易缩进内套管而致套扎失败。

4）术时环脱落：因套扎组织过少或器械故障，以致硅胶环脱落腹内。若脱落的环在术野内可见，随即用环钩取出。如因肠管蠕动环变位，难以找到，则可留置于腹内，无不良影响。

5）错扎：套环时一般要求见到输卵管伞端才能确定为输卵管。由于术者经验不足，有时可将圆韧带、输卵管系膜、子宫卵巢固有韧带等误认为输卵管而错套。错扎其他组织后一般可用环钩取出。

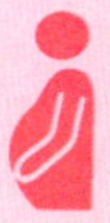

6）套环绝育法可致急性输卵管组织坏死而发生术后腹痛，应注意观察并对症处理。

（2）内凝绝育法是在电凝绝育的基础上逐渐发展而完善起来的。电凝法方便、简单、成功率高，失败率 0.2% ~ 0.35%。电凝法对输卵管组织损伤较重，再复通较困难，且有出血，如不慎可发生脏器电灼伤等并发症，相对安全性差。脏器灼伤穿孔可发生腹膜炎或更严重的并发症。

电凝绝育最初为单极电凝，因安全性差目前已废弃。后用双极电凝，即抓钳两叶为绝对绝缘成为阴、阳极，所夹输卵管有电阻，当抓钳两叶电流通过时，局部组织因发生高热而使组织凝固、脱水、烧焦而阻断输卵管绝育。由于人体电阻不同，无法控制电凝的强度，及电流对周围组织的穿透深度等问题，故目前在双极电凝的基础上改用内凝绝育术。

内凝绝育术是将双极电凝器双抓钳两叶中一叶改为金属加热片（内为电阻丝），另一叶仅用于钳夹输卵管组织。通电后两叶间产生 100 ~ 120℃（仪表上显示）渗透性热能，并有同步定时器（每隔 5 秒钟“嘟嘟”响）显示内凝时间（由脚踏开关控制）。绝育时取输卵管峡部，在子宫角外 2 ~ 3cm，钳夹上鳄鱼嘴钳，分别凝固两个点，每点 4mm，取钳后横断凝固区输卵管则手术告终。此法失败率为 0.2%。

内电凝绝育术是属热效应绝育术，故也可应用 Na-YAG 激光刀，使光束垂直对准输卵管峡部游离缘，启动激光发生器，致组织肿胀、变白、焦黑以至断裂分离为止。

热破坏输卵管组织后 2 ~ 3 个月，输卵管管腔才完全闭合，故术后这段时间应暂时避孕。

（3）输卵管夹绝育法像开腹小切口一样，只不过是通过腹腔镜用特殊的放置器将弹簧夹钳夹于输卵管峡部（周径小不易失败）而达到绝育目的。腹腔镜所用弹簧夹为 Hulka（塑料夹，其两个下颌上附有小弹簧）或 Filshie（硅胶钛夹，长 12.7mm、宽 4mm，能使输卵管腔完全闭合，且管壁受硅胶保护而不致破裂，目前应用较广）绝育夹等。其优点是推上弹簧夹（垂直、夹全输卵管周径）不易脱落。但若夹不全输卵管（如夹在壶腹部而使管腔夹不全）可致夹子松动而失败（最高可达 8.7%），且夹子有明显的异物反应。

为保证绝育成功，一侧输卵管可同时置两个夹子。

应避免夹子掉入腹腔，一旦掉入腹腔应立即取出。

经腹腔镜绝育术以硅胶套环及弹簧夹绝育术是首选。腹腔镜绝育术操作技术要求高，需要特殊培训，因并发症的发生取决于手术者的技术与经验。

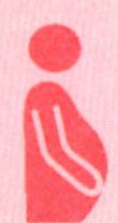

五、粘堵输卵管绝育术

自 Froriep（1849）报道使用硝酸银进行粘堵输卵管试验以来，已有一百多年的历史。近年来国外又试用各种药物进行了探索。20 世纪 60 年代后非手术绝育引起国内外学者关注，先后发表了有关各种化学药物粘堵输卵管的实验性研究及临床应用报道。

应用于输卵管粘堵的化学药物种类很多，腐蚀剂如硝酸银、氯化锌、苯酚；硬化剂如鱼肝油酸钠；组织黏合剂如乙烯、间苯二酚 – 甲醛凝胶；其他物质如硅胶、乙烯醇缩癸醛等。

1. 适应证与禁忌证

同经腹小切口输卵管结扎绝育术。

2. 术前准备

同经腹小切口输卵管结扎绝育术。由于不同的粘堵方法、器械各异，如苯酚粘堵使用输卵管宫腔插管装置（可弯曲的金属导管，其头端置软橡皮短管及可经金属导管插入输卵管的塑料管）；氰基丙烯甲酯粘堵所用的 Femcept 输药装置及聚胺酯铋粘堵所用的改良费留氏导尿管及其通液腔内插入金属导管（带一小段橡皮管）等及各自所准备的药物。

3. 手术时机

一般选择月经干净后 3 ~ 7 天进行。

4. 粘（栓）堵输卵管的药物与方法

（1）苯酚胶浆剂及复方苯酚糊剂粘堵输卵管绝育术 20 世纪 70 年代以来，国内应用苯酚胶浆剂及复方苯酚糊剂粘堵输卵管较为广泛。

1）药物成分：苯酚胶浆有显影与不显影之分，粘堵输卵管用前者，以便于了解粘堵成功与否。其成分为液化酚 35g，西黄芪胶粉 3g，甘油 8g，胆影酸 35g，水加至 100mL 调匀，为白色膏状黏稠物，注入输卵管后可作 X 线摄片，因吸收快，注药 1 小时后显影已变得模糊不清。

复方苯酚糊剂是将原方 35% 的阿地平（原方另两药苯酚 30%，胆影酸 35%）降低为 15%或 8% 应用于粘堵输卵管绝育术。

2）手术步骤：

①输卵管插管：取膀胱截石位，外阴及阴道消毒、铺巾，妇科检查弄清子宫大小、屈向及双侧附件情况（排除炎症）。窥器暴露宫颈，再消毒宫颈及颈管，探宫腔长度、屈向，按宫腔屈向适当弯曲金属导管。先将输卵管插管的塑料管放入金属导管内，但不超出导管头端。继之，将金属导管经宫颈置入宫底，并将头端对准子宫角部输卵管开口

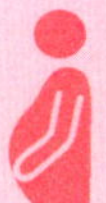

处。左手固定金属导管，右手轻轻将塑料管送插入子宫端输卵管口 5 ~ 6mm 至感到无阻力，助手将 10mL 无菌生理盐水经塑料管缓缓推入，若无水自宫颈管淌出，证明导管头端橡皮管口对准了输卵管口。此时，将备好的粘堵剂 0.12mL（先测塑料管容量，再多抽 0.12mL），经塑料管缓缓注入 0.1mL 后，稍退出塑料管，将余下的 0.02mL 注入输卵管间质部。注射完一侧后轻轻取出金属导管和塑料管，更换一套新的插管粘堵另一侧输卵管。

②双侧输卵管注药完成后，即行盆腔 X 线摄片，判断注药是否成功。若一侧或双侧注药不成功可补注。

本法插管操作是成功的关键，事先需经过良好的培训，因为有经验者一次插管成功率可达 70%~90%，而无经验者则低至 45%。另外，尚需注意插管遇阻力勿过度用力，可退回导管略改方向另插，避免插入子宫肌壁，尤其哺乳期子宫较脆弱易发生。

3）术后处理：

①观察体温、脉搏：有不同程度体温稍升高者可达半数，个别甚至高达 39℃。高者应对症处理，一般者可观察自行恢复。若术中操作时间长，不够顺利者术后应用预防性抗生素。

②腰酸、下腹痛可能持续 1 ~ 2 周。

③术后 1 个月应避免性生活及盆浴。

（2）氰基丙烯酸甲酯粘堵输卵管绝育术氰基丙烯酸甲酯（MCA）是近年来国外研究作为输卵管粘堵绝育所选择的一种组织黏合剂，MCA 对人体无毒性、无致癌和致畸作用。它接触水分后能由液体状态聚合为固体过程中发热而烧毁组织。利用这种特性来烧毁全层输卵管上皮，烧后约经 6 周，MCA 逐渐发生生化降解而局部形成瘢痕达到绝育目的。

（3）聚胺酯铋输卵管栓堵术 20 世纪 70 年代初，山东省立医院首先设想将一种流体物质经宫腔注入输卵管内，短期内固化后阻塞输卵管而达到绝育目的，于是，开始与山东省化工研究所合作制成聚乙烯缩癸醛，模仿子宫输卵管造影方法进行初步尝试，后又将该剂结合铋剂，以便显影，同时又将注射器改为带囊的双腔管，使栓堵剂更易进入输卵管内。经改良的弗留导管在大腔内插一直径为 3mm 金属管带一小段橡皮管为注栓堵剂用。

◆操作方法

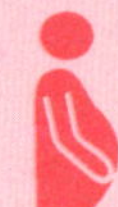

聚氨酯铋栓堵输卵管是山东省立医院与山东省化工研究所经多年合作研制的高分子化合物。将其置入宫腔，类同子宫输卵管造影术，在门诊即可完成其操作。

1）体位：取平卧（挂腿）位，若想在荧光屏下操作（非常规需要）则取平卧位。

2）消毒外阴、阴道、宫颈、妇科检查、探宫腔同输卵管造影术。

3）扩张宫颈：宫颈常规扩张至5~6号宫颈扩张器，以保证顺利向宫腔放入子宫双腔导管。

4）放置子宫双腔导管与注药：缓慢向气囊管推入4mL左右空气将气囊充盈，用血管钳钳夹通气管。此时，助手将备好的聚氨酯铋乙醇溶液（事先需将固体剂安瓿放在70℃以上热水中，使其溶解）8mL，经注栓剂金属导管缓慢注入宫腔，使栓剂流向输卵管。栓剂注入输卵管后，受术者开始感觉腹胀，继之感一侧酸胀与另一侧也酸胀。这种盲推进入输卵管栓堵剂大约为2mL。

5）X线摄片：如在X线荧屏下操作可见栓堵剂在输卵管的行踪。当栓剂到达输卵管之时即可停止注药，并同时带着气囊摄片（如此摄片影像最清楚）。

6）取出宫腔导管：放开通气管，退出子宫双腔导管，残留栓剂随之流出宫颈外口，用纱布拭净。

7）术后观察30分钟，无异常回家休息。

此栓堵输卵管绝育术安全、成功率高，经259例随访24个月，一次注射成功率为80.31%（208/259）。失败率为19.69%（51/259），其中27例妊娠，20例输卵管显影，4例通液通畅（苏应宽，1992）。术后应注意外阴清洁与休息，因约7.75%受术者术后一周内有阴道血性分泌物，约15.11%术后3个月内有轻微腰骶酸痛。

六、手术探究

1. 避免损伤问题

由于技术的进步，思想上重视，损伤极为少见。

（1）膀胱损伤腹部切口位置低、切口小，切开腹膜时，未能辨别清楚薄而透明的腹膜，切开损伤。可因腹膜炎症粘连使膀胱位置较高，或术前膀胱未排空所致。仅损伤肌层，出血、渗血较多，完全损伤则可见到尿液。及时发现并修补缝合即可。

（2）肠管损伤一是切开腹膜时，钳夹腹膜过多，于切开时损伤肠管甚至肠系膜。有时反复夹提、寻找腹膜，尤其腹盆腔粘连时，将腹膜下肠管钳夹挫伤或分离切剪损伤。二是卵圆钳、吊钩进入盆腔寻找输卵管时钳夹、勾取致肠管等挫、压伤，甚至肠穿孔、肠系膜血肿。搓、压、钳夹伤致肠壁局部压痕伴渗血、血肿；肠管全层切开可见肠内容物。最危险者属损伤未被及时发现，而术后高热、腹膜炎或感染性休克。关键在于预防，妇科检查盆腔有粘连者，应做B超检查，术中应特别注意，或由有经验丰富、技术娴熟者

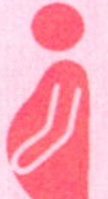

施术。通常手术时取平卧臀高位，使肠管上移。切开腹膜时，首先分离脂肪，再钳提（虚夹）腹膜，松与夹倒换几次，使肠管或大网脱离腹膜。切开时腹膜应薄而透明。有粘连者应扩大切口。寻找输卵管时切忌使用带齿卵圆钳，也应虚夹、牵提而不扣合。组织暴露清楚后再处理。肠贯通伤应立即修补；挫压伤可用 1 号丝线，将浆肌层内翻间断缝合。肠系膜损伤者可修补缝合，如血管损伤可予以缝扎止血。若损伤广泛影响肠管血运，宜做肠段切除吻合术。

（3）输卵管断裂或系膜血管损伤出血常系操作粗暴、用力牵拉过度所致。发现后，应立即钳夹断裂两端及系膜血管，并完成结扎术。若损伤严重则应切除该侧输卵管。

（4）子宫穿孔系探针或注药管所致，极少见。发生后应立即终止手术、观察。如未发现将药液误注腹腔，将发生化脓性腹膜炎。

2. 误扎与漏扎

未按照操作规程操作。提取输卵管时，应见到输卵管伞方可结扎，误扎可为圆韧带或系膜血管。必要时应送病理检查。另外，有时只找到一侧输卵管（双子宫畸形）或重扎同一侧输卵管而对侧漏扎，为结扎失败原因之一。

3. 过紧或过松、结扎不完全

输卵管结扎线过紧，可能勒断输卵管而形成输卵管腹腔瘘。结扎过松，不久结线滑脱使管腔复通（或环夹脱落）而失败。结扎不完全，管腔仍通畅。因此，结扎输卵管时应仔细辨认解剖关系，选用 4 号丝线，缓慢用力结扎即可。

4. 腹盆腔内异物遗留

偶尔发生于开腹输卵管结扎操作困难，受术者鼓肠，应用纱布填塞，以致纱布或器械遗留。因此，手术者应具备高度责任心，避免发生。一旦发生，应给予 B 超检查或 X 线拍片给予明确诊断，及时剖腹取出异物，排除内脏损伤，给予广谱抗生素、支持疗法。

5. 输卵管结扎术后腹痛

少数妇女输卵管结扎术后出现持续性腹痛、月经紊乱、自主神经功能紊乱，甚至影响和丧失劳动能力。目前国内外研究认为，这与患者病态心理和盆腔病变均有关。Faber 称此为“输卵管结扎后综合征”（PTLS）。盆腔病变主要为盆腔静脉淤血症、慢性盆腔炎、大网膜粘连综合征（开腹绝育后出现腹痛、腹胀、躯干不能伸直，或伸直时有固定区域牵拉痛）、盆腔或腹腔粘连等。关于盆腔静脉淤血综合征与输卵管结扎的关系是，术中损伤输卵管系膜内血管；结扎部位近伞端时，阻断和扭曲了子宫上静脉、输卵管静脉和卵巢静脉的连续性，直接影响了盆腔静脉血液回流，导致血液淤积、血管扩张。如果供应卵巢的优势血管同时受损，则会影响卵巢的血供，导致卵泡发育不良、不排卵和

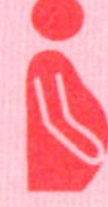

黄体早期退化，造成月经紊乱。输卵管、卵巢间静脉回流受阻，可导致雌、孕激素分泌失调而加重淤血。如果术前有多次人流、分娩、子宫后倾或心理障碍，使原本曲张的盆腔静脉障碍加重。由此可见，输卵管结扎手术虽小，但技术要求精益求精、责任心强、术前要向受术者宣传、进行技术咨询，并接受知情选择。

处理以保守治疗为主，包括药物、中药、理疗、心理疏导、增强体质等。必要时手术治疗，据不同情况给予分离粘连、切除炎性肿块、一侧输卵管和/或全子宫切除术等。

6. 急性化学药物刺激性盆腔炎

由输卵管药物粘堵剂，药物浓度过高，或注入药量超过 0.12mL，注药速度过快，或发生未及时发现的子宫穿孔。药物经输卵管伞或穿孔处进入腹腔，刺激周围脏器和腹膜产生急性炎症反应，局部组织高度充血、严重渗出导致严重腹痛、全身性炎症反应。极少形成“冰冻骨盆”，给予抗炎治疗。部分妇女遗留盆腔粘连性包块及术后腹痛。

七、思考题

1. 输卵管结扎术的方法种类繁多，什么情况下选择什么样的手术方式呢？
2. 怎么样避免输卵管结扎术中的副损伤？
3. 输卵管结扎和放置宫内节育器如何选择？

八、科普小常识

输卵管结扎手术虽小，但需我们认真对待。输卵管结扎术后部分患者会出现腹痛，排除手术损伤因素后可考虑为输卵管结扎后综合征，可给予患者心理安慰，必要时使用药物治疗。

（编者　高艳霞）

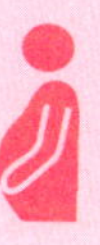

第六节　腹腔镜下卵巢囊肿剥除术

核心提示

❖止血是卵巢囊肿剥除过程中的关键，如有出血最好双极电凝，也可以缝合，以保留卵巢功能。

一、卵巢囊肿剥除术适应证、禁海忌证

1. 适应证

（1）成熟囊性畸胎瘤，或称“皮样囊肿”，最为常见，多发于青年妇女，是该术式的主要适应证。

（2）单纯性囊肿，界限清楚的浆液性或黏液性囊肿。

（3）卵巢冠囊肿。

（4）卵巢子宫内膜异位囊肿，亦称“巧克力囊肿”，也是最常用剥除法者，尤其在腹腔镜下更为适用。

2. 禁忌证

（1）严重内科疾病不能耐受麻醉或腹腔镜手术者。

（2）盆腹腔严重粘连不能顺利放置腹腔镜。

（3）临床怀疑为恶性肿瘤患者。

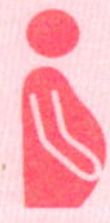

二、手术步骤

（1）探查盆腹腔：

必要时收集腹腔液或冲洗液送细胞学检查。

注意：膈下或肝脏表面，如发现膈下有转移肿瘤病灶，应中转经腹手术，明确诊断。

（2）分离粘连。

（3）暴露卵巢囊肿：

术中用无损伤钳，提起卵巢固有韧带 / 骨盆漏斗韧带向侧方转动，将卵巢囊肿暴露于子宫前方或侧上方；或用拨棒或持钳将卵巢囊肿从子宫直肠陷凹内拨出置于子宫一侧。

（4）电凝或切开卵巢囊肿表面包膜：

可用单极电凝轻轻凝破卵巢表面包膜，或于卵巢包膜较薄处切一小口。

（5）剥离卵巢囊肿：

于卵巢表面电凝处或切开的小口处，用弯钳分离囊肿于卵巢包膜，分出间隙，沿着间隙撕开包膜，逐步分离，直至完全剥离。

（6）缝合卵巢：

用 3–0 或 2–0 可吸收线分层荷包缝合或连续扣锁缝合卵巢，注意勿留死腔。

（7）取出囊肿：

可通过 10mm 穿刺器套管将标本袋放入盆腔内，将囊肿放入袋体，再通过套管取出。

三、手术技巧

（1）切口选择：

卵巢囊肿剥除术的“四要素”：

①判断肿瘤性质，决定是囊肿剔除抑或卵巢切除。

②合适地选择切口，准确地找出层次。

③轻柔、巧妙地剥除囊肿。

④止血、缝合、修剪及成形卵巢。

“第一刀总是重要的”。卵巢囊肿上的切口，要根据其肿瘤位置，选择离开输卵管卵巢系膜和卵巢门的部位（为避免血管丰富区域引起出血和影响日后血运），做圆形或椭圆形切口（小囊肿可做一弧形切口即可），这样就可以留下一片外皮在囊肿上，节省了不必要的剥离，囊肿剔除时要用刀尖轻轻划开，小心加深，以防切破囊肿。这时可以发现囊肿和卵巢正常组织的界限，即弯钳剥离；当分离面扩大后则做钝性剥离更为“安全”（防破）。一手弯钳抓住囊皮，一手剥离囊肿，剥离时，应从阻力最小、层次清晰

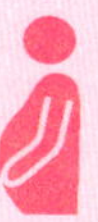

的方向入手，遇有困难即应转变方向，不冒进、不强剥。一旦抠破或有小洞，可结扎封闭，保持张力，“开辟”新的前进道路。明确的粘连索条，可钳夹切断。分至囊肿根部，常有血管，亦应夹切结扎。

（2）止血与缝合：

囊肿剥下后，对创面的出血要认真对待，既要确实止血，又要注意保护卵巢组织，避免过多的损伤和影响血运。小的出血，可以点状电凝之；活跃出血，则可结扎或缝合。若切口边缘留下过多的菲薄的卵巢破皮时，应适当加以修剪，以免造成空腔过大而难以紧密闭合。缝合的方向应与输卵管平行，不致引起输卵管的褶皱扭曲和不通畅。

缝合的基本原则是闭合死腔，没有出血或渗血。一种是从腔内将囊壁和囊底缝合拉紧；一种是从腔外呈褥式将囊腔缝拢，消灭了腔隙。

有时虽经悉心缝合，但卵巢上的缝合针眼或切口处、创腔仍会有渗血，可用盐水纱布将其包裹，以无齿卵圆钳夹持数分钟，亦有明显的止血之功。

（3）鉴别：

术中，术者对卵巢肿瘤性质的初步判定是至关重要的，尽管我们在术前是以良性肿瘤的诊断来选择和设计剔除方案的。

◆侧别

通常，良性肿瘤是单侧的。但皮样囊肿有20%是双侧性的，所以对侧需常规切开检查。巧克力囊肿也常常是两侧都有。

◆质地

实性的部分要认真检查，牙齿、骨片是良性的重要标志，但其他实性组织要小心；囊内溢出“巧克力汁”是内膜异位症的内容，却也要检查有无实性结节。

◆乳头

无论是内生的或外生的，结节是增生或者恶性的组织形式。囊壁光滑、菲薄，囊内液清亮如水，则是令人放心的。

◆活动

除了子宫内膜异位囊肿，其他良性肿瘤都是很活动的。粘连固定，界限不清或容易破裂，或组织糟脆，如烂肉，似糟鱼，或出血、坏死等，乃为恶性之兆。

凡此种种，须送冰冻切片做病理检查，必要时改变手术方案。

对侧卵巢的探查是非常必要的。若发现小囊肿，当应剔除，犹如探囊取物。

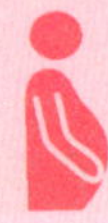

（4）常遇到的问题：

◆囊肿破裂

避免囊肿破裂应该是个原则，一是因为破裂后使操作困难；二是囊内容溢出污染腹腔，特别是有恶性细胞播散种植之虞。但破裂有时是难免的，如巧克力囊肿囊壁脆弱、粘连紧密，分离时几乎没有例外地发生破裂。腹腔镜下手术时，甚至需要先将巧囊内容抽吸冲洗干净，再切开剥除。皮样囊肿曾是腹腔镜手术的相对禁忌证，现已成为最普通的适应证之一，可以完整剥除后装入小袋中切破，一点一点地取出内容；即使破入腹腔，镜下冲洗（用温水最宜）也非常彻底，不会发生不良后果。

◆囊肿扭转

良性囊肿光滑、活动，易于扭转，以皮样囊肿为最，是常见的妇科急腹症。手术方案依扭转的情况而定：扭转的程度轻、时间短、卵巢外观正常或仅有少数出血点，仍可进行剥除；若扭转圈数多、缠绕紧，则会引起缺血坏死，而“牺牲”卵巢。故卵巢肿瘤一旦确诊，应尽早手术，剥除囊肿还可保留卵巢，否则便会失去机会而“牺牲”了一个卵巢。

◆恶性或可疑恶性

若术中确认恶性，应放弃剥除之计划。如剥除囊肿切开检视，怀疑恶性，则颇费踌躇，应送冰冻切片以期明确。安全的办法是，只要在囊内发现乳头，即不再保留卵巢。不具备冰冻条件，又有可疑之处，也以切除附件为宜。

◆术后并发症

囊肿剥除显然比附件切除费时费事，但损伤小，术后少有并发症。少数会因止血不彻底而发生血肿。

◆复发

掌握好适应证，认真探查（包括对侧），彻底剥除，则复发机会很少，一般只有1% ~ 2%，而巧克力囊肿复发是子宫内膜异位症之“恶癖”，另当别论。

◆卵巢功能

通过术后月经和生育情况的观察，卵巢囊肿剔除后卵巢功能可能保持良好状态。有时仅仅是剩余不多的卵巢组织也是一片美丽的绿地。

◆脏器的损伤

防范：①熟悉盆腹腔解剖结构；②分离粘连时注意输尿管的走行，避免靠近输尿管操作与损伤其血供，靠近肠管或输尿管时，尽量钝性或剪刀分离，避免用单极，以免灼伤；③一旦损伤，应行修补或行输尿管支架治疗；④取标本宜在腹腔镜监视下进行，不应误

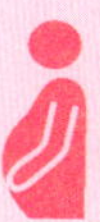

伤肠管。

四、手术注意事项

（1）手术开始前先行腹腔镜探查，仔细检查盆腔包块，根据其大小、质地、色泽、活动度及与周围脏器的关系评估其良恶性及手术难易度。

（2）必要时取腹水或盆腹腔冲洗液送细胞学检查。

（3）在未确定良恶性之前不要抽吸囊液，尽量完整剥除或切除囊肿。

（4）剥除囊肿取出后进行剖视，检查囊壁内侧，可疑标本送冷冻病理检查。

（5）对于明确为良性病变，囊肿较大或剥离困难者，可以先抽吸囊液，待囊肿缩小后再剥离。

五、思考题

1. 剥除囊肿过程中当囊肿靠近卵巢门时如何避免出血?

2. 如何做到无瘤原则?

六、科普小常识

卵巢肿瘤一般位于盆底，镜下应该先把肿物从杜氏窝掏出，暴露并切开肿瘤包膜。剥除过程中若囊壁与皮质粘连紧密，可用双极电凝后切断，不得直接用力牵拉，以免囊肿破裂。取出标本如肉眼可疑恶变，应立即送冰冻。

（编者　李健芳）

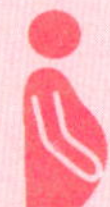

第七节　人工流产术

核心提示

❖人工流产的概念。

❖人工流产的常见手术分类。

人工流产术是指在妊娠12周以内，用人工的方法终止妊娠。需根据妊娠周数采取不同的方法施行手术。妊娠10周之内，胎盘尚未形成，可用吸宫术，妊娠11~12周，胎盘已形成，此时，应行钳刮术。

一、吸宫术

1. 适应证

（1）妊娠10周以内需终止妊娠而无禁忌证。

（2）因某种全身性疾病不宜妊娠者。

2. 禁忌证

（1）急性生殖器官炎症。

（2）全身疾病的急性阶段。

（3）全身情况不良不能承受手术者，需住院治疗，待病情稳定后方可手术。

（4）体温在37.5℃以上者。

3. 术前准备

（1）仔细询问病史，核对末次月经日期。

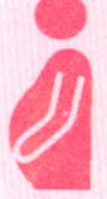

（2）体格检查：测体温、脉搏、血压，做全身及妇科检查。

（3）化验检查：核对尿妊娠试验，做阴道分泌物滴虫、真菌、细菌化验。查血常规，出凝血时间，血小板计数，传染病及血型，必要时备血。

（4）心电图检查。

（5）行 B 超检查，了解孕囊着床位置、大小，还可早期发现异位妊娠或子宫畸形。

（6）排空膀胱。

4. 手术步骤

外阴阴道消毒，铺巾后行阴道内诊，以明确子宫位置及大小。

探测宫腔深度：用阴道窥器扩开阴道，暴露宫颈，消毒宫颈，钳夹宫颈前唇，左手固定宫颈钳，右手以执笔式持子宫探针按子宫方向探测宫腔的深度及进一步确定宫深。

扩张宫颈：左手持宫颈钳向外牵拉，右手持扩宫棒按已探知的子宫倾屈方向由小号到大号扩张宫颈至比选用吸头大半号或 1 号。

负压吸引: ①选择吸引管: 已探知的宫腔深度可作为选择吸引管的参考。②调整负压: 将负压吸引器的负压调整在（400 ~ 500mmHg）。③吸引：将吸引管顺宫腔的方向轻轻放入达宫腔，将吸引管的侧孔朝向宫腔的前后壁，寻找胚胎着床处，开动负压吸引，将吸引管按顺时针方向移动，至感到宫壁粗糙，宫腔缩小，表示妊娠物已吸净，关闭负压、取出吸引管。

清理宫腔：一般妊娠 6~8 周，只用负压吸引即可，如妊娠周数稍大或疑有绒毛、蜕膜未吸净时，可用小刮匙轻轻搔刮宫壁一周，按顺序自宫底至宫内口搔刮，重点为子宫两角。刮净后再用探针测量子宫腔大小，以了解子宫收缩情况。吸刮完毕，取下宫颈钳，消毒宫颈、阴道。

检查吸出物：将吸出物倒入滤网内滤过或放入盛水的容器内，检查有无绒毛。

术后处理：

（1）术后在恢复室观察 0.5 ~ 1 小时，注意阴道流血量及全身情况，如无异常方可离去。如流血多或全身情况衰弱者应注意观察。

（2）术时若吸宫不全，部分绒毛仍可附着在子宫壁，影响子宫收缩及内膜修复，术后流血量多或伴有腹痛，症状轻者，用宫缩剂及抗生素多能治愈，如治疗无效，阴道流血持续 2 周以上，应做妇科内诊及 B 超检查，宫腔内如有残留物应再次行清宫术。

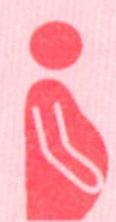

二、钳刮术

1. 手术步骤

（1）外阴消毒铺消毒巾，消毒阴道，内诊检查子宫大小、位置，置入窥器、消毒宫颈及宫颈管。用宫颈扩张器扩张宫颈，一般妊娠 11 周，宫颈需扩大至 9~10 号，即可通过小卵圆钳及 8 号吸引管，孕 12 周需扩大到 11 ～ 12 号，可通过中号卵圆钳及 8 号吸管即可。

（2）破膜：用卵圆钳伸入宫腔，寻找有囊性感的部位，轻轻夹破胎膜即有清亮的羊水流出，此时用吸引器自宫颈口将羊水吸净。

（3）钳取胎盘与胎儿：用弯卵圆钳深入宫腔，探测胎盘的附着部位，当触到胎盘组织有柔软感时，用卵圆钳尽量钳夹胎盘组织，轻轻向下牵拉，使其松动、剥离，以便将胎盘组织钳出。当大部分胎盘被钳出后，胎儿常可被宫缩挤出，否则用卵圆钳分别钳取胎儿各部。

（4）清理宫腔：胎盘及胎儿大部分娩出后，在宫颈侧方注射缩宫素 10U，以促进子宫收缩，再用 7~8 号吸引管以（300 ～ 400mmHg）负压吸引宫腔 1 ～ 2 圈，然后用中号刮宫匙按子宫倾屈方向伸入宫腔，直达宫底按顺序轻轻刮宫腔，当感到宫壁粗糙，子宫紧缩时，即示刮净。再用探针探测宫腔深度，取下宫颈钳，拭净宫颈、阴道，取下窥器。

（5）详细检查刮出物，估计与妊娠周数是否相符，如主要部分未取出应再次钳取，至全部取出为止。

三、思考题

人工流产的最佳时间是什么时候？

四、科普小常识

首先，意外怀孕、孕期并发症、胎儿发育异常、家庭计划等。无论哪种原因，女性都应该在医生的指导下进行人工流产，避免不必要的身体伤害和健康风险。其次，人工流产的方法有两种：药物流产和手术流产。药物流产适用于怀孕时间较短的女性，通过服用药物是子宫收缩，将胚胎排出体外。手术流产分为宫腔镜下流产和吸宫流产两种，在医生指导下进行，手术时间较短，恢复时间较快。

（编者　刘慧燕）

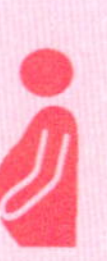

第八节　宫腔镜检查术和诊断性刮宫术

核心提示

❖宫腔镜检查现已在临床工作中应用广泛，在遇到一些困难取环、宫腔粘连中起到重要作用。在进行治疗前，先行宫腔镜检查也是重要步骤。

一、宫腔镜检查术

宫腔镜大多数已由诊断进而为手术治疗，宫腔镜除了补充腹腔镜的不足外，确有其独到之作用，在不孕与不育的诊断和治疗方面，有了更大的发展。

1. 适应证

（1）寻找不孕及不育的原因：

①输卵管的通畅性：输卵管通畅与否如有阻塞感，可缓缓加压，区别输卵管通畅、通而不畅或完全阻塞。输卵管的开口处，以 1.4mm 直径的塑料导管做输卵管插管，20mL 生理盐水加地塞米松 5mg，及 2%利多卡因 10mL 作为输卵管通畅与否的测量。

②原因不明的不孕症。

③原因不明的反复流产。

（2）子宫畸形、宫腔粘连、子宫纵隔。

（3）宫内膜病变如黏膜下肌瘤、结核、宫内膜息肉、瘢痕憩室、胎膜残留等。

（4）非经期的宫腔出血，寻找原因给予治疗。

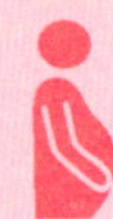

2. 禁忌证

（1）急性和亚急性生殖器炎症。

（2）活动性子宫出血。

（3）宫腔内出血活跃时，止血及手术均有一定困难。

（4）月经期和妊娠期。

（5）宫颈浸润癌。

（6）子宫腔过于狭小。

（7）严重内科疾病。

3. 术前准备

（1）手术日期以月经干净后 3 ~ 5 天为宜，子宫不规则出血者例外。

（2）术前排空膀胱，安抚患者紧张情绪。

（3）仔细检查并准备所需器械。

（4）术前和病人谈话，告知检查步骤和目的，以取得充分配合。

（5）麻醉一般选用硬膜外麻醉或静脉复合麻醉，取决于患者的愿望、有无合并症、医生的选择及手术时间长短。

4. 手术步骤

（1）常规消毒外阴，铺无菌洞巾。置窥阴器，暴露宫颈，再次消毒阴道、宫颈，宫颈钳夹宫颈前唇。

（2）扩张子宫颈：先用探针了解宫腔方向，然后用扩宫棒由细到粗，将宫颈口扩张到 10 ~ 12 号，安装好宫腔电切镜，插上连接高频电流发生器的电缆导线和连接冷光源的导光束，调试电源，设定功率，打开光源，进行自平衡，打开入水管阀门，排空注水管及镜鞘间的气体。

（3）取出最后 1 支扩宫棒，缓慢置入电切镜，调节出水管阀门，使灌流液充分冲洗宫腔，至宫腔内图像清晰显示，窥镜前端到达宫底后暂停不动，稍调整镜体，即可见宫腔扩张，宫壁红，正常内膜平整光滑，有时可见小血管分布，仔细注意宫腔内有无病变。将镜头偏向一侧宫角，即可窥见输卵管开口，然后将窥镜慢慢向外退。在此过程中整个宫腔全貌尽收眼底。在继续膨宫状态下，进入颈管腔，可见颈管呈圆筒状，黄白色泽，内膜平整光滑，有时可见颈管内膜呈纵裂，似脊沟相间。

（4）在宫腔镜直视下做相应的手术，如宫内膜活检，输卵管插管注药或分离子宫腔内粘连、切除宫腔纵隔、黏膜下肌瘤等。

（5）擦拭宫颈及阴道，术毕。

5. 术中注意要点

（1）窥镜插入宫颈管前，必须先排尽管内气泡，以免气体进入宫腔。

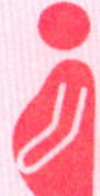

（2）扩张宫颈必须恰到好处。过紧则不利于宫腔镜的插入，过松则使宫颈漏水，影响膨宫的效果。

（3）子宫出血是影响镜检清晰度的主要原因，最好安排手术日期在经净后3～5天，可出血少些。避免出血或出血时检查。应注意：①子宫出血可能来自癌灶、息肉等，但更多见的是操作过程中的新鲜损伤，应尽可能地减少，操作应轻柔缓慢；②如疑有宫颈癌时，尽量避免扩张宫颈；③宫腔内小血块、黏液和其他组织碎片，应尽量冲洗干净后关闭排水孔，使宫腔进一步膨胀；④应先从宫颈内口、子宫下段及前后壁开始检视，最后检视宫底部，这样可避免因血液模糊导致检视下段不满意。

（4）镜检时视野一片红色，视物模糊，常见原因是：①宫腔出血过多，血液与膨宫液相混，应尽量冲洗至清亮为止。②膨宫效果差，须增加灌注膨宫液的压力。③宫腔接物镜距被检物太近，可稍后退即可转清晰。④可能有血片、黏液或内膜碎片附于镜面，应退出清除后再查。⑤检视时间过长，或膨宫液灌注过快，使宫内膜水肿。

6. 术后处理

术后如有出血者，给止血药及抗生素。

术后留观1~2小时，嘱病人休息1周，避免劳累，禁止性生活及盆浴2周。

治疗镜检所发现的疾病。

7. 总结

宫腔镜价格相对便宜，手术较之腹腔镜简单易行，在国内已比较广泛应用，其治疗价值，近期已得到足够的注意，如我国人工流产数量大，引起宫腔内粘连的人数常被忽略，致使有的病患经一次人工流产术后，再不能受孕，或反复流产，如经宫腔镜证实，即有治疗的机会。宫腔内纵隔亦可导致不孕或反复流产，宫腔镜检查和治疗是其唯一的福音，还有子宫黏膜下肌瘤、出血多，都是不孕的重要原因，各种各样的宫内膜病变，宫腔镜能够发现，故在妇科领域，宫腔镜应占其应有的地位。

二、诊断性刮宫

1. 适应证

（1）诊断目的：取子宫腔内或宫颈管内组织进行病理检查，以明确诊断。①不孕症：在月经前期进行诊刮，可以了解有无排卵，黄体功能，宫腔形态、大小及有无畸形。②闭经：查有无功能性失调或器质性病变，如内膜增生、萎缩、结核、宫腔粘连等。可疑宫外孕者可以排除宫内孕。③异常子宫出血：内分泌异常引起的子宫内膜过度增生、黄体功能不足、脱落不全、宫腔感染和宫腔异物、子宫肌瘤、子宫体癌等。④异常子宫排液：

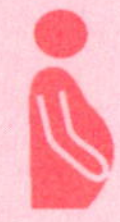

查明排液的确切部位，排液的量及性状，引起异常排液的原因。

（2）治疗目的：①功能性子宫出血、不全流产、葡萄胎、子宫内膜息肉、产后或中期引产后胎盘残留、胎盘息肉等，清宫后可以达到止血，并明确诊断。②先天性或后天性宫颈狭窄，宫颈粘连，原发性痛经，子宫积液或积脓，通过扩张宫颈而治疗。③放射治疗前需要时扩张宫颈管，以利腔内照射。④放置节育环后不规则阴道流血，⑤早期妊娠需终止者。

2. 禁忌证

（1）各种原因引起的外阴及阴道炎症。

（2）急性子宫内膜炎。

（3）慢性盆腔炎急性发作。

（4）滋养细胞肿瘤虽非绝对禁忌，但应慎之又慎。

3. 术前准备

（1）查血常规、血小板、白带常规、测体温、测血压、脉搏等。疑有心脏病者需做心电图检查。

（2）术前 3 天禁止性生活。

（3）仔细了解月经周期。

（4）带环者术前应透视或行 B 超检查。

（5）葡萄胎、绒癌术前行 B 超检查及抽血配血，建立输液通道，随时准备输血。必要时可在 B 超监视下进行操作。

（6）伴有炎症又需急诊刮宫者，于术前开始使用抗生素，直至术后 3 ~ 5 天。

4. 手术步骤

（1）排空膀胱，取膀胱截石位，消毒外阴及阴道，铺消毒手术巾。

（2）双合诊检查了解子宫大小、方位、质地、活动度、形态及与周围脏器的关系，两侧附件有无异常。

（3）安放阴道窥器，暴露宫颈，消毒阴道及宫颈，用宫颈钳钳夹前唇，向外牵拉，使子宫呈水平位。

（4）以子宫探针顺子宫方向轻轻探达宫底，测其深度并证实屈度及大小和检查是否相符，遇有阻力不可强探，可改变方向寻找无阻力宫腔位置。明确腔内有无内壁不平感或粘连、肿瘤压迫所致探针受阻感。

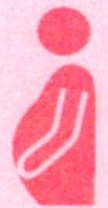

（5）扩张宫颈：先将扩张器按号排列，由小至大逐一扩张。以右手拇、示、中指将扩张器循子宫方向及屈曲度，轻、稳、缓送入到宫颈内口以上 1cm，如遇阻力不可强行进入，

须查明原因。如内口过紧可放置 2 ~ 3 分钟，逐渐扩张，一般从 2 ~ 4 号扩张至 7 ~ 8 号。如需要进行宫颈或宫腔手术时，可扩至 10 ~ 11 号。

（6）刮宫：用小刮匙顺子宫方向进入宫腔达宫底，从宫底开始刮取内膜，达宫颈内口，按顺时针或逆时针方向依次前壁→右侧壁（或左侧壁）→后壁→左侧壁（或右侧壁）→双宫角→宫底，遍及整个宫腔。

（7）手术中注意体会宫腔是否对称，表面是否平坦，内膜厚度，有无黏膜下肌瘤、组织粘连、结节。刮宫完毕时可感宫腔呈粗糙感，有子宫收缩而无出血。随时注意刮出物性质并全部保留送病理检查。

（8）肉眼观察刮出物，正常子宫内膜为粉红色；可疑子宫内膜样腺癌者，刮出物为鱼肉状、白色烂肉样物；怀疑子宫内膜结核者，刮出物为干酪样状；葡萄胎刮出物为大小不等水泡状胎块；绒癌可疑者，刮出物为变性、坏死不规则组织。

（9）刮宫完毕，取下宫颈钳，注意宫腔及宫颈咬合处有无出血。

（10）刮出物全部送病理检查。

5. 术中注意要点

（1）防止子宫穿孔。探针、扩张器均可引起穿孔，特别是哺乳期、妊娠期、绝经前后和有感染者，子宫壁软而薄；宫颈狭窄者、宫颈或宫腔有肿瘤而变形者及子宫恶性肿瘤侵入肌层者，扩宫用力过猛，均易造成穿孔。刮宫不能在直视下进行，要求术者操作要稳、准、轻，遇到异常情况，应立即停止操作。

（2）葡萄胎、胎盘刮取不全、宫颈裂伤、子宫穿孔、子宫收缩不良、绒癌血管破裂，均可在刮宫时发生出血。术前应做好充分准备，出血时要果断，为确定疾病的原发部位，对某些疾病进行正确的分期，分别从子宫颈及宫腔取组织做病理检查。

三、思考题

稽留流产在清宫术中是否可以加用宫腔镜检查减少残留？

四、科普小常识

宫腔虽小，却也是一个复杂的世界，而宫腔镜就是探寻这个世界的眼睛，在不开刀的情况下帮我们观察子宫腔，把子宫里面打扫干净。宫腔镜是内镜技术的一种，是把带有拍摄功能的镜头通过医学操作放到女性子宫内部，用来判断有没有异常病变。有些宫腔镜的镜头是单纯用来检查的，常在门诊使用。有些宫腔镜镜头配合操作切除的器械，可以用来治疗。

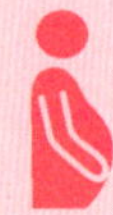

宫腔镜操作会不会很难忍受？有些女性对疼痛很敏感，宫颈比较狭窄，那么体验可能会有些难过。临床上也不是没有对应的办法，会让女性在检查前使用间苯三酚这样的药物来缓解，如果是在内镜中心中操作，一般用全身麻醉。这个时候就没什么感觉了，一觉醒来发现手术已经完成。

（编者　刘慧燕）

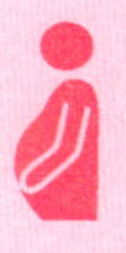

第九节　腹腔镜下输卵管异位妊娠切除术

核心提示

❖ 什么是异位妊娠？

❖ 异位妊娠手术的适应证和禁忌证？

异位妊娠是一种常见的妇科急腹症。在诸多异位妊娠中，最常见的是输卵管妊娠，约占异位妊娠的95%。异位妊娠可并发一系列的疾病，所以，一旦确诊为宫外孕，需要及时给予治疗。最近几年，随着腹腔镜的逐渐开展与普及，使得异位妊娠得以及时的诊治，并且腹腔镜手术的手术时间短、创伤小、术中出血量少、术后恢复快等，被越来越多的医生和患者所接受。

一、术前评估

（1）了解病人的心、肺、肝、肾等脏器，生殖系统，凝血功能有无障碍。了解腹内、盆腔超声检查情况，妊娠试验，阴道后穹窿穿刺的结果及盆腔超声检查所提供的有关信息。（2）术前彻底清洁脐孔，清洁时尽量减轻棉签对脐孔的刺激，以保证脐孔术后皮肤的无损伤及无菌性，对预防术后切口感染具有重要的临床意义。术前禁止灌肠，以免破裂出血。（3）术前12小时禁食，8小时禁水，防止麻醉意外。（4）术前30分钟留置尿管，防止损伤且便于暴露手术视野，连接引流袋持续开放，以便麻醉中观察尿量。

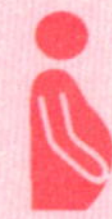

二、适应证与禁忌证

1. 适应证

（1）生命体征不稳定或有腹腔内出血征象者；

（2）需要用腹腔镜探查协助诊断可疑的宫外孕；

（3）异位妊娠保守治疗过程中有进展者，如血 HCG 持续升高，有胎心搏动或附件区大包块等；

（4）随诊不可靠，对患者生命安全带来隐患者；

（5）有药物治疗禁忌证或药物治疗无效者。

2. 禁忌证

宫外孕手术没有绝对的禁忌证，但对于腹腔大量积血、患者处于严重休克状态时应积极抗休克，待患者治疗，改善生命体征的同时进行急诊手术治疗。

三、麻醉

以全身麻醉为宜。

四、手术步骤

（1）麻醉后留置尿管，患者取平卧位，常规消毒腹部术野，铺无菌巾及单，于脐孔上缘处切开皮肤 1cm 入腔镜，左下腹穿 5mm、10mm 穿刺孔，右下腹穿 5mm 穿刺孔。腹腔镜下探查生殖器官，探查盆腔有无积血，子宫、附件与周围脏器，输卵管本身有否粘连，有者予以分离，使附件的解剖关系正常，并检查卵巢能否保留等，最后决定是否单纯切除患侧输卵管。

（2）双极电凝、电钩分离粘连后，如有积血清理盆腔积血，提起患侧输卵管，沿输卵管走形紧贴输卵管逐步双极电凝、电钩切断输卵管系膜至根部，电钩切除左侧输卵管（术中也可以使用超声刀凝切）。如为输卵管间质部妊娠，则将子宫角做楔形切除，1–0 的可吸收线缝合创面。

（3）切除物置入标本袋，取出标本。

（4）探查创面无活动性出血，生理盐水冲洗盆腹腔，清点手术器械及辅料无误，取镜及各套管，常规缝合穿刺孔。必要时盆腔置潘氏引流。

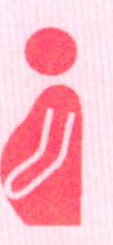

五、思考题

异位妊娠手术的适应症有哪些？

六、科普小常识

腹腔镜下进行异位妊娠手术的几点注意事项：

腹腔镜手术是在一个完全密闭的腹腔空间中开展的，能够有效地防范身体中的各项脏器以及手套纱布等对组织造成的损伤，手术完成之后的腹腔粘连更少，手术之后有较高的妊娠率，出现二次宫外孕的概率较低。在手术过程中有几项问题需要特别注意的：①大出血的患者，在改善其休克的基础上，选择使用腹腔镜手术安全性更高，气腹形成之后，视野相对良好，使用引力较大的电动吸引器能够在最短的时间内把盆腔中的积血以及积液吸出，与此同时，加快了二氧化碳气体的进出速度，使用不连续性的吸引方式，能够快速地将盆腔中的积血和积液清除，并将出血位置寻到，做快速止血操作，这样能够有效将盆腔的视野打开，将传统的开腹手术过程中视野不清晰的缺点克服；②保守性手术使用针状电凝操作：此项方式在冲水的模式下做止血操作，减少输卵管遭受医源性的伤害，对患者的二次妊娠裨益较大；③对于大量出血的宫外孕患者，腹腔镜手术属于一种尝试方式，需要保证在娴熟的技术状态下，以及灵敏的应变能力，克服休克的情形下，选取腹腔镜手术操作便捷安全，相比于传统的开腹手术方式，因为气腹存在较大的压力，避免了因为开腹手术过程中因为要清理积血，腹压在短时间内降低而使休克加剧；④腹腔镜手术创伤小，术后盆腔粘连相比传统开腹手术发生率低，导致再次妊娠时异位妊娠的机会增加，腹腔镜异位妊娠手术能够改善远期生育结局，具有积极的临床价值。

（编者　吴亚玲）

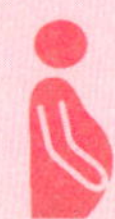

第十节　经腹筋膜外全子宫及附件切除术

核心提示

❖什么是全子宫切除术?

❖全子宫切除术的具体操作步骤。

经腹筋膜外全子宫及附件切除术是指于子宫筋膜外切除全子宫，包括子宫颈，及切除双侧附件（输卵管及卵巢）的手术。全子宫切除术是妇科标准的常见手术之一，在美国列为第3位或第4位常见手术，国内尚无详细报道。随着医学发展和保守手术理论的进展，有更多保留子宫的术式出现，全子宫切除率必将降低。但对于保守治疗无效的子宫病变或不适合保留子宫的疾病，采用全子宫切除术仍然是必须的。

一、术前评估

1. 排除隐匿癌肿

术前3个月内应行宫颈/阴道细胞学检查（TBS），排除隐匿癌肿。如涂片有异常，先进行抗炎治疗后复查细胞学。如仍异常，则应行阴道镜检查和/或宫颈管及宫腔毛刷涂片，并进行分段刮宫及宫颈多点活检，送病理组织学检查排除隐匿癌肿。必要时，尚需行宫颈锥切。

2. 有异常子宫出血的患者

尤其年龄超过35岁者，宜在子宫切除前行子宫内膜评估（直接活检或扩刮宫术）。对雌激素治疗、无孕激素对抗、多囊卵巢综合征等引起子宫内膜瘤样增生者，也应在子

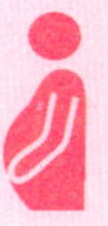

宫切除前行子宫内膜评估。

3. 盆腔情况的术前评估

通过常规的妇科检查及盆腔影像检查完成。妇科检查务必注意盆腔炎性疾病及其炎症引起的盆腔粘连，盆腔子宫内膜异位症或盆腔结核，可触及的可疑盆腔包块，包括绝经后卵巢触及综合征，长期盆腔痛等。术前常规行盆腔B超检查有助于评估子宫附件情况，尤其对肥胖妇女及双合诊或三合诊检查不理想者（包括应用止痛、麻醉剂检查）。盆腔B超优于CT。对附件的评估MRI效果较好。对于有习惯性便秘者行B超检查前需清洁肠道粪块。

对有直肠症状的患者，子宫切除前还应做大便隐血试验，必要时行直肠镜和纤维乙状结肠镜检查。对有严重盆腔炎症或长期下腹痛或可疑癌症时，则需行结肠镜检查或钡灌肠造影检查，必要时行腹腔镜检查。

4. 术前预防性抗生素的应用

盆腔检查附件或子宫有压痛，疑存在炎症者，术前应给予预防性抗生素。就子宫切除术而言，无论经阴经腹约有20%发生术后感染。为降低术后感染率，也必须应用预防性抗生素。选用抗生素的原则为能有效抵御常见盆腔感染致病菌、药物毒副作用少、易于使用、价廉，并可在手术部位达到有效治疗浓度者。不要选用广谱强效抗生素。若术前、术中能给予1～2次预防性抗生素更为适宜。

5. 术前应征得患者或亲属知情同意

对子宫或附件良性病变行子宫切除术者，尤其在绝经前施行者，必须告知患者及亲属术前诊断，全子宫及附件切除可能带来的不利影响以及术中、术后可能带来的危险，如麻醉意外，术中出血或副损伤，术后阴道残端出血，感染或蜂窝织炎等，以及术中、术后输血可能带来的病毒感染，少见的术后静脉血栓性疾病（尤其有高血脂、高血压、糖尿病的患者）等，对全子宫及附件切除术后近期可能出现的卵巢脱落（垂）征，日后可能发生的心血管疾病、骨质疏松症等的预防予以告知患者。

二、术前准备

术前阴道冲洗、术前晚及次晨肠道清洁。

三、麻醉

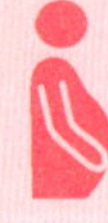

持续腰麻、硬膜外阻滞麻醉或全身麻醉。

四、手术步骤

1. 切开腹壁探查盆腹腔

取仰卧位，常规腹部手术野皮肤消毒、铺巾，通常取下腹正中切口，切开腹壁各层。洗手后轻巧探查盆腔脏器，必要时系统触诊上腹脏器及视诊阑尾与回盲部。仔细检查子宫或附件病变部位、性质是否与术前诊断一致。如一致，则按术前拟定的手术范围进行手术。否则，手术范围的扩大或缩小，如术前评估到，且与患者及亲属在手术协议书上谈妥，则按原计划进行手术。未评估到及未与患者及亲属谈及者，则必须再与亲属协商，争取同意新手术方案，并补办签字手续。

2. 暴露手术野

先将肠管排垫于上腹，使手术野显露清楚。排垫肠管宜取头低臀高位。必要时安放腹壁固定开腹器。助手用腹腔拉钩提起脐上腹壁，术者用大的湿腹垫包盖阻挡肠管下降。通常麻醉效果良好，排垫肠管无困难。如麻醉效果不佳而鼓肠，则应避免强行排垫，使肠管鼓出腹壁切口外。此时嘱患者大口哈气，减轻膈肌收缩鼓肠。这时可用大腹垫暂时遮盖肠管，略微上推（拉），显露出足以提起子宫进行部分手术操作的空间，边进行手术操作，助手边用手或 S 状宽大拉钩缓缓上推肠管多可奏效。如肠管、大网膜与附件、阔韧带及子宫粘连，宜先分离粘连；如肿块较大，则应先将肿物挽出腹壁切口外，然后排垫肠管。

也有不排垫肠管，也不安放固定开腹器者。即术者手术进行到子宫附件某部位时，助手将用拉钩暴露手术野，足以使手术步骤安全进行。

3. 牵拉子宫

目前多主张用两把中号弯止血钳夹持子宫两侧角部，包括圆韧带、输卵管峡部及卵巢固有韧带。一般不用子宫抓钳钳夹子宫底部，一是如存在子宫隐匿性癌肿，抓钳操作可能促发瘤细胞扩散；二是宫底或体部较大的良性肿瘤也难以钳抓。此时，若有肌瘤挖除术螺钻，将螺钻拧进宫底部肌核内可进行子宫的牵提。

4. 处理子宫圆韧带及前后腹膜

向头端牵提子宫，使圆韧带及阔韧带前叶腹膜伸展，于圆韧带上中 1/3 处用中号止血钳进行钳夹、切断，用 7 号线缝扎或结扎。顺势剪开圆韧带前方至宫颈内口处之阔韧带腹膜。反向再剪开圆韧带与骨盆漏斗韧带之间的腹膜。

阔韧带组织疏松，易于分离，血管少。然而分离至近子宫颈内口水平处可能有静脉丛，应防止剪伤出血。

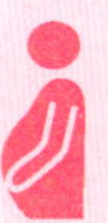

5. 处理骨盆漏斗韧带

将子宫向对侧附件方向牵提。用 Allis 钳提牵附件，使该侧骨盆漏斗韧带伸展，于该韧带下方无血管区用剪刀剪开阔韧带后叶腹膜，或用中号止血钳顶起此处腹膜并剪开，也可用示指贯通。此时，漏斗韧带清楚显露，于其下方送入一根 7 号或 10 号丝线予以单独结扎。于结线卵巢端用两把止血钳钳夹骨盆漏斗韧带血管，并于两钳中间切断，两断端分别用 7 号或 10 号丝线再贯穿“8”字缝扎或结扎。卵巢端扎线结于该侧牵提子宫止血钳上。

6. 剪开阔韧带后叶腹膜

向前牵提子宫，暴露阔韧带后叶腹膜，用剪刀向同侧宫骶韧带方向剪开后腹膜，注意直视下腹膜透明才可剪开，稍事分离宫骶韧带外侧窝腹膜，使可能粘连贴近宫骶韧带的输尿管能从此离远。

7. 处理宫骶韧带

宫骶韧带外侧方（骶韧带侧窝）腹膜分离后，其韧带独立伸展易辨。用两把中号弯止血钳钳夹靠近子宫颈端之间的骶韧带，切断，7 号丝线贯穿缝扎。两宫骶韧带钳切后，将其间腹膜剪（切）开，用鼠齿借牵提其后切缘腹膜，用精细脑膜剪刀或长弯止血钳沿宫颈后方间隙分离下推直肠子宫凹陷前侧腹膜至宫颈外口水平。

8. 剪开膀胱子宫凹陷腹膜

钳提已剪开至宫颈内口处阔韧带腹膜，用剪刀分离膀胱子宫凹陷反折腹膜、并剪开直至与对侧阔韧带腹膜切口相连也可向头端牵提子宫，一张一弛，看清膀胱子宫陷凹皱褶处疏松腹膜，用长镊子提起并剪开小口，然后向两侧扩大与阔韧带腹膜切口相连。为易于剪开此陷凹腹膜，宜稍离开腹膜与子宫粘贴处。

9. 分离膀胱

用两把 Allis 钳向足端牵提附着在膀胱侧的反折腹膜，子宫向头端（后上方）牵提，约与阴道纵轴成 30° 角。术者左手压低子宫下段，并一张一弛；或上下牵提子宫，使膀胱宫颈间隙疏松组织可辨。用精细脑膜剪刀头端闭合且弯头面贴近宫颈，于其膀胱宫颈无血管区的网状组织间隙，缓缓向阴道穹窿方向推插，如间隙正确，推插顺利，不出血。紧接着撑开剪刀，继之用剪刀凸面向两侧方向用力推至宫颈旁，膀胱可被分离。也可采用剪刀边伸入边分离，剪开膀胱筋膜与宫颈筋膜间的疏松组织。在中线处结缔组织索较牢靠地附着于子宫下段时不适用。初学者也可用示指分离。当膀胱宫颈间隙清楚可见时，此时可采用宽度适宜的 S 状拉钩伸入间隙拉开，分离完毕。

无论用前述哪种方法分离膀胱，至此时均用单手，拇指在子宫前，余 4 指置子宫后触摸宫颈（右手触右侧，左手触左侧），了解膀胱分离是否已超过阴道前穹窿。同时，拇指与示、中指触摸宫旁外侧输尿管走行。如输尿管距离宫颈及穹窿较近者，还需用拇指向外前方用力推离膀胱。此时助手提起子宫，术者双手分别置于子宫前、后侧触摸宫颈是否被推至前后穹窿。判断膀胱是否被分离好。

10. 处理子宫血管

当宫骶韧带及膀胱分离后，助手将子宫向左（右）侧牵拉，伸展显露右（左）侧子宫血管及宫颈主韧带。分离子宫血管外侧疏松结缔组织。在相当于子宫颈内口水平处，用两把止血钳钳夹子宫血管，为防止血管钳钳夹不全滑脱，也可用三把钳同时钳夹。于内中两把止血钳中间切断，并略达宫颈主韧带上缘（为下步主韧带处理作准备），用 7 号或 10 号丝线贯穿缝扎。近端子宫血管再用 7 号丝线加固结扎一次。

11. 处理宫颈主韧带

用一把（或两把防断端滑脱）长止血钳（直或弯），于宫颈侧旁主韧带内缘钳夹，注意钳尖抵达阴道侧穹窿（如宫颈过长，一次钳切不完，可分两次钳切）。注意避免前后侧累及其他组织。沿止血钳内侧缘宫颈筋膜外切开宫颈主韧带，切缘应距血管钳 3 ~ 4mm，用 10 号丝线贯穿缝扎。如技术熟练，子宫血管与主韧带可一并钳、切、缝扎。为加强阴道穹窿盆底支撑力，再缝扎主韧带一次并留线。

12. 环切阴道

重审宫颈外口水平之阴道穹窿周围组织分离应充分，并填围纱布以防阴道切开后阴道分泌物溢入盆腔。术前填塞阴道纱布条者此时取出。

于阴道前穹窿处用刀做横切口打开阴道前穹窿。Allis 钳夹提阴道切口下缘，用剪刀向左右穹窿顶扩大切口，抵达阴道两侧角时，用 Allis 钳夹提阴道边缘防止出血，并以此标记需缝扎切断的阴道动脉。Allis 钳夹提宫颈前唇并翻出阴道切口，显露阴道后穹窿并切开。环切阴道壁有出血，随即以 Allis 钳钳夹。

13. 闭合阴道断端

用碘伏棉球涂擦消毒阴道断端及相邻上部阴道黏膜。如有阴道分泌物还宜用无菌纱布向下填塞阴道（勿忘术后取出）。用 0 号或 1 号可吸收缝线先缝合阴道两侧角，以褥式缝合法关闭。先始于一侧，之后前后阴道残端连续锁扣褥式缝合至对侧为关闭缝合。每侧阴道壁自行锁扣，连续缝合为开放缝合。缝毕检查阴道断端有无渗血，有者用 4 号丝线“8”字缝扎，注意缝线勿穿透阴道黏膜。有明显血管出血应单独缝扎。

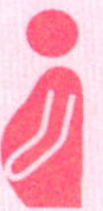

阴道断端是关闭还是开放缝合，取决于有无明显炎症及渗出。有者行开放缝合以利引流渗液。大多数情况下关闭阴道残端可减少肉芽形成及阴道细菌上行感染。锁扣缝合法止血效果好，但关键在于缝线要拉紧。

为了加强阴道穹窿的支撑力，可在缝合阴道断端后，用主韧带留线将宫骶韧带及阴道断端筋膜（穿不透阴道黏膜）缝合一半后（中线处），将两侧主韧带对应结扎。

另一关闭阴道断端法：两侧阴道侧角单独缝合后，将膀胱侧腹膜 - 阴道断端前、后壁 - 直肠子宫凹陷腹膜，一并用微乔线行锁扣褥式缝合，膀胱侧腹膜进针处距切缘 1cm，以包盖阴道残端。之后微乔线继续缝合两盆侧阔韧带前后叶腹膜。

14. 缝合后腹膜

清理后腹膜下创面积血，取出填塞的纱布，检查阴道残端、主、骶韧带、子宫血管、骨盆漏斗韧带残端无出血，用 Allis 钳提起阔韧带前后叶腹膜切缘，用 1 根长的 4 号丝线或 0 ／ 2 可吸收缝线，以半荷包缝合包埋一侧骨盆漏斗韧带残端，然后继续前行缝合直至对侧骨盆漏斗韧带残端。注意，缝至圆韧带残端处应将其置于腹膜后。

15. 缝合腹壁

清点盆腹腔纱布、垫子、器械等无误后关闭腹壁各层。

五、手术探究

1. 腹部切口的选择

通常取下腹正中纵切口，自耻骨联合上 2cm 至脐下。如果脐耻距离太短，对于增大子宫娩出盆腔困难或附件肿瘤较大需从盆腔完整娩出者，则需扩大切口（卵巢良性囊肿或巨大卵巢冠囊肿可穿刺抽液缩小体积从下腹切口娩出者除外），或切口绕脐延至脐上部，或开始即取左腹直肌旁切口。如患者肥胖、腹壁过厚，或为下腹美观，不少学者取下腹横切口。即于阴阜上腹壁横纹处做一略呈弧形切口，有利于术后切口愈合，即使有瘢痕也藏于腹壁横纹之内。但需注意，如术前尚不能完全排除子宫或附件恶性病变，需术中快速病理证实者，则不宜选取下腹横切口。因为清扫盆腔淋巴结，尤其需做主动脉下淋巴结活检时，其横切口不足以提供充分暴露手术野的要求。如已做横切口，又需上腹部操作时，此时也只好再加一纵切，呈倒 T 切口。

近年对子宫附件良性病变，无严重粘连者，在行全子宫切除术时选择下腹小切口（一般在 6cm 以内），即切口足以娩出病变子宫或附件肿块为限，如仍不足也可以延长至 7 ~ 8cm。小切口优点除腹部瘢痕小，或切口使用皮内缝合或生物粘合剂愈合良好外，因腹腔暴露时间短，麻醉平面达脐平即可，对肠管干扰少、术中不鼓肠、病人反应轻，对血压、脉搏影响小。手术时间相对短，使术后肠功能恢复快、进食早，体力恢复好。有的作者利用小切口筋膜内子宫切除，不单独处理主韧带与宫骶韧带，手术创伤小，

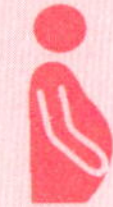

出血少。但也必须认识到，不要一味追求小切口，选择小切口时术者本人应具备相当熟练的全子宫切除术技能，以保证手术安全。选择小切口将使探查盆腹腔受限。

2. 腹垫

目的为排垫肠管、充分显露手术野。腹垫为大小 35 ~ 40cm 的正方形，厚为 4 ~ 5 层纱布。大小足够的腹垫可包盖肠管并将其排垫于下腹切口之上。排垫技巧是术者左手将肠管上推，右手持长镊子将大纱布垫沿后腹壁向上塞。一侧垫塞好再排塞另侧，之后助手将前腹壁向上提拉，术者将腹垫后腹壁端的对缘填塞于前腹壁下。此时肠管被包盖并推入上腹部。腹垫不应过小、过厚，如腹垫小，需一块以上来包盖肠管，加上过厚可使上腹腔撑胀而导致患者不适，又加重鼓肠。需注意：①使用腹垫排垫肠管应完全彻底，利于盆腔手术野显露清楚，而便于手术操作；②强调腹垫应于剖腹后及早应用，如术者伸手探查盆腹腔时，可能肠管被鼓于腹壁切口外，这时即刻用腹垫包盖肠管，减少肠管暴露时间预防术后肠粘连；③强调腹垫应留系带，使排垫后的腹垫系带留在腹壁切口外，不使术毕遗留腹腔。切记，腹垫排垫肠管不全时，避免用纱布填塞，因纱布体积小、滑、进入上腹肠袢间难以寻找。故遇此情况应使用额外的腹垫。

3. 粘连分离

粘连在盆腔手术中常见，且是最先要处理的问题。粘连是造成手术困难的重要原因，其困难的程度视粘连程度而异，粘连原因主要为炎症、子宫内膜异位症和癌症。后两者形成的粘连可较重，在炎症中以结核性感染及附件脓肿形成粘连为最重。粘连时间短的较柔软，易于分离；陈旧性粘连较牢固，且分离较难。粘连可发生于大网膜下缘、肠管、直肠、直肠凹腹膜、膀胱、子宫附件、阔韧带后叶或前叶腹膜、大血管等。故在手术开始前，首先应解决这些粘连，恢复生殖器官正常解剖后进行手术操作。否则，粘连变异下进行手术操作易致邻近重要脏器损伤。

粘连的分离，应从解剖层次清楚、表层及粘连疏松易分离处开始。分离方法有锐性、钝性两种。锐性用剪刀或刀，钝性用手指、纱布及刀柄等，锐性分离应在直视下用于解剖界限清楚、粘连牢固者。粘连比较疏松、部位较深时则用钝性器械。分离时必须细心、耐心，争取做到既不剥破病变组织，也不伤及邻近器官或其他组织。在个别情况下，解剖确实不清时，宁可剥破病变组织，也不要伤及周围正常组织与器官，尤其肠管、膀胱或输尿管。

右侧附件有时与阑尾粘连，分离应谨慎。对阑尾粘连较重，有反复发作史，或阑尾积脓，应切除。正常阑尾则不应切除，以免增加患者危险，影响机体免疫功能，或招致术后感染。粘连分离需切除的某器官，如阑尾或某段肠管，应于术前与患者或亲属协商好，

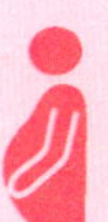

以免发生医患纠纷。

总之，盆腔器官粘连时，应先分离粘连。分离过程由表浅逐步深入底部，由易而难，逐渐扩大分离面，最终彻底恢复盆腔生殖器官解剖结构，然后才可进行手术操作。

4. 手术步骤顺序问题

（1）骨盆漏斗韧带和圆韧带的处理顺序骨盆漏斗韧带处理先于圆韧带，是为了让初学者养成一种手术习惯或风格。先处理骨盆漏斗韧带，便于阻断此韧带内血管，可防止可能存在的隐匿肿瘤细胞扩散，如恶性滋养细胞瘤等。如术者技术熟练，经验丰富，也可先处理圆韧带。因先钳提圆韧带牵拉子宫，顺便将圆韧带钳、切 缝扎，方便而节省时间。且就此牵拉圆韧带远端，使其后至漏斗韧带腹膜伸展而易于剪开。按前述方法处理完骨盆漏斗韧带后顺势剪开阔韧带后叶腹膜达宫骶韧带外侧缘，稍事分离宫骶韧带外侧，再钳、切、缝扎宫骶韧带。一侧做完再做对侧，避免反复翻动子宫而浪费时间。避免骨盆漏斗韧带与圆韧带一并钳、切、缝扎，以免蒂粗结扎不牢而滑脱。

（2）分离膀胱和处理圆韧带的顺序先分离膀胱是出于此种观点，即向头端牵提子宫，双侧圆韧带伸展，使膀胱子宫凹腹膜皱褶清楚，当剪开后，由于圆韧带的支撑使膀胱与宫颈及阴道穹窿的间隙分离容易。反之，如先切断圆韧带与骨盆漏斗韧带，使阔韧带下部下陷而致推离膀胱困难。实际上，只要解剖熟悉，分离膀胱一般无困难，故本文将分离膀胱放在处理子宫血管与宫颈主韧带之前，是为了避免在手术一开始进行分离而损伤膀胱后静脉丛出血，用纱布填塞不利之后的其他手术步骤进行。放在手术后期处理，即便遇有出血，也不至有大的影响。

（3）处理子宫血管及宫颈主韧带之前，宜先处理宫骶韧带及分离膀胱。处理完宫骶道及阔韧带后叶腹膜之后，盆腔后腹膜下缩。使输尿管随之向外后移，远离宫颈及阴道侧壁。分离膀胱后，盆腔前侧腹膜也下缩，从而使子宫血管及宫颈主韧带显露清楚。输尿管于宫颈旁及侧前方走形易于触摸辨认，利于预防损伤。

5. 手术步骤的合并问题

（1）子宫血管与主韧带：子宫血管与主韧带可一并钳夹、切断与缝扎，优点是快捷，但要求技术熟练。患者宫旁相对宽松，输尿管远离宫颈时，比较容易处理。当然，主韧带子宫血管断端务必留有足够长度以保证缝扎线不滑脱。技术生疏者则不宜采用。

（2）圆韧带与骨盆漏斗韧带（不保留附件时）、圆韧带与输卵管峡部及卵巢固有韧带（保留附件时）也同样可以一并钳夹、切断与缝扎，节省时间。但应注意，钳夹、缝扎血管必须牢靠，且不遗漏及滑脱。笔者主张，骨盆漏斗韧带应单独处理，缝扎容易牢靠，不会因合并缝扎组织过多而结扎不紧导致逐渐滑脱。漏斗韧带处理不好，术毕回

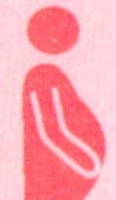

病房后发生内出血，如未能及时发现和抢救可致命。

（3）宫骶韧带与宫颈主韧带一并钳夹、切断及缝扎以笔者术式中所强调，两韧带不但不主张合并处理，且主张宫骶韧带外侧最好稍事分离，使外侧腹膜及输尿管退缩远离。争取缩短手术时间，是以手术安全为前提，每一步骤都应稳妥进行。

（4）子宫血管、主韧带与宫骶韧带一并钳夹、切断及缝扎患者宫旁必须宽松，且钳切必须离开宫颈筋膜1cm以上，使切断缝扎留下的断端能达1cm，以确保缝结扎不滑脱。主韧带一次钳切不完全者同样需第二次钳切缝扎。无此钳缝法把握者宜分别进行钳切缝，一是避免结扎线滑脱，二是避免输尿管损伤。

6. 输尿管损伤的预防

筋膜外全子宫及附件切除术中输尿管易于损伤的部位：①处理骨盆漏斗韧带时：输尿管在骨盆入口处横跨髂内、外动脉分叉处，即骨盆漏斗韧带侧后4 ~ 6cm。当附件有炎症使输尿管与骨盆漏斗韧带粘连，在未分离好粘连，骨盆漏斗韧带未完全展开时，有可能将输尿管与韧带一并钳夹、切断与缝扎，或缝结扎漏斗韧带部位较高时发生。②处理宫骶韧带时：输尿管在宫骶韧带外侧走行，当宫骶韧带附近粘连较重，宫骶韧带外侧窝未充分推离，又未能直视下剪开该处后腹膜可损伤输尿管，或钳夹宫骶韧带偏低时发生。③处理子宫血管及宫颈主韧带时：是最常发生的部位。这是因为输尿管与子宫血管两者的解剖关系密切。输尿管在进入膀胱走行过程中，平行宫颈走行8 ~ 12cm，子宫动脉在宫颈附近距阴道侧穹窿1.5cm处向前上方横跨输尿管。所以在处理子宫血管发生血管漏扎或滑脱出血时，止血心切而盲目用止血钳在深部组织钳夹止血时，易误伤输尿管。或宫颈炎宫颈肥大、宫颈增粗时，输尿管可接近宫颈侧边缘，因宫颈外侧间隙小而易误伤输尿管。在施行一次性钳夹子宫血管与宫颈主韧带时，因距宫颈侧旁相对距离宽，距输尿管近，也可损伤。④缝合阴道两侧角处及结扎膀胱子宫韧带时：由于输尿管距阴道侧穹窿1.5cm，在宫颈肥大时，分离膀胱宫颈两侧角处膀胱推离不充分，阴道断端两侧角距输尿管很近易损伤。另在分离过程中，宫颈旁阴道旁静脉出血、膀胱宫颈韧带出血而钳夹此韧带时可能损伤。⑤缝合后腹膜时输尿管紧贴后腹膜，在缝合后腹膜时有可能被卷入而损伤。

损伤的表现为钳夹、切断、缝扎或部分缝挂，可单独发生或合并发生。

预防输尿管损伤：①熟悉输尿管在盆腔内的走行解剖；术前评估宫颈肥大增粗及盆腔粘连情况，有充分的思路与技术准备；术中遇有炎症粘连应予充分游离，复原正常解剖后再进行手术操作。②对输尿管易损伤部位采取得力的技术措施。如处理骨盆漏斗韧带时，打开阔韧带腹膜，显露漏斗韧带血管及其下的输尿管后进行钳切缝扎骨盆漏斗韧

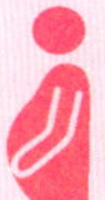

带；剪开、缝合后腹膜在直视下进行；宫骶韧带外侧腹膜稍事分离外推，使后腹膜下缩输尿管外离；宫骶韧带在无后腹膜贴着状况下，即使稍低钳切也不会损伤输尿管；在处理子宫血管及宫颈主韧带时，务必先处理宫骶韧带及分离完膀胱，使前、侧、后阔韧带腹膜外下缩，输尿管则会自然向外后移位；处理子宫血管钳夹应完全，避免滑脱出血。当有出血时，可先用纱布压迫，后逐步撤离纱布，看清出血血管后再单独钳夹结扎。如仍有困难时，则用纱布压迫止血，将该侧髂内动脉分离出来予以结扎，沿髂内动脉追踪，游离出子宫动脉予以结扎。钳切主韧带之前，重新触摸宫颈及阴道旁输尿管（0.5cm 左右粗细之韧性索条状物），如触不清时，从输尿管进入盆腔处向下追踪。清楚输尿管在宫颈旁和阴道旁的位置后下钳，不会损伤输尿管。对于宫颈肥大增粗，输尿管贴近宫颈者，妥善处理的办法是用小直角钳或胆囊钳游离输尿管隧道前叶，而后钳切缝扎子宫血管，显露血管下方输尿管，游离并外移输尿管，直视下避开输尿管钳切宫颈主韧带。当宫颈两侧角膀胱被充分推离后再切断阴道，在直视下单纯缝扎阴道两侧角，可避免伤及输尿管；子宫血管与主韧带一次性钳、切、缝扎，首先子宫血管周围组织分离要彻底、主韧带不过厚，再者必须触摸清楚输尿管位置，有把握钳、切、缝扎时不会损伤输尿管。

7. 分离膀胱

分离时机已于前文阐述。分离技巧的基础是识别膀胱与宫颈阴道穹窿间隙。膀胱与子宫下段附着处有一条程度不同的中缝。典型中缝是一条 1cm 长的纵行致密结缔组织束，妊娠或绝经后该缝变细。将其中间部分分离，即可见到位于宫颈和膀胱之间的疏松无血管之纤维网状组织。子宫向头端牵拉，与阴道纵轴呈 30°，将膀胱腹膜切口用两把 Allis 钳轻轻提起，将子宫上下轻轻移动，或术者用左手轻压子宫下段，一张一弛。此时膀胱宫颈无血管的网状间隙即明显显露，用脑膜剪刀，弯头而贴宫颈，闭合，向阴道穹窿方向缓缓插入。如进展顺利，亦不出血，证实间隙分离正确。之后闭合的剪刀凸面向宫颈左右方向用力直达宫颈侧旁，此时膀胱即被分离。拉开分离膀胱，可见发白的宫颈筋膜。在分离过程中，如遇索状致密结缔组织束，应予钳夹、切断、结扎。此种锐性分离法是笔者提倡的方法，目的在于在子宫良性病变手术过程中练就基本技能，以用到真正需要锐性分离的子宫颈恶性肿瘤手术（避免反复触及肿瘤细胞导致扩散）分离或炎症粘连性疾病中。

锐性分离如损伤膀胱肌层或其后静脉丛，此时出血较多，应用纱布压迫止血，肌层损伤应缝合。

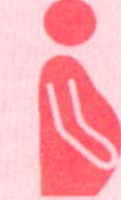

对于膀胱子宫间隙疏松者，无论是用手指，还是用适当宽度的 S 状拉钩等分离膀胱均易进行。对初学者先采用钝性手指分离法更为妥当，再逐渐习惯锐性分离法。

8. 膀胱损伤

可发生于开腹手术切开腹膜、分离膀胱、环切阴道穹窿或缝合阴道时等，或术毕缝合阴道断端前后腹膜时。膀胱损伤易于预防。开腹前，如估计手术时间短，虽可不留置持续导尿管，但必须于麻醉平卧手术台前自解小便。有持续导尿管者，安放后务必放空膀胱尿液。切腹膜时膀胱可因胀大而被损伤。切开腹膜部位应在切口上部，选择腹膜透亮（明）、周围无明显血管处，术者与助手反复提夹、放松腹膜，使可能被夹持的腹内器官滑离，而避免在切开腹膜时发生膀胱损伤。打开腹膜时如腹膜外脂肪较厚、腹壁小切口且位置低，为寻找腹膜选用止血钳分离脂肪，接着夹提腹膜（盲夹），则可能误入膀胱导致损伤膀胱，分离下推膀胱时，如前所述，如膀胱子宫颈间隙未找准，剪刀或血管钳可能插入膀胱肌层，引起出血，仅纱布压迫止血而未缝合；或缝合用丝线又穿透膀胱黏膜导致术后发生漏尿，或因盆腔粘连直接分离切开膀胱。这种损伤发现后立即缝合，愈合好。少见于环切阴道穹窿后，纱布块误塞膀胱阴道间隙而损伤膀胱肌层术后致漏尿者。分离膀胱下推不足，于缝合阴道断端时，或阴道断端缝毕后出血，尤其偏膀胱侧缝扎止血，缝线捎挂膀胱，可导致术后阴道残端出现膀胱阴道瘘。

9. 防止出血

手术中最常见的出血是钳夹较大血管不全或钳夹不牢而滑脱，缝扎与结扎不牢固（缝扎组织蒂过宽、结线未拉紧或缝结扎之蒂部分滑脱）。其次是分离组织时，间隙不正确，损伤间隙静脉丛或肿物与盆腔粘连无正确间隙时。

全子宫及双侧附件切除术较大血管出血主要见于骨盆漏斗韧带、子宫血管及宫颈主韧带等处。故钳夹组织不要遗漏血管且避免滑脱，保留组织蒂要有足够长度（3～4mm），且缝结扎必须牢固，所以在缝扎较大血管或组织蒂时，宜双重结扎。在剪断缝线之前，放松缝线，观察无出血时再剪断。如发现渗、出血，则立即重新缝扎或结扎。如处理骨盆漏斗韧带，采取先缝结扎，即使拉紧缝线断裂也不会造成血管出血（未切断血管），然后在结线子宫端钳夹两把止血钳，于中间切断，其保留端用贯穿字缝扎也很牢固。处理子宫血管时，其周围结缔组织应予分离，使血管显露清楚。阴道断端两侧角有切断的阴道动脉支，此处应单独缝扎。膀胱分离勿损伤静脉。分离粘连渗血较多时，应边分边用湿热纱布压迫出血部分，可用细丝线行“8”字缝扎，必要时给予止血剂。笔者改良阴道断端与后腹膜一次缝合法可减少术后阴道断端渗液及感染。

10. 阴道断端处理的改进

为了减少阴道断（残）端术后渗液渗血、感染形成残端蜂窝组织炎，或术后阴道断端肉芽形成等并发症，术前对阴道清洁度应严格要求。如阴道感染不被控制，则行全子

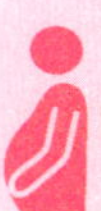

宫切除难免阴道断端感染或炎症扩散至盆腔。术中阴道断端开放或关闭缝合，取决于阴道的准备情况及估计有否渗液感染可能。如阴道充分准备，清洁无炎症，则阴道断端应关闭，可减少术后肉芽形成及感染，否则行阴道断端开放缝合，以利渗液引流。有报道阴道断端渗液最多可达 120mL。为减少渗液或渗血，笔者将阴道关闭改进为前后叶腹膜与阴道断端一并缝合法（前述），解决了传统分开缝合法渗液（血）淤积于阴道残端与后腹膜间隙，成为感染、蜂窝织炎根源的问题。此种处理还有利于保护膀胱及输尿管末端不致因感染而导致膀胱瘘管的形成。

为使术后阴道长度无明显缩短及减少瘢痕处性交触痛，对阴道切断及缝合也有研究。本节所介绍的阴道切断是贴宫颈与阴道穹窿交界处切断，以不留宫颈组织。如果阴道游离至宫颈外口水平下，用两把 Kocher 钳从阴道旁向阴道中间对夹，则宫颈阴道部所占阴道壁（前部约为宫颈的 1/4，后部则为宫颈的 1/2）被切除，再加上阴道断端内 0.5cm 缝合，则阴道通常缩短 3 ~ 4cm，多者可达 4 ~ 7cm（Watson，1994）。为此该作者设计了侧对侧缝合法关闭阴道穹窿，从阴道穹窿部切除宫颈，缝线从阴道侧角黏膜下开始缝扎血管丛及主韧带，并保留缝线。之后将盆腔筋膜层和阴道黏膜层侧对侧行“8”字缝合关闭阴道穹窿。将主韧带一侧缝线缝合阴道后穹窿黏膜边缘，然后返缝黏膜上的盆腔腹膜；另一侧主韧带缝线同法缝合阴道前穹窿。在中线上两缝线打结使主韧带靠近以增强盆底支撑力，增强阴道穹窿及膀胱的支撑。由于阴道断端切口瘢痕位于阴道长轴之前方，避开性交插入作用点，减少性交不适。

11. 子宫肿瘤嵌顿于盆腔

子宫下段肌瘤、宫颈肌瘤或阔韧带肌瘤于小骨盆中生长，占据子宫直肠窝，虽无粘连，但难以挽出小骨盆腔者称之为肿瘤嵌顿。此时的处理，只能是先行肌瘤挖除术。然而，肿瘤挖除前，预防其肿瘤的出血很困难，不仅峡部不能用止血带，而髂内动脉结扎也难施行，因肿瘤占据小盆腔无法暴露髂内动脉。必须应用时可考虑行腹主动脉阻断术。

12. 关于阑尾切除与否

经腹子宫切除术时现在多不主张选择性行阑尾切除术，因为如施行不但无任何益处反而可增加感染的危险。剖宫产时也不应常规做阑尾切除术，以免引起肠梗阻和腹膜炎。现不主张切除阑尾的理由是，阑尾是个免疫器官，保留阑尾可减少恶性肿瘤的发生。阑尾系肠道小憩室，与致瘤病毒抗原接触，可诱发丰富的淋巴滤泡产生抗体，这种作用在阑尾较其他部位更强。在儿童期至 30 岁以前消失。故妇科年轻手术病人，阑尾不宜切除。如以往有慢性阑尾炎史或急性发作史，并征求患者或家属同意，行妇科手术时也可切除，否则劝其保留。另外，子宫内膜异位症患者，在子宫切除时可考虑切除阑尾，因为约 3

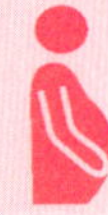

%的病人阑尾在镜下可见子宫内膜异位病灶。老年妇女（50 岁以后）常规检查有炎症，可同时予以切除。阑尾切除本身较为安全，但也有 10%的并发症发生率，因此可不切除则不切。可采取将粪石挤回回盲部大肠内的方法。郎景和（1999）为防止传统阑尾切除术污染手术野，则将有炎症的阑尾或要求切除不需保留标本的阑尾，按常规处理完系膜和血管及其周围脂肪组织后，用钝头探针，自阑尾盲端开始，将阑尾推卷入回盲部，最后于其根部做“8”字缝合包埋。此种处理阑尾因血运断绝，发生缺血坏死而脱落肠腔内，手术安全有效。总之，在妇科良性病变行子宫切除术同时切除阑尾宜按前述原则行个体化处理。

13. 全子宫切除术对性生活的影响

关于子宫切除术后性生活的问题，以往手术学探讨不多，其原因是多方面的，如患者往往受保守性教育，对性羞于启齿，而医生也无暇顾及或忽略。现在应认识到，仅仅手术切除病灶是不够的，还必须注意到病人术后的性和谐与性健康。因此，对于妇科病人的手术，即使已绝经的老年妇女，也不应忽略性的问题。生育期前的年轻妇女及绝经前妇女接受全子宫切除术，带来的思想、心理问题很多，如惧怕手术疼痛，焦虑子宫切除后不来月经，衰老和疼痛等。有这种认识者会感到手术是一种惩罚。但如果患者疾病缠身、长期下腹痛、子宫内膜异位症出现痛经、性交痛、无快感，则手术切除子宫可使疼痛缓解或消除，解除对再怀孕与流产痛苦的顾虑等，会提高患者性生活质量。也就是说，子宫切除对性生活的影响，取决于患者年龄、成长阶段、个性、是否有孩子或想要孩子、疾病对子宫等的影响、疾病前后性功能的基线，包括心理因素等。术前询问患者对手术的态度与期望（包括患者丈夫），了解对女性气质、术后影响的态度和既往焦虑或抑制情绪等，均有助于手术的选择和术后心态平衡。疾病明显影响性生活及质量者，术前向患者解释清楚，消除各类恐惧，肯定术后性生活多有改善或能达到性满足，使患者建立和增强信心。有些情况可能与性心理、性知识有关，如第一次性交疼痛留下恐惧，缺乏性知识，从未建立性高潮等。一组非癌变疾病子宫切除术的前瞻性研究（随访 24 个月）显示，子宫切除术后能改善性生活质量，术后第 1 年，每个月至少有 5 次性生活的妇女增加了 10%，72%的妇女表示有性高潮，而术前有性高潮的仅 63%。术后第 2 年，妇女在性交时发生疼痛感的比例从手术前的 40%降至 15%。此系术前子宫肌瘤、异常月经期出血、子宫内膜异位症等所致，严重贫血、背部或盆腔痛等经手术切除子宫后解除，功能失调所引起的性功能问题也得以缓解，性功能与总体健康状况及生活质量得到改善。有些妇女不再顾虑怀孕，从而性生活质量得到了提高。因此，在手术前应把减少对性生活的影响作为手术设计的内容，如全子宫切除的阴道长度的保留、阴道断端的处理、手

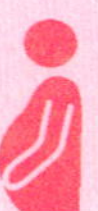

术细微操作及妥善术后处理避免阴道残端炎症发生等。也应注意，对于全子宫及附件切除术后激素水平低落者适时行激素替代治疗。

六、思考题

在术中为什么骨盆漏斗韧带的处理要先于圆韧带？

七、科普小常识

为什么要追求手术的时长与速度？

追求手术速度与时间对患者有益，有资料显示手术时间超过 165 分钟则术后感染机会增加，如用预防性抗生素者术中尚需增加一次用药。但不能为了追求手术速度而“麻、利、快”，必须以病人的安全，避免手术并发症为前提，“稳、准、快”地稳钳、稳切（剪）、稳扎。手术操作步骤有优选法，其中包含手术速度，更多则考虑安全。所以，每位术者都应形成自己的手术风格。如全子宫切除术的步骤安排可从前至后，一侧完成再换对侧，处理完后部，最后分离膀胱、子宫血管和主韧带而切除子宫。避免一左一右反复操作浪费时间。再者，术者与助手默契配合也有助于速度提高，第三是解剖熟悉，了解手术并发症，而且能够发现和分辨炎症、肿瘤、子宫内膜异位症等粘连变异情况。否则，正常解剖知识掌握不扎实，可导致分（离）、钳、剪不到位。引起损伤、扎线滑脱、愈合时间就自然延长了。这是通过踏实的临床实践得出的经验，是通过不断的思考、总结练就的应变能力和手术技巧。手术医生不仅要有成熟的手术技能，而且还应有踏实深厚的理论知识。实离与理论的有机结合，手术时间就自然缩短，手术治疗就必然得到保证。

（编者　温建梅）

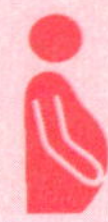

第十一节　阴式全子宫切除术

核心提示

❖阴式全子宫切除术的概念。

❖阴式全子宫切除术的适应证和禁忌证。

阴式全子宫切除术较腹式子宫切除术对病人创伤小，盆腔脏器刺激小，术后恢复较快，且无腹部刀口瘢痕，兼有美容效果。但因手术野较狭小，操作不方便，故其适应证受一定限制。一般适用于子宫脱垂、良性子宫病变、功能性子宫出血及子宫颈癌前病变等。

一、术前评估

1. 排除隐匿性癌肿

排除隐匿性癌肿，包括宫颈、子宫内膜及盆腔附件癌肿等。

2. 盆腔情况的详细评估

了解子宫大小、活动度、附件有无肿物和 / 或粘连、有无盆腔子宫内膜异位症，以往有否阑尾炎、盆腔手术史等。有异常除行双或三合诊检查外，尚需 B 超检查。如大便秘结者尚需灌肠后复查。因为经阴道子宫切除术的成功与否，关键在于手术指征的选择是否恰当。如子宫体过大（超过 12 周妊娠大小），可造成牵出子宫时困难，虽可将子宫切开两半或剜出肌瘤后分别牵出子宫及附件，但渗出血较多。对阴道狭窄明显者，因术野不易暴露，术中操作困难。因此，术前应详细询问以往有无腹部手术史及盆腔炎症史，在内诊检查子宫活动度好，附件无肿块、增厚及压痛时方可实施。盆腔器官粘连或有卵

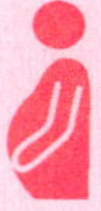

巢肿瘤者，不宜选择阴式手术。如盆腔有严重粘连，术前未能发现，术中分离粘连有困难，不能牵出子宫时，应立即改为腹式手术。因为若强行继续操作，则有损伤器官和盆腔血管的危险，此类失误应予避免。

一般而言，阴式子宫切除的利大于弊，术后痛苦小，病人乐于接受。只要掌握好手术指征和熟练的手术操作技巧，会得到满意的效果。近年来在微创外科概念的启发下，各地趋向于推行阴式全子宫切除术。

二、适应证与禁忌证

1. 适应证

凡需子宫切除而无经阴道禁忌证者均适合，尤其对腹壁肥厚、子宫脱垂及伴有阴道壁膨出、膀胱或直肠膨出、压力性尿失禁最适合。由于技术水平的提高，腹腔镜的开展，以往传统的禁忌证，如子宫 > 12 周孕、盆腔子宫内膜异位症、既往盆腹腔手术史等盆腔情况下不适经阴道子宫切除术者，经术前腹腔镜检查证明 91% 是可以安全行经阴道子宫切除的。有研究报道不用腹腔镜评价的 757 例子宫切除术，经阴道子宫切除成功率为 97.8%，提示术者对阴道子宫切除术适应证与禁忌证的掌握与其阴道手术的熟练程度密切相关。

2. 禁忌证

（1）较大和位置低的子宫峡部肿瘤、宫颈肌瘤或阔韧带肌瘤。

（2）子宫增大或超过妊娠 12 周大小者（宜术前用药缩小子宫体积）。

（3）附件肿物达到或超过 6cm 直径，或壁薄、粘连，或疑恶性者，应避免经阴道操作以防破裂、种植。

（4）盆腔广泛粘连，估计难以从阴道取出子宫，或有可能损伤盆腔脏器者。

（5）盆腔恶性病变（宫颈上皮内瘤样病变及原位癌除外）。

（6）患者全身情况差，如重度贫血，伴有心、肺、肝、肾等疾病，均应治疗好转后再考虑手术。阴道炎也需治愈后手术。

（7）阴道有明显畸形、狭窄难以手术纠正或粘连严重无法进行手术者。

三、麻醉

以持续硬膜外麻醉为宜。亦可行骶管阻滞麻醉，必要时可用全身麻醉。

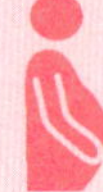

四、手术步骤

1. 常规操作

取膀胱截石位，外阴、阴道常规消毒（用阴道拉钩暴露），铺盖手术巾。

2. 双合诊检查

导尿后在麻醉下作双合诊检查，明确子宫大小、位置及有无粘连。

3. 暴露手术野

用丝线将小阴唇固定于大阴唇外侧皮肤上，以便充分暴露手术野。

4. 宫颈两侧结缔组织内注药，减少出血以鼠齿钳夹持子宫颈前后唇，向下牵引，于宫颈两侧结缔组织内注入催产素 10IU 或 1：250 正肾素溶液（250mL 生理盐水加 1mg 去甲肾上腺素注射液）15 ～ 20mL，可以减少出血。

5. 剪开阴道前壁

向下牵引子宫颈，暴露前阴道壁与子宫颈交界处，在膀胱颈稍下方用鼠齿钳夹起阴道壁，以手指触摸间隙，避免夹着膀胱壁。于膀胱宫颈附着的间隙处（界限不清时，可用金属导尿管插入膀胱内辨认），横行切开阴道壁 0.5 ～ 1cm。然后以弯血管钳横行伸入右侧膀胱宫颈间隙，稍分离阴道壁，接着用剪刀全层剪开阴道壁至 9 点处。再同法向左侧操作，剪开阴道壁 3 点处。

6. 分离膀胱

用鼠齿钳提起前阴道壁切口上缘，用金属导尿管探清楚膀胱附着下界，以剪刀分离膀胱宫颈间隙，然后用示指深入间隙，向上及两侧钝性分离，推开膀胱直达膀胱子宫反折腹膜。此处组织松弛，手指触摸有滑动感。用单叶阴道拉钩拉开膀胱，可显露两侧膀胱宫颈韧带，靠近宫颈剪断，分离或切断，缝扎。

7. 剪开阴道后壁

向前上方牵拉宫颈后唇，暴露后穹窿，于直肠宫颈交界的间隙处，钳夹、剪开，分离后阴道壁，使左右与前阴道壁切口相连通，整个阴道穹窿环形剪开。

8. 分离直肠

鼠齿钳提起阴道壁切缘，用血管钳或刀柄紧靠宫颈后壁轻轻分离，找到疏松的间隙，再用示指向上稍作钝性分离，即达子宫直肠窝反折腹膜。

9. 腹膜外暴露子宫颈主韧带和子宫骶韧带

于子宫颈前后间隙内放置单叶拉钩，推开膀胱和直肠，用剪刀或刀柄分离宫颈旁上下阴道黏膜，暴露出腹膜外宫颈主韧带和两侧的子宫骶骨韧带。

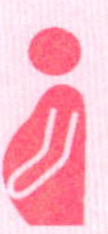

10. 切断、缝扎子宫骶韧带

将子宫颈向上及一侧牵拉，暴露对侧子宫骶骨韧带，用血管钳靠近宫颈钳夹断，用7号丝线缝扎。

11. 切断、缝扎宫颈主韧带和子宫血管

将子宫颈向下及一侧牵引，暴露宫颈主韧带，用示指与拇指检查，可摸到子宫动脉跳动以及输尿管和子宫动脉交叉处的位置。将主韧带下缘近阴道壁处切开，以使缝扎主韧带后线结不至离黏膜缘过近。用长直血管钳贴近子宫颈钳夹，深达子宫峡水平（其中包含子宫动静脉），切断后断端用7号丝线或微乔线双重缝扎，保留缝线，如该组织较厚，可按上法分两次操作，不要一次钳夹组织太多，以免损伤输尿管或造成子宫血管短头滑脱出血。

12. 剪开膀胱子宫反折腹膜

用单叶拉钩将膀胱向上方拉开，暴露反折腹膜皱襞，用组织镊提起，剪开一小切口后，再向两侧延长，并在腹膜切缘中点缝一针丝线牵出作标志。

13. 切开子宫直肠窝腹膜

用单叶拉钩向后下方拉开直肠，暴露子宫直肠窝反折腹膜，用镊子提起剪开，接着向两侧延长，于腹膜切缘中点处缝丝线作标记。

14. 处理宫体旁组织

向下牵拉子宫，靠近宫体钳夹、切断阔韧带及宫旁组织，7号丝线缝扎。此时，子宫体进一步下移。

15. 切断缝扎子宫附件及圆韧带

用子宫爪钳或鼠齿钳将子宫体自子宫直肠窝切口向外牵出（如子宫为前倾前屈位，亦可自膀胱子宫反折腹膜切口牵出），暴露子宫附件。据子宫附着1～2cm处钳夹、切断圆韧带。7号丝线缝扎切端，保留其外侧缝线，接着以长弯血管钳与子宫角侧壁平行钳夹、切断输卵管和卵巢固有韧带，切除子宫，断端用7号丝线或微乔线双重缝扎，保留缝线，然后检查保留的卵巢是否正常。

16. 缝合盆腔腹膜

将前面保留的腹膜标记缝线提起，暴露腹膜切口边缘，可先单独缝合两侧角，用4号丝线从一侧角后腹膜边缘开始，连续缝合关闭盆腔，将子宫附件及各韧带断端留置腹膜外。

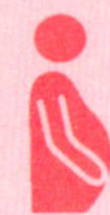

17. 缝合阴道壁

切口用2-0微乔线连续缝合。

五、手术探究

1. 子宫牵出困难及处理

常见原因有二：

（1）子宫及附件周围有炎症粘连，子宫体不能自直肠窝牵出。如果仅有轻度粘连，可将示指伸入盆腔内细心分离，若粘连紧密，手术很难继续进行，应改为经腹处理。因此，手术前必须检查清楚，严格掌握适应证。

（2）子宫体过大，牵出子宫和钳夹附件困难时，处理子宫骶韧带、主韧带及子宫血管后，自子宫颈开始将子宫切开成两半。分别牵出一侧子宫体，即较易暴露子宫附件，再按上述步骤切除子宫。

2. 附件切除

经阴道子宫切除由于操作不方便，通常是保留两侧附件。如果术中查见卵巢有病变需要同时切除附件者，可在充分暴露下或以手指做引导，钳夹、切断、缝扎骨盆漏斗韧带。一般在子宫切除后，按以上方法切除附件。

3. 阴道狭窄

遇阴道狭窄患者，一般不宜采取阴道手术，如有必要时，可做会阴一侧（必要时两侧）切开，以扩大手术野，待手术结束时，再缝合会阴切口。

4. 子宫脱垂伴阴道前壁膨出

于膨出的阴道前壁作三角形切口，尖端在尿道外口下，底在宫颈外口上膀胱附着处稍下方，深达阴道黏膜下间隙。自三角形阴道黏膜尖端开始分离，继之用鼠齿钳钳夹分离的阴道黏膜用力慢慢向宫颈方向牵拉，从而阴道黏膜被剥离，暴露耻骨膀胱宫颈筋膜，其下为膀胱壁。以后膀胱分离同前。

六、预防经阴道子宫切除术损伤

1. 预防膀胱损伤

（1）宫颈阴道交界处横切口的部位及深度选择不当时可损伤，如位置过高时容易损伤膀胱，过低时易切入宫颈肌层，致使层次不清，分离困难且出血量增多。作者用鼠齿钳夹住提起宫颈阴道交界处的前壁，可见有一皱褶凹陷，用剪刀一次全层剪开阴道壁后，很容易分离进入膀胱宫颈间隙，用刀切法反而较难掌握深度。

（2）如上述作宫颈阴道附着部位切口时，如分离膀胱阴道间隙（子宫脱垂、阴道壁膨出时）或膀胱宫颈间隙的深度不当，剪刀深入膀胱内可损伤膀胱。若膀胱分离不充分，将推离变薄的膀胱壁误认为是反折腹膜，亦可能损伤膀胱。故在开始分离时，一定

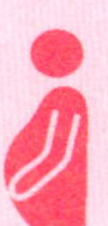

要找准间隙；在分离膀胱阴道间隙时，剪刀弯头贴近阴道壁；分离膀胱宫颈间隙时，剪刀贴向宫颈侧；在切开反折腹膜前，若辨认不清，可改行后穹窿切开子宫直肠陷凹腹膜，然后用示指深入盆腔，绕过一侧子宫附件达前方子宫膀胱陷凹向外（阴道）顶起反折腹膜，必要时在指尖顶起引导下充分游离反折腹膜。剪开后反折腹膜向两侧达宫颈旁 2cm 即可，剪开过宽时则有可能损伤膀胱或输尿管。

2. 预防输尿管损伤除前述在延长膀胱反折腹膜过长时，尤其伴子宫脱垂，输尿管往往向下移位弯成钩状再进入膀胱时，更可能损伤输尿管。输尿管损伤还多见于在分离钳夹、切断骶韧带、主韧带及子宫血管时。应用手指向外侧推开输尿管，并紧靠宫颈筋膜切断，以免造成损伤。

3. 预防直肠损伤阴式子宫切除紧贴宫颈分离直肠宫颈间隙很少误伤直肠，但遇有子宫直肠陷凹粘连或阴道后穹窿狭窄时，在切开分离直肠反折腹膜时，亦可能损伤直肠。因此，在切开阴道壁后，用手指向深层轻柔钝性分离，推开直肠壁，可避免损伤。

七、思考题

在手术过程中，子宫牵出困难的常见原因有哪些？

八、科普小常识

子宫全切后十大禁忌

忌剧烈运动，忌食用发物，忌食辛辣刺激性食物，忌过早性生活，忌不注意卫生，忌熬夜，忌情绪波动，忌擅自停药，忌忽视复查，忌忽视盆底肌训练。

（编者　温建梅）

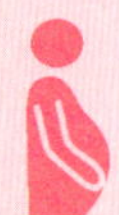

第十二节　腹腔镜下附件切除术

核心提示

❖腹腔镜下附件切除术指腹腔镜下切除患侧输卵管及卵巢的手术。

腹腔镜下附件切除术指腹腔镜下切除患侧输卵管及卵巢的手术。

一、适应证

（1）单侧卵巢良性肿瘤而对侧卵巢正常的40岁以上的患者。

（2）附件炎性粘连或包块长期反复盆腔痛，保守治疗无效者。

（3）残留卵巢综合征。

（4）卵巢囊肿较大，基本无正常卵巢组织或卵巢囊肿壁与正常卵巢粘连紧密，层次不清，无法剥除者。

（5）雌激素依赖性乳腺癌患者。

（6）有家族性卵巢癌综合征的妇女在完成生育后预防性切除卵巢。

（7）绝经后持续存在的卵巢肿块。

二、禁忌证

（1）严重内科疾患不能耐受麻醉或腹腔镜手术者。

（2）盆腹腔严重粘连不能顺利放置腹腔镜。

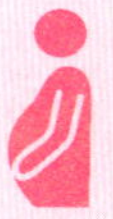

（3）临床怀疑为恶性肿瘤患者。

三、手术步骤及技巧

附件切除的方法有两种：电凝法、套扎法等。

1. 套扎法

（1）放入套圈：将 1 号 DJ 线穿过打结器后打结成滑动线圈后通过套管鞘在同侧放入内套圈，将套圈一侧放在肿瘤下，再用持钳将线圈的另一侧顺囊肿表面滑下至囊肿蒂部，注意卵巢囊肿及输卵管均在线圈外。

（2）收紧线圈并打结，收紧线圈，结扎骨盆漏斗韧带、输卵管及卵巢固有韧带，并打结，需套扎 2 ~ 3 次。注意线圈收紧时，结扎处尽可能靠近盆壁及宫角。

（3）切除附件：在距线结 0.5 ~ 1.0cm 处剪除或电凝切断蒂部。

（4）取出附件：将卵巢囊肿放标本袋中取出。

2. 电凝法

适用于套扎法者，同时适用于无法套扎者（如蒂部粗大、或蒂部明显水肿、阔韧带增厚或卵巢固有韧带与卵巢悬韧带相距较远者）。

用超声刀或 Ligasure 等分别凝切骨盆漏斗韧带、阔韧带、卵巢固有韧带、输卵管峡部。

取出附件方法同卵巢囊肿取出法。

四、术中风险与防范

1. 损伤肠管与输尿管

防范措施：

①如肿瘤与周围组织粘连，切除前先分离粘连；

②凝切卵巢悬韧带时需认清输尿管，切除左侧附件，注意勿损伤乙状结肠；

③如果卵巢囊肿巨大，先穿刺抽吸囊液，缝合或套扎穿刺口，再行切除。

2. 出血

线结滑脱或卵巢悬韧带残端引起出血。

防范措施：

①套扎法切除附件时，凝切或剪断蒂部时距线结超过 0.5cm，防止线结滑脱；

②不适合套扎者勿强行套扎，采用电凝法；

③电凝法凝切卵巢悬韧带后可用线圈套扎残端防止晚期出血。

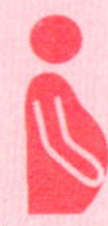

五、思考题

腹腔镜下切除附件如何减少出血?

六、科普小常识

1. 腹腔镜下切断骨盆漏斗韧带时，特别是在高位离断时应止血彻底，可用钛夹或远端双极电凝后切断。

2. 必须在认清输尿管后再离断骨盆漏斗韧带，必要时游离输尿管。

（编者 李健芳）

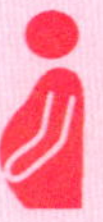

第十三节　腹腔镜下全子宫切除术

核心提示

❖腹腔镜下全子宫切除术（Total laparoscopic hysterectomy ,TLH）指的是完全在腹腔镜下进行，切除子宫（包括 / 不包括双侧输卵管及卵巢）。

❖腹腔镜以先进的腹腔镜能量器凝切器械替代传统冷刀切割及缝扎，切除的子宫可经自然腔道阴道取出，与传统开腹手术相比，手术视野清楚，利于精细解剖，腹部伤口小，术后伤口疼痛轻，住院时间短，康复迅速。

❖腹腔镜特殊的操作方法决定腹腔镜技术必须经过系统培训，手术技术水平的不同导致腹腔镜手术没有绝对的适应证标准，同时并发症的发生率差异较大。

腹腔镜作为一种微创的手术治疗方法，已广泛运用于妇科。腹腔镜下全子宫切除术（TLH）指的是完全在腹腔镜下进行，切除子宫（包括 / 不包括双侧输卵管及卵巢）。腹腔镜下全子宫切除术，以先进的腹腔镜能量器凝切器械替代传统冷刀切割及缝扎，切除的子宫可经自然腔道阴道取出，以三至四个 0.5 ~ 1.0cm 长的微创切口替代了传统开腹手术“蜈蚣”状长切口，与传统开腹手术相比，其突出优点有：腹部伤口小，术中出血少，对肠道干扰少，术后伤口疼痛轻，住院时间短，康复迅速；手术视野清楚，利于精细解剖，能全面观察盆腹腔脏器病变。腹腔镜由摄录像监视系统、CO_2 气腹系统、电切割系统、冲洗 - 吸引系统、手术器械等组成，腹腔镜特殊的操作方法决定腹腔镜技术必须经过系统培训，手术技术水平的不同导致腹腔镜手术没有绝对的适应证标准，同时并发症的发生率差异较大。

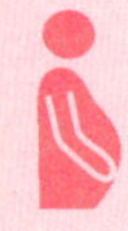

一、适应证与禁忌证

1. 适应证

（1）子宫肌瘤；

（2）子宫腺肌病；

（3）子宫内膜病变：如不典型增生、子宫内膜癌的患者；

（4）宫颈病变：包括 CINIII、早期宫颈癌患者；

（5）卵巢肿瘤：包括合并交界性肿瘤、病理类型不佳的情况下；

（6）POP：即盆腔器官脱垂合并子宫病变的患者；

（7）其他：如子宫异常出血的患者。

2. 禁忌证（相对）

（1）子宫大小：较适当的子宫大小为不超过 14 周妊娠大小。

（2）粘连程度：若致密粘连包裹重要脏器，分离困难，则选择开腹手术更安全，如肠壁的粘连，开腹手术比腹腔镜能更好地分离肠管。

（3）患者全身状况不能耐受腹腔镜手术者：因腹腔镜需要选择头低臀高位，对心肺功能要求较高，同时需要全麻进行，因此，心肺功能较差的老年患者不推荐。

（4）阴道狭窄，不能进行阴道操作者，子宫难以从阴道取出，虽然部分患者可以从穿刺孔旋切取出，但考虑到肌瘤的病变性质及是否存在浸润转移等情况，故要与患者进行充分沟通后决定适合的手术方式。

二、麻醉

以全身麻醉为宜。

三、手术步骤

（1）取膀胱截石位，头低脚高 20° 角，常规消毒、铺巾、盖单，留置导尿，经阴道置专用举宫器。

（2）取脐部上缘或下缘切口 10mm，刺入气腹针。建立 CO_2 气腹，使腹压达到 12 ~ 15mmHg（1mmHg=0.133kPa）。10mm 鞘卡穿刺后进入腹腔镜，调节体位至头低臀高位。

（3）观察子宫的大小和形状、双附件情况及盆腔有无粘连。再取左右下腹相当于麦氏点的位置及左侧耻骨联合上两横指旁 3cm 分别做 10mm、5mm、5mm 的穿刺孔，电切输卵管峡部、卵巢固有韧带及圆韧带，或骨盆漏斗韧带（切除附件）。

（4）双附件处理完后将子宫平举推向头侧，打开阔韧带后叶至骶韧带；打开膀胱

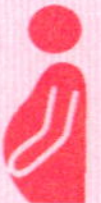

腹膜反折，下推膀胱至宫颈外口下 2cm；注意层次要清楚，可以看见发白的宫颈筋膜，两侧的组织是膀胱柱，电凝分离后，将膀胱推至宫颈外口。向两侧分离可见子宫峡部及子宫动脉。

（5）钝、锐性分离宫旁组织，充分暴露子宫血管，电凝切断宫旁组织、子宫血管及骶主韧带。

（6）用单极电钩环形切开阴道前壁，沿阴道穹窿部环形切断阴道壁，取出举宫杯。助手经阴道将子宫缓慢取出。若子宫体过大可先剔除肌瘤或将宫体逐步切小后取出标本。

（7） 标本取出后将填塞纱布的橡胶手套堵住阴道口，阴道残端用 1-0 可吸收线连续缝合，检查创面无出血，连续缝合盆腹膜，包埋创面。

（8）再次检查盆腹腔创面无活动性出血，撤腹腔镜器械，缝合腹部穿刺口，术毕。

四、手术技巧

1. 如何减少出血

子宫侧方为子宫血管的主要攀附途径，因此在离断子宫侧方组织时，应尽可能远离子宫侧方，避免伤及子宫侧方的上行支血管，造成不必要的出血。

那么离开多远合适呢？一般建议离断圆韧带时，远离子宫角 3cm 为宜，注意离断时，超声刀勿插入到输卵管系膜区导致出血，而卵巢固有韧带凝固时，我们建议牵拉卵巢，贴近卵巢方向凝固后切断，这样也可远离子宫侧方，避免不必要的出血。

2. 输卵管的切除及输卵管系膜血管的处理

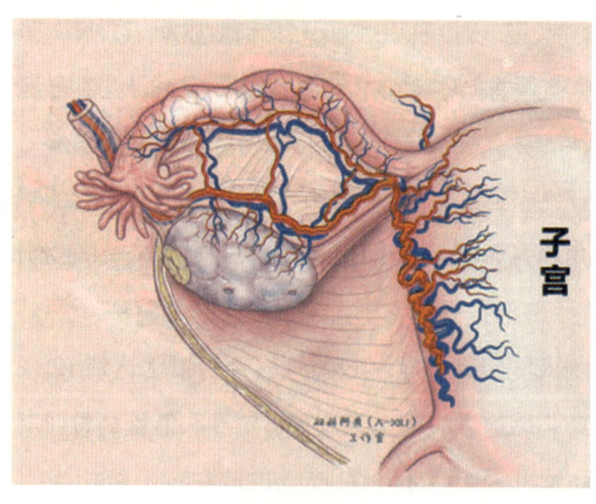

图 9-13-1 输卵管系膜血管分布及走向示意图

从下图可看出输卵管系膜血管的分布及走向，鉴于输卵管系膜血管分布特点，建议切除输卵管时，尽量紧贴输卵管壁，这样就会避免很多不必要的出血。对于输卵管系膜血管的凝固，大家需要格外注意，因为该处血管迂曲且较粗，建议对输卵管系膜血管单独凝固后，再凝固卵巢固有韧带处的血管，不要胡子眉毛一把抓，导致凝固不彻底。凝固切断输卵管系膜血管及卵巢固有韧带血管部后，宫角已游离，此时建议打开阔韧带前叶进行操作，紧贴圆韧带下方打开前叶。（图 9-13-1）

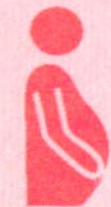

3. 如何避免损伤

（1）如何避免下推膀胱损伤膀胱：

在打开膀胱返折腹膜后，很多人在下推膀胱时，仅牵拉腹膜，这样就使得膀胱与阴道壁的界限难以暴露，建议左手尽可能多的夹持膀胱组织，上提后见到膀胱与阴道壁间的层面，也就是大家所讲的膜间隙，看到“天使的发丝”，沿这个层面推离，推离时钝性为主，超声刀锐性切除为辅，将膀胱推离至举宫杯缘以下约 2cm 水平。

（2）如何避免损伤输尿管：

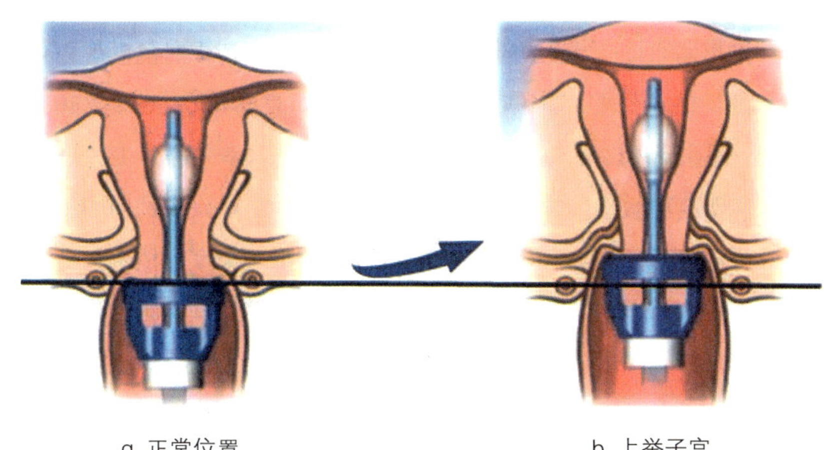

a. 正常位置　　b. 上举子宫

图 9-13-2　举宫杯置入宫腔后示意图

举宫杯置入宫腔后上举子宫。其目的是将阴道穹窿举起，增加阴道穹窿与输尿管的距离，因此举宫作用巨大，为了保持举宫的活动范围，术前一定确定患者臀部在手术床缘外 5cm，并加强固定肩托，避免手术开始头低位时患者后移。举宫者凳子尽可能靠近患者臀部，避免用力困难。在我们凝固子宫血管时，凝固的是子宫侧方（子宫峡部）的上行支，也就是在杯缘的上方凝固，这样与输尿管的距离就有约 4cm，避免了输尿管被热传导损伤的风险。在实际操作中，我们选择适合阴道的举宫杯，使得术者可清晰看到举宫杯的杯缘，在举宫者持续用力保持阴道穹窿上移的基础上，术者严格在杯缘处向上方凝固子宫血管，不要向杯缘下方操作，就可避免输尿管损伤。（图 9-13-2）

（3）如何避免取子宫时损伤膀胱及直肠

对于已生育，阴道较为松弛的女性，避免采用较短的鸭嘴窥器取子宫，这样因阴道塌陷，助手可能无法看到宫颈而盲取，宫颈钳钳夹膀胱及直肠导致损伤的案例并非少见，因此大家也一定在取子宫时慎重，建议上下叶拉钩暴露后看清楚再行钳夹宫颈，较大子宫的削皮瘦身法进行削切时，一定注意用上下叶拉钩保护阴道。切记手术不结束都不可

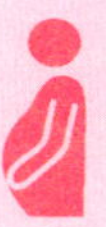

掉以轻心。

五、手术器械使用的技巧

手法不仅仅是切开、缝合、结扎、止血这些基本功，还包括能量器械的使用、吸引器的使用。

现在我们做手术的武器很多，有单极、双极、超声刀、百克钳、Ligarsure，这些武器适合用在哪个部位，有什么优势和不足，我们都要明确掌握，就像我上面说的热损伤问题，超声刀虽然是靠电能转换为机械能，振荡摩擦产生切割和凝闭血管的作用，但是它超高频的振荡摩擦所产生的热量同样不可忽视。它工作时的温度相对于单双极均较低，只有 80℃左右，但是，停止工作后，刀头温度持续在 60℃ ~ 80℃的时间最长可达 45 秒，远超过单双极不工作时的时间。如果在超声刀的刀头还没冷却就接触到小肠、输尿管等这些敏感组织器官，就可能发生术中无法发现的隐匿损伤。而双极的使用也有它需要注意的地方。大家都吃过烤红薯，但是大家可能不知道，烤红薯如果吃到外焦里嫩的，那一定是大火烤出来的，双极的使用原理也是如此，长时间不间断的电凝就会出现外焦里嫩的现象，导致离断的时候仍会出血。单极电凝组织产生火花时的温度可达 800℃，极易产生热损伤。而 Ligarsue 可以凝闭 7mm 的血管且只产生极少的热扩散，侧向热传导仅 1 ~ 2mm。

在大子宫切除时，术野受限，吸引器可以很好地暴露术野；对于出血点，可以边吸边压边凝，加快止血；吸引器还可以起到分离的作用。吸引器的作用具体体现在以下方面:

①暴露宫角；

②推顶子宫前壁，暴露膀胱反折；

③上推子宫，暴露宫旁血管及上行支；

④吸引、分离、辅助处理子宫动静脉；

⑤固定游离子宫。

六、思考题

腹腔镜下全子宫切除术必须举宫吗？

七、科普小常识

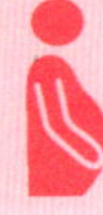

对于宫颈口、宫颈管粘连、老年宫颈萎缩，子宫多发肌瘤致宫腔变形、宫颈肌瘤使宫颈管堵塞无法进行举宫时，可考虑免举宫的方法：将 1-0 可吸收线于子宫底部“8”

字缝合，术中牵拉线尾摆动子宫，暴露手术视野。阴道拉钩暴露阴道穹窿部位后切除子宫，该方法不仅避免了开腹手术，而且也减少了因上举宫器困难而导致的术中子宫穿孔、损伤周围脏器等风险。

（编者　赫慧　王素琴）

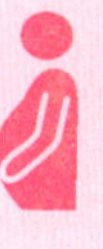

图书在版编目（CIP）数据

基层医院人才培养系列丛书．妇产科 / 李荣山主编．
太原 ：山西科学技术出版社，2025．5．-- ISBN 978-7
-5377-6446-9

Ⅰ．R4；R71

中国国家版本馆 CIP 数据核字第 2025Z848U1 号

基层医院人才培养系列丛书

妇产科

出 版 人	阎文凯
丛书总主编	李荣山
主　　编	索玉平
策　　划	马　晨
责任编辑	王　璇
封面设计	杨宇光

出版发行	山西出版传媒集团·山西科学技术出版社 地址：太原市建设南路 21 号　邮编：030012
编辑部电话	0351-4922135
发行部电话	0351-4922121
经　　销	各地新华书店
印　　刷	山西东智印刷有限公司

开　　本	787mm × 1092mm　1/16
印　　张	32
字　　数	643 千字
版　　次	2025 年 5 月第 1 版
印　　次	2025 年 5 月山西第 1 次印刷
书　　号	ISBN 978-7-5377-6446-9
定　　价	100.00 元